中华药酒养生大全

何国樑 编著

广州新华出版发行集团
广州出版社

图书在版编目（CIP）数据

中华药酒养生大全 / 何国樑编著.—广州：广州出版社，2006.12
（2013.11 重印）
ISBN 978-7-80731-351-9

Ⅰ.①中…　Ⅱ.①何…　Ⅲ.①药酒—基本知识　Ⅳ.①TS262.91

中国版本图书馆 CIP 数据核字（2006）第 139559 号

书　　名　**中华药酒养生大全**
　　　　　Zhonghua Yaojiu Yangsheng Daquan
出版发行　广州出版社
　　　　　（地址：广州市天河区天润路 87 号广建大厦 9、10 楼
　　　　　邮政编码：510635　网址：www.gzcbs.com.cn）
印　　刷　广州市怡升印刷有限公司
　　　　　（地址：广州市番禺区市桥横江村第二工业区　邮政编码：511400）
责任编辑　杨　斌　蒋美秀
摄　　影　郭刘锋
封面设计　传奇形象
装帧设计　黄　潭
规　　格　965 毫米 × 1230 毫米　1/16
印　　张　24
字　　数　600 千
印　　数　10001 ~ 16000 册
版　　次　2013 年 11 月第 2 版
印　　次　2013 年 11 月第 1 次
书　　号　ISBN 978-7-80731-351-9
定　　价　49.80 元

发行专线　020-38903520/38903521

中华药酒，治病保健之善饮！

药酒被人称为神酒，是中国医学宝库中的一股香泉。

——题记

早在3000年前，我国就有用药酒治疗疾病的记载。

因药酒用于治病和保健养生有其独到的优点，越来越受到人们的重视和欢迎。概括起来，主要表现在以下几方面：

适应范围广　药酒，既可治病防病，又可养生保健、美容润肤，还可作病后调养和日常饮酒使用而延年益寿。

便于服用　药酒服用起来也很方便，可较长时间服用。

吸收迅速　药酒用于治病、保健，有见效快、疗效高的特点。临床观察，饮服药酒通常比用汤剂治疗作用快4～5倍，比丸剂作用更快。

能有效掌握剂量　药酒是均匀的溶液，单位体积中的有效成分固定不变，按量（规定饮用量）服用，能有效掌握治疗剂量。

人们乐于接受　药酒既没有饮用酒的辛辣呛口，又没有汤剂之药味苦涩，不仅习惯饮酒的人喜欢饮用，即使不习惯饮酒的人，因为避免了药物的苦涩气味，且多甘甜悦目，故也乐于接受。

当然，药酒不可代替食用酒，更不能喝外用药酒。因此在选用、饮服药酒前应注意以一几点：

合理选用药酒　不同药酒功效各异，因此要根据自己的身体情况来选择药酒，如选择治疗作用的药酒还是滋补作用的药酒，以及选择哪一类滋补作用的药酒等。

服用药酒须适量　大量服用药酒的后果与过量服用药品相同，将严重影响身体健康。治疗性药酒服法须遵医嘱，滋补养生类酒的最佳服用量以每天1～2两为宜。

注意饮服药酒的宜忌　药酒本质上是药，因而要遵循用药的原则及宜忌；另外，对酒有禁忌的人也不宜服用药酒，如肝病、高血压、冠心病、中风、骨折、皮肤病患者，以及对酒精过敏的人、孕妇、乳母。

总体而言，药酒既有医疗作用，又有滋补保健作用，仍不失为“善饮”。

从教从医几十载，虽悉心竭力将数百药酒方汇编成籍，然深感中华药酒源远流长、博大精深，挂一漏万，在所难免。

何国樑

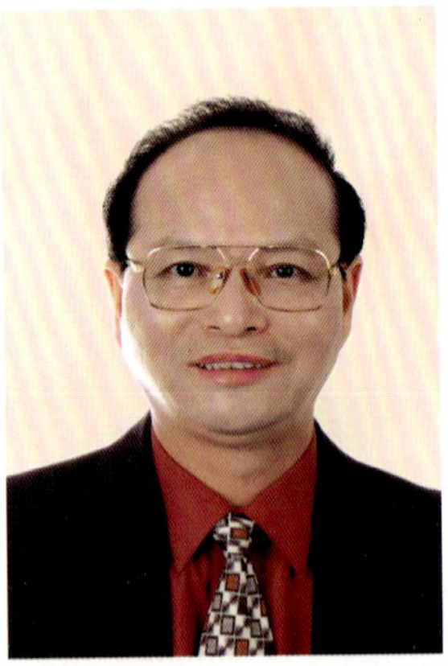

作者简介

何国樑 HE GUOLIANG

广州中医药大学教授，方剂专业硕士研究生导师。

何教授从事教学、科研、医疗工作30余年，对中医治法与方剂的关系研究、经方的配伍规律、古方的运用以及饮食疗法等造诣颇深。曾担任全国中医院校案例式教材《方剂学》副主编，并应邀参与全国中医高等院校统一教材《方剂学》及中国医学百科全书《方剂学》、《中医方药学》的编写。另外，其主编的《方剂学应试指南》、《实用妇科方剂》、《风湿病中西医的诊治与调养》、《疾病饮食疗法》、《治病调理汤谱》等著作，深受专家及读者的关注与好评。

目 录

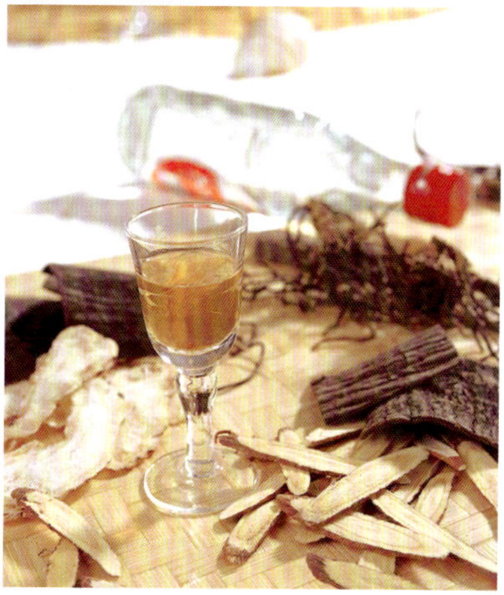

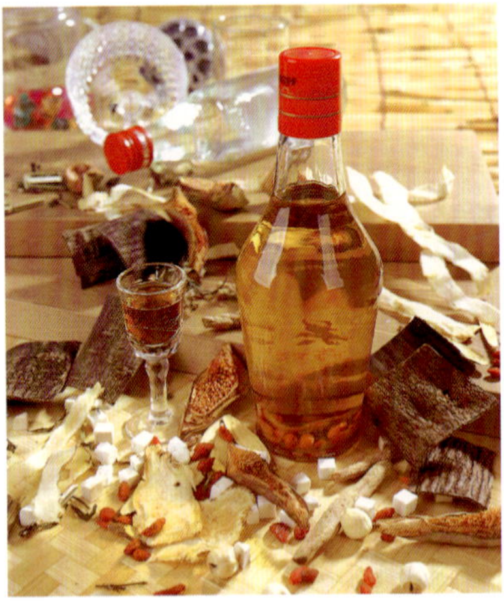

止血药材

清热解毒药材

清热燥湿药材

清热化痰药材

滋阴药材

理气药材

活血化瘀药材

温里药材

清热凉血药材

攻下药材

平肝熄风药材

芳香开窍药材

下篇 养生药酒配方精粹

防病治病药酒

第一章 防治内科疾病药酒

第二章 防治男科疾病药酒

第三章 防治五官、外科病药酒

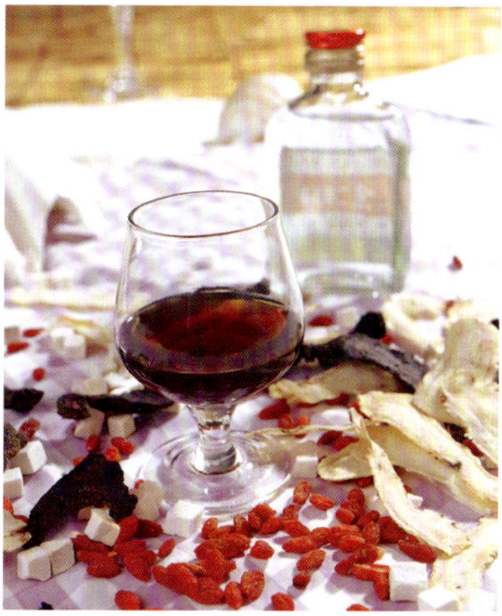

保健养生药酒

第一章　五脏调养类药酒

第二章　补益类药酒

第三章　美容养颜类药酒

第四章　常见保健类药酒

第五章　不同人群保健药酒

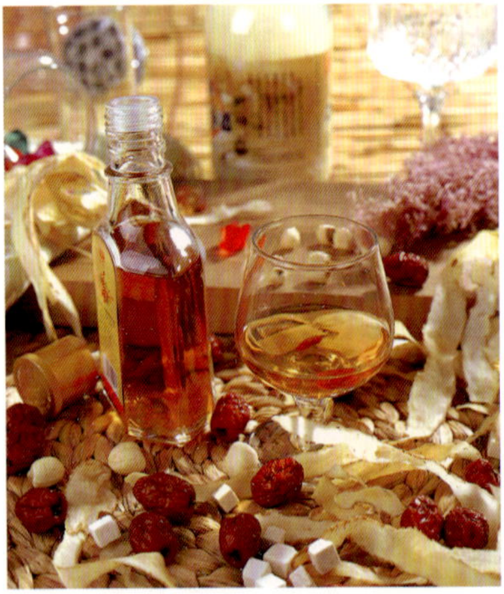

附　录

上篇

药酒常识点滴谈

YAO JIU CHANG SHI DIAN DI TAN

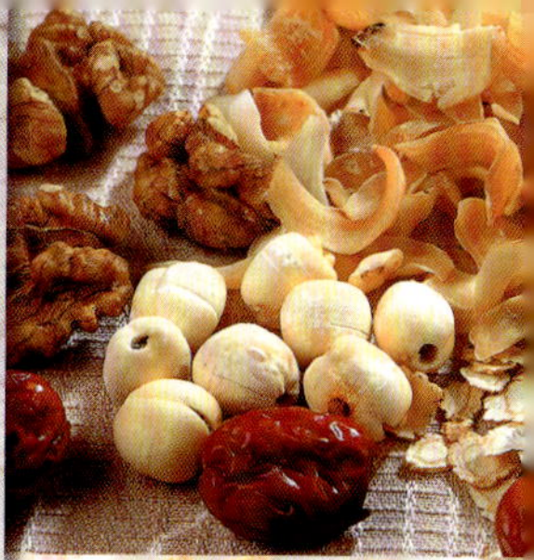

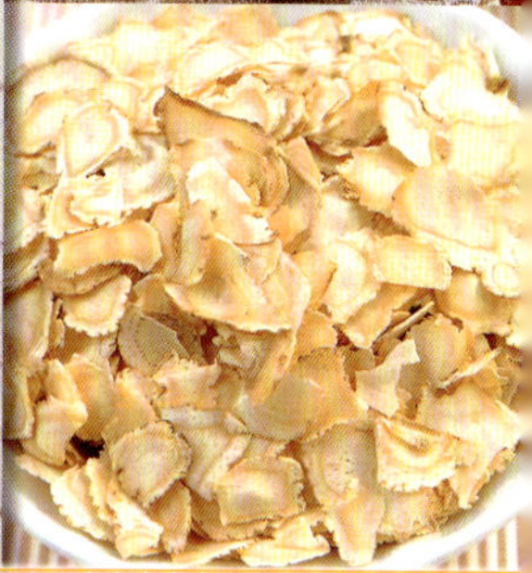

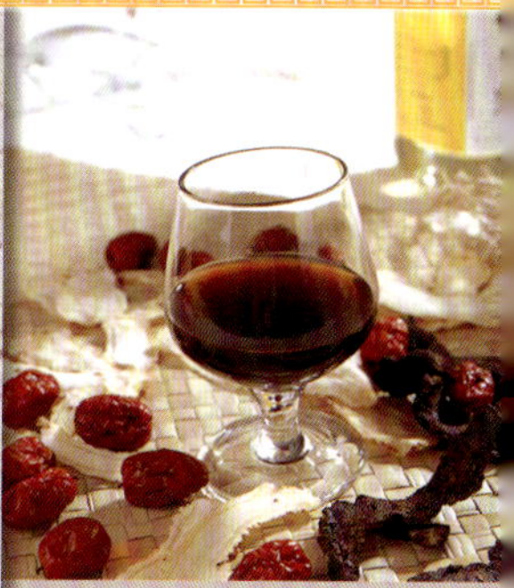

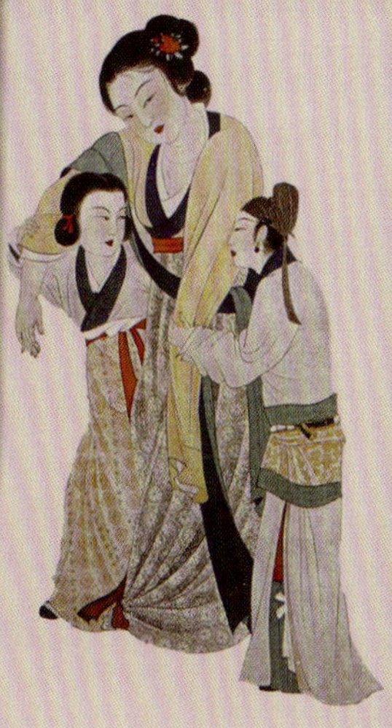

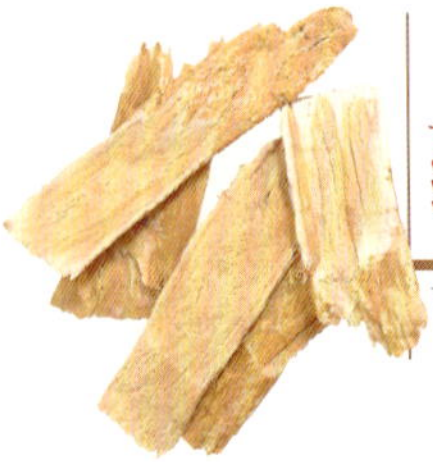

药酒的起源与发展

YAO JIU DE QI YUAN YU FA ZHAN

所谓药酒，就是药材与酒的有机结合，也就是将经过适当的加工处理的中药材，浸制于一定酒精度的液体溶媒中，通过密封、过滤、除渣、静置后所得到的澄清液体。因此，药酒属于配制酒而有别于现代的蒸馏酒（如白酒）、酿造酒（如黄酒）等。

药酒是“药食同源”的有利佐证：既可作酒如常饮用，又可将中药材的药效发挥得淋漓尽致。药材经浸泡后，借助于酒的走行之力，将药力运送到脏腑与组织等肌体所需之处，可谓“相得益彰”。以药酒养生，达到防病治病与保健强身的目的，自古皆然。

药酒是我国医药水平和酿酒技术均发展到一定阶段的产物。

中医学历来强调“药食同源”，酒在古代就被人们认为不止是一种饮品，更是一种良好的药物，能温经脉、健脾胃、利关节等。在饮用酒的过程中，人们认识到酒不仅是一种药物，可以改善与治疗某些疾病，还是一种良好的有机溶媒。

人们在实践中发现，中药与酒互相结合，不仅能充分发挥酒本身的药用价值，还因为渗透了药材的功效，从而对疾病的治疗效果更加明显、突出。药与酒的配合，使得酒与药材的用途更加宽广，药酒的出现，在中医药发展史上具有重要影响。

先秦时期

早在新石器时代，我国劳动人民就已掌握了酿酒技术。最早关于造酒的文献《战国策·魏策二》中就有“昔者帝女令仪狄作酒而美，进之禹，禹饮而甘之，疏仪狄而绝旨酒”的记载，反映出酿酒在当时已很普遍。

商朝时，人们发明了用曲（酒曲）来发酵的酿酒法，不仅在人类历史上是首创，更使得酿酒业形成规模发展并独立为一个专门的行业。

周朝时，政府开始设有专门管理酿酒的官员——“酒正”，使酿酒的发展更加规范化、条理化。另外，《周礼》中还记载有“医酒”：医酒即药酒。

先秦时期问世的最早的中医著作《黄帝内经》中的《素问·汤液醪醴篇》就是专门论述药酒疗法的。谈到酒剂（药酒）时，已有“邪气时至，服之万全”、“疾在胃肠，酒醪之所及”等关于药酒功效与防治疾病的关系。认识到服用药酒不仅可以治疗外邪（如风寒湿热等）侵袭肌体所致的疾病（如感冒等），即使是疾患在肠胃，药酒的功效也可以到达，从而起到改善与治疗的作用。

种种迹象表明，早在先秦时期，药酒已开始初步运用于人们的防病治病，不过此阶段配制的药酒还只是以单味药材为主。与此相应，此时的药酒药效较为单薄，远没有后来的多味药材所配的药酒功效全面。

汉唐时期

汉朝是药酒发展过程中的一个重要时期。

1973 年在马王堆汉墓中出土的帛书“五十二病方”中，有 30 多例内服与外用的药酒方，这是现存最早的药酒方。所载药酒方中，对每种药酒的制作过程、服用方法、功能主治等都有详细阐述，被认为是迄今为止完整记载药酒制备工艺的最早的医药史料。此次考古发现还说明，至少在汉代，药酒已成为中药方剂的一个重要组成部分，尤其在临床应用的针对性及疗效方面大有提高。

隋唐时中医学发展分科更细，药酒的适用范围也随之而不断扩大。资料表明，此时期药酒已涉及现代医学中儿科、妇科、内科、外科等领域的众多常见疾病。

在此阶段，随着药酒应用的深入，人们对药酒的认识已不仅仅停留在药理功效单方面，对药酒的毒理与副作用也有了一定程度的认识。唐代药王孙思邈在《备急千金要方》中提出“凡服药酒，欲得使酒气相接，无得断绝，绝则不得药力，多少皆以知为度，不可令醉及吐，（否）则大损人也。”这实际上包括两个方面：其一是药酒饮服的坚持性，只有不间断才能使药酒药力相接，持久渗透作用于肌体，才能起到满意的治疗效果；其二是饮酒有度，过量饮用则会有损身体机能。

由此可以推论：自汉唐始，药酒已显现出由单纯的防治疾病转向兼顾养生保健的趋势，不仅更具操作性，同时开始形成关于药酒养生的专门理论。

宋元时期

宋朝时，人们对药酒的认识随医学技术的进步而加深，明确了“隔水加热”的煮酒方法。实践证明，此法能提高药物有效成分的浸出率，从而使药酒的疗效增强。

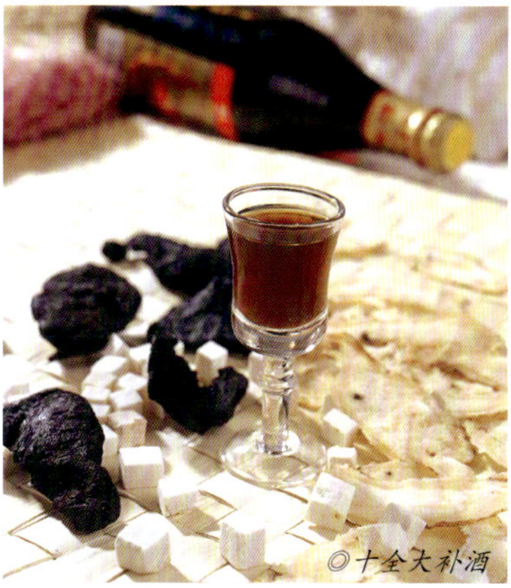
◎十全大补酒

时至元代，不仅治疗性药酒飞速发展，而且对以补益强身为目的的养生药酒的研究也日益增多。

这一时期，科学技术日臻完善，药酒种类与应用范围不断拓宽与丰富。此时，不少医家已不仅仅满足于把目光停留在药酒本身，并且开始探讨药酒与食疗的关系。

在宋代官修巨著《太平圣惠方》中，

药酒的专题论述就有6个篇章（其中包含药酒方100余首）。元代太医忽思惠《饮膳正要》一书中不但收录了10余首滋补强身的保健药酒方，还从食疗的角度指出：药酒介于食、药之间，既可做药膳药疗，也可做补品食疗。

总之，宋元时期药酒发展更趋完善，人们对药酒功效的认识已从临床上升为理论层次，对后世影响深远。

明清时期

明清时期是我国传统药酒发展最为辉煌的时期。

李时珍所著《本草纲目》中，记载有所谓“屠苏酒”（即由大黄、桂枝、菝葜、防风、川椒、乌头和赤小豆等药材配制而成的药酒），经医疗实践证实，此酒在防瘟疫、除病邪方面非常有效，所以至今盛行于我国及日本民间。

类似“屠苏酒”这样的药酒方在《本草纲目》中共计有200余首。难能可贵的是，书中不仅对用于制作药酒的中药材进行了详细的讲解，还对药酒的药理药效作出了可信的分析、阐述。

明清时，对药酒养生的重视与追求已形成为社会普遍现象，一大批名贵药酒在此时涌现，因其具有良好的延年益寿与保健功能，故一直延用至今（如十全大补酒、八珍酒、长春酒、健步酒等）。

整个明清阶段，药酒发展呈现出两个鲜明的特点：一是宫廷滋补养生药酒日益盛行，二是民间百姓自配自饮药酒用于强身健体也蔚然成风。

从先秦到明清，药酒从最初的单味药酒，到功能全面的多味药酒；从普通的治病药酒，到名贵的保健药酒；从药酒运用的实践到药酒研究的理论层次；从适用范围的狭窄到人民大众对药酒的重视……历经两千余年，终于迎来了中华药酒的鼎盛时期。

民国时期，连年混战，国内外局势动荡不安，生产力遭受重大破坏。和其他行业一样，药酒的研发和生产不但停滞不前、无甚进展与突破，因民不聊生，中华药酒事实上经历了一次大倒退。

药酒发展新时期

新中国成立后至今，药酒的研发、生产经历了恢复、发展、全面繁荣的阶段。

20世纪50年代以来，随着国家对医药事业重视与扶持，一大批关于中医药的科研院所、大中专院校及中药厂得以兴建与蓬勃发展；一大批医药科研工作者，吸收、继承前人的宝贵经验，借助现代科技力量，不断开发与完备药酒的制备工艺，研制新的剂型与品种，使药酒生产走上了规范化、科学化的发展轨道。

为了满足人们对健康与保健的需求，大量成品药酒纷纷上市，许多优质药酒还随着中医一起走出国门，涌向世界，其中不少保健药酒还成为一些国家宴请外国元首与使节的“国宴酒”，为中华民族赢得了良好的赞誉。

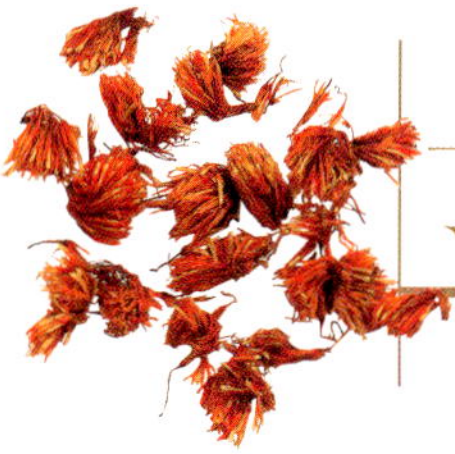

了解药酒的命名规律

LIAO JIE YAO JIU DE MING MING GUI LV

最初的药酒配方只记有配料组成、饮服方法、功效主治、制备过程几个方面，一般没有方名（马王堆出土的帛书中所记的药酒方即大抵如此）。

最早的药酒命名见于秦汉时期张仲景所著的《金匮要略》，书中有用药材名为药酒方名者，如“红兰花酒”等，这对后来药酒的命名产生了很大的影响。

现今给药酒命名的方法很多，形式也多样，但也有一定规律可循。

药酒命名的方法主要有三种：以药材名称命名、以药材的功效命名、以药材名称与相应功效组合命名。

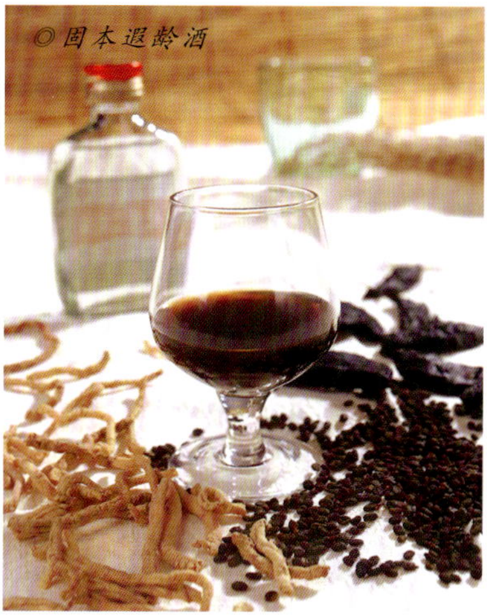

◎固本遐龄酒

另外，某些药酒方名或是对药酒性征的概述，或直接标明“药酒”身份，或者干脆以中药方剂名为药酒方名；还有少数药酒在方名中标明独特制作方法，或表明药酒创始人（如以人名命名的药酒），或药酒方名冠以“复方”二字者，不一而足。

以下列举的药酒命名方法，不仅可让你了解药酒名称的规律，更重要的是懂得了药酒的命名规律后，单从药酒的名称，就可以大致知道该药酒的组成或功效，甚至可以根据药酒名称配制自己所需要的药酒等等。

以药材名称命名的药酒

◇ 单味药材：以药酒中仅有的一味药材名作为药酒名。

人参酒：以药材“人参”为药酒名。

茯苓酒：以药材“茯苓”为药酒名。

蛤蚧酒：以药材“蛤蚧”为药酒名。

◇ 两味药材：以药酒中所用的两味药材的连名为药酒名。

五倍子白矾酒：以药材“五倍子”、“白矾”的全称为药酒名。

姜附酒：以药材“干姜”、“制附子”的省称为药酒名。

◇ 多味药材：虽由多种药材构成，但仅以主治功效突出、明显的一味或两味药材全称（或省称）为药酒名。

常山酒：以配伍药材“常山、乌梅肉、甘草”中的主药材“常山”全称为药酒名。

通草白术酒：以配伍药材“通草、白术、莱菔子”中的主药材“通草、白术”的全称为药酒名。

茯苓参芪酒：以配伍药材“茯苓、白参、黄芪、山药、白芍、当归、川芎、熟地黄”中的主药材“茯苓”的全称加“白参、黄芪”二药的省称为药酒名。

参术酒：以配伍药材“人参、生姜、甘草、红枣、茯苓、白术”中的主药材“人参、白术”的省称为药酒名。

以药材功效命名的药酒

◇ 直接以药材的功效为药酒名

固精酒：即以三味药材“枸杞子、当归、熟地黄”所具有的共同功效“固精”为药酒名。

延龄酒：即以五味药材“枸杞子、龙眼肉、当归、白术、黑大豆”的共同功效“延年益寿”为药酒名。

◇ 由药材名加相应功效名为药酒名

西洋参益肺酒：由单味药材“西洋参”加功效“益肺”为药酒名。

桂圆补血酒：由配伍药材“桂圆、何首乌、鸡血藤”中的主药材“桂圆”的全称加功效“补血”为药酒名。

参茸补阳酒：由配伍药材“红参、鹿茸”的省称加功效“补阳”为药酒名。

◇ 以组合命名的

松节祛风酒：由配伍药材“松节”与其“祛风”功效组合为药酒名。

厚朴将军酒：由配伍药材“厚朴”与人名“将军”组合为药酒名。

当归杜仲酒：由配伍药材“当归”与人名“杜仲”（亦为药材名）组合为药酒名。

周公延龄酒：由人名“周公”与药

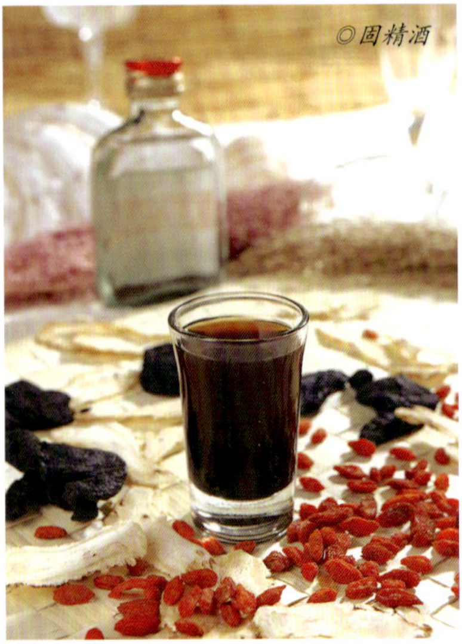

◎固精酒

材的功效“延龄”二者组合为药酒名。

◇ 直接标明“药酒”二字的药酒

人参药酒：由配伍药材（人参）加“药酒”二字为方名。

活血药酒：以配伍药材的功效（活血）加“药酒”二字为方名。

史国公药酒：由人名（史国公）加“药酒”二字为方名。

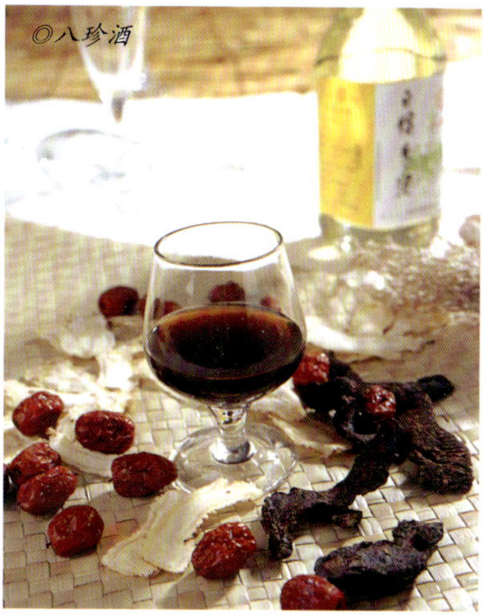

◎八珍酒

名称概述其性征的药酒

五毒酒：概括了配伍的五味药材“斑蝥”、“红娘”、“樟脑”、“全蝎”、“蜈蚣”均有毒的特性。

十七味药酒：说明所配药酒需“牛膝”、“丹参”、“生地黄”等十七味药材。

六参酒：体现出配伍药材中有“苦参、沙参、党参、玄参、丹参、紫参”共六种带“参”字的药材。

名称表明独特制作方法的药酒

生姜煮酒：药酒制作的方法除了常规的浸泡工序外，还需加上“煮”这道工序才可制得（煮加入药材后的酒液）。

矾石酿酒：制作方法是将药材“矾石”、“半夏”等拌入酒曲与米饭，密封发酵后经压榨去酒糟方可。

以“复方”二字命名的药酒

一般指两种或两种以上的药酒方，因药材组成、主治功能均基本相同，为了便于区分，故在原药酒方名前加上“复方”二字。如复方红花酒、复方肉桂酒等。

以中药方剂名命名的药酒

如十全大补酒、八珍酒等。

以人名为方名的药酒

表达对相关人物的纪念，如鲁公酒、夏英公酒等。

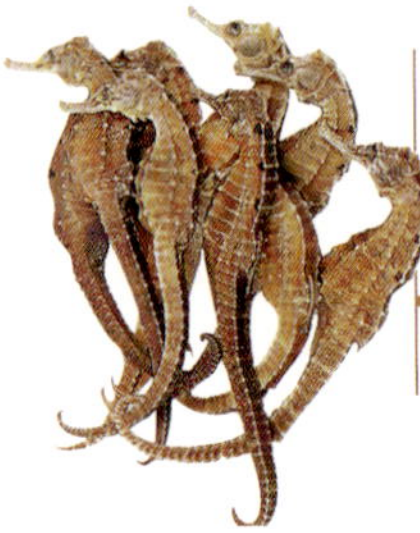

药酒种类知多少

YAO JIU ZHONG LEI ZHI DUO SHAO

药酒发展至今已有两千余年历史，不论是适用范围还是品种配方，都已大为丰富，因而药酒的归类整理就显得十分的重要。

比较常见的分类有以下四种：

按药材配伍数可分为单味药材药酒、两味药材药酒、多味药材药酒。大部分的药酒为两味和多味药材药酒如陈皮苏叶酒（两味）、枸杞生地麻仁酒（三味）、灵脾回春酒（三味以上）等。

按药材来源则分为植物药材药酒、动物药材药酒、动植物药材药酒。中药材品种以植物药材居多，故植物药材药酒所占比重最多，如山药桑地酒、四花沉香酒等；一般动物类中药材不多，故此类药酒亦比较少，如蛤蚧酒等；动植物药材药酒比重介于二者之间，如山药海马酒、杜仲参茸酒等。

按服用方法归类，可分为内服药酒、外用药酒。绝大部分的药酒均可内服，如人参酒、灵芝酒、杞菊药酒、参茸补酒等；只有极少一部分药酒只可外用，如五毒酒（用于治牛皮癣）、生姜浸酒（用于治疗鹅掌风）等。

按不同的制备方法主要分为浸渍药酒、酿造药酒、煎煮药酒。现今药酒的制备以浸渍法为主，大约百分之九十的药酒均属于浸渍药酒，如红参补阳酒等；酿造药酒为加曲经发酵而成，在古代较为常用，如人参酿酒、五加膝地酒等；煎煮药酒如丁香煮酒等。

为了便于人们的选取与对症治疗，真正做到科学而辨证的养生，我们以药酒的功效为基础，将药酒分为防病治病药酒与保健养生药酒。

防病治病药酒

此类药酒一般主治明确，药性较强，对疾病有良好的改善或治疗效果。包括儿科、妇科、男科、内科、骨科、外科及皮肤科等现代医学科类在内的一些常见的疾病均可用此类药酒进行治疗。

◇ 防治内科疾病药酒

主要针对内科中常见的一些疾病，如感冒、胃痛、贫血等症，此类药酒有黄芪术风酒、核桃木香酒、参归芎地酒等。

◇ 防治男科疾病药酒

主要针对男科中常见的一些疾病如遗精、阳痿、早泄等症，此类药酒有枸杞助阳酒、枸杞鹿茸酒、灵脾菟丝蛤蚧酒等。

◇ 防治五官、外科病药酒

主要针对五官科、外科中常见的一些疾病如鼻炎、冻疮、牛皮癣等症，此类药酒有葫芦子酒、干姜红花酒、首乌蜈蚣酒等。

◇ 防治妇科疾病药酒

主要针对妇科中常见的一些疾病如月经不调、痛经、带下等症，此类药酒有杜仲枸杞酒、归芪调经酒、冬瓜子酒等。

◇ 防治骨科疾病药酒

主要针对骨科中常见的一些疾病如关节炎、腰腿痛、跌打损伤等症，对应的药酒有牛膝海桐皮酒、双活五加酒、生地黄桃仁酒等。

◇ 防治儿科疾病药酒

主要针对儿科中常见的一些疾病如百日咳、小儿感冒、呕吐等症，对应的药酒有猪肠葱头酒、葱白生姜酒、白术丁香酒等。

保健养生药酒

这类药酒大都药性较平缓，滋补性增强，一般以调理肌体的虚损为主，兼顾气血与阴阳，扶正固本，长期饮服还能延年益寿或美容养颜等，非常适合大众保健强身的需求。根据药酒不同的保健功能，具体又可以分为以下几类：

◇ 五脏调养类药酒

此类药酒以调养人体的脏腑为主。可以具体分为养心药酒，如桂圆宁心酒；益肝药酒，如地黄白术酒；润肺药酒，如黑豆防风酒；健脾药酒，如白术健脾酒；补肾药酒，如淫羊种子酒；五脏兼养药酒，如诸脏调养酒等。

◇ 常见保健类药酒

这类药酒又可以分为用于美容养颜的，如养颜药酒；用于强筋壮骨的，如杞龙强筋酒；用于健脑益智的，如健脑药酒；用于延年益寿的，如延年酒等。

◇ 补益类药酒

主要可分为补气药酒（如参术补气酒）、益血药酒（如桑枸龙肉酒）、滋阴药酒（如益阴药酒）、助阳药酒（如红参补阳酒）等四类。

◇ 不同人群保健类药酒

主要根据性别与体质等的不同来划分。具体可分为老年人保健药酒（如菟丝地归酒）、女性保健药酒（如归神药酒）、青壮年男性保健药酒（如苁蓉鸡肝酒）、病后调养药酒（如姜枣扶衰酒）等。

为了方便表述，本书将美容养颜药酒予以单列。

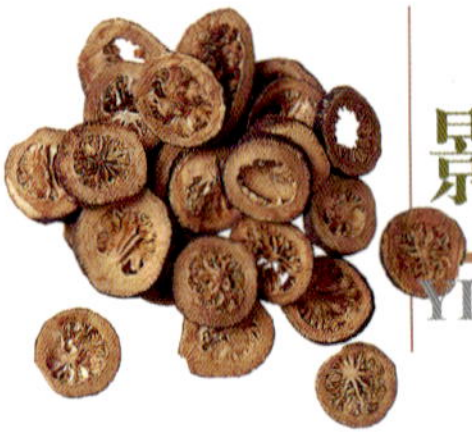

影响药酒功效的因素

YING XIANG YAO JIU GONG XIAO DE YIN SU

药酒的功效，除了酒（溶媒）本身具有的药用价值，最重要的当然是所用药材的药效，以及二者配制后“药借酒力，酒行药势”所产生的综合效用。由此可知，影响药酒功效的因素主要与药材、酒（溶媒）的选用、加工，以及两者之间的相互作用等有关；另外，配制药酒的方法和工具、储存方法和环境以及饮服方法等也会影响到药酒功效的发挥。

本节仅就影响药酒功效的药材、酒（溶媒），及二者的相互作用等因素展开表述，其他影响药酒功效的因素请分别参见相关章节。

药酒功效的关键——药材

药材是药酒功效的关键部分，药材及其使用的多样性决定了药酒功效的多样性。

简而言之，药材的功效主要体现在药材的性味及归经上。

药材本身具有的味道和体现的属性即药材的“性”、“味”，一般有四性与五味之分。四性即寒、凉、温、热四种属性（寒热偏向不明者归为“平性”，故有时候也称“五性”）；五味即酸、辛、苦、甘、咸五种滋味（另有淡、涩二味，通常人们将淡附于甘味、涩归于酸味，因此仍称“五味”）。

一般来说，四性中寒凉类药材大多可以清热降火消暑，如金银花、荷叶等；温热类药材多具有温里散寒化湿的功效，如厚朴、肉桂等。五味中的辛能散，可行气血、活经络、驱散风寒等，如陈皮、小茴香等；酸善收，可固涩止汗、能改善腹泻、促消化等，如酸枣仁、桑椹子等；苦降侧重于泻火，并可引气下行，可除烦定惊、解毒等，如黄连、大黄等；甘甜偏于润燥生津，能通肠利便、调和肠胃，还兼有缓和药性药味的功能，如山药、大枣等；咸软专于化积、消肿、散结，还能缓解胸腹胀满及疮疡肿毒等症，如海藻等。

归经指药材作用于人体脏腑及经络的部位。归经使得药材的功效更集中、突出，具有鲜明的针对性；同时，人体的脏腑经络之间是彼此相连的，因而药材的归经常常是多部位的。如当归入肝、心、脾经，主要功效为调经补血，此乃归属肝经使然；还可改善头痛头晕，治疗肠燥便秘等，是因其兼入心经及脾经之故。

同样的性味，但归经不同，其功效就会大有差异。如桑叶与柴胡同是辛凉解表药材，但柴胡侧重于疏肝郁、解肝气，桑叶着重于清肺燥、疏风寒——这就是不同归经的体现：桑叶主归肺经，兼入肝经；柴胡主归肝经，兼入心、胆经。而有些药材虽然归经相同，却性味相异，其功效也会相差很大——如女贞子与牛膝同归肝、肾两经，但女贞子性凉，味甘而苦，因而功效以滋阴、清热、明目为主；牛膝性平，味苦而酸，所以主要功效为活血化瘀、通淋。

药酒溶媒——酒的功效

酒性热味辛，无毒，自古就是一种很好的药物。《前汉书·食货志》中就有“酒为百药之长”的记载，认为酒能温经通脉、健脾和胃、消食化结、散寒除湿、利筋骨关节等。

随着科学的发展，人们对酒的药用功能的认识也不断深化。

现代药理研究证实，酒中的酒精能把体内的醇脱氢酶最后氧化为乙酸，这一过程可加快肌体的血液循环速度，因而能增强细胞活力，特别是增强大脑神经细胞的兴奋性，能有效抵抗疲劳，并能促进胃肠消化液的分泌而提高消化机能。

尤其酒类中的黄酒、果酒还含有丰富的营养物质（如人体所必需的维生素等），有益身心，因而很适合年老体弱与慢性病患者长期服用。

研究发现，酒的主要成分为酒精（乙醇）是一种具有良好穿透性的水溶性分子物质，可轻易渗透进药材的组织细胞中，把药材中绝大部分能溶于水的及不溶于水需用极性溶媒才能溶解的药用物质充分释放出来，再溶解于酒液中，从而发挥出原药材的治疗与保健功能。

另经科学研究证实，当乙醇含量达到40%左右时，酒还具有良好的防腐与消毒的作用，可以延缓多种药物的水解性变质，使药效更持久、稳定，经受长期保存而不变质。

适量饮酒有益健康。美国的科研工作者通过医学实验表明，适量饮酒可增加人体血液中高密度脂蛋白的含量，减少身体器官组织对低密度脂蛋白的吸收，从而可以预防与减少动脉粥样硬化的形成，大大降低患冠心病的机率。

实际生活中也显示，适量饮酒者的心血管病（如心绞痛等）发病率，明显低于长期滴酒不沾者！

酒药的相互作用

酒药结合后，酒的“内走脏腑、外达皮肤”的通脉功能会把原药材的药效送达于肌体所需之处，从而使酒效与药效相得益彰。如由药材枸杞子、熟地黄、当归和溶媒白酒配伍而成的固精酒中，枸杞子性平味甘，归肝、肾经，能滋补肝肾、益精明目；熟地黄甘而微温，入肾经，具有温肾滋阴、补血填精的功效；当归甘温通经，辛散行气，主入肝经，补血养血之外，还能活血益气。三药共浸于白酒中，酒本身能通经脉、窜脏腑，故而使药酒滋而不腻，调血固精的效果更为明显。

酒除了能行药力之外，还可以改变某些药材的原有作用归向（即改变药材的“归经”）。如药材冬虫夏草，性温味甘，主归肾经，是补肾壮阳填精的名贵之品，主要适用于肾阳虚损的阳痿、遗精等病症，而由此药浸制而成的冬虫夏草酒，却是主要用于脂溢性脱发、神经性脱发及小儿生长发育迟缓等症的改善与治疗，这主要是因为药材借助于酒的行运功能改变了原有的功效方向。

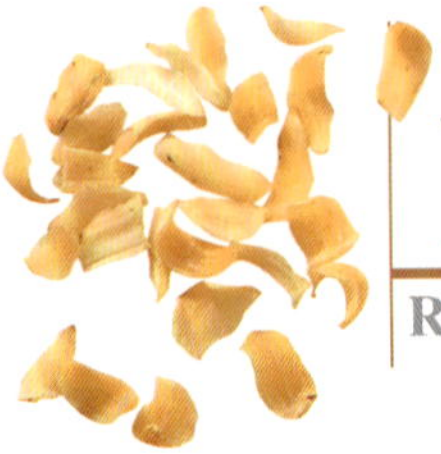

如何制备药酒

RU HE ZHI BEI YAO JIU

药酒的制备，既是一项技术，也是一门学问，重点要把握好两个选择：一是制备药酒的基本原料（酒和药材）的选择；其二是制备方法的选择。原料直接决定着药酒的功效，制备方法也会间接影响着药酒功效的发挥程度（同种药酒选用不同制备方法，其功效是有差别的）。除此之外，选取恰当的药酒制备工具也很重要。

选择合适的溶媒——酒

据唐代《新修本草》所记“凡作酒醴须曲，唯米酒入药”，可知当时制备药酒的溶媒主要是米酒。现今可用于制备药酒的酒溶媒已包括几乎所有的白酒品种，而不仅仅局限于米酒，此外，黄酒、果酒甚至医用酒精等也可用于药酒的配制。

酒的种类与药酒制备

不同的酒种，其酒精含量差别很大，不同的酒精含量对药材的功效影响甚大：酒精含量过高，药材中的水分容易析出，而药效成分反而难以浸出；酒精含量过低，则药材中的苦味物质及杂质等会溶解于酒液中，会影响酒的气味及色泽等。

选取何种酒作为溶媒，是药酒制备前首先要明确的。应根据配方要求、病症特点，结合自身体质综合考虑。总的来说，用于滋补类药酒，乙醇含量应尽可能低些，可用低度白酒、黄酒、果酒来浸泡；用于活血祛风湿等疾病时，所选酒种的酒精含量应尽可能高，这样药效溶解渗透更充分，治疗效果才更佳。

酒的种类

酒精含量：

高度酒、中度酒、低度酒。

制备工艺：

蒸馏酒——主要为白酒（白酒又可以根据香型及所用原料分为不同的种类）。

酿造酒——有米酒、黄酒、果酒、啤酒等。

配制酒——如鸡尾酒、药酒等。

白酒

白酒（古代多称为“烧酒”，我国北方不少地方叫白干或老白干）属于蒸馏酒，是现在家庭中常备常见的酒。白酒是由含糖或淀粉的物质（主要为谷类粮

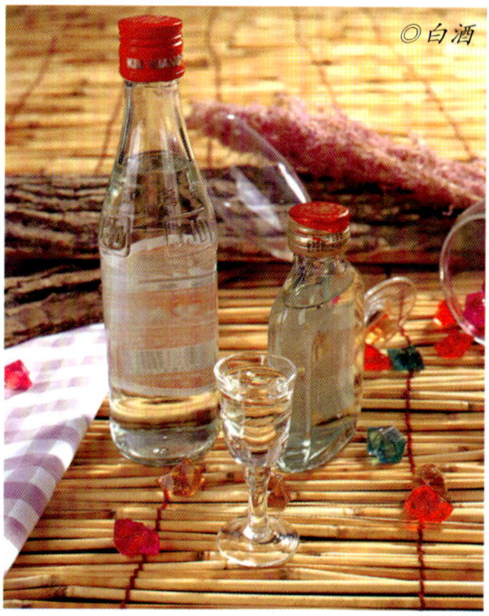
◎白酒

食）加酒曲发酵后，经高温蒸馏而得的含酒精的液体。

白酒因制作原料的不同而分为高粱酒、薯类酒、三粮酒、五粮酒（由大米、糯米、小麦、玉米、高粱组成）等；依香型则可分为浓香型（如泸州老窖）、酱香型（如国酒茅台）、清香型（如汾酒）、米香型（如桂林三花酒）、豉香型（如九江双蒸酒）、凤香型（如西凤酒）、兼香型（如董酒）等。

白酒的酒精纯度较高，是现在用来制备药酒的主要溶媒，胜酒量者及治疗性药酒主要选用白酒浸泡药材。

一般用来制备药酒的白酒其酒精度通常在40～60度之间：这样既可保证乙醇能充分析出，溶解药材中有效成分，又不会因度数过高（70度以上）而抑制药效析出，进而影响药酒功效。当然有些配方对酒的度数有较严格要求，应按配方需要酌情选取。

白酒的特点：

色：无色透明、不混浊、无沉淀物、无悬浮物。

香：醇香馨鼻，不同香型酒各具特色（如浓香型浓郁、米香型清柔、清香型芬芳等）。

味：味苦辛、口感纯正、饱满、回味悠长。

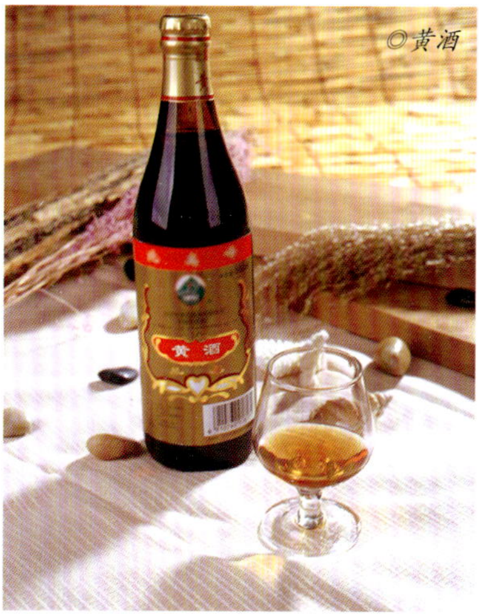

◎黄酒

黄酒

黄酒因颜色黄亮而得名，和白酒一样是我国古老的酒种，故又名老酒。一般以米类（主要为粳米、糯米，少数用小米）为原料经发酵而成，属于酿造酒。

黄酒营养全面，能养脾健胃，同时也是烹饪菜肴的常用料酒。黄酒富含多种氨基酸（包括8种人体所必需的氨基酸），还含有葡萄糖、麦芽糖、糊精、甘油、多肽类及矿物质等成分，备受人们喜爱。比较有名的黄酒有浙江花雕酒、状元红、上海老酒、山东即墨老酒、九江封缸酒等。

黄酒也是现今常用来泡制药酒的溶媒。黄酒的酒精度较低，一般在20度左右，特别适合泡保健补益类药酒：虽然这类药酒活血与祛风寒等治疗性功能不强，但选用黄酒，既有利于药材药性成分的析出、溶解，也有利于药酒功效的保持；另外，用黄酒配制的药酒非常适合不胜酒量的群体（如女性）饮服。

黄酒既可像白酒一样单独做溶媒，也常与白酒或其他酒种混合作为制备药酒的溶媒。混合溶媒不仅可降低白酒的酒精度，同时可增加黄酒本身的酒精度，因而能大大提高药效成分的浸出率和溶解率，使药效析出更充分、彻底而又保持了黄酒的宜饮的特点。

黄酒的特点：

色：色泽黄褐、透明。

香：香味浓郁、醇厚。

味：味甘略酸、口感柔和爽口。

米酒

米酒又名酒酿、甜酒，在古代称为醴，故有“甘醴”之说。米酒一般盛行于民间，现今在南方仍较为常见，很受人们欢迎。

米酒主要采用糯米为原料，加含有酵母菌微生物的酒曲（俗称“酒药子”、“酒丸子”），置于略高于常温的地方，密封发酵一至两个昼夜即可。影响米酒制作成败的关键之处有两个：一是拌曲时，蒸熟的糯米饭应冷却充分，尽量在常温时拌酒曲；二是发酵阶段，昼夜温差不可太大，以保持酵母菌的活力，使发酵能持久、彻底，因而宜采取“白降晚增”的措施。

米酒品种中以湖北孝感米酒最为著名，此酒具有“白如玉液、甜而不腻、回味无穷”的特色。

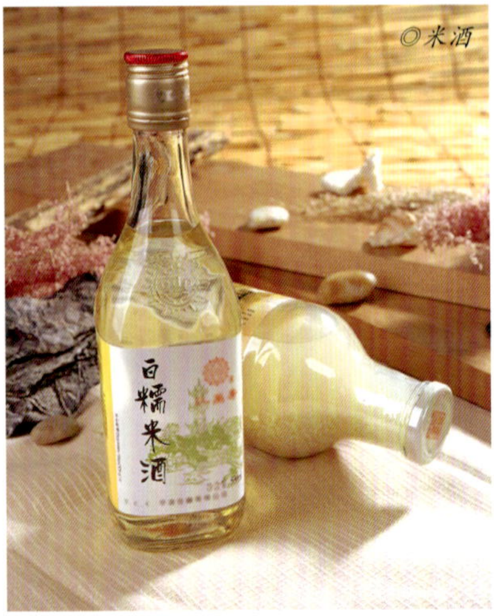

◎米酒

古代药酒一般是酿造法制作，所以米酒是主要的溶媒物质。但此法需经发酵而成，工序相对而言较为繁锁，因而除了古代遗传下来的一些精典配方的特定制备要求需要用到米酒外，现代已很少用于药酒制备。

米酒的特点：

色：白。

香：清香、柔和。

味：味甘甜、略呈酸、令人回味。

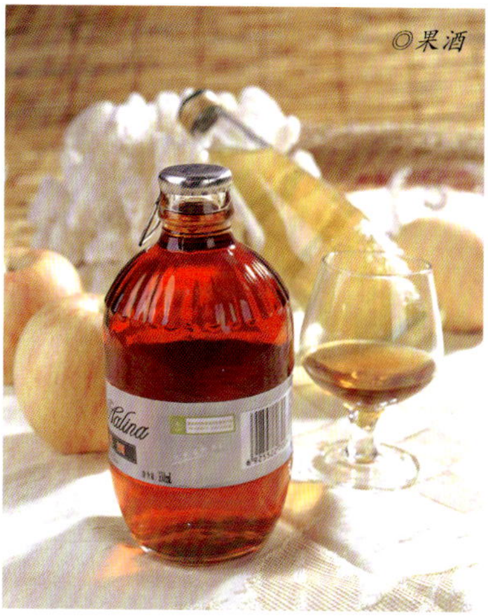

◎果酒

果酒

果酒，顾名思义就是以水果为原料酿成的酒，其口味、色泽、香味均因原料的不同而呈多样化。

绝大部分的水果都有一定的药用功能。传统医学认为，最初的果酒可能是人类在采集水果食用时，剩余的水果在不经意间自然发酵而得，故有天然“药酒”之称。

果酒所含营养素（包括氨基酸、糖类、维生素B_1、维生素B_2、维生素B_{12}、维生素C等以及多种矿物质）丰富、全面，实践证明，饮用果酒比单纯吃水果更有价值。

酿造果酒常用的水果有葡萄、橘子、苹果、香蕉、菠萝等，因此果酒种类亦可分为葡萄酒、橘子酒、苹果酒、香蕉酒、菠萝酒等，国内外均以饮用葡萄酒者最为常见。据科学研究证实，葡萄酒（尤其是红葡萄酒）含有抗衰老、延年益寿的“栎皮黄素”，每天适量饮用，对老年人抗病保健大有帮助。

果酒酒精度一般在10～20度之间，也是现今用来制备药酒的酒溶媒，果酒本身药用与食用兼备，再加上药材的药效，更可增强其保健方面的功效。

果酒的特点：

色：因水果原料不同而有鲜红、紫红、橘黄或深黄等之分。

香：有浓郁的水果香气。

味：口味多样，以甜或甜中略带酸为主。

啤酒

啤酒享有“液体面包”的美誉，是炎炎夏日里首选的清凉饮料。因其酒精度极低而又营养丰富，生产量大、价格低廉，早已成为一种大众化的饮品。

啤酒一般以大麦（少数用小麦）为原料初经糖化制得浓缩麦汁，加入啤酒花（一种特殊呈味物质），再经前后两次发酵而成。

啤酒种类很多，根据制备工艺可分为纯生啤、鲜啤、熟啤等几类；按色泽则可分为黄啤、黑啤；按制备原料可分为大麦啤酒、小麦啤酒；按麦汁浓度（即糖度）可分为高度啤、中度啤、低度啤。

国外的啤酒以德国与澳大利亚的黑啤最为有名；我国驰名啤酒品牌有青岛、

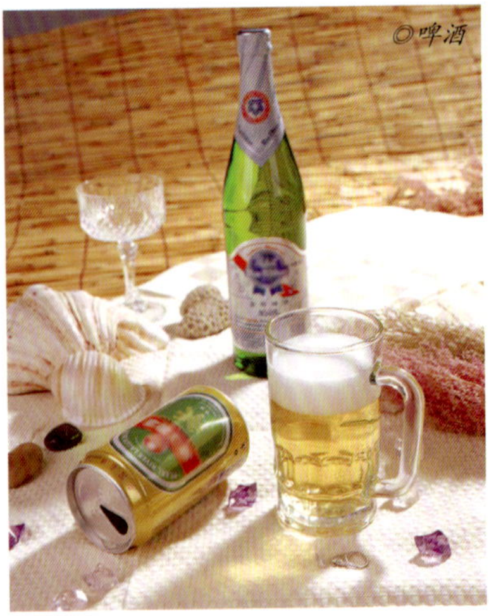

◎啤酒

燕京、珠江、金威等。

一般啤酒的酒精度为4℃左右（啤酒商标上常有“12%V”、“10%V”等字样，这并非啤酒的酒精含量，而是指发酵前原浓缩麦汁的浓度，也就是糖度），这样低的酒精含量不能使药物中的药效析出，进而溶解到酒液中（特别是皮坚质硬的药材，乙醇根本渗透不进药材中去），所以啤酒不能用来作为制备药酒的溶媒。

啤酒的特点：

色：淡黄或金黄、清亮透明、无悬浮与沉淀、黑啤为红棕色与红褐色。

香：有明显的酒花香气、新鲜无老化气味，黑啤还有焦麦芽香。

味：口味清爽而微苦、有CO_2的刺激性与杀口感。

制取药酒如何选用药材

什么样的药材适合用于药酒的制备？选取药材要考虑哪些因素？制备前药材应进行怎样的加工？不同质地的药材制备药酒前该如何处理？等等。所有这些，是发挥药材最佳药效、使药酒具有理想疗效的关键所在。

药材的选取

中药材品种丰富多样，虽然绝大部分的中药材可用来入酒，但必须考虑到药材本身的功效、药材之间的配伍等因素对药酒功效的影响，所以合理选取药材就不容忽视。

◇首先，应以药酒的功效主治为选择药材的基本依据、准则。

概而言之，保健类药酒宜选用“多服久服”不伤人的补益类药材（亦即中医学所界定的“上品药材”），治疗疾病的药酒则宜根据患者的病证、体质以及性别、年龄等因素来选择药材（即所谓“三辨施治”）。

分而论之，若药酒功效着重于活血养血补血，用于调治血虚、血滞、贫血及出血性疾病时，则宜选当归、阿胶、鸡血藤等；侧重于补阳元、回阳气、升阳本，用于男性及阳虚患者保健时，宜选用冬虫夏草、肉苁蓉、淫羊藿等药材；侧重于补气调元，用于治疗气虚、气弱时，则当用人参、党参等补气类药材；侧重于滋阴、养阴、补阴，用于调理阴虚、阴血不足、阴精亏损时，宜用枸杞子、何首乌、黑芝麻等药材；针对风湿、类风湿性关节炎则宜选用祛风药材，如五加皮、海桐皮等；里寒证、风寒感冒等情形则宜选用温里药材，如干姜、花椒等；

感冒咳嗽、支气管炎等，则宜选用止咳药材，如白果仁、桔梗等；跌打损伤、经络不通者，宜选用活血化瘀、通经活络的药材比较恰当；等等。

在考虑药材的功效时还应注意，同种药材因生熟有分、产地有异，或入药的部位不同，所起的功效也会有很大差别。如生地黄功效主要是清热凉血，熟地黄则主要是养血滋阴；牛膝有淮、川之分，淮牛膝产于河南以补肝益肾、强筋骨为主，川牛膝产于四川，以活血化瘀为主；当归用来补血时宜用其躯干部分，用来活血化瘀时则宜用其根须部分等。

◇其次，应考虑到药材的配伍宜忌。

单味药材配制的药酒，非常适用于病因浅显、病情简单、症状较轻等情形，但缺点也是明显的：治疗上没有主次之分，缺乏全面兼顾的效用，对病情较复杂、症状较重的病症收效不大。因此，只有两味或两味以上的药材配合使用，才能起到较好的治疗效果。

这就牵涉到药材的配伍问题。值得注意的是，并非所有药材之间可以进行随意搭配，不同药材配伍后会发生多种多样的结果：要么增加或减轻原有药效，要么提升或降低原药的副作用，要么产生或消除原药的毒性等。

药材之间的关系很早就引起人们的重视与研究，在《神农本草经》中就有“勿用相恶、相反者”的记载，后来经历代医疗实践归纳总结出了药材配伍的“十八反”、“十九畏”。

相反，即指两种药物混合后会产生新的毒性或副作用。

共有十八反，即甘草反甘遂、大戟、海藻、芫花；乌头反贝母、瓜蒌、半夏、白蔹、白及；藜芦反人参、沙参、丹参、玄参、细辛、芍药。

相畏即相恶，指两种药物混合后会抵消原药各自的药效。

前人总结出十九畏，即硫黄畏朴硝、水银畏砒霜、狼毒畏密陀僧、巴豆畏牵牛、丁香畏郁金、川乌和草乌畏犀角、牙硝畏三棱、官桂畏石脂、人参畏五灵脂。

药材的加工

中药材种类繁多，质地各异：有的皮厚、有的肉实、有的壳硬、有的易断易折；形状有长有短，圆、条、块不定；本身药性药味更是千差万别，有的芳香扑鼻，如藿香、丁香等；有的有毒副作用，如附子、半夏等。因此大多数药材选好之后并不能直接用来制备药酒，必须经过适当加工处理。唐代孙思邈在其《千金要方》中就提出“凡合药酒，皆薄切药”，意即入酒药材要先加工处理，只有使其充分“薄”、“细”后才适合用于制备药酒。

药材经过适当加工与处理后，通常可以减少或消除药材的毒性以及对身体可能产生的不良影响或副作用，同时可以使药材与酒溶媒充分接触，使药效比较均匀、彻底地浸出、渗透并溶解在酒中，从而使药酒的功效得以最大程度地发挥。

药材的加工应依据所配制药酒的具体要求、结合不同的制备方法、药材的性能等认真考虑，宜粗则粗、需细则细、应煎煮取汁的则应煎煮、要去毒的就要炮制除毒等。

具体来说，用来浸泡药酒的药材加工有以下形式：切成碎片或薄片，一般为3毫米左右；切成小块或短段，一般以2~3厘米长为宜；研为粗末或细末状，一般用于浸泡药材味数较多时；捣碎或辗成粉状，一般指质坚的甲壳类或果仁类药材。

制备药酒时的药材煎煮

在制取药酒时，有时药材浸泡于酒中后，还需要直接或隔水加热，因此也关系到如何煎煮药材的问题。一般而言，煎煮的药材不能切得太长或太短；太薄或太细，质地坚硬的根、茎类可切成3毫米左右厚；草质的根茎类切成3厘米左右长的小段为宜。为节省煎煮时间，果仁类应先捣碎，质厚的与质软的宜分开煎煮等。

药酒制备工具

在制作药酒的整个过程及制好后的存储中，工具不可缺少。因为工具与药材和酒（溶媒）都有直接的接触，所以工具本身的材质特点会不同程度地影响到药酒的功效，特别是在存储期内要确保药效与药酒质量的稳定，工具的选取就至关重要。

药酒制备工具的选取，必须把握的原则是：要确保工具本身不与药材或酒发生反应（尤其是不能发生有毒的化学反应），以使药酒的功效与质量得到保障，利于长久保存与服用。

◇一般药酒的制备工具主要有三类：

浸泡容器： 这是最主要的药酒制备工具，一般为非金属制品，如陶、瓷、玻璃质地的酒瓶、酒坛、酒罐等。

煎煮容器： 多指用来煎煮药材的工具砂锅（一般为平底砂锅，它受热均匀，能够使药材药效析出较为充分和彻底，还可有效节省加热时间，避免药材粘锅等）。

药袋： 部分药酒在浸泡药材时，须先将药材用药袋予以包裹、盛装。对药袋的要求是通气、透水性能良好，因此药袋大多为纱布袋，少数用绢布袋。

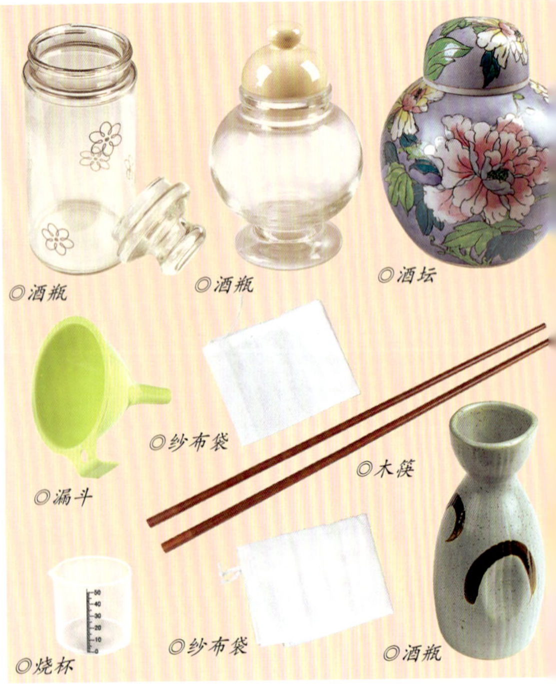

除此之外，以下这些工具在制备过程中可能要用到：

搅拌工具：如竹筷或木筷、细长玻璃棒等，用于浸泡期间的搅拌，可加快药效渗透、溶解速度。

渗漏工具：如漏斗等，用在装瓶倒液时，以防酒液外流造成浪费。

测酒容量的工具：如烧杯等，一般标有刻度，可确保溶媒重量的准确性。

过滤工具：如密网纱布（绢布）、过滤纸等，用于过滤除药渣，以过滤性能好、能防微细药末渗透者为宜。

制取药酒的过程中以及在储存药酒时，切忌使用含铅、铝与锡等金属的合金制品，以及单纯含铁、铜等的金属制品，塑料制品亦不可用，如铁锅、塑料瓶、铝合金容器等。这些材质构成的容器极易与药材或酒中的乙醇发生化学反应。特别是在煎煮药材过程中，高温会加速器皿与药及酒的不良反应，有可能使药效成分溶解度大大降低，从而使药酒功效不能正常发挥，或者可能会使制得的药酒中含有毒副作用的溶解物质，对身体造成伤害。

发挥药酒最佳功效的制备方法

古代药酒的制备方法较为单一，以酿造法为主，即由曲、药和米饭一起密封发酵而成。

药酒发展到明清时，其制备方法已呈现多样化局面。李时珍在《本草纲目》中记有"或以药煮汁和饭、或以药袋安置酒中、或药入坛密封、或置锅中水煮一日，埋于土中七日，出火毒乃饮"。

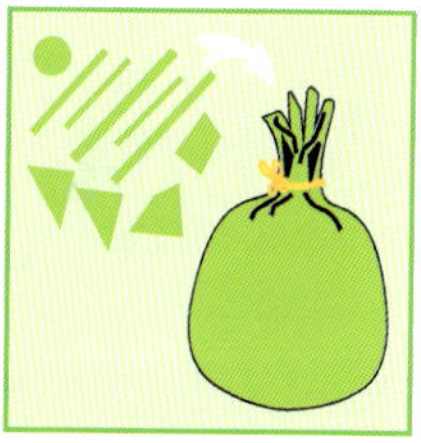

随着药酒发展的不断深入，人们在实践中对药酒的制备方法不断进行着探索、研究，积累了宝贵的经验。

现今药酒的制备更为丰富，常用的方法有浸渍法（冷浸法、热浸法）、酿造法、渗漉法等。不同的制备方法各有其专长，选择时宜结合实际需要综合考虑。

◇冷浸法

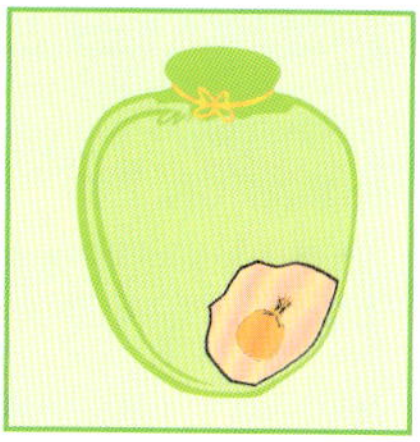

又叫低温泡制法，是浸渍法之一，也是药酒制作的主要方法，在家庭自配药酒中最为常用。

【操作步骤】

首先，药材按要求适当加工处理。

其次，冷浸。加工好的药材直接装入浸泡容器中（也可先用纱布袋或绢布袋装好，拴紧袋口后再放入盛酒器中），密封器口浸泡即可。浸泡期间可根据需要搅拌酒液或轻微晃动容器，以使酒与药充分接触、溶解（一般在药材味数较多，所需时间较长的情况下进行）。

最后，浸泡至足够的时间后，可直接滤取上清酒液饮用（亦可过滤除渣澄清装瓶后饮用），饮完酒液后可再加酒溶媒继续浸泡。如果是用药袋浸泡而成的药酒，可取出药袋经压榨后取压榨液与酒液混合，再静置过滤。

【优势】

操作极为简单，特别适合家庭配制。主要适用于由单味或味数不多、有较强挥发性的药物；用药效容易浸出的植物类药材（如以叶、花等部分入药）配制药酒时亦多用此方法。

【不足】

味数过多，则药材所需浸泡时间越长（尤其是以根、果、种仁等部位入药的，皮质坚实的植物类药材；或含动物甲骨的动物类药材——需时至少3个月以上甚至半年者），采用此方法就需要在浸泡过程中经常性的搅拌。

【适宜酒种】

以白酒为主，因其酒精含量较高，可确保药效比较彻底地溶出。

浸泡小技巧：因为动物类药材中的脂肪与蛋白质需较长时间才能溶解于酒中，而植物类的药效成分一般较易浸出，所以药酒方中同时出现动物、植物药材时，可先将动物药材、植物药材分开浸泡，服用时再将制得的酒液混合，这样就便于掌握好浸泡时间，而其功效同样理想。

◇热浸法

相对冷浸法而言，此法属于高温加热法，也是常见的制备药酒的方法。根据加热方式的不同可分为直接加热法与间接加热法（如隔水加热法）等。

【操作步骤】

首先，按要求加工好药材。

其次，加热。把药材放入锅中，再倒入酒，加盖后用文火加热一定时间，注意不要煮沸（因酒精沸点低于水，过高乙醇会挥发掉）；也可把酒与药材同装入瓶或坛中，密封好后放于另一加水的锅中炖煮（这就是隔水加热）——火力不可过猛，水开始沸腾时即停止加热（有的配方要求煮数沸）。

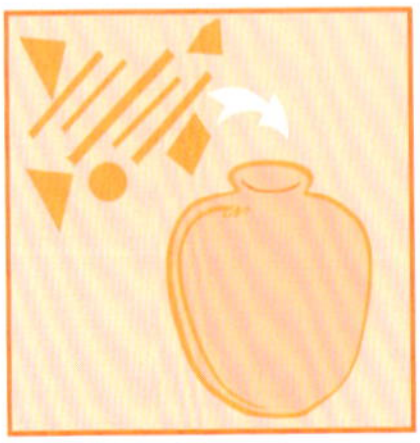

最后，离火后充分冷却一段时间，即可取澄清液饮用，或者经过滤除去药渣、另装瓶澄清后再饮。

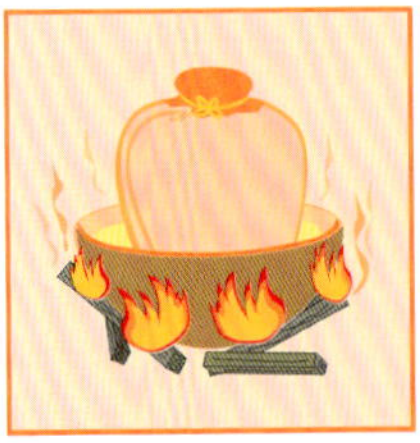

【优势】

能明显加快药物中有效成分的浸溶速度，使药效浸出更容易、更快捷，尤其能大大缩短泡制含兽骨或甲壳类坚硬药材的浸泡时间。

【不足】

加热时间与温度难以控制，需要一定的实践经验的积累。如加热过猛过急，酒精会大量挥发，甚至产生燃烧现象；或者药材被煮烂煮透，酒液中会含有微细的药末，使得酒液混浊而难以澄清，并且色泽度也较差。

【适宜酒种】

较低度的白酒或黄酒等，主要是为了尽量减少乙醇的挥发。

◇渗漉法

此法需要准备一个渗漉装置，其上端要宽、敞口，下端要窄，有开关控制，与乡村中常见的“井水过滤装置”大体相当（只是此处把井水换成酒，起过滤作用的物质沙子换成药材而已），因此又可叫过滤法。

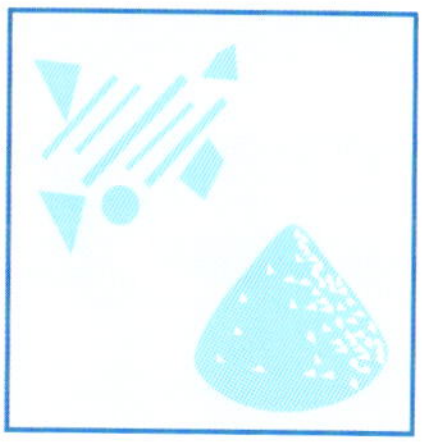

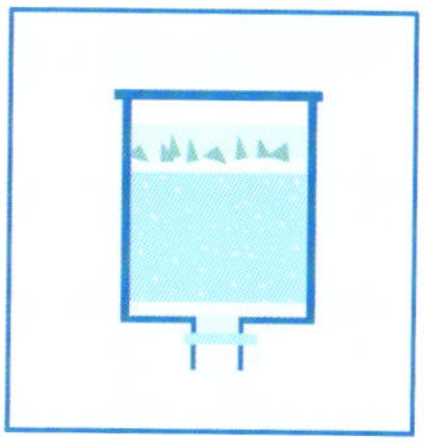

【操作步骤】

首先，药材先加工成药末（注意不要过细），之后用适量酒或水浸泡使其充分膨胀。

其次，装药。分批把经吸水（或酒液）膨胀后的药材放入渗漉容器中，容器底部事先放好过滤纸，并关好开关（以防药末与酒液一起流出），然后一边放药一边用干净工具轻轻按压（不可太满，一般以占容器的2/3为宜），装完药末后在上面盖上一层纱布，再垫上一些干净石子，目的为防止酒滴下时药末浮起。

再次，滴酒密封。酒缓慢从上口倒入，当酒液漫过药末2～3厘米时，停止加酒，再密封静置3天左右。

最后，渗漉。打开下端开关，让酒液慢慢流出，应注意控制好流量流速，收集酒液经密封，过滤，静置后再加入酒溶媒至药酒规定的量即可。

【优势】

因为有酒液的自上而下的流动，形成了良好的浓度差，有利于药效成分的扩散与浸出，药材中有效成分的提取率比浸渍法要高。

【不足】

由于渗漉时间较长，酒中的乙醇与某些药材的特有香气会大量散发于空气中，对药酒质量有一定影响；另外还有一些遇酒易结块或团的药材，会阻塞酒通过药末的缝隙，应尽量避免用此法。

缓和药酒口感的决窍：在药酒制作过程中，加入一定量的矫味着色剂，它们对身体没有任何的毒副作用，一方面可使药酒色泽更鲜亮，另一方面可以减轻药酒的辛辣刺激，使其入口绵软，并可缓和药性。这些物质主要为可食用的糖类，如白糖、红糖、冰糖和蜂蜜。

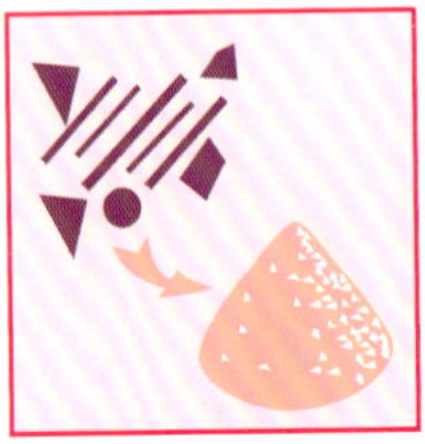

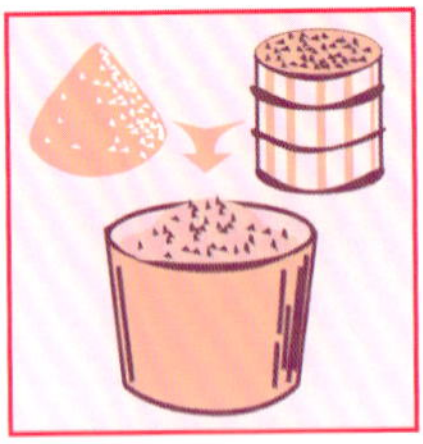

◇酿造法

酿造法又叫发酵法，即把米饭、酒曲、药材三者混合后经密封发酵而成。这一方法在古代极为盛行，随着人们对药材认识的加深，积极探索并积累了丰富的经验，目前形成了以药末酿造法、药汁酿造法、药煎液酿造法为主的酿造法系列。

·药末酿造法

【操作步骤】

第一步：药材按要求加工成细末或细粉状，酒曲辗成粉状。

第二步：蒸饭。糯米淘洗干净后用蒸笼蒸熟成米饭，离火后取出均匀摊放于较大容器中，使温度较快冷却至25℃～30℃。

第三步：混合、发酵。把加工好的药末与酒曲末同米饭混和，并充分搅拌，使三者均匀拌在一起，然后装入容器中，密封后放置于较温暖的地方发酵一段时间，一般为七天左右，具体时间长短以配方要求为准。

第四步：除糟渣。发酵完成后压榨除去酒糟与药末，提取压榨液另装入容器中静置，过滤澄清后即可。

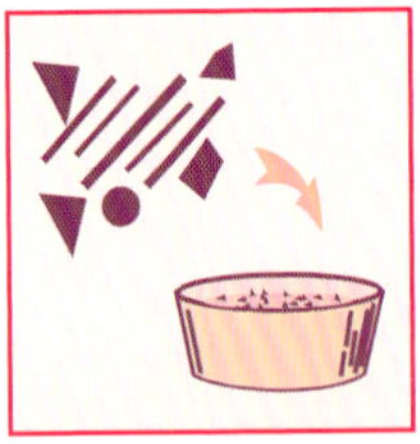

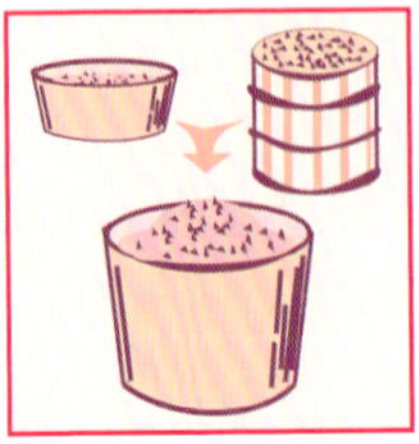

·药汁酿造法

【操作步骤】

第一步：取药汁。药材先按要求加工好，之后用适量水或酒浸润，使其充分膨胀，再经压榨提取药汁。

第二步：蒸米饭。糯米原料先淘洗干净，用蒸笼装好放于锅内加水加热蒸熟后摊凉，使温度接近于常温。

第三步：混和、发酵。把制得的药汁、酒曲末、米饭三者混和，搅拌均匀后一同装入容器中，密封好容器口，并置于暖和之处发酵数天（一般配方不同，所需时间长短也会不同）。

第四步：去酒糟。发酵完全后压榨除去酒糟，提取酒液，经过滤与澄清后即可。

·药煎液酿造法

【操作步骤】

第一步：药材先加工成粗条、粗末或厚片状。

第二步：煎煮取液。药材放于锅内并加水，之后文火加热，然后提取药煎液装入容器中，使其充分冷却（一般加水量以漫过药材面2～3厘米为宜；加热时间不可太长，以30分钟左右为宜；注意火候适当）。

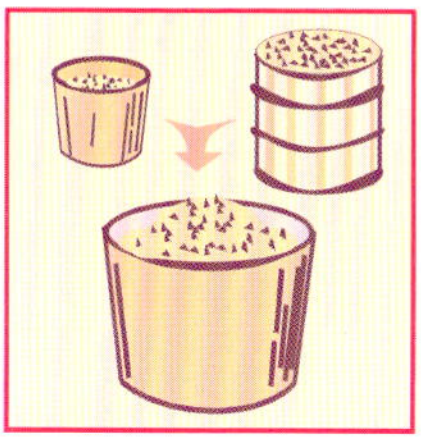

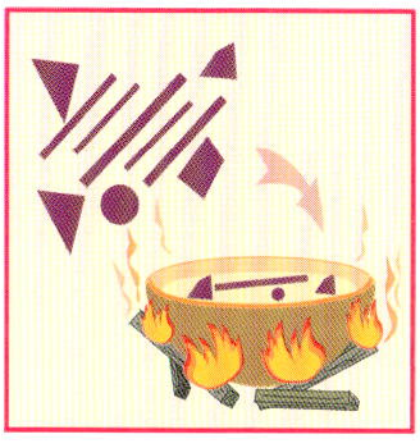

第三步：蒸饭。糯米先用清水淘洗干净，蒸熟后摊凉，使温度接近于常温。

第四步：混和、发酵。米饭装入容器中倒入药液，再撒进酒曲末（事先研为粉状），混和搅拌均匀后放入容器，封好口，再置于较温暖之处发酵数天（一般按配方要求的时间数进行操作）。

第五步：除糟。发酵好后，压榨，除去酒糟，提取压榨液装瓶，经过滤、澄清即可。

【优势】

酿造法制得的药酒酒精度一般比较低，而且有较明显的米酒清香，对于不会饮酒或不胜酒量者非常适宜，对女性特别是老年人病后体虚的调养与恢复益处良多。

【不足】

一方面发酵期间温度较难控制，一定程度上会抑制酒曲中酵母菌的生物活性，使酒易老化或酒的功效过多地丧失；另一方面酵母菌或其他杂菌会在低酒精度的酒液中残存，会破坏酒的稳定性，甚至会使酒发生酸败，对药酒的质量与功效产生不利影响。

解决酵母菌残存的方法：把压榨液装瓶后隔水加热至80℃左右，再冷却澄清即可。因为酵母菌等不耐高温，这样可以彻底杀死残存的酵母菌和有害杂菌，使药酒功效得到保障，便于长期保存服用。

◇其他方法

制取药酒还有勾兑法、煎煮法等其他一些方法，其制作步骤与上述常见方法基本相似，现简单介绍如下：

煎煮法——大体相当于热浸法。先将药材捣碎后放入锅内加水煮半小时到1小时（根据药材质地不同而宜长宜短）；然后过滤药渣，提取药汁静置10小时左右；再与等量的白酒或黄酒调和倒入容器密封1周左右，即可制得药酒。

勾兑法——又叫调和法，同酿造法一样也有药末勾兑法与药汁勾兑法之分，不同之处在于，此法是把加工好的药末或药汁与白酒或黄酒等直接勾兑而成，无须用曲。

煮酒法——此法一般适用于有毒副作用的药物，药材经炮制后与酒一起加热煮数次，以尽可能地除掉其毒性，然后过滤取汁即成。此法同样有火候难以准确控制以及酒气容易挥发等不足之处。

淋酒法——与渗漉法基本相似。先把炮制好的药材炒热，放于一容器中；然后用酒从上而下淋药材（为使药效尽可能多地被提取出来，需淋多次）；再取淋液过滤装瓶，澄清后即可制得药酒。本法所制的药酒，因其在空气中暴露时间过长，酒精容易挥发掉，所以功效有限。

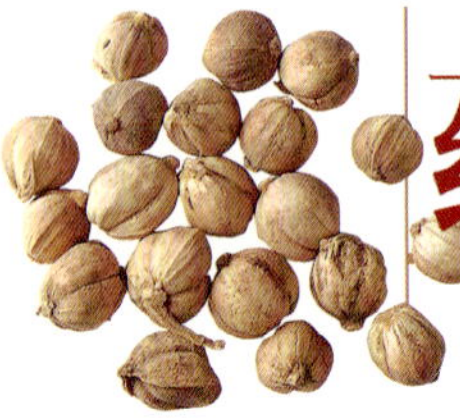

药酒存储不可忽视的细节

YAO JIU CUN CHU BU KE HU SHI DE XI JIE

药酒若保存不好，轻则影响药酒功效的持久性，使其对某些疾病的疗效或保健效果降低；重则使药酒受到污染而变质，不但功效丧失，甚至可能产生毒副作用，反过来损害身体的健康。

一般药酒的配方量都是有一定疗程的，尤其是针对慢性病患者与年老体虚者配制的药酒，需要长期坚持服用，才能使功效充分显现出来，所以药酒存储的重要性也就不言而喻。

同药酒的制备一样，储存药酒对容具质地也有相同的要求，通常选用的是陶、瓷及玻璃质地的容具。

虽然陶器、瓷器与玻璃制品都可用于存储药酒，但由于二者材质的不同，又各有其特点：

陶瓷器具古朴美观，而且富有一定文化蕴味，不透明、不易受潮，还可使酒进一步酯化（越久越能增强酒的醇香，减轻酒的刺激性，入口更缓）；它的不足是质地不够坚密，有稀疏微孔，防渗透性较差。

玻璃制品为家庭常用容器，其最大优点是价廉易得，但一般通体透明、易吸热，一定程度上会影响药酒有效成分的稳定性，不宜久存。一般宜选深棕色或深褐色的玻璃瓶用于存储药酒。

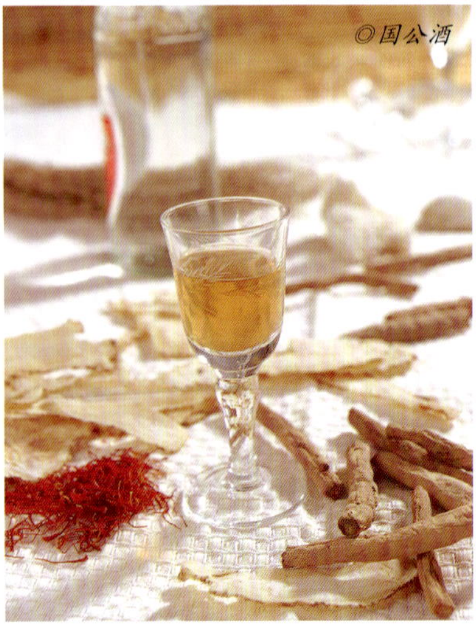

◎国公酒

金属制品与塑料制品既不适宜作制备工具，更不能用来存酒。

储存药酒除了对盛装药酒的容具有质地的要求外，还有以下几点也不可忽视。

注意密封：

密封性既是药酒制备过程中的关键之处，更是药酒存储中的重点所在。为确保密封，防止酒气外泄，盛酒容器的瓶口或坛口必须盖严实，而且在取酒饮服时，应做到随开随盖，避免酒液长时间暴露于空气中被过多的氧化，或空气中的微小尘埃颗粒与杂物落入酒中，污染药酒，影响药效。

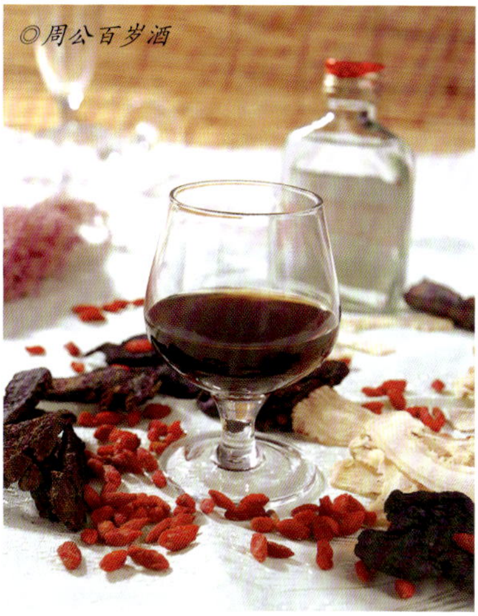
◎周公百岁酒

容器消毒：

新买的容器、长时间未用的容器，或者先前装有他物的容器，在用来存储药酒前首先应确保容器清洁、干净；其次，为避免其他杂菌或细菌感染，必须经严格消毒处理（消毒可用沸水或高浓度的乙醇进行）。

常温避光：

药酒存储位置应尽量接近于常温（20℃～25℃），一般选用通风性、避光性、干燥性均较好的地方，以使酒质尽可能地保持稳定。如果是用玻璃品存储药酒，避光性就显得更为重要，能放于专门的储酒柜或存酒房间更好。

分开存放：

药酒中绝大部分是可以饮服的，但也有少部分的药酒是只可外用的（如用于治疗皮肤病的某些药酒），所以内服药酒与外用药酒应严格区分，最好能分开存放，或者贴好标签。

除了内服药酒与外用药酒需分开存放外，药酒还应与其他一些刺激性较强、带有腥臭味或有毒的物品分开存放，避免药酒被污染或变质。

做好记录：

配制的药酒品种多，应做好相应记录，记录有两个好处：一是可以避免混淆，方便选取；二是可以对照配方要求有效跟踪制备过程。记录内容可包括药酒方名、浸泡开始时间、用法、药酒功效、适应人群等。

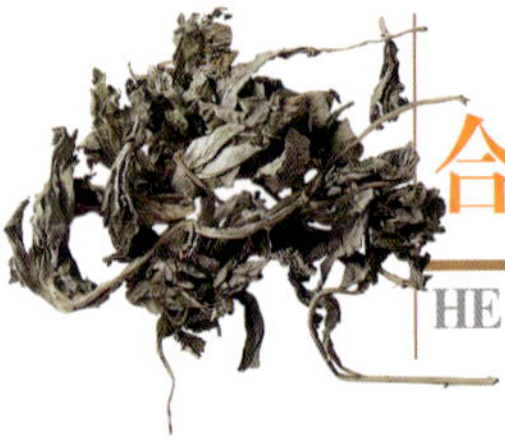

合理运用药酒养生保健

HE LI YUN YONG YAO JIU YANG SHENG BAO JIAN

药酒养生，源远流长。作为我国养生文化体系的一个重要部分，药酒自古受到人们的信赖与推崇。

传统医学及养生理论讲究因证、因人，甚至因时、因地施治，药酒养生理论作为传统养生的一个分支，也非常注重人（体质、性别、年龄等）、病证的差异，但同时又有着其独特的要求。

药酒保健养生与体质

人的身体体质可简单划分为虚、实、寒、热四种。

选取药酒前首先应了解自己体质的特点，不同的体质需用不同的药酒来养生，也就是要因“质”而异，在养生保健中运用药酒应遵循“寒则热之、热则寒之、虚则补之、实则泄之”的养生原理。

寒性体质常有以下特点：精神不振、时常萎靡、面色泛白、身体易倦常感无力、手脚等处常有冰凉感觉、四肢不温、很少出现口渴反应、一般不喜饮水、小便多且色淡、经常性腹泻、舌质淡红等。

■ 配制适合寒性体质的药酒，应选温而偏热性的药材，以达到温里祛寒的目的，这类药材有熟地黄、桂枝、杜仲等。

热性体质一般表现以下特点：情绪比较急躁、容易发怒、常感烦闷、面色较红、身体经常发热、而且肢体畏热明显、喜欢饮冷食、极易产生口渴、小便少且色黄、经常性便秘、舌干口燥、舌质红苔厚等。

■ 配制适合热性体质的药酒，应选寒、凉性质的药材，以便起到散热解郁的效果，药材有金银花、麦门冬、黄连等。

实性体质集中表现为如下特点：身体较为强壮、气力充盈、精神旺盛、好动而且喜欢冷饮；一般很少得病，但一旦患病大都为急性病或突发病，且发病时肌体容易发热、舌红苔黄等。

■ 配制适合实性体质的药酒，应选用药性较为平和的药材如莲子（含心）、菊花、麦门冬、黑芝麻等。但要注意“实”也有真实与假实之分，假实体质者一般会有羸弱表现，从而使身体虚状表现更明显，此时可结合一些补气血的药材如人参、山药、熟地黄、龙眼肉等。

虚性体质是四种体质中最为常见也是最主要的一种类型，中医学对此进行了细致的分类，一般分为气虚、血虚、阴虚、阳虚四种。

气虚主要症状：身体常感疲倦无力、气短气喘、面色无华苍白，同时伴有便溏、饮食无欲、脉弱细数等现象，一般久病或大病者气虚表现明显。

■ 补气虚宜以补气药材如党参、黄芪、甘草等为主；适合的药酒有党参黄芪益气酒、参术补气酒等。

血虚主要症状：身体消瘦、面色失华泛白、头晕眼花、脉细微；女子常伴有经量少等症，此虚证常因平时失血过多或先天性贫血等原因引起。

■ 血虚者宜选补血药材如当归、阿胶、白芍等配制药酒；适宜的药酒有桑杞龙肉酒、益血甘露酒等。

阴虚症状主要有：五心烦热、虚烦不宁、面色泛红、口渴、常伴有便秘、失眠易汗等。

■ 补阴虚宜选用滋阴药材为主，如百合、麦门冬、玉竹等；适宜的药酒有地骨滋阴酒、双地养阴酒等。

阳虚症状主要有：四肢不温、身体常畏寒怕冷、腰腿酸软、虚喘、腹泻等；此证以男性为多，常伴有阳痿、早泄等。

■ 补阳虚宜重点选用助阳药材如淫羊藿、鹿茸、冬虫夏草等；适宜的药酒有杜仲参茸酒、淫羊熟地温阳酒等。

药酒与中医病证的防治

中医治疗上有“同病异治，异病同治”之说。药酒不仅可用于养生保健，同时也是中医治疗的一个重要手段，因而理应遵循中医学理论而辨病施治。

致病因素不同，疾病类型就会不同；疾患产生部位有差异，那么病的寒热虚实和表里也就相差甚大。只有对症的药酒方，才有治疗的效果。

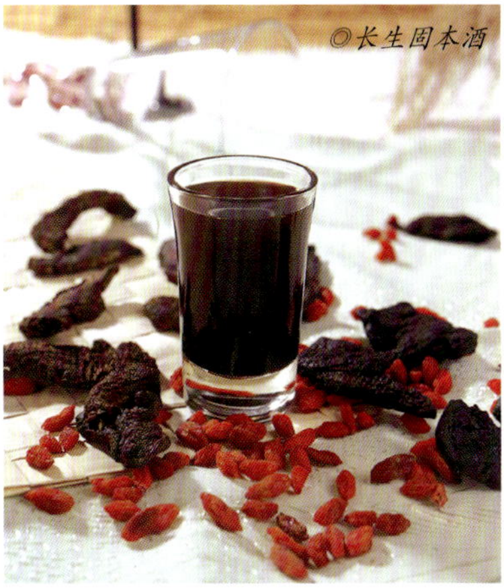

◎长生固本酒

如感冒因致病原因的不同，可分为风寒型感冒、风热型感冒和暑湿型感冒三种，其所用药酒也就迥然不同：

风寒型感冒 主要表现为身体恶寒较重、发热较轻、一般无汗等。

■ 药酒治疗就应以辛温散寒为主，如肉桂酒、生姜蒜檬酒等。

风热型感冒 主要表现为肌体恶寒较轻、发热较重、容易出汗等。

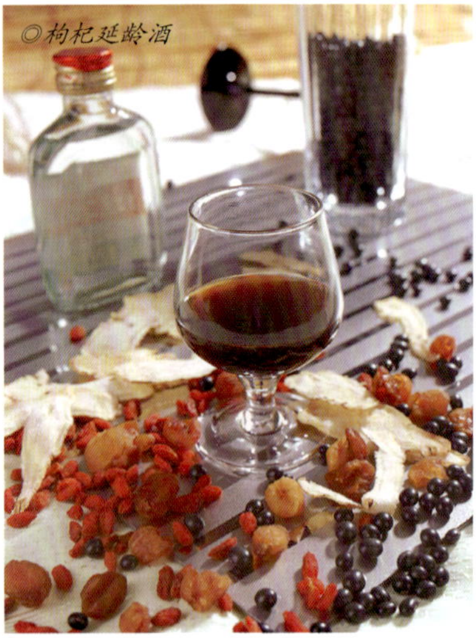

■ 药酒治疗就应以辛凉清热为主，如蔓荆子酒、桑菊翘根酒等。

暑湿型感冒 主要表现为肢体倦怠、沉重、心烦喜饮、时有恶呕等。

■ 药酒治疗就应以化湿祛风为主，如杜仲附子酒等。

人体的虚弱一般是由脏器虚损，内脏功能失调而引发，根据脏腑的不同，可以确定出虚弱的具体部位。医学实践表明，常出现的内脏虚损有心虚、肾虚、肺虚、脾虚及肝虚等，药酒补虚可以通过调补不同的虚损脏腑来实现。

心虚 常出现心悸、心慌、心神不宁、头晕等症状。

■ 药酒养生以养心安神通络为主，如天麻安神酒、养心通络酒等。

肝虚眩晕 伴有视力下降、视物不清、胸胁胀痛、月经不调等。

■ 药酒养生主要以益肝养血明目为主，如枸杞芝麻益肝酒、补肝益阴酒等。

肺虚 体虚汗出，易感冒，有时表现为肺部虚寒型感冒、咳嗽，有时会出现肺热型干咳、口咽肿痛等。

■ 药酒养生就要分清肺降燥和温肺散寒等，相应药酒有杏仁桑皮酒、豆豉葱白酒等。

脾虚 主要症状为消化不良、饮食无味、身体消瘦、腹胀腹泻等。

■ 药酒养生就要做到健脾开胃消食，如龙眼山楂酒、党参术苓酒等。

肾虚主要表现为肾阴虚与肾阳虚两种。

肾阴虚 症状为身体消瘦、烦热口干、腰软、耳鸣失眠、男子遗精、女子经量少等。

■ 主要用来补肾阴的药酒有玉竹枸杞酒、女贞桑椹酒等。

肾阳虚 症状表现为肢体畏寒不温、性欲减退、腰膝酸软、精少不育、经闭不孕等。

■ 适合肾阳虚损的药酒有山药海马酒、红参鹿茸药酒等。

不同人群如何利用药酒养生

人的年龄、性别不同，其生理特点就会有显著的差别，包括生理结构、脏腑机能、身体营卫、代谢等方面，药酒养生理应因人而异。

◇ 老年人

【生理特征】 老年人体质一般偏虚，脏腑及组织功能都基本处于一个衰退的过程，从而导致正气不足、抵抗力严重下降，一方面易滋生疾病，另一方面对药物的耐受力降低。

【药酒养生原则】药性较烈的攻病祛邪的药酒易损正气，应少饮或不用；滋补类的药酒也应减量服用。选用药酒以补虚扶正、滋补阴阳、抗衰延年为主，同时兼服一些可以调养脾胃、改善饮食的药酒，以延缓脏器的进一步衰退，提高身体对抗疾病的能力。

【药酒举例】适宜这类人群饮服的药酒主要有松杞黄精酒、菟丝地归酒、延寿春酒、生熟两黄聚宝酒等。

◇ 青壮年男性

【生理特征】青壮年为人生的黄金时期，肌体新陈代谢旺盛、体格壮实、气血充盈、脏腑功能齐备，身体各项机能都处于顶峰状态。

【药酒养生原则】处于这一阶段的男性由于负有较重的生活与工作等方面的压力，容易使肾脏虚损。肾是男性的根本，所以药酒调补应以补肾为中心：针对肾阴虚就以滋阴为主，针对肾阳虚就要侧重于壮阳。同时也要兼顾调理其他各脏器功能，预防与治疗相结合，使肌体活力更持久，生活质量更高。

【药酒举例】适宜这一群体的养生药酒主要有猪肾板栗酒、苁蓉鸡肝酒、淫羊藿药酒、灵脾鹿茸酒等。

◇ 女性

【生理特征】女性生理上具有经、带、胎、产、乳的特点，进入更年期后的女性会表现出明显的更年期综合征，如心烦易躁、失眠健忘、多疑等。就体质整体而言不及男性。

【药酒养生原则】女性的药酒养生不论是用于治病，还是保健都应结合独有的生理特点来进行：正常行经期不宜饮活血功能较强的药酒；怀孕期、哺乳期应慎量饮服，如无必要最好不饮；对于处在更年期内的女性应着重于调节内分泌及补虚、补阴亏。一般来说，女性以选用调理气血、补益阴虚的药酒为宜。

【药酒举例】适宜女性的养生药酒主要有香附地黄调经酒、血藤肉桂酒、归神药酒、地黄膝茸酒等。

◇ 少儿

【生理特征】少儿主要处于身体发育阶段，生理、心理等尚未发育成熟，脏腑比较娇嫩，气血不充，身体抗毒、副作用的机能比较差。

【药酒养生原则】为确保身体的正常生长和发育，一般情况下以不饮药酒为好。如果确实需要，像患有儿科中常见的一些疾病如百日咳、小儿感冒、呕吐、水痘等，可以选用具有相应治疗功效的药酒（切记谨遵医嘱，并在医师的指导下正确、适量饮服）。

【药酒举例】以下用于小儿的药酒在民间都有着广泛的经验积累，收效甚大。

治水痘可用荸荠酒、治小儿呕吐可用白术丁香酒、治小儿感冒可用葱白生姜酒、治百日咳可用大枣人参酒等。

◇ 病患者

【生理特征】生病的人用药酒养生一般是围绕病后身体的恢复与调养而展开。此时身体的病情一般都已得到有效控制、缓解，但身体元气、精血、脏腑等已不同程度受到伤害，体虚是此时最主要的表征，需要调养以恢复元气及肌体机能等。

【药酒养生原则】发病期间是否应用药酒治疗，视不同情况具体分析：如果是常见易发的轻病与小病，可参考医师的意见，再按实际需要酌情用药酒进行治疗，以平补阴阳、扶正固本，改善与提高脏腑功能；如是大病或重病一般不宜用药酒，应以常规医学诊疗为主，才不致延误病情，给身体造成更大伤害。

【药酒举例】主要适用于病后身体调养的药酒有参蛤蔗汁酒、姜枣扶衰酒、鹿茸益精酒、羊肉杏仁酒等。

饮服药酒应适量

人体吸收酒精后主要交由肝脏进行分解氧化，适量饮酒对身体有益，但短时间内摄入过量的酒精，会加重肝脏的负担，损害肝脏的功能，继而麻痹大脑神经系统，引起精神错乱、记忆力下降等。长期过量饮酒，会导致慢性酒精中毒，心脏功能紊乱、早衰。怀孕的妇女尤其要注意，否则会对胎儿的细胞分裂与器官组织的发育产生严重不良后果，引发胎儿畸形、智力障碍或发育迟缓等。

药酒说到底属于药剂——是药三分毒，而且一部分药酒配方中含有有毒、副作用的药材如附子、草乌、川乌、蜈蚣及蛇类等，过量饮服不但产生酒精中毒，还有引发药物中毒的危险。

关于药酒养生的适量性，古代医家早有提醒如“勿至醉吐”、“多少以知为度”、“常令微醉”等。李时珍在《本草纲目》中详细记载有“少饮则和血行气，痛饮则损胃失精，若沉湎无度，则致疾败行”。意即药酒养生应把握住度，适量而行，否则对身体造成伤害。

一般来说，药酒养生的适量原则体现在两个方面：

一是每次的饮服剂量必须以配方规定的用量为标准，不可贪多。不善饮酒者可先少后酌增；平时喜好饮酒者可在配方用量基础上适量增加；女性与年老体弱多病者应酌情减量。

二是每天饮服药酒的频度不能擅自增减。配方中规定的每天的饮服次数大都经过实践证明了的，擅自增加可能引发身体不适，减少可能使药酒发挥不出多大效果。当然配方中没有明确标明用量与饮服频率的，可酌情服用。一般也应根据年龄、性别、体质及个人嗜好等具体实行。

药酒饮服宜忌

药酒的科学养生除了需遵循以上因证、因病、因人不同而正确选取及适量饮服的养生原则外，还应考虑到实际饮服过程中与某些西药、疾病、日常起居等的关系，这些具体关系中所反映出来的饮服宜忌，同样需要引起重视。

◇ 药酒与西药

西药一般为化学制剂，其毒性与副作用较大。某些西药与药酒同服，其化学成分可能与药材发生冲突，要么增强西药中的毒性与副作用，要么触发中药材的毒副作用，从而在整体上影响或抑制药效发挥，应十分谨慎。

科学的饮服方法为：饮服药酒与服用西药之间应相差10～12小时。具体来说不可与之同服的某些西药有：

增强酒精毒性的药物 如肼苯哒嗪、利尿药利尿酸、抗抑郁药闷可乐等。

增大药材副作用的药物 如降压药胍乙啶、利尿药双氢克尿塞等。

影响药效的药物 如降血糖药甲苯磺丁脲、胰岛素等。

其他不宜与药酒同服的西药 如阿斯匹林、利眼宁、灭滴灵、非那根等。

◇ 药酒与疾病

饮服药酒虽然可以用来改善与治疗身体疾病，但并非所有的疾病都可用药酒进行治疗。身体存在如下这些疾病时就不宜饮服药酒：出血性病症、精神病、癫痫、胃及十二指肠溃疡病、呼吸器官疾病、支气管炎、肝炎、肺结核、口腔炎、高血压、心脏病及癌症等。如确需服用，应在专业医师的指导下饮服。

◇ 药酒与日常起居

饮酒后忌立刻洗澡 洗澡会大量损耗身体的葡萄糖，使肌体血糖浓度下降，引起体温降低，而酒精又在一定程度上抑制肝脏的功能，使血糖浓度不能及时恢复，严重时可能导致休克，甚至危害到生命。

吸烟时禁饮酒 研究证实，边饮酒边吸烟有两大害处：一方面酒会加快烟中的有害物质在人体中的吸收速度，增强其对身体的危害性；另一方面烟会加重肝脏解毒功能的负担，使其代谢功能受到抑制，肌体抵抗力降低。医疗实践也表明，吸烟时边饮酒者的鼻咽癌、喉癌的发病率相比其他单纯饮酒者明显增多。

另外当身体处于饥饿状态或呕吐时也不宜服用药酒，否则会加重病情、损害身体。

◇ 某些配方特定的禁忌

这主要有三个方面：

一是与体质特点的关系如阴虚火旺者忌用。

二是与饮食的关系如忌食辛辣之物。

三是与生活起居的关系如忌性生活等。

对酒精特别敏感者慎用，最好不用。

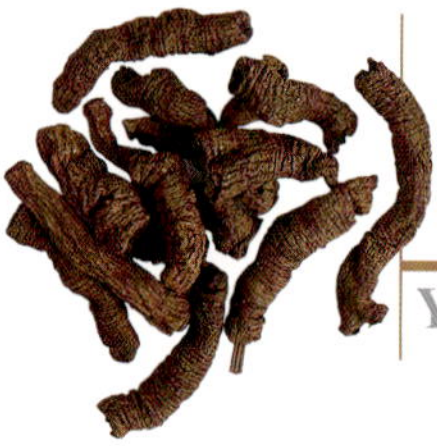

药酒养生的优越性

YAO JIU YANG SHENG DE YOU YUE XING

在崇尚返璞归真、回归自然的今天，绿色天然的养生才是人们的首选。

服用药酒即是一种天然养生疗法，它依据的是中医学阴阳协调、辨证施治的原理，通过药物来调整肌体与之对应的平衡关系。药借酒威、酒行药效，药与酒的功效运行于脏腑，通达于全身，有效提升身体的免疫机能与新陈代谢。

与其他传统的养生方法如运动、食疗等相比较，药酒养生的作用更为全面，功效也更为显著、持久。科学饮服药酒不但能防病治病，还能强身健体、益寿延年等。

相对于中药材养生，药酒养生具有以下优越性：

入口更缓　一方面酒的醇香清爽，令人回味的口感减轻了中药艰涩难喝的缺点；另一方面药材药性也缓和了酒本身的刺激味，使药酒易于入口。

服用一小杯香浓味醇的药酒，既摆脱了“良药苦口”的烦恼，又不会有打针输液的痛苦，对不善饮酒者和女性患者来说，药酒不失为一种好的治疗与保健途径。

食药兼具　酒本身是一种可口的饮料，可归类为食品；酒与药结合后的药酒位于食药之间，既可以用于积极的治病，又可以用于对疾病的预防，做到防患于未然。

药酒在防病治病的同时，还具有补益气血、滋阴壮阳、强筋壮骨、润肤养颜等食疗功效。因此你既可把药酒当成一种能强身健体的补品来喝，又可作为一种药品来服，是寓健康于日常饮食的上佳典范。

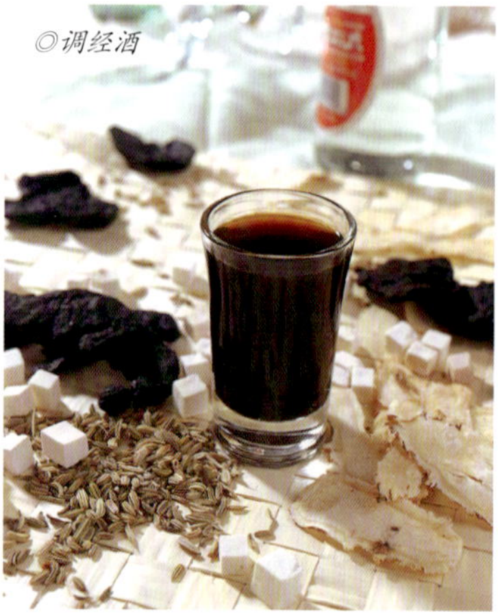

◎调经酒

适应范围广泛　药酒的功效之所以称得上神奇，甚至被誉为“神酒”，就在于它的适应范围十分广泛。

药酒用于防治疾病、保健养生，已经涉及现代医学的几乎所有科目。尤其药酒用于儿科(如水痘、发热、感冒等)、妇科(如痛经、闭经、崩漏等)、内科(如头痛、消化不良、贫血等)、外科(如各种癣症、疮症、炎症等)、骨科(腰颈椎病、关节炎、骨质增生等)、男性科(阳痿、早泄、不育等)，均有不俗表现，对这些科目的常见病症与疑难杂症均有不同程度的治疗、保健效果。

中篇

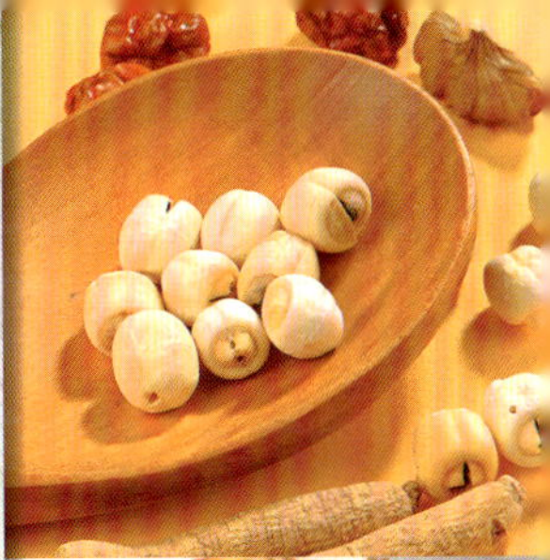

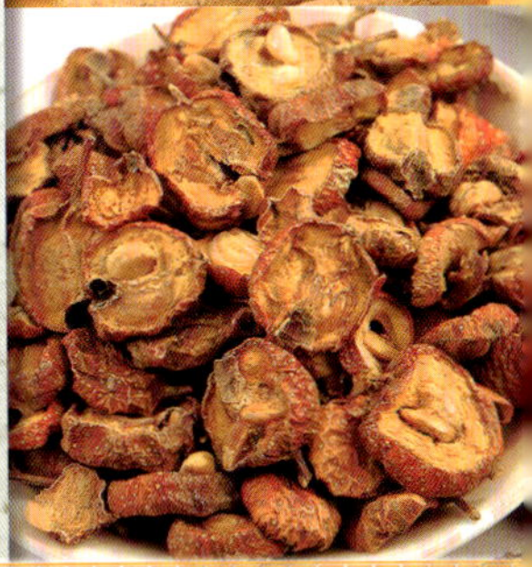

常见的入酒
保健中药材详解

G JIAN DE RU JIU BAO JIAN ZHONG YAO CAI XIANG JIE

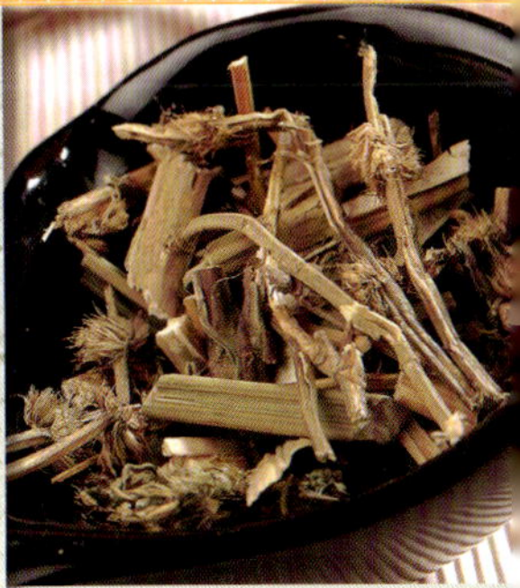

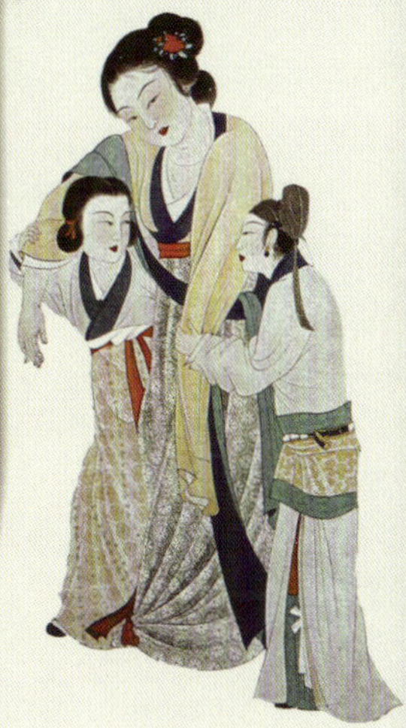

HEALTH

补气药材

大枣

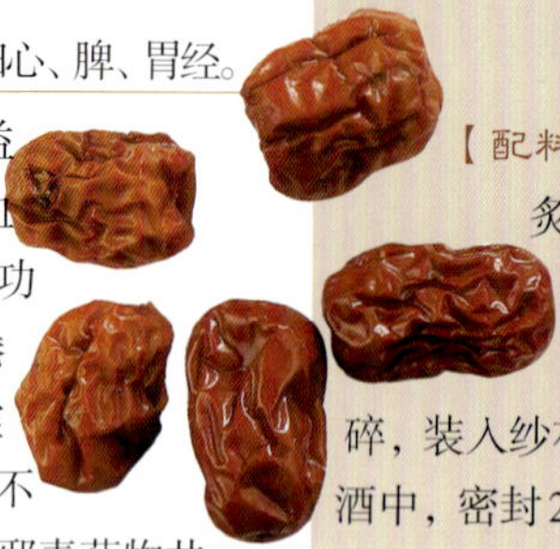

【性味归经】性温，味甘；归心、脾、胃经。

【药理功效】本品甘温益气、质润养血，具有养血安心神、补益温中气的功效。适用于血虚面黄、倦疲乏力、心躁失眠及脾虚消瘦、便溏泄泻等中气不足之证。另外，本药可与邪毒药物共用，可缓和毒性或副作用，以保护正气。

【选用加工】乌枣以个大、皮细腻、乌黑有光泽为佳；红枣以个体均匀、肉厚质紧、色鲜红者为佳。入酒时宜洗后剪破去内核，切片或捣碎均可。

【养生忠言】脾胃湿热者勿用；痰热、腹胀、便秘者慎用；消化不良者少用。

【药酒治疗坊】

枣参酒

【配料】大枣、茯苓、白术、炙甘草各45克，党参60克，生姜23克，黄酒1500克。

【制备】各药洗净，切碎，装入纱布袋中，扎紧口，浸于黄酒中，密封20天（期间每5天摇动酒器1次），去掉药袋，取澄清液饮服。

【饮服】温服。每天早、晚各1次，每次40毫升。

【功效】健脾益气。适用于脾胃气虚所致食欲不佳、面色萎黄、咳嗽胸闷、气喘等症。

注意：本酒中党参可用人参代替，人参大补，所以用量宜减半，30克即可。

【药酒治疗坊】

参芪地归酒

【配料】党参、黄芪、熟地黄、杜仲、黄精、枸杞各16克，红枣20克，何首乌、菟丝子各10克，当归8克，川芎6克，白酒1000克。

【制备】上药洗净研为粗末，入纱布袋中，扎紧，置白酒中，密封浸泡15～17天（期间每天摇晃一次），开封后取出药袋澄清即可。

【饮服】温服。每天早、晚各1次，每次20～25毫升。

【功效】补气助阳，健脾益肾。适用于小便淋漓、刺痛，肢体乏力，动则气喘、气短、气急等症。

党参

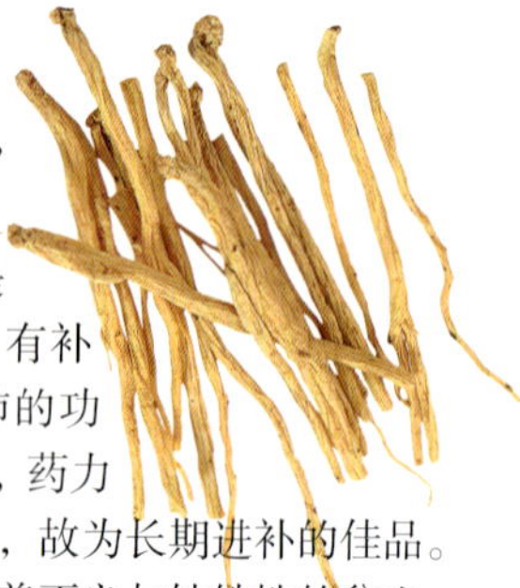

【性味归经】性平，味甘；归肺、脾经。

【药理功效】本药是常用的补气药材，有补气养血、健脾润肺的功效。药性不寒不燥，药力和缓不损阴阳正气，故为长期进补的佳品。临床证实党参对营养不良与缺铁性的贫血、身体虚弱、神经衰弱等症均有疗效。

【选用加工】以根条粗实、肉紧质柔、横纹多、有特殊香气、味甘美者为佳。入酒时可切成短段，也可加工为粗末状。

【养生忠言】不可与藜芦同用，阴虚实热者禁用。

西洋参

【性味归经】性微寒，味甘微苦；归肺、心、肾经。

【药理功效】西洋参是补气类的良药，具有益气生津、养阴清热、清肠止血的功效。主要适用于气阴两虚而内热的干渴、身疲力倦、脸色苍白、食欲不振等，对肺肾火旺导致的久咳、面红眼赤、烦躁不安、咯血、大便干结、肠热便血等疗效也较明显。

【选用加工】以枝条粗细均匀、体轻而坚硬、表面色黄褐、断面呈白、横纹紧密、清苦味浓者为佳。入酒时宜洗净去杂，不必除去分枝及须尾，通常切成薄片，也可研为粗末。

【养生忠言】凡体质偏寒者（具有面色萎黄、舌苔淡薄、妇女带下清稀、畏寒等症）不宜；感染了流行性感冒，高烧未退者忌用；不可与藜芦配伍入药，以免影响其药效。

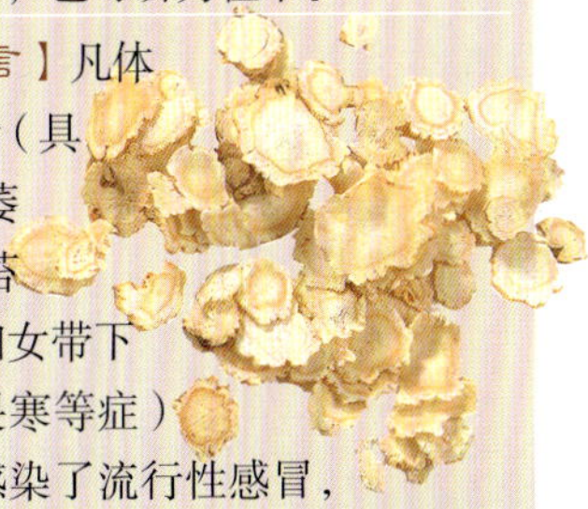

【药酒治疗坊】

西洋参酒

【配料】西洋参30克，白酒500克。

【制备】西洋参洗净研为粗末，浸入白酒中，密封15天（期间每天摇晃1次），开封后取澄清液饮用。

【饮服】冷服。每天早晚各1次，每次15毫升。

【功效】益气生阴止咳。适用于声音微弱、粗糙或沙哑、咳嗽、身体无力、咯血等症。

黄芪

【性味归经】性温，味甘；归肺、脾经。

【药理功效】

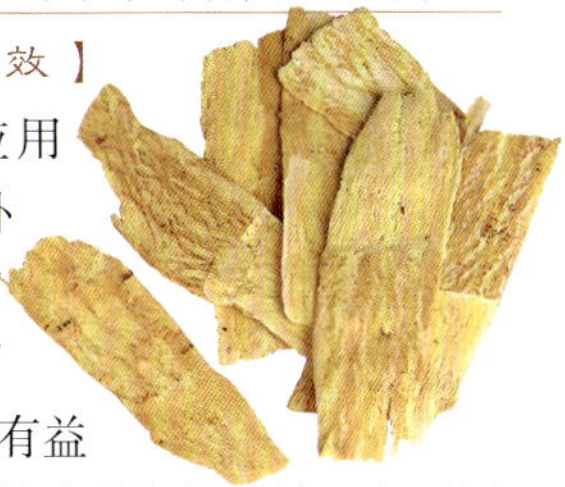

黄芪是应用广泛的补气药，有“小人参”之称，具有益气行血、补中升阳的功效。主要用于脾胃元气虚弱导致的身倦气短、食少泻多、自汗盗汗、贫血、小便不利、血瘀、失血症等的治疗。药理证实此药还有修复组织功能、降低血压、保护肝脏、预防与治疗糖尿病等作用。

【选用加工】以根条粗长、质硬肉实、没有空心、不易折断、味道甜美者为佳。入酒时常加工成薄片，也可捣碎或研末。

【养生忠言】有急性胃炎、腹泻等实证及阴虚阳盛者、高血压患者不宜。

【药酒治疗坊】

双黄芍艾酒

【配料】黄芪、生地黄、白芍各120克，艾叶48克，白酒800克。

【制备】上药洗净，加工为粗末，装入纱布袋中，扎好口，浸入酒中，密封6天（期间每天摇动1次），开封后取出药袋，静置后饮用。

【饮服】冷服。每天早晚各1次，每次15毫升。

【功效】益气温经，止血止带。适用于气血双亏所致的月经过多、小腹疼痛、身体疲软等症。

甘草

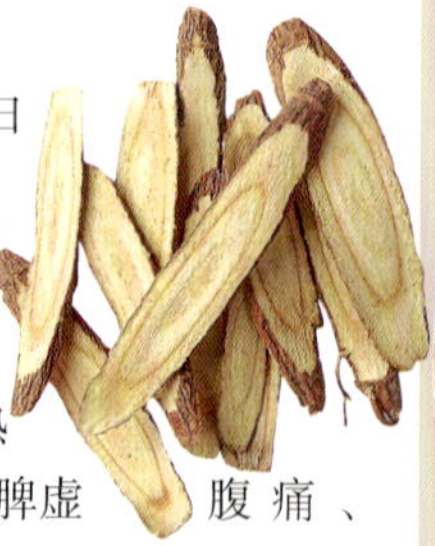

【性味归经】性平，味甘；归心、肺、脾、胃经。

【药理功效】本品能"助参芪治气虚之功"，善补心气、润肺咳、缓急痛、清热解毒。凡心气不足、心悸、脾虚腹痛、泄泻、肺咳多痰、咽肿等症均可有效治疗。单用可消解肿痛疮毒，与其他药材配伍能调和药味，缓和药性，如可降附子之毒，缓大黄之刺激味等。

【选用加工】以条粗均匀、皮紧色红、肉黄断面粉性足者为佳。入酒宜切成细条，或研为粗粒。

【养生忠言】忌与京大戟、芫花、甘遂、海藻共用；本药还有助湿壅气之弊，湿盛肿满水肿者不宜；内服时量不宜多。

【药酒治疗坊】

甘参通便酒

【配料】甘草、干姜各20克，人参、制附子各15克，黄酒2000克。

【制备】上药略洗，稍干后加工成粗颗粒，装入纱布袋中，扎实口，置黄酒中，密封浸泡10天（期间经常摇动），开封取去药袋，澄清后饮用。

【饮服】温服。每天早晚各1次，每次15毫升。

【功效】温中通便。适用于虚寒而致便秘、腹痛、腹胀、食欲减退、消化不良、久痢等。注意：此酒治虚寒便秘，老年患者可常服而无弊。

【药酒治疗坊】

黄精枸杞酒

【配料】黄精、枸杞子各32克，炙何首乌24克，白酒800克。

【制备】上药洗净去杂，黄精与何首乌加工为粗末，与枸杞子一起用纱布袋装好，扎好口，浸入酒中，密封30天（期间每天摇晃1次），开封取出药袋，静置后饮用。

【饮服】冷服。每天晚饭前1次，每次30毫升。

【功效】补肾填精养血。适用于精血不足所致视力减退、头痛眩晕、精神萎靡、遗精、经闭等症。

黄精

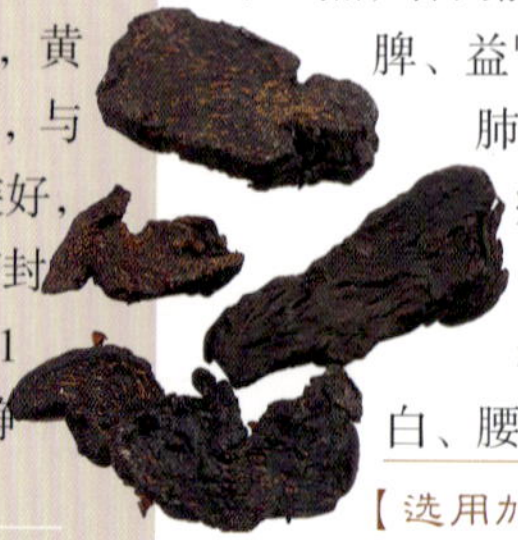

【性味归经】性平，味甘；归肺、脾、肾经。

【药理功效】本药性平而缓，又主肺脾肾上中下三焦，甘而能温燥湿、益气血，是润肺、健脾、益肾的气阴双补良药。广泛用于肺燥所致的干咳无痰、咽干肿痛、脾胃气虚引起的肢体困乏、食欲欠佳、脉象虚弱及肾精亏损和内耗产生的早衰、发白、腰软、头晕等症的治疗。

【选用加工】生黄精以色橙黄、断面黄白、甜味浓者为佳；熟黄精以体肥、肉厚、质柔、色乌黑、香气浓味甘而不刺喉者为佳。入酒时常加工成粗末或粗粒。

【养生忠言】腹胀、痰湿中满、大便溏泄或外感风寒怕冷者忌用。

人参

【性味归经】性微温，味甘微苦；归肺、心、脾经。

【药理功效】人参是应用极为广泛的元气大补名贵中药，功效为补脾益肺、生津止渴、安神益智。能调节神经系统、免疫系统及心血管方面的机能，改善消化功能、抗过敏、降血糖和降低胆固醇，能治疗男性性功能衰弱和早泄、阳痿等。

【选用加工】生晒参、红参、生晒山参以条粗、质坚硬、完整为佳；白参以条粗完整、色浅黄呈白、皮较细者为佳。入酒前洗净去头（整只或切片）。

【养生忠言】虽为大补药，但量不可过多，凡阴虚实热而正气不虚者不宜；不能与藜芦、五灵脂共用；服人参时不可同食萝卜或喝茶。

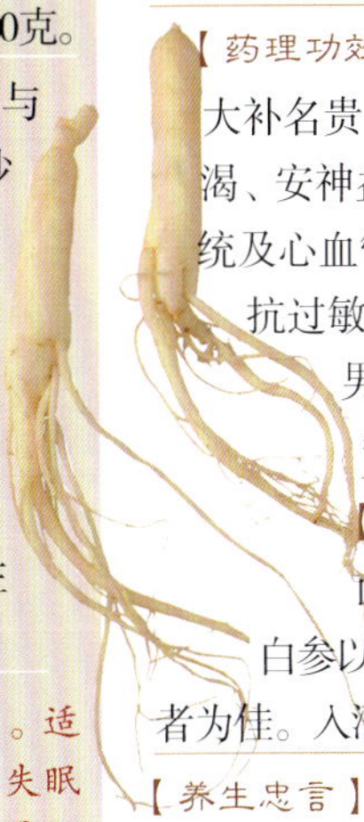

【药酒治疗坊】

人参大补酒

【配料】人参、熟地黄各24克，枸杞子72克，冰糖80克，白酒2000克。

【制备】人参去头切成片，与枸杞子、熟地黄一起放入纱布袋中扎好口，密封浸泡15天，再将冰糖煮化倒入酒中搅拌均匀，静置后取澄清液即可饮用。

【饮服】温服。每天早晚各1次，每次20～30毫升。注意饮服时禁食萝卜。

【功效】补气益血、安神明目。适用于体衰力虚、神经衰弱、失眠多梦、焦虑、血虚导致的头晕目眩和腰膝酸软等。

白术

【性味归经】性微温，味甘苦；归脾、胃经。

【药理功效】本品专攻脾虚湿盛诸证，具有健脾润燥、补脾益气的功能。凡脾胃虚弱引起的食欲不佳、身体乏力、恶心呕吐、腹泻和气虚内湿导致的肢体水肿、小便不利、肠鸣多痰等均适用。

【选用加工】以体大肥壮、分支少、质实而无空泡、切面黄白呈亮者为佳。入酒常切为粗颗粒，也可加工为薄片。

【养生忠言】体质偏温燥、热病伤津及阴虚烦渴者不宜。

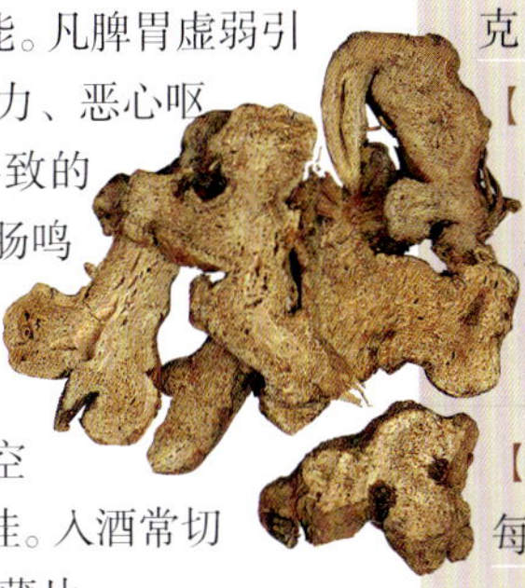

【药酒治疗坊】

白术生姜酒

【配料】白术125克，生姜150克，白酒1000克。

【制备】以上两药洗净，稍干后切成薄片，和白酒一起倒入锅内，密封好后用文火加热煎煮20分钟左右离火，提取药汁即可。

【饮服】热服。每天2次，每次30毫升。

【功效】健脾，补气，开胃。适用于产后食欲不佳、小腹胀痛、消化不良、恶心呕吐等。

【药酒治疗坊】

山药莲子酒

【配料】山药（炒）、莲子各96克，白酒1500克。

【制备】莲子去心；山药洗净晾干。一起浸入白酒中，密封15～17天（期间每天摇动1次），开封后取澄清酒液饮用。

【饮服】冷服。每天早晚各1次，每次20毫升。

【功效】健脾，养心，益肾。适用于脾虚腹泻、便血、男子遗精、女子赤白带下等。

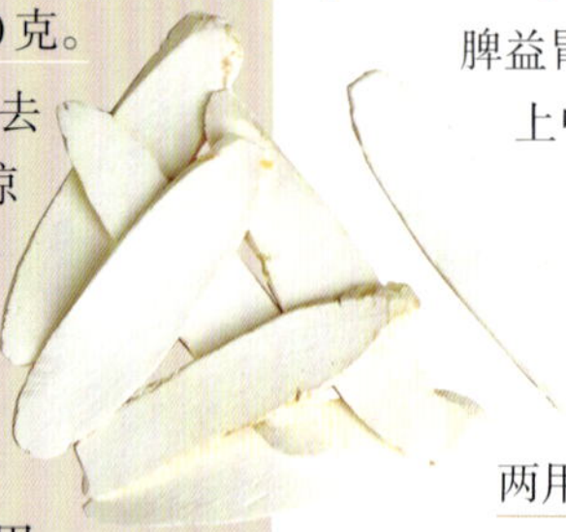

山药

【性味归经】性平，味甘；归脾、肺、肾经。

【药理功效】本品味甘生津，平补气阴，是补脾益胃、滋肺固肾的常用药材，尤善补上中下三焦气阴。主治脾气虚弱、食欲不振、大便滑泄、肺虚咳嗽、肾虚遗精、尿频、女子带下等。长期服用，可益肝肾、补心脾、改善睡眠等，是居家理想的药食两用的佳品。

【选用加工】以肉实条粗、色白富有粉性、表面光滑者为佳。入酒时刮去外皮，研为粗末或切碎、切片均可。

【养生忠言】湿盛中满有积滞者忌用；急性腹泻、发烧者不宜；不可与碱性药物如胃乳片等同服。

补血药材

龙眼肉

【性味归经】性温，味甘；归心、脾经。

【药理功效】甘而主心脾，专调心脾两虚、气血双亏，是补气益血、养心安神的良药。适用于失眠健忘、心神不定、食少倦疲、老年体衰、病后阴虚劳烦、妇女崩漏、大小便出血及产后的气血虚损等。

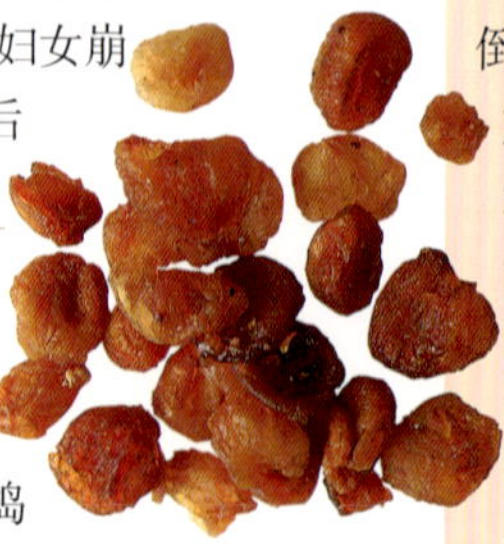

【选用加工】以肉厚肥大、质柔微黏、色橙黄光亮、味香者为佳；入酒时切成薄片或研碎捣烂均可。

【养生忠言】多痰、火盛、便溏和湿盛中满者忌用。

【药酒治疗坊】

桂圆枸杞酒

【配料】桂圆肉、枸杞子各100克，冬虫夏草10克，米酒1000克。

【制备】以上三药去杂，置碗内，倒入适量的米酒，充分润透后，放入锅内蒸笼中，隔水文火蒸30分钟，离火，候凉，浸于米酒中，密封14天，开封后取澄清酒液饮服。

【饮服】冷服。每天早晚各1次，每次15～20毫升。

【功效】滋肝肾，益精血，安神志。适用于精血不足所致的身体虚弱、神志不清、失眠健忘、心悸不安等。

当归

【性味归经】 性温，味甘辛；归心、脾、肝经。

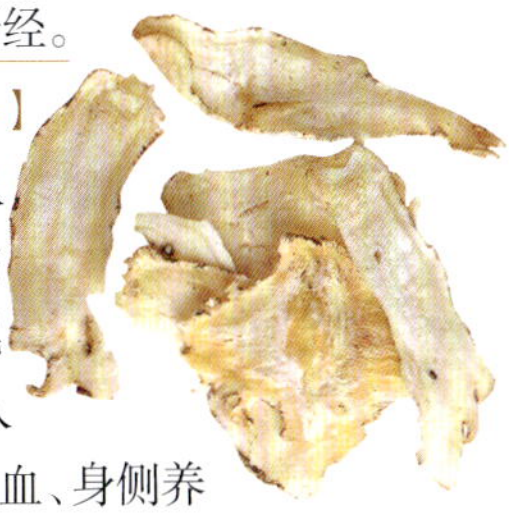

【药理功效】 中医学认为当归的头、身、尾均可单独入药，头重止血、身侧养血、尾善破血，是女性调经补血的良药。适用于月经不调、子宫收缩、经闭腹痛、崩漏、带下以及由血虚所致的头痛头晕、肠燥等。现代药理证实本药还有保肝、降血压及抗维生素 B_{12} 缺乏等功效。

【选用加工】 以根条粗长、肉实质紧、香味浓郁、色泽黄亮、断面黄中呈白者为佳。入酒常切成薄片，也可按需研成末或捣碎。

【养生忠言】 湿盛中满、大便滑泄者不宜；润滑肠燥时宜生用；调经通络时宜炒用。孕妇慎用。

【药酒治疗坊】

当归酒

【配料】 当归、红糖各38克，白酒50克。

【制备】 当归洗净，加水适量，文火煎取汁，倒入白酒中，加入红糖，搅拌均匀，再次加热煮沸即可。

【饮服】 热服。每天1剂。

【功效】 调经活血止痛。适用于气血虚弱所致的痛经、身疲力倦、食欲欠佳、经期不定等。

何首乌

【性味归经】 性微温，味甘苦涩；归肝、肾经。

【药理功效】 历来就有“服何首乌，乌须黑发”之说。本药具有滋肝肾、益精血、乌须发、润解肠毒之功效，适用于肝肾不足、须发早白、血虚头晕、腰膝酸软、遗精、崩漏带下、久痢、痔疮及慢性肝炎等。现代医学研究表明，何首乌还有降血脂血压、抗衰和安神的作用。

【选用加工】 以肉实、个体较大、有质感、生则色呈黄白、制则色呈黑褐、无霉变者为佳。入酒时宜洗净晾干切成薄片，也可捣碎与其他药材配伍用。

【养生忠言】 生何首乌具润肠通便之用，大便滑泄者不宜；炙何首乌滋补力较强，痰湿重者不宜。

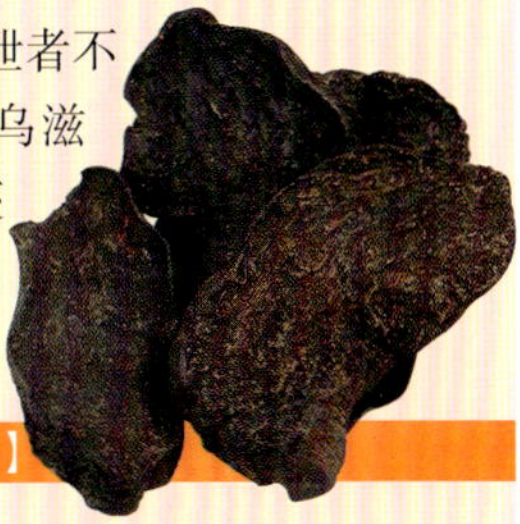

【药酒治疗坊】

首乌天麻酒

【配料】 炙何首乌45克，天麻90克，丹参60克，黄芪15克，杜仲、仙灵脾各23克，白酒2500克。

【制备】 各药洗净，晾干后捣碎，装入纱布袋中，扎好口，浸于白酒中，密封20天，开封取出药袋，静置后饮用。

【饮服】 冷服。每天早晚各1次，每次20～25毫升。

【功效】 补肝养肾，活血祛风。适用于肝肾阴亏血瘀所致的高血脂、头痛、胸郁、耳鸣等。

【药酒治疗坊】

阿胶归参酒

【配料】阿胶、当归、人参、川芎各30克，大枣、艾叶各12克，白酒500克。

【制备】阿胶加水烊化备用，其他几味药材洗净，与白酒一同倒入砂锅内，加水500克，文火煎煮至一半，离火，去渣取汁，与烊化后的阿胶一起搅拌均匀，密封静置即可。

【饮服】冷服。每天早中晚各1次，每次30～40毫升。

【功效】益气活血安胎。适用于胎动不安、身体疲软、小腹疼痛、小便疼痛等。

阿胶

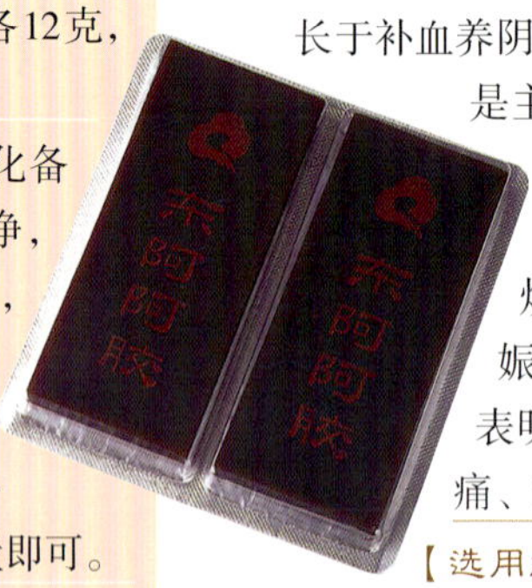

【性味归经】性平，味甘；归肝、肺、肾经。

【药理功效】阿胶是补血药材中的良品。功效长于补血养阴、止血润燥、养血填虚，是主治各种血虚、出血咯血等的要药，尤其适用于女性阴血不足的虚热心烦、贫血后头晕无力、妊娠尿血、胎动不安等。药理表明能改善缺氧缺血性心绞痛、冠心病、血栓病。

【选用加工】以色乌黑光亮、纯净透明、体重质实、无腥臭和其他异味者为佳。入酒前宜用适量水或酒文火煮至溶化。

【养生忠言】本品性黏滞滋腻，不利消化，凡脾胃虚弱者慎用。

熟地黄

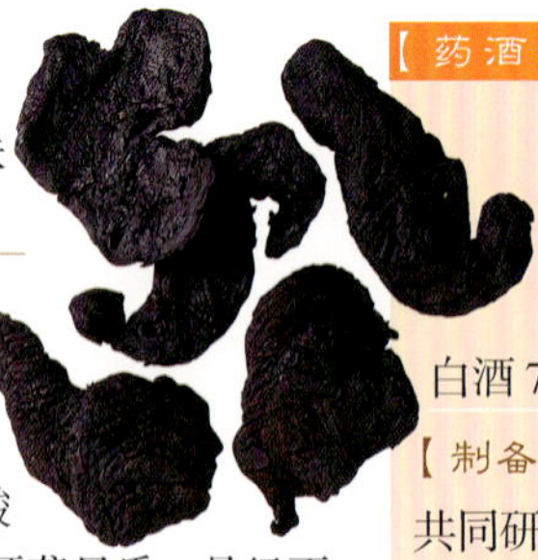

【性味归经】性微温，味甘；归心、肝、肾经。

【药理功效】本药为补血滋阴的代表之品，主要功效为滋阴填精固髓。适用于治疗阴虚血少、腰膝酸软、久咳、遗精、脱发、耳聋目昏、月经不调、崩漏带下、不孕等，是肾阴虚亏、精髓耗损者的良品。药理研究表明还有强心、利尿、降血糖和增强身体免疫力的功效。

【选用加工】以个体肥大、质重、断面乌黑呈亮、甜味浓者为佳。入酒宜洗净晾干研为粗末状，切成薄片也可。

【养生忠言】味甜黏腻，不利消化，故腹满便溏者及食少且消化不佳者忌用。

【药酒治疗坊】

熟地当归酒

【配料】熟地黄45克，当归15克，枸杞子30克，白酒750克。

【制备】以上三味中药洗净，共同研为粗末，用纱布袋装好，扎实口，浸于白酒中，密封15～17天（期间每天摇晃1次），开封后取出药袋，澄清即可。

【饮服】冷服。每天早晚各1次，每次15～20毫升。

【功效】滋阴补血。适用于肝肾精血不足所致的男子不育、精神萎靡、腰膝酸软等。

【药酒治疗坊】

熟地归芍酒

【配料】黄芪、熟地黄、当归、白术各40克，川芎、白芍各27克，香附子20克，白酒2000克。

【制备】以上各药洗净，加工成碎末，装入纱布袋中，扎好口，浸于酒中，密封15天（期间每天摇动1次），取出药袋，澄清即可。

【饮服】冷服。每天早晚各1次，每次20～25毫升。

【功效】补气血，理气郁。适用于气血双虚所致月经失调、痛经、食欲不振、身倦力疲、胸闷等。

注意：酒量不胜或不善饮酒者，可将白酒换成黄酒。

白芍

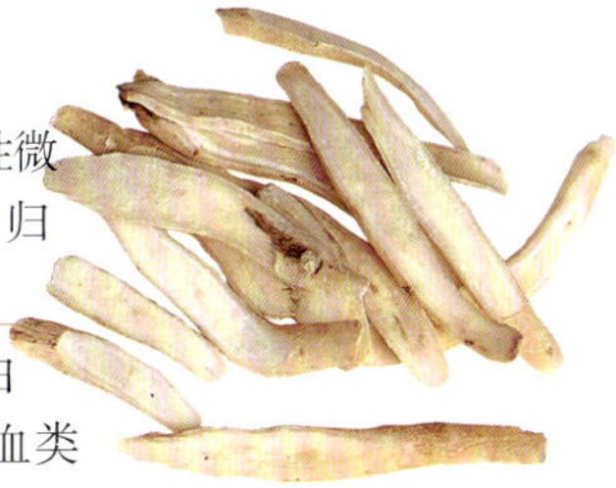

【性味归经】性微寒，味苦、酸；归肝、脾经。

【药理功效】白芍为补血养血类良药。寒凉可清热泻火，主入肝经，既可清火平肝，又能养血补肝阴，适用于肝阳偏旺而又阴血不足之头晕头痛、目眩、月经不调、带下、崩漏，以及营卫不和、自汗多汗等。另外，味苦而酸，又能收涩止痛，凡腹痛、胃脘痛、肌肉痉挛等也适用。

【选用加工】以根条粗长、均匀、身干质坚、表面淡黄、断面色白、苦味浓者为佳。入酒时一般加工成粗末、粗粒，也可切成薄片。

【养生忠言】脾胃虚弱、便溏者不宜。

桑椹子

【性味归经】性凉，味甘微酸；归肝、肾经。

【药理功效】本药含丰富的胡萝卜素及维生素A、维生素B、维生素C和蛋白质等，是民间常用的食物。作药用时既能滋肝肾之阴，又能补血生津、润肠通便，适用于肝肾阴虚及精血亏损所致的头晕目眩、耳鸣失眠、须发白之证，对肺火燥热、干咳口渴、大便硬结等，也可起到很好缓解作用。

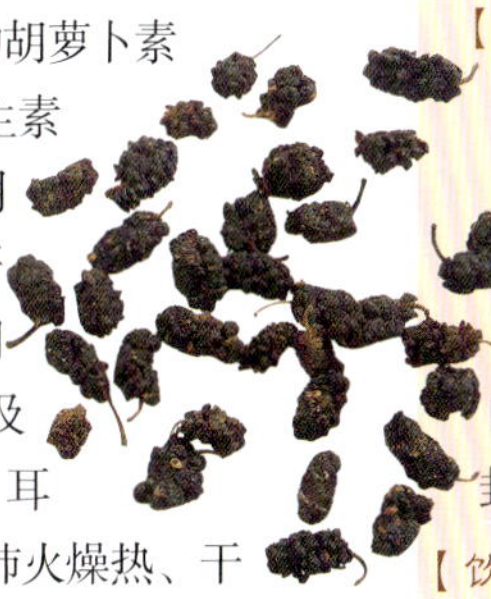

【选用加工】以个大肉实饱满、色深紫或红褐色、甜味浓厚者为佳。入酒时宜充分洗净除去杂质、浮物，整串或研碎取汁。

【养生忠言】脾胃虚弱、腹泻者勿用。

【药酒治疗坊】

鲜桑椹酒

【配料】鲜桑椹150克，白酒750克。

【制备】新鲜的桑椹充分洗净去除杂质与污物，捣碎，装入纱布袋内，扎好袋口，浸于白酒中，密封3天，开封后取出药袋，静置后饮用。

【饮服】冷服。每天2～3次，每次10～15毫升。

【功效】固肾养阴，利水止痛。适用于风热内阻性水肿、下肢关节肿痛、耳鸣目眩、小便不利、腰酸背痛等。

鸡血藤

【性味归经】性温，味苦微甘；归肝经。

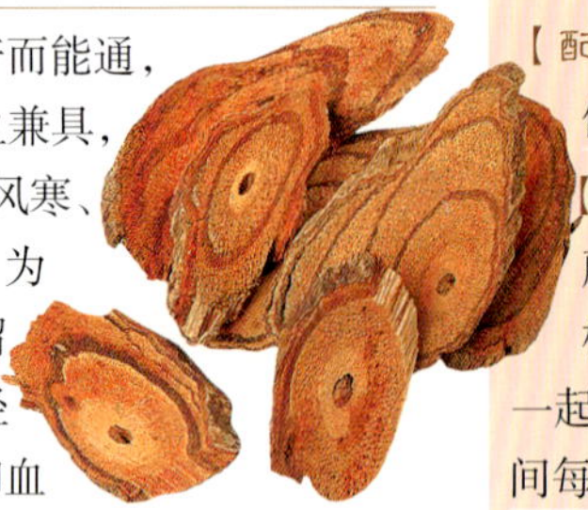

【药理功效】本药苦而能通，甘而能补，活血补血兼具，尤以活血见长，能驱风寒、活经络。最大特点为“活不伤新，补不留瘀”。对女性各种月经不适、血滞、血虚和血虚兼血瘀者有不可多得的疗效；另外对关节疼痛、风湿、肢体麻木等可有效缓解。

【选用加工】以皮薄肉紧实、个体较长、断面红褐色或棕色突出者为佳。入酒宜洗净后再切碎成粗颗粒，也可加工为薄片。

【养生忠言】孕妇不宜；出血性疾病者忌用。

【药酒治疗坊】

血藤桂圆酒

【配料】鸡血藤、桂圆肉、炙何首乌各330克，白酒2000克。

【制备】炙何首乌、鸡血藤洗净，稍干后切成薄片；桂圆肉加工成细小块。各药一起浸入酒中，密封15天（期间每天摇动或搅拌1次）。

【饮服】冷服。每天早晚各1次，每次20毫升。

【功效】补血养肾，降脂安神。适用于高脂血症、头晕心悸、失眠健忘、胸闷、中老年人气血虚弱等。

助阳药材

冬虫夏草

【性味归经】性微温，味甘；归肺、肾经。

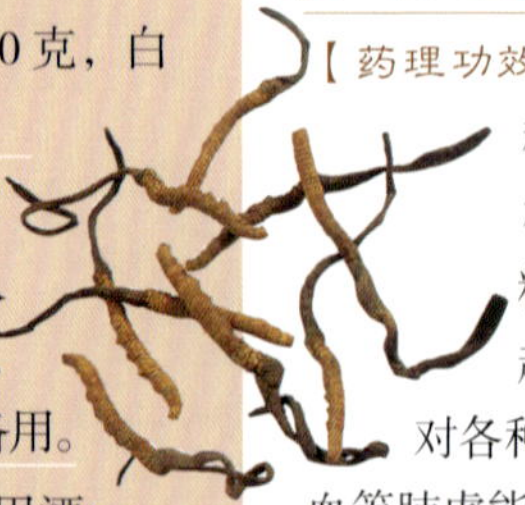

【药理功效】本药与人参、鹿茸、阿胶并称“中药四宝”，是名贵的滋补药材，特别适合冬季进补。凡阳痿遗精、腰膝酸痛等肾阳虚者，服用能起到益肾壮阳、填精固本的作用，对各种虚劳、盗汗、咳嗽痰多、久咳咯血等肺虚能收到养润生津、化痰止血的功效。

【选用加工】以虫体完整、色黄鲜亮、肉色白、菌体短小者为佳。可整条入酒，也可加工成粗末。

【养生忠言】体质偏热者不宜；肺气热燥者忌用。

【药酒治疗坊】

冬虫夏草酒

【配料】冬虫夏草40克，白酒200克。

【制备】冬虫夏草洗净，沥干水分浸入白酒中，密封10天，取澄清酒液另装瓶备用。

【用法】此酒为外用酒。需用时用牙刷蘸酒液涂擦于患处。每天2次，每次4分钟。

【功效】可改善脂溢性脱发和神经性脱发及小儿头发生长迟缓等症状。

【药酒治疗坊】

蛤蚧酒

【配料】蛤蚧1只，白酒1250克。

【制备】蛤蚧洗净，去除头、足、鳞片，切成较均匀细块，浸入白酒中，密封30天（期间每天摇动1～2次），开封后取澄清酒液饮用。

【饮服】冷服。每天早晚各1次，每次15毫升。

【功效】滋肺肾，定气喘。适用于慢性虚劳哮喘、动则咳嗽、胸闷、阳痿等。

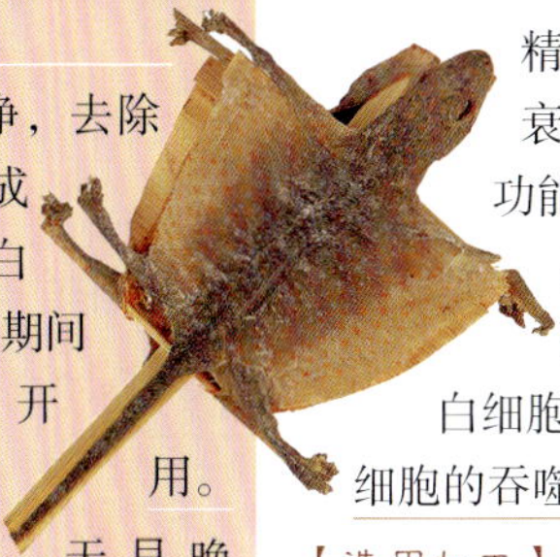

蛤蚧

【性味归经】性平，味咸；归肾、肺经。

【药理功效】蛤蚧的主要功效为温补肾元、益精活血、定气平喘，是治疗体虚早衰、阳痿、精血阳元不足、男女性功能低下、虚喘劳咳、咯血等的佳品。药理研究表明，它能有效增强肌体免疫机能、抗应激、增强白细胞移动力、肺支气管与腹部吞噬细胞的吞噬功能。

【选用加工】以头、尾、脚完整，质坚，个体较大者为佳；入酒时干品宜先加热蒸软，捣成碎块，鲜品宜去除头、足、鳞片，切成细小块状。

【养生忠言】有风寒或实热咳嗽者勿服。

鹿茸

【性味归经】性温，味甘咸；归肾、肝经。

【药理功效】鹿茸是温补肾阳的血肉有情之品，可壮肾阳、益精血、强筋骨。主要适用于肾阳亏损、精血不足所导致的虚劳消瘦、神倦力疲、腰软目暗、耳鸣头晕等，对男子阳痿、滑精、不育与女子崩漏带下、子宫虚冷、不孕有明显改善与治疗作用。

【选用加工】以骨软、尚未硬化、茸丛密而白、肉质黄亮者为佳。入酒时宜洗净晾干，切成均匀薄片，或研成粉末状。

【养生忠言】本药性温，凡阴虚火旺、口干舌燥、烦热盗汗、目赤牙肿、口渴胸闷、痰液黏黄的实证热证者不宜；慢性肝炎、肝阳上亢的高血压者不宜。

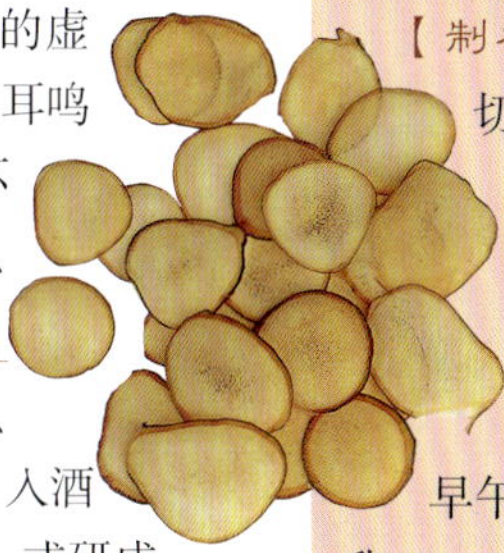

【药酒治疗坊】

鹿茸山药酒

【配料】鹿茸12克，山药48克，白酒800克。

【制备】以上两药洗净，切成均匀薄片，入白酒中，密封浸泡6～7天，开封后取澄清酒液饮用。

【饮服】冷服。每天早午晚各1次，每次15毫升。

【功效】补肾壮阳。适用于肾阳虚而致的早泄、遗精、阳痿、性欲减退、遗尿和久泻等。
注意：阴虚火旺者不宜。

海马

【性味归经】性温，味甘咸；归肝、肾经。

【药理功效】本药为滋肾壮阳的又一佳品。主要功效为壮肾阳、活肝血，适用于阳痿、遗尿之肾阳不足证及肺肾两虚的咳嗽、哮喘等。另外可软坚消肿解毒，对治疗疔疮瘿瘤、肿毒以及妇女的难产有一定功效。常与人参等配伍用于肾阳亏损证。

【选用加工】以肉实质硬、个体完整、味甘咸适中无其他异味者为佳；入酒前宜加热蒸软切成薄片，也可捣碎或研为粗末。

【养生忠言】外感发热、阴虚火旺者忌用。

【药酒治疗坊】

海马酒

【配料】海马1对，白酒800克。

【制备】海马充分洗净，捣为细块，浸入白酒中，密封15～17天，开封后取澄清酒液饮用。

【饮服】冷服。每天早午晚各1次，每次10～15毫升。

【功效】补肾助阳。适用于肾虚阳痿、腰膝酸软、遗精、滑精、小便频数、头晕耳鸣等。

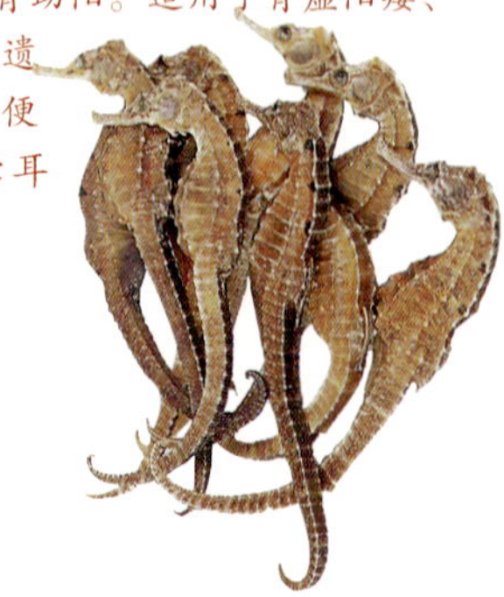

杜仲

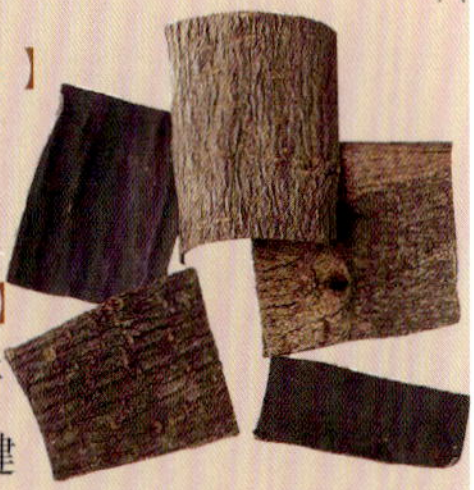

【性味归经】性温，味甘；归肝、肾经。

【药理功效】本药是补肝益肾、强筋健骨的要药。常用来治疗肝肾虚亏所致的腰膝无力、畏寒肢痛、尿频、尿不尽、阳痿、遗精和肾虚寒引起的女性胎漏欲坠、下阴湿痒等。现代药理研究，其含丰富的绿原酸、杜仲胶、维生素C等，能有效降血压、降胆固醇、促进性腺发育、镇痛镇静。

【选用加工】以皮粗块大、断面丝多不易折断、内表面暗紫色无霉变者为佳。入酒时常切碎研成粗颗粒或粗末状。

【养生忠言】口舌干燥、夜间烦热、盗汗等阴虚火旺者慎用。

【药酒治疗坊】

杜仲酒

【配料】杜仲90克，白酒750克。

【制备】杜仲洗净，研为粗粒，浸入白酒中，密封8～10天，开封后取澄清酒液饮用。

【饮服】每天2～3次，每次15～20毫升。

【功效】补肝益肾，强腰壮膝，降低血压。适用于肝肾阴虚所致的高血压。

注意：凡外感风热、慢性胃炎、阴虚火旺、牙龈肿痛和目赤尿黄者忌用。

山茱萸

【性味归经】性微温，味酸微甘；归肝、肾经。

【药理功效】本药是固肾培元、止脱敛汗的良药。主要用于肝肾虚亏与下焦元阳损耗诸证，如腰膝无力、头晕耳鸣、遗精滑精、尿频不利、体虚气弱、自汗盗汗及女性月经过多、崩漏不止等的治疗。

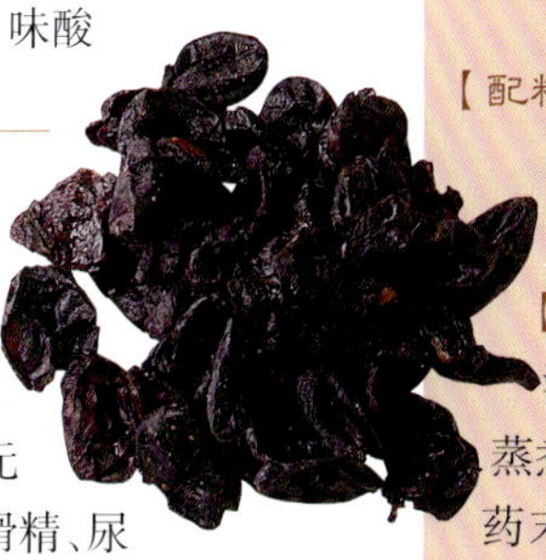

【选用加工】以颗粒均匀、肉厚质软、颜色紫红、无子或少子者为佳。单味入酒可直接浸泡，与其他药材配伍一般研碎。

【养生忠言】平素湿热、小便淋涩者不宜。

【药酒治疗坊】

茱萸山药五味酒

【配料】山茱萸、五味子各15克，山药500克，人参7克，酒曲100克，糯米2500克。

【制备】前四味药研为粗末；酒曲研为细粉。糯米淘净入锅蒸煮至半熟，捞出沥干与酒曲和药末一起搅拌均匀，密封发酵12～14天，启封后经压榨除去糟渣，提取酒液即可。

【饮服】冷服。每天早晚各1次，每次30毫升。

【功效】补肝益气，健脾止泻。适用于气阴不足而致的腹泻、腹胃胀痛、尿频尿急、咳嗽、遗精、带下等。

【药酒治疗坊】

海狗莲芡酒

【配料】海狗肾1具，人参23克，山药45克，莲子、芡实各40克，白酒1500克。

【制备】海狗肾用酒适量浸软，切成薄片；其他四药捣为粗末。一起放入酒中，密封10～12天，开封取澄清酒液饮用。

【饮服】温服。每天早晚各1次，每次15毫升。

【功效】补肾益精壮阳。适用于肾阳亏损所致阳痿、性欲低下、精神萎靡不振、早泄、遗精等。

注意：凡性欲旺盛、阴虚火旺者皆不宜。

海狗肾

【性味归经】性热，味咸；归肾、肝经。

【药理功效】中医理论有“以脏补脏”之说。此药富含雄性激素、蛋白质和脂肪等，是力补肾阳的血肉有情之品，具有固精、益髓、培元的功效。适用于肾阳虚导致的遗精、滑精、精冷、死精、阳痿、腰膝酸冷、心腹虚寒冷痛等。

【选用加工】以个大完整、质坚干硬、无虫蛀、无霉变、无臭味者为佳。入酒前应充分洗净，用酒浸软后切成薄片，也可捣为粗末。

【养生忠言】肺燥久咳和阴虚火旺者不宜。

【药酒治疗坊】

核仁参虫酒

【配料】核桃仁38克，人参、冬虫夏草各25克，蛤蚧1对，白酒1500克。

【制备】上药用水洗净，核桃仁研为粗末，蛤蚧去除头与足并捣碎为细块，人参切片，冬虫夏草轧为短段，一起放入酒中，密封45天，开封取澄清酒液饮用。

【饮服】冷服。每天早晚各1次，每次15毫升。

【功效】温补肺燥，纳气定喘。适用于慢性支气管哮喘、肺气肿等。

核桃仁

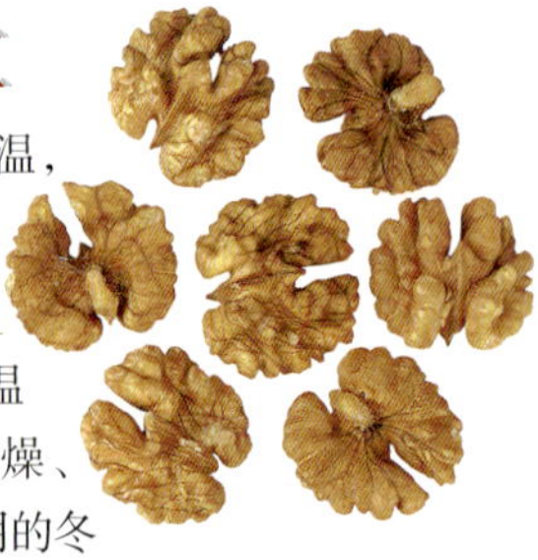

【性味归经】性温，味甘微涩；归肾、肝、肺经。

【药理功效】本药温补肾阳、甘润肠燥、滋肺平喘，是常用的冬季养生药材佳品。适用于肾阳不足、精血不旺诸证，如腰酸、手脚冰凉、肢体无力、精神萎靡、小便多而不利等。因药力较缓，常与人参、生姜等补气益血药材合用，以治肺虚咳、气喘及气血不足之证。

【选用加工】以颗大粒匀、身硬质脆、有油性、断面色白者为佳。入酒宜洗净研为粗末，单药浸酒一般捣为泥状。

【养生忠言】痰热久咳及阴虚火旺者忌用。

补骨脂

【性味归经】性大温，味苦辛；归肾、脾经。

【药理功效】此药主守中下二焦之肾脾，性大温而能兴火助阳，是脾肾阳虚、下元不固者常用的补阳药材。主要用来治疗肾阳不足引起的阳痿、腰膝酸软、体倦乏力、尿频尿急、遗尿以及脾阳不足而致的腹泻、便溏、腹胃冷痛、肢体畏寒怕冷等。

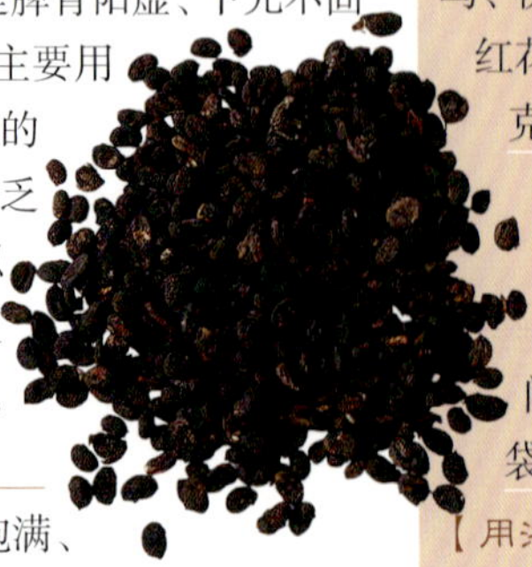

【选用加工】以种仁饱满、粗细均匀、色黑质坚者为佳。入酒一般加工为细末，也可按需研为粗粒。

【养生忠言】阴虚火旺者不宜。

【药酒治疗坊】

骨脂侧柏酒

【配料】补骨脂、当归、何首乌、桃仁各20克，侧柏叶44克，红花、生姜各15克，鸡血藤38克，白酒1000克。

【制备】上药加工成碎末，入纱布袋中，扎好口，浸于酒中，密封15天（期间经常摇晃），开封取出药袋，澄清即可。

【用法】此酒外用。每天1次，用棉球或药棉蘸酒涂擦于患部。

【功效】养血补肾，活血化瘀。适用于斑秃、头晕头痛等。

菟丝子

【性味归经】性平，味甘辛；归肾、脾、肝经。

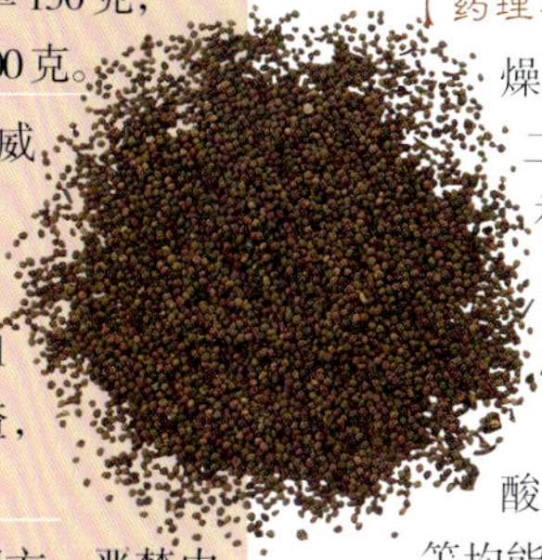

【药理功效】本药甘平能温阳而不燥，辛散能驱寒而止泻，是中下二焦元气不足、脾虚胃弱的平补佳药。具有补肝肾、滋脾胃、益精血、安胎的功效，凡肝肾阴虚、阳元不足引起的头晕、目眩、耳鸣、遗精、尿频、腰酸、女子不孕、胎动不安或胎漏等均能有效治疗。

【选用加工】以颗粒饱满、色灰黄或暗黄、粒干无尘杂者为佳。入酒宜洗净去杂，捣碎，或研为粗末。

【养生忠言】阴虚火旺、大便燥结、小便短赤者不宜。

【药酒治疗坊】

菟丝灵仙酒

【配料】鲜菟丝子全草150克，威灵仙80克，白酒300克。

【制备】菟丝子、威灵仙洗净，稍干捣碎，浸入白酒中，密封7天（期间摇晃1次），开封后除去药渣，酒液装瓶备用。

【用法】此酒为外用方，严禁内服。每天可用棉或小棒蘸酒涂擦患部，每天4次，每次5分钟。

【功效】祛风止痒。主要适用于气血失和、风湿郁于皮毛所致的白癜风。

淫羊藿

【性味归经】性温，味辛甘；归肾、肝经。

【药理功效】此药又名仙灵脾，为补肾壮阳的常用药材。辛散除湿、温火兴阳，燥烈之性因甘润而逊于仙茅。凡肾阳虚之阳痿、早泄、腰膝无力、遗精、遗尿、阳元不足等适用。其祛风活络、燥湿除寒之功又能有效缓解风湿关节酸痛、肢体麻木、运动不利等不适症状。

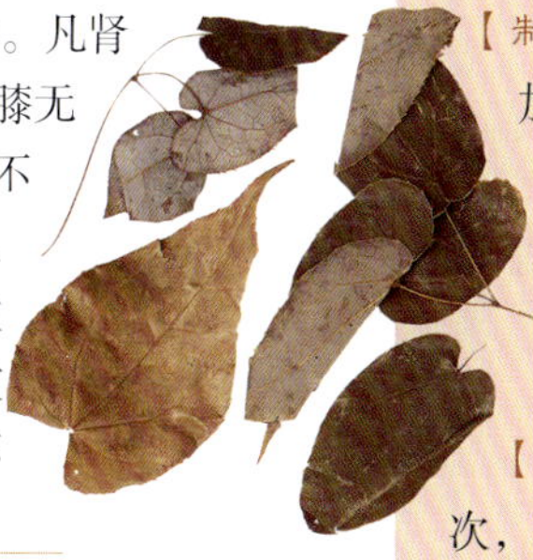

【选用加工】以片多且薄、不带根头、色黄绿且有光泽者为佳。入酒宜洗净拣去杂质，切碎，或加工成粗末。

【养生忠言】阴虚火旺者忌用。

【药酒治疗坊】

灵脾防风酒

【配料】淫羊藿200克，熟地黄120克，防风100克，黄酒1000克。

【制备】三药洗净，稍干后加工为粗末，装入纱布袋中，扎好口，浸于酒中，春夏密封3天，秋冬密封5～6天，开封后取出药袋，澄清后饮用。

【饮服】冷服。每天1～2次，每次15～20毫升。也可随次随量，但以不醉为度。

【功效】补肾壮阳，祛风强筋。适用于肾虚女子宫冷不孕、经少色暗、性欲低下、精神疲倦、腰膝酸软等。

仙茅

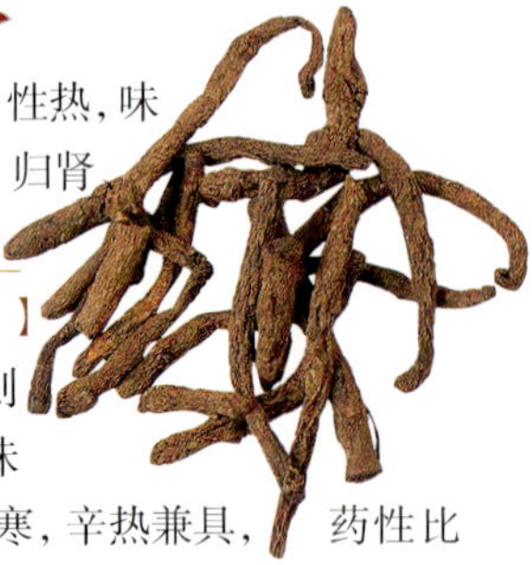

【性味归经】性热，味辛，有小毒；归肾、肝、脾经。

【药理功效】本药性热则补火助阳，味辛则祛湿除寒，辛热兼具，药性比较燥烈。主攻命门阳虚之证，如阳痿遗精、精少精冷、小便频数等，又能治疗阳虚寒盛的湿寒疼痛、筋骨痹痛、腰膝冷痛及肝阴亏损的头晕、眼花、发白等。

【选用加工】以根条粗匀、质坚身硬、色乌黑已炮制好者为佳。入酒时先用水洗去杂质，一般研为碎粒或粉末。

【养生忠言】本品性烈，极易伤阴，故阴虚火旺者不宜；有小毒，不宜常服久用。

【药酒治疗坊】

二仙酒

【配料】仙茅、淫羊藿（仙灵脾）、冰糖各40克，白酒800克。

【制备】两药洗净去杂，切碎，一同装入白酒中，密封浸泡21天后滤取酒液；冰糖加水适量，用文火加热煮溶，倒入过滤后的酒液中，搅拌均匀，澄清即可。

【饮服】温服。每天临睡前1次，每次25～30毫升。

【功效】补肾阳，强筋骨。适用于肾阳虚弱所致阳痿、滑精、精冷精少、尿急短促等。

注意：阴虚火旺者忌用。

肉苁蓉

【性味归经】性温，味甘咸；归肾、大肠经。

【药理功效】本药甘温而主肾肠，功效为补肾益精固阳、润肠化燥通便。主要用来治疗肾阳不足、亏损引起的阳痿早泄、遗尿遗精、女子贫血或失血后小腹虚寒阴冷、带多、宫冷不孕等，对年老体衰者和津枯肠燥大便干结、小便清长、腰背虚冷等也能有效改善。

【选用加工】以个体饱满、色黑褐、富鳞片、质柔油性足者为佳。入酒宜洗净充分捣碎，或研为粉末。

【养生忠言】本品能助阳滑肠，故阴虚火旺与便溏者不宜；肠胃实热而大便硬结者不宜。

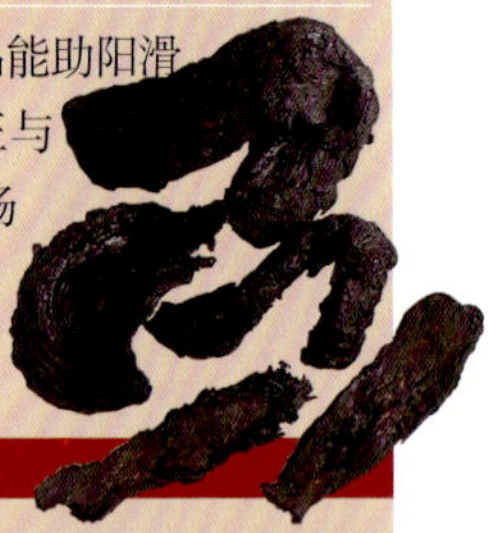

【药酒治疗坊】

苁蓉地黄酒

【配料】肉苁蓉16克，人参、熟地黄各12克，海马、鹿茸各8克，白酒800克。

【制备】人参与鹿茸研为粗末；海马捣碎为小块；熟地黄切成薄片。一起浸入白酒中，密封30天（期间摇动1～2次），开封后过滤除渣，澄清即可。

【饮服】冷服。每天2次，每次10毫升。

【功效】补肾助阳，益气血。适用于肾阳虚弱所致的耳鸣、头目昏暗、腰膝酸软、肺虚燥咳、遗精、阳痿等。

止血药材

三七

【性味归经】性微温，味甘微苦；归肝、脾经。

【药理功效】三七具有活血不伤正气，止血不留瘀血的优点，是各种血瘀出血证的常用药材。主要适用于体内体外的各种出血，如咳血、咯血、便血等。活血通经又可消肿止痛，又是各种跌打损伤导致的血瘀肿痛、筋骨关节疼痛的首选药材。药理研究证明还能强壮补虚，改善心绞痛。

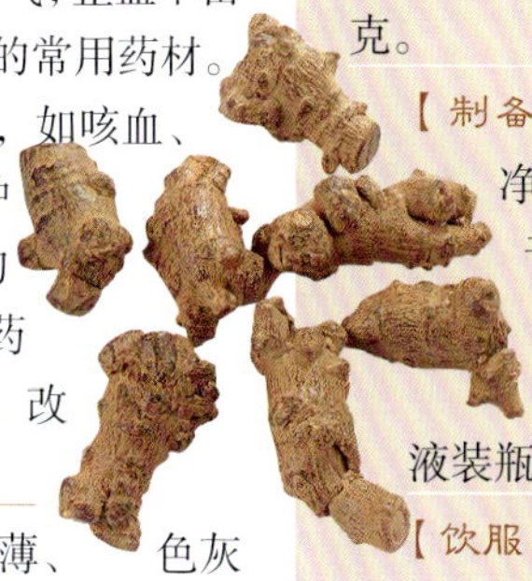

【选用加工】以个大坚实、质重皮薄、色灰绿或灰黑、无裂缝者为佳；入酒时一般洗净切碎，也可捣烂为粗末。

【养生忠言】本品活血散瘀功能偏盛，孕妇慎用。

【药酒治疗坊】

三七酒

【配料】三七50克，白酒500克。

【制备】三七充分洗净去杂，捣碎，浸于白酒中，密封浸泡5～7天，开封后除去药渣，酒液装瓶即可。

【饮服】冷服。每天晚睡前1次，每次20毫升。

【功效】活血化瘀，消肿止痛。适用于痔疮及跌打瘀肿疼痛。

侧柏叶

【性味归经】性微寒，味苦涩；归肝、肺、大肠经。

【药理功效】寒凉能清热凉血，苦涩能收敛止血，故本药为治疗各种出血性疾病的要药，尤以血热性出血为最。主要适用于吐血、咳血、便血、尿血、女子崩漏等；兼入肺经，苦能降燥泻热，对肺热咳嗽、痰多痰黏、咯血等能起到平咳化痰、清热的功效。药理证实还有美容养颜的作用。

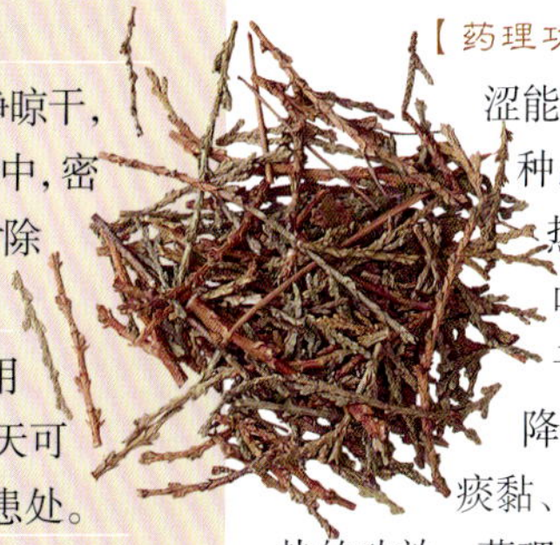

【选用加工】以枝嫩色深绿、味香气清者为佳；入酒时洗净去杂，一般捣碎为粗末或粒，也可切成细段。

【养生忠言】用于止咳化痰时宜生用；用于凉血止血时多炒炭用。

【药酒治疗坊】

侧柏叶酒

【配料】侧柏叶45克，高度（60度）白酒750克。

【制备】侧柏叶洗净晾干，捣为粗末，放入白酒中，密封浸泡7～9天，启封除去药渣后即可。

【用法】本品为外用方，严禁内服。每天可分3次涂擦于皮肤患处。

【功效】清热凉血，祛风湿。主要适用于疣症。

注意：因侧柏叶还有很好的止咳祛湿功能，本方对脂溢性皮炎与脱发、发早白等也有良好效果。

茜草

【性味归经】性寒，味苦；归肝经。

【药理功效】本药苦寒而能清热，色红赤而行血分，是止血类药材中的佳品。凉血、止血、活血三者兼顾，主要适用于各种出血性疾病，如吐血、衄血、咳血、便血、女子崩漏，血瘀血滞所致的胸胁闷胀、痛经、产后恶漏不尽等，对跌打损伤导致的皮肤瘀暗也有治疗功能。

【选用加工】以根茎粗长、均匀、无根须、颜色赤棕、质干、苦味浓郁者为佳。入酒时常研为粗末，也可切成短段。

【养生忠言】孕妇忌用；血燥者慎用；本药炒用时化瘀止血较强。

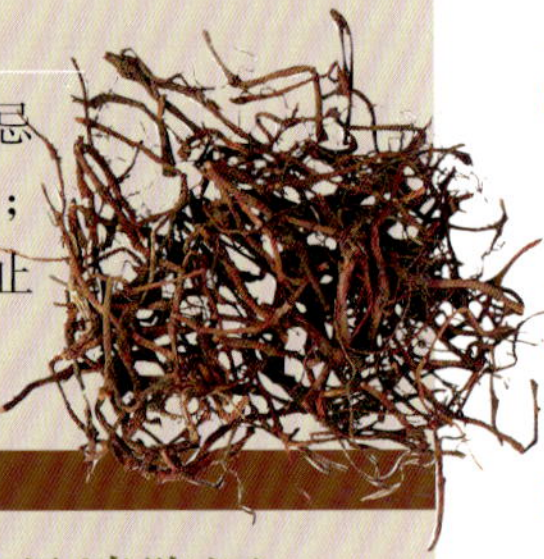

【药酒治疗坊】

茜草益母消胀酒

【配料】茜草、当归、鸡血藤各12克，益母草24克，制香附、红花、小茴香各8克，米酒1000克。

【制备】茜草洗净，稍干后加热微炒，候凉后与其他药材研为粗末，一起装入纱布袋中，扎实口，浸于米酒中，密封后隔水文火加热蒸煮1个小时，离火静置5天，开封取出药袋，澄清即可。

【饮服】温服。每天2～3次，每次20～25毫升。

【功效】活血调经，理气消胀。适用于气滞血瘀所致的经前乳房胀痛、月经不调、痛经等。

蒲黄

【性味归经】性平，味甘；归肝经。

【药理功效】蒲黄是很好的止血、活血类药材，具有止血不留瘀血的优点。生用与炒用均能止血，尤以炒用为佳；生用既能止血，还能活血祛瘀。主要适用于出血证与血滞血瘀证，如咳血、尿血、便血、跌打损伤性出血、胸胁闷痛、胀痛、女性痛经等。

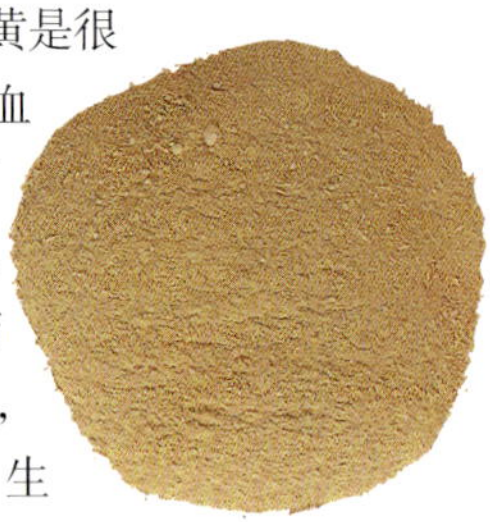

【选用加工】以粉末均匀、颜色橙黄、质润粉性足、香气浓者为佳。入酒时可进一步筛取除去其他杂质。

【养生忠言】孕妇忌用；血热妄行（如月经量多）者慎用。

【药酒治疗坊】

蒲黄当桂酒

【配料】蒲黄、当归、肉桂、赤芍、干姜、生地黄、炒黑豆（去外皮）各24克，炙甘草16克，50度白酒1200克。

【制备】后七药加工为粗末，和蒲黄一起装入纱布袋中，扎实口，浸于酒中，密封7天，开封后取出药袋，澄清即可。

【饮服】冷服。每天2～3次，每次15毫升。

【功效】调血活络，温经利水。适用于慢性盆腔炎、恶心呕吐、腹泻腹胀、尿多尿痛等。

白茅根

【性味归经】性寒，味甘；归心、脾、胃经。

【药理功效】白茅根含有苹果酸、钾、钙等成分，能加速促进血液凝固，是夏季消暑退火、利尿除烦的圣品。凡肺热咳嗽，口渴咽干，胃热呕吐、恶心反胃，血热妄行之吐血、咳血、尿血、衄血，膀胱热引起的小便不利、便痛、水肿等均有显著的治疗效果。

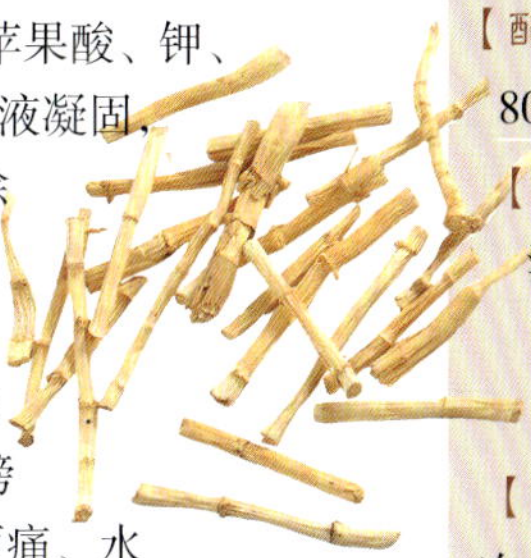

【选用加工】以根茎粗长、体肥色白、无根须、质干身轻、味甜者为佳。入酒时可研为粗末、粗粒，可切成短段，也可取药煎液。

【养生忠言】本品性寒，故寒性体质、脾胃虚寒和尿多者不宜；另外，加工此药时不宜用水浸泡，以免钾盐流失。

【药酒治疗坊】

白茅根酒

【配料】白茅根200克，米酒800克。

【制备】白茅根去杂，与米酒一起放入锅内，文火煎煮至半，离火，过滤除去药渣，提取酒汁装瓶备用。

【饮服】冷服。每天2次，每次15～20毫升。

【功效】凉血止血。主要适用于鼻出血（情节严重时应送医院处理，以免延误病情）。

注意：服用本酒忌食辛辣和油炸食品。

地榆

【性味归经】性微寒，味苦而酸；归肝、胃、大肠经。

【药理功效】地榆为止血良药。味酸而能收涩，故功效以凉血、止血见长，加上偏苦偏寒能清热泻火，使药力集中于下焦，主治下焦火盛、血旺盛行之症如便血、尿血、痔血、血痢、女子崩漏等症。另外，此药外用对改善皮肤疮疡痈肿、烫火烧伤等也有不错的疗效。

【选用加工】以根块粗匀、皮薄、质干肉坚、颜色橙黄、无腐烂、苦酸味明显者为佳。一般加工成粗末、粗粒，也可切成薄片加水适量加热慢煮取药煎液浸酒。

【养生忠言】阴虚火旺、虚寒性出血者慎用。

【药酒治疗坊】

地榆大黄酒

【配料】生地榆50克，生大黄、土茯苓各25克，蒲公英30克，黄酒500克。

【制备】上药加水750克，文火煮至250克，倒入黄酒，继续加热煮沸，离火，过滤去渣，静置即可。

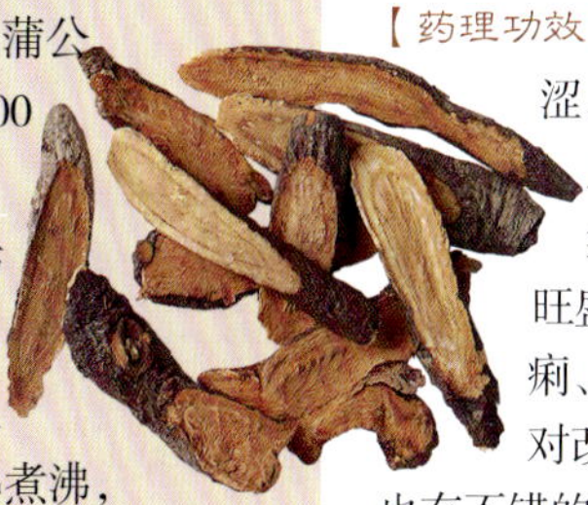

【饮服】冷服。每天3次，每次150毫升。

【功效】清热解毒，凉血利湿。主要适用于痔疮。

清热解毒药材

射干

【性味归经】性寒，味苦；归肺经。

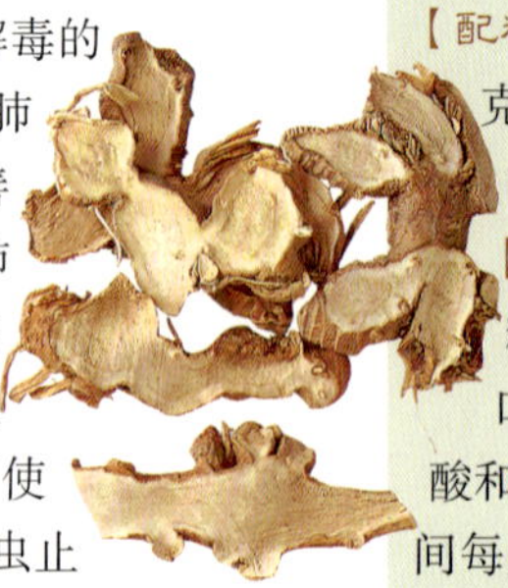

【药理功效】射干是清热解毒的常用药材。性寒而又固守肺经，能清肺热化痰；味苦善降，能泻肺火利咽喉。凡肺热引起的咳嗽、痰多、痰黏，痰热及肺火上扬导致的咽喉肿痛、口渴等均可使用。本药外用有一定的杀虫止痒的功效，对改善皮肤癣疥瘙痒作用显著。

【选用加工】以根茎粗匀、体肥质干、肉厚实、色浅黄而白亮、苦味浓者为佳。入酒时一般研为粗末或粗粒，也可切成细块状。

【养生忠言】体质偏寒、肺虚痰少者不宜。

【药酒治疗坊】

射干香连酒

【配料】射干80克，丁香16克，黄连40克，冰醋酸、甘油各40克，75%乙醇800克。

【制备】前三味药材研为粗末，纱布袋装好，扎紧口，浸于乙醇中，加入冰醋酸和甘油，密封14～20天（期间每天摇晃数次），开封后取出药袋，澄清装瓶备用。

【用法】此酒外用。用时用棉签或药棉蘸酒适量涂擦于患部，以皮肤红嫩为度，每天2～3次。

【功效】杀虫疗癣。适用于足癣。

金银花

【性味归经】性寒，味甘；归肺、心、胃经。

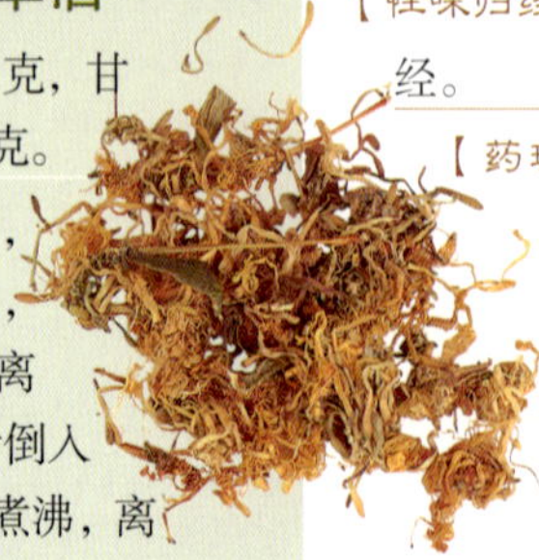

【药理功效】此药又名忍冬花，是清热解毒、疏散风热的要药，为夏季养生的必备之品。用治肺热引起的咽干咽痛、目赤肿痛、痰黏或无痰，肠胃湿热所致的便溏、痢疾等，对热毒之疔疮痈肿、风热感冒、感暑发热等亦可使用。

【选用加工】以色嫩黄而鲜艳、质柔味香、无霉蛀、无梗叶者为佳。入酒宜洗净去除杂质与烂叶，捣碎或轧为粗末均可。

【养生忠言】凡脾胃虚寒者忌用。

【药酒治疗坊】

金银甘草酒

【配料】金银花300克，甘草60克，黄酒500克。

【制备】二药洗净，入锅中，加水500克，文火煎煮至半，离火，去除药渣，药汁倒入黄酒中，隔水加热煮沸，离火，候冷即可。

【饮服】冷服。每天2～3次，每次酌量。药渣可外敷患处。

【功效】清热解毒消肿。主要适用于外表恶疮、脓疱水疱、丘疹溃烂等症。

板蓝根

【性味归经】性寒，味苦；归心、胃经。

【药理功效】板蓝根功善清热解毒，特别善解各种热毒证，如高热、咽喉肿痛、口舌生疮以及其他疮痈肿毒等。另外，苦降又能凉血，对血热妄行而致的发热、皮肤斑疹等也有一定改善作用。现代医学已将它广泛应用于治疗各种热性传染病，如肝炎、麻疹、流脑、乙脑、腮腺炎、猩红热等。

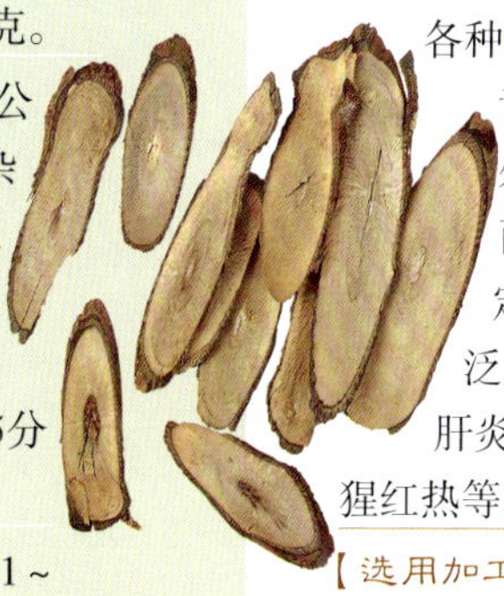

【选用加工】以根条粗匀、质干肉坚、苦味浓厚、皮薄、断面黄白者为佳。入酒常研为粗颗粒，也可切成均匀薄片。

【养生忠言】体质偏寒者不宜，凡风寒感冒者忌用。

【药酒治疗坊】

板蓝根蒲公英酒

【配料】板蓝根400克，蒲公英100克，白酒500克。

【制备】板蓝根、蒲公英充分洗净去除杂质，切为碎末，入盛有白酒的瓶内，置瓶于砂锅内，隔水文火慢炖，沸腾5分钟，离火后即可。

【饮服】温服。每天1～2次，每次40～50毫升。

【功效】清热排毒，消肿止痛。主要适用于狂犬咬伤。

连翘

【性味归经】性微寒，味苦；归心、肺、胆经。

【药理功效】连翘是清热、解毒散结的要药，是治疗疔疮痈疡肿毒等热毒证的圣品。本药质轻而主入上焦，善清心肺，药性药力能由内而外，通达于表，凡外感风热而致的恶寒、头痛、发热、咽干等均可治疗。

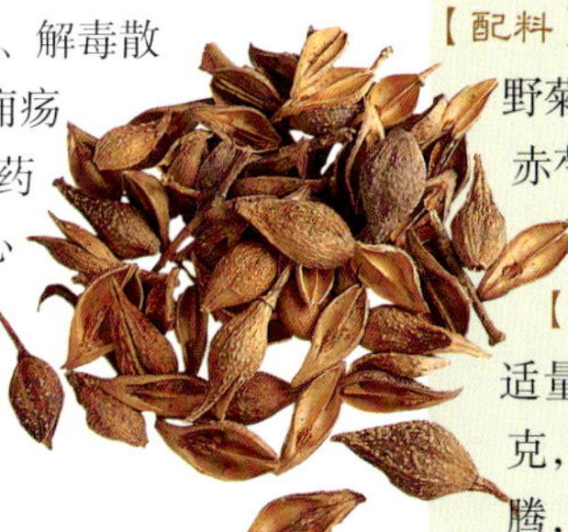

【选用加工】以颗粒粗匀、种仁饱满、颜色橙黄、身干质轻、苦味浓厚者为佳。入酒一般研为粗末或粗粒，也可加水适量煎取药汁入酒。

【养生忠言】肺燥咳嗽者不宜；风寒感冒者忌用。

【药酒治疗坊】

银菊连翘酒

【配料】金银花、黄连各60克，野菊花160克，连翘40克，赤芍30克，生甘草18克，黄酒600克。

【制备】上药去杂，加水适量，文火煎取浓汁300克，加黄酒，继续加热至沸腾，离火待凉，过滤除渣，提取酒汁即可。

【饮服】冷服。每天3次，每次100～150毫升。

【功效】清热解毒，消肿除痛。主要适用于疔疮。

绿豆

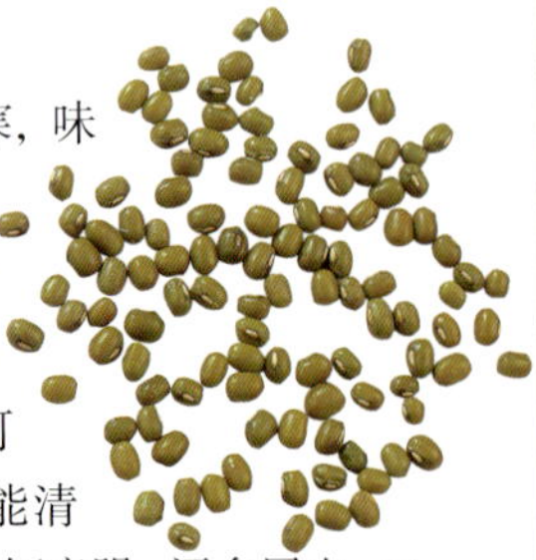

【性味归经】性寒，味甘；归心、胃经。

【药理功效】绿豆是炎炎夏日里消暑解渴不可多得的食药，能清热解暑，可治心烦意躁、汗多尿少、口渴等证。既能解疗疮痈肿之热毒，又可解巴豆、附子等有毒药材之毒，是名副其实的解毒良药。药理研究证实还能促进体内软骨素的增加、降低胆固醇、预防心血管病的发生。

【选用加工】以颗粒均匀、饱满、色浅绿呈亮、质坚肉脆者为佳。入酒宜洗净拣去杂质或其他污物，一般捣为碎末。

【养生忠言】脾胃虚寒、便溏泄泻者忌用；本品易导致胀气，故消化不良者慎用。

【药酒治疗坊】

绿豆仙灵脾酒

【配料】绿豆、生地黄各72克，仙灵脾、枸杞子、龙眼肉、女贞子各90克，猪油240克，白酒3000克。

【制备】生地和女贞子研为粗末；绿豆和枸杞子捣碎。一起装入绢布袋中，扎好袋口；猪油倒入锅中，加热煮溶，趁热倒入白酒中，搅拌均匀，放入药袋，密封18天，开封后取出药袋，澄清即可。

【饮服】冷服。每天2次，每次10~15毫升。

【功效】滋阴补肾，润肺止咳。适用于肺燥咳嗽、肝肾亏虚所致的肢体无力、阳痿遗精等。

注意：外感风寒者不宜。

蒲公英

【性味归经】性寒，味甘苦；归肝、胃经。

【药理功效】本药寒凉以清热解毒为善、苦以降泄消肿为专、甘以利湿通润为长，是治疗乳痈的要药。主要适用于各种热毒证，特别是肝热肿胀、目赤肿痛以及其他原发性或继发性感染、化脓性疾病；对各种热毒瘀积于肌肉而引起的痈疮肿毒、持续高热不退等能有效治疗与改善。

【选用加工】以植株的花、茎、叶、根完整，身轻质柔，花白叶灰绿者为佳。入酒宜洗净去杂切碎，或研为粗末。

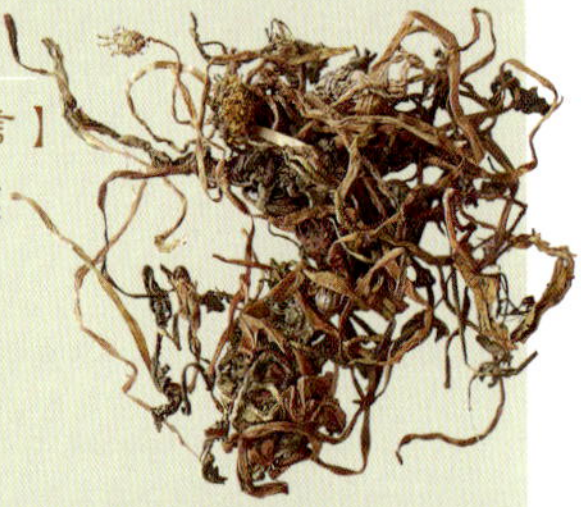

【养生忠言】脾胃虚寒者慎用。

【药酒治疗坊】

蒲公英大枣酒

【配料】蒲公英410克，大枣75克，白糖150克，黄酒1500克。

【制备】蒲公英洗净切为碎末；大枣洗净去内核。一起用纱布袋装好，扎实口，浸于黄酒中，密封10天（期间每天摇动1次），之后加入白糖搅拌均匀，再浸泡3~4天，开封后取出药袋，静置即可。

【饮服】冷服。每天3次，每次15毫升。

【功效】清热健脾，解毒止痛。适用于慢性肠胃炎、腹泻、消化不良等。

清热燥湿药材

黄连

【性味归经】性寒，味苦；归心、肝、脾、胃、大肠经。

【药理功效】黄连能清热燥湿、泻火解毒，尤善清心火及中焦之热，可治心火亢盛及胃肠湿热证，如心悸失眠、心烦意躁、多疑、腹胀腹泻、反胃呕吐、痢疾、小儿消化不良、高热、耳目肿痛、咽喉肿痛及疮疔疡毒等。此外，还能清胃火、止牙痛，用治胃热牙痛。药理表明可抑制青春痘和口臭。

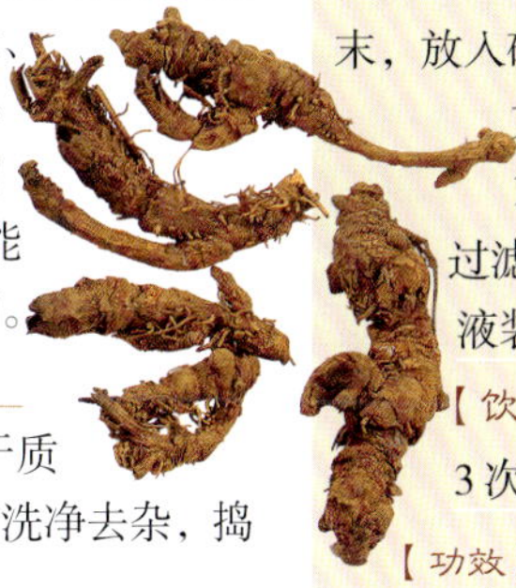

【选用加工】以枝条壮硕、身干质坚、断面灰黄者为佳。入酒时宜洗净去杂，捣碎或研为粗末均可。

【养生忠言】本药偏苦偏寒，凡虚寒证者慎用；亦不可过量久服。

【药酒治疗坊】

黄连酒

【配料】黄连50克，白酒300克。

【制备】黄连洗净，捣为碎末，放入砂锅内，倒入白酒，文火煎至白酒约为100克，离火候凉，过滤除去药渣，提取酒液装瓶即可。

【饮服】冷服。每天2～3次，每次30毫升。

【功效】清热燥湿，泻火解毒。适用于头痛、胸闷恶呕、小便不利、便溏、口渴咽干等。

清热化痰药材

海藻

【性味归经】性寒，味咸苦；归肝、胃、肾经。

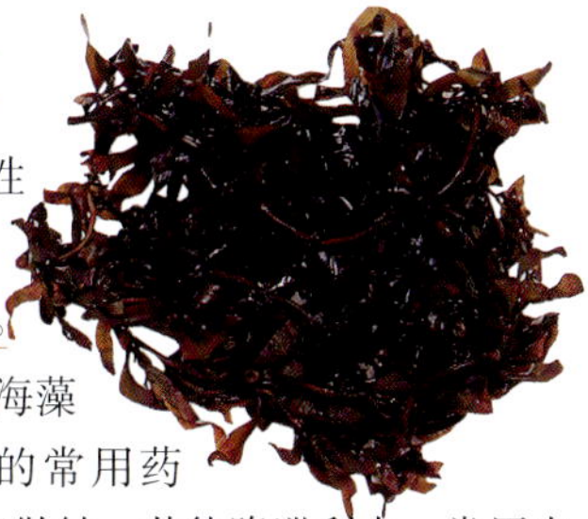

【药理功效】海藻为清热化痰的常用药材。咸能软坚散结，苦能降泄利水，常用来治疗各种瘿瘤、瘰疬、水肿脚气等温病热邪诸证。对痰多痰黏、口苦咽干、头痛等肝火上炎之证也有一定的改善与缓解作用。

【选用加工】以身干质轻、色泽紫黑或棕褐色、咸味浓者为佳。入酒时宜切碎。

【养生忠言】阴虚火旺者、脾胃虚寒者不宜。

【药酒治疗坊】

海藻酒

【配料】海藻250克，黄酒500克。

【制备】海藻洗净去杂，晒干后切碎，浸于黄酒中，密封13～15天（期间可间隔1～2天摇晃酒瓶1次），开封后取澄清酒液饮用。

【饮服】冷服。每天早中晚各1次，每次10～15毫升。

【功效】化痰散结，消瘿除瘤。主要适用于缺碘性甲状腺肿大。

注意：本酒对高脂血症也有一定的治疗功能。

滋阴药材

女贞子

【性味归经】性凉，味甘苦；归肝、肾经。

【药理功效】本药凉可清热、甘能滋阴，是滋肝补肾、清热明目的益阴良药。主要适用于肝肾阴亏所致的视物不清、耳鸣目眩、失眠多梦、须发早白、腰膝痿软、遗精滑精等。作用和缓，补不滋腻，适宜长久服用。

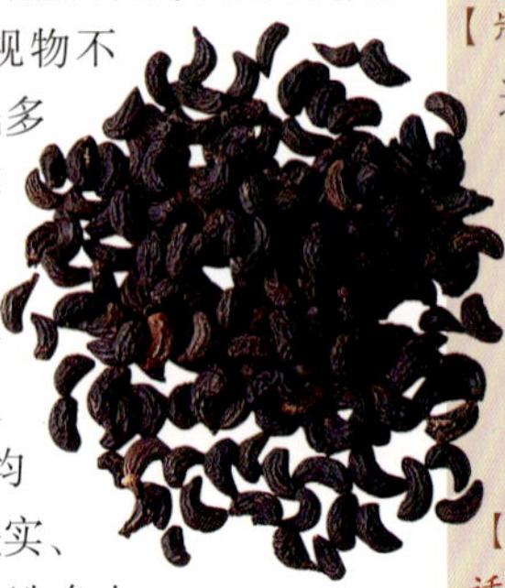

【选用加工】以颗粒均匀、饱满、色灰黑质坚实、甜浓者为佳。入酒应洗净去除头柄，加工成粗粒或捣碎。

【养生忠言】脾胃虚寒者不宜。

【药酒治疗坊】

女贞枸杞酒

【配料】女贞子、枸杞子各170克，白酒1000克。

【制备】上药去杂，入碗中加适量白酒浸软，再置锅中隔水蒸30分钟，取出摊凉后放入酒中，密封8~10天，取澄清酒液饮用。

【饮服】冷服。每天3次，每次25~40毫升。

【功效】补肾养肝，益精明目。适用于肝肾阴虚所致视力减弱、腰膝软痛、须发易白、遗精、产后失血、身体疲倦等。

注意：凡阳虚有寒者不宜。

鳖甲

【性味归经】性寒，味咸；归肝、肾经。

【药理功效】本品以滋阴见长。凡肝肾阴虚加上劳累过度所致的发热、盗汗、头晕头痛、腰膝酸软、无力等均适用。养阴之外兼有一定的助阳功效，与龟甲功用相似。另外，味咸能软坚散结，对腹部肿块、胀痛而感不适等也能有效治疗。

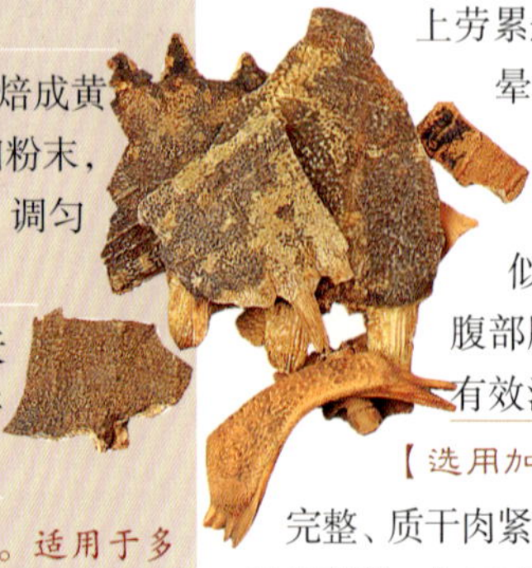

【选用加工】以甲壳坚硬、甲骨突出完整、质干肉紧、色黄中带赤棕者为佳。入酒时宜蒸软，加工成粗末或细末。

【养生忠言】体质偏寒、脾胃虚弱者不宜。

【药酒治疗坊】

鳖甲酒

【配料】鳖甲15克，50度白酒50克。

【制备】鳖甲加热焙成黄色，候凉后研为细粉末，将药末放入酒中，调匀即可。

【饮服】温服。每天1剂，兑30克温开水送服。

【功效】滋肾补阴。适用于多次分娩或早婚而使肾气损伤的女性肾虚带下、腰酸脚软等。

麦门冬

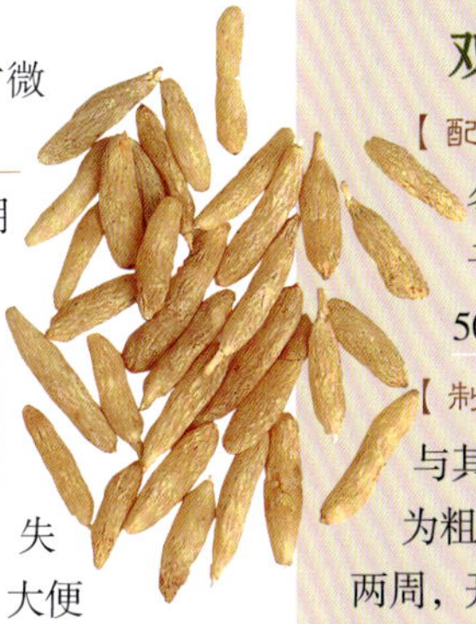

【性味归经】性微寒，味甘微苦；归心、肺、胃经。

【药理功效】本药为滋补养阴药材。具有润肺清心、清热止咳、除烦宁神之功效。适用于肺阴虚而内热伤津、咳嗽痰少、口干咽痛，以及心阴虚而火旺引起的心烦心悸、失眠健忘，胃阴虚而食欲不佳、大便秘结、腹脘疼痛、呃逆等。药理表明还能抗心律失常，增加冠状动脉血流量。

【选用加工】以根条粗匀、皮细肉厚、质软、色黄白亮、气香而无霉变者为佳。入酒常研为粗末，也可切为细小颗粒。

【养生忠言】脾胃虚寒、食少腹泻、风寒久咳者忌用。

【药酒治疗坊】

双冬莲子酒

【配料】麦门冬、天门冬、生地黄、熟地黄、莲子、红枣、山药各40克，50度白酒2000克。

【制备】红枣洗净去核，与其他药材一起捣碎或研为粗末，浸于白酒中，密封两周，开封后除去药渣，过滤澄清即可。

【饮服】冷服。每天早晚各1次，每次15～20毫升。

【功效】滋肾健脾，养心开胃。适用于身疲乏力、精神不振、头晕眼花、须发变白、口渴、阳痿遗精、中老年人体力虚弱等。

天门冬

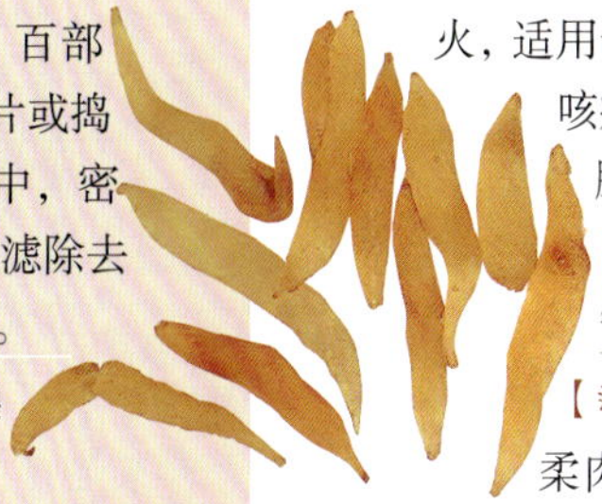

【性味归经】性寒，味甘微苦；归肺、肾经。

【药理功效】本药与麦冬同为养阴的良品。甘寒而入肺肾，上可清肺润燥、下则滋肾泻火，适用于肺肾阴虚而燥热引起的干咳痰少、口渴无津、痰黏难咳、腰膝酸软、潮热难消、耳鸣目眩、食欲欠佳及大便干燥等。

【选用加工】以体肥条匀、质柔肉厚、色黄白且半透明者为佳。入酒宜切为细片，也可研为细末或捣碎。

【养生忠言】本品滋腻性强，故脾虚泄泻、风寒痰湿内盛者忌用。

【药酒治疗坊】

天冬百部酒

【配料】天门冬330克，百部145克，白酒1000克。

【制备】天门冬、百部洗净晾干，切成细片或捣碎，一起浸入白酒中，密封4～5天，开封过滤除去药渣，澄清后饮用。

【饮服】冷服。每天1～2次，每次15～20毫升。也可随量，但勿醉。

【功效】清肺降火，滋阴润燥。适用于阴虚而致的咳嗽、咽干口燥、咳血、胸痛发热等。

石斛

【性味归经】性微寒，味甘；归胃、肾经。

【药理功效】石斛是养中下二焦胃肾两阴的良药。寒则清热泻火、甘则润燥生津，凡口咽干燥、食少胃差、干呕干咳、久热不退、腰软筋痿、虚劳火旺、视物不清等胃肾阴虚证均适用。

【选用加工】鲜品以色青绿、肉肥满、嚼之易黏者为佳；干品以色金黄富光泽、质柔甘味浓者为佳。入酒时一般捣为碎末或研为细粒，也可切为细段。

【养生忠言】凡脾胃寒湿、温病初起者均不宜。

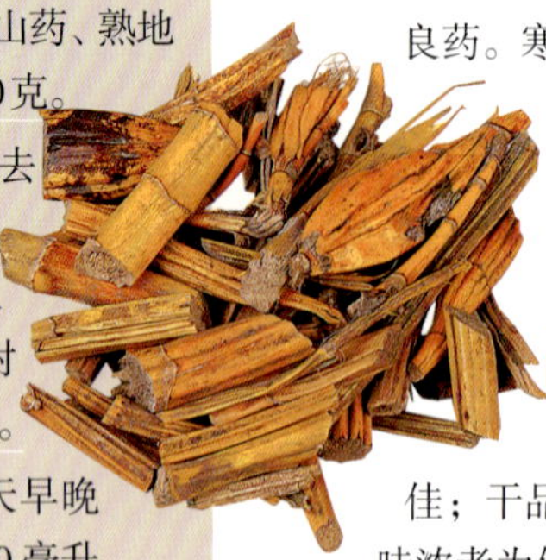

【药酒治疗坊】

石斛茱萸酒

【配料】石斛180克，山茱萸、淮牛膝、白术各45克，山药、熟地黄各90克，白酒1500克。

【制备】各药洗净去杂，稍干后捣碎，装入纱布袋，扎紧口，浸入酒中，密封16天，开封取出药袋，澄清即可。

【饮服】冷服。每天早晚各1次，每次15～20毫升。

【功效】健脾补肾养阴。适用于食欲不佳、腹胀腹泻、恶心干呕、身体疲倦、消化不良等。

玉竹

【性味归经】性平，味甘；归肺、胃经。

【药理功效】玉竹秉性平缓甘甜，是平补气阴的常用食药两用之品，功善滋肺养胃、润燥生津。适用于中上二焦肺胃阴虚如食欲不佳、干咳咽痛、久咳口渴、津液受损、无津头晕、筋痹等。现代药理证实能有效治疗冠心病、风湿性心脏病等疾病。

【选用加工】以体肥条长、肉实质软、黄白而有光泽、甜味浓者为佳。入酒时一般加工成粉末（粗末或细末均可）。

【养生忠言】脾虚多痰、便溏者忌用。

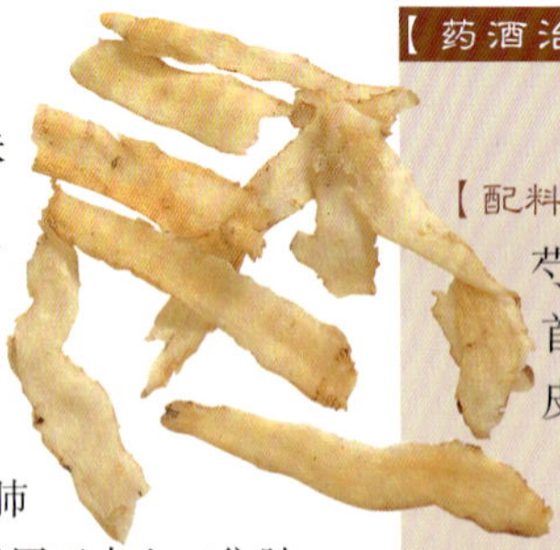

【药酒治疗坊】

玉竹参苓酒

【配料】玉竹、桑椹各60克，白芍、茯苓、党参、菊花、炙何首乌、当归各15克，甘草、陈皮各10克，红糖150克，红曲适量，白酒1500克。

【制备】前10味药加工成粗末，浸入酒中，密封15天，之后过滤除渣，红糖加水适量搅拌制成糖浆，倒入酒液中，再加入红曲充分搅匀，静置过滤即可。

【饮服】冷服。每天2～3次，每次20～30毫升。

【功效】补脾胃，益气血。适用于气血不足而致的食欲不佳、腰膝酸软、舌干口渴、便秘、小便短急不利、头痛耳鸣等。

百合

【性味归经】性微寒，味甘；归肺、心经。

【药理功效】百合寒凉可清肺热，甘甜则润肺燥，是滋肺阴、宁心神的居家常用药材。对肺燥、肺热所致的久咳、多痰且痰液黏稠、干咳咽肿之证，以及气血不足、心悸失眠、神经衰弱、精神不安等均可有效治疗。

【选用加工】以肉片肥厚、均匀、质硬而脆、色黄白亮者为佳。入酒宜研成粗末或粗颗粒。

【养生忠言】凡风寒咳嗽、脾虚便溏者不宜。

【药酒治疗坊】

百合花酒

【配料】百合花40克，黄酒100克。

【制备】百合花洗净切成小块，放入黄酒中，隔水文火加热煮沸，离火后趁热过滤除去药渣，稍凉后饮用。

【饮服】温服。每天1剂，睡前服。

【功效】清火安神。适用于失眠、口苦胸闷、咽干痰少、健忘耳鸣、手颤头重、二便不利等。

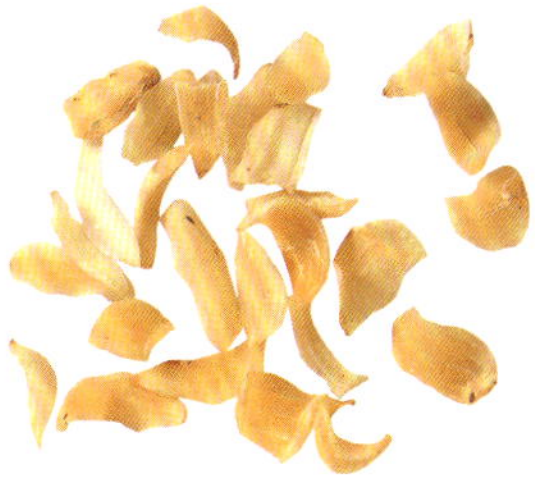

枸杞子

【性味归经】性平，味甘；归肝、肾经。

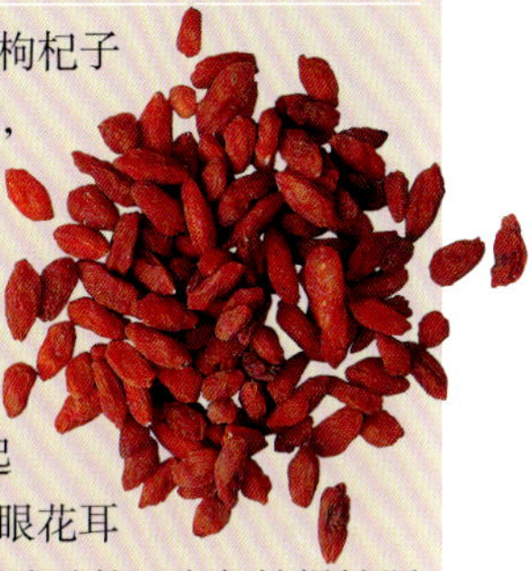

【药理功效】枸杞子是补阴的良品，主要功效为滋肝补肾、养阴生津、益精明目。适用于肝血不足引起的体劳虚乏、眼花耳鸣、健忘、腰膝酸软，老年性慢性肝炎，肾血虚亏所致的阳痿、遗精。药理证实还能有效降血糖、强筋骨、抗衰老等。

【选用加工】以肉大厚实、子小、色鲜红、质柔润、味甜者为佳。入酒时洗净去杂质，单独浸酒宜整颗，与其他药材配伍时可捣碎取汁。

【养生忠言】脾胃气虚、腹胀或消化不良者不宜。

【药酒治疗坊】

杞菊明目酒

【配料】枸杞子125克，菊花60克，黄酒1000克。

【制备】枸杞子、菊花洗净去杂，浸入黄酒中，密封4个月，开封后取澄清酒液饮用。

【饮服】冷服。每天早、晚饭后各1次，每次20～40毫升。

【功效】清热养肝明目。适用于肝虚引起的视物昏花、心烦意躁、失眠遗精、腰膝酸痛等。

理气药材

陈皮

【性味归经】性温，味苦辛；归脾、肺经。

【药理功效】此药性温，善调脾胃气滞，苦燥痰湿，辛散健脾，为理气调中类的要药。主治腹脘胀满、食欲欠佳、咳嗽多痰、恶心呕吐、面部与肢体浮肿等。现代药理研究表明，此药还有抗胃溃疡，增加心肌收缩力等功效。

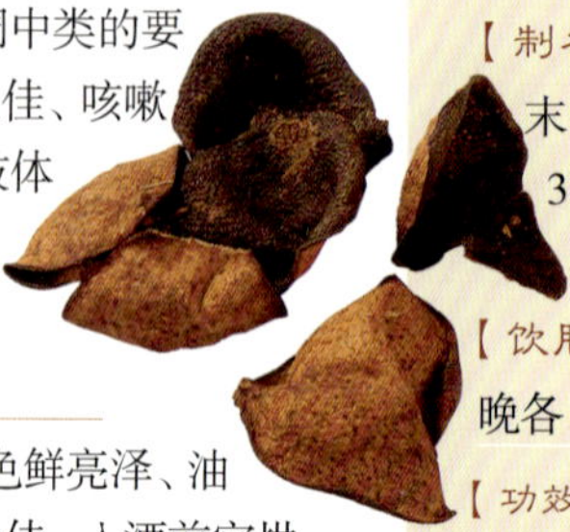

【选用加工】以块大质紧、色鲜亮泽、油性大、香气浓且无霉变者为佳。入酒前宜烘软洗净去除杂质，切成细条或捣碎成粗粒。

【养生忠言】本品能耗气助热，凡阴虚肺燥及有实热者慎用。

【药酒治疗坊】

陈皮酒

【配料】陈皮30克，白酒200克。

【制备】陈皮洗净研为粗末，浸入白酒内，密封2～3天，开封除去药渣，过滤澄清即可。

【饮服】冷服。每天早午晚各1次，每次15～20毫升。

【功效】健脾润燥化痰。适用于支气管炎、肺气肿而见咳嗽痰多、胸部闷胀、头晕眼花、食欲减退等。

佛手

【性味归经】性温，味苦辛；归肝、脾、肺经。

【药理功效】本品辛散能理气化滞，温可和胃健脾，苦泄肺燥而化痰，是中上二焦理气化滞的要药。善治肝郁气滞、脾胃气滞诸证，如胸胁胀痛、胃胀胃痛、食少无欲、消化不良等，对咳嗽痰多、咽干肿痛、恶心呕逆等有很好的改善作用；另外，理气而使经络通行，又有一定的活血功能。

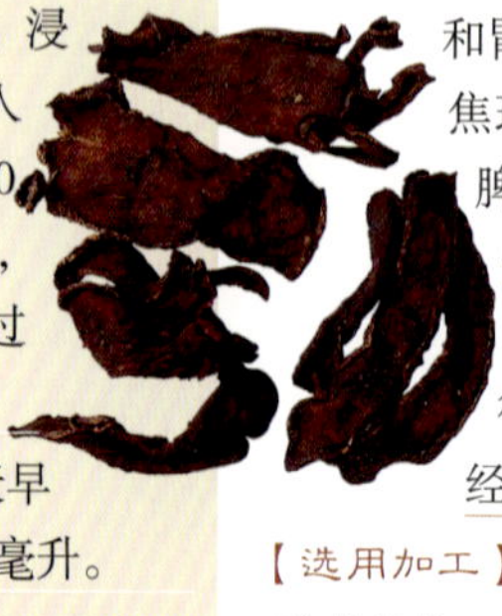

【选用加工】以片大均匀、肉实皮绿、质柔味香者为佳。入酒时宜洗净去杂切成细小块，也可捣为粗末与颗粒。

【养生忠言】肺气燥热之久咳及阴虚火旺者忌用。

【药酒治疗坊】

佛手理气酒

【配料】佛手90克，白酒750克。

【制备】佛手洗净、浸软，切成薄片，装入白酒中，密封7～10天（每天摇晃1次），开封后除去药渣，过滤澄清即可。

【饮服】冷服。每天早晚各1次，每次20毫升。

【功效】理气醒脾，消食化痰。适用于肝气郁滞所致呕吐、胸胁胀痛、咳嗽多痰、肢体泛冷、大便溏稀等。

木香

【性味归经】性温，味苦辛；归肝、脾、胃、大肠、胆经。

【药理功效】木香为理气、消滞、止痛的良药。主归中下二焦脾胃肠经，辛能升散、苦能降泄，能升能降。凡脾胃气滞引起的腹胃胀痛、食少无欲、恶心呕吐，肠胆气滞所致的腹泻、便急、便稀等均适用。行气止痛又能健脾消食，还是开胃的佳品。

【选用加工】以条粗均匀、质硬体重、香气浓厚者为佳。入酒时宜洗净切碎，也可研为粗末。

【养生忠言】本品生用时行气较强，煨用偏于止泻，用于泄泻、腹痛等。

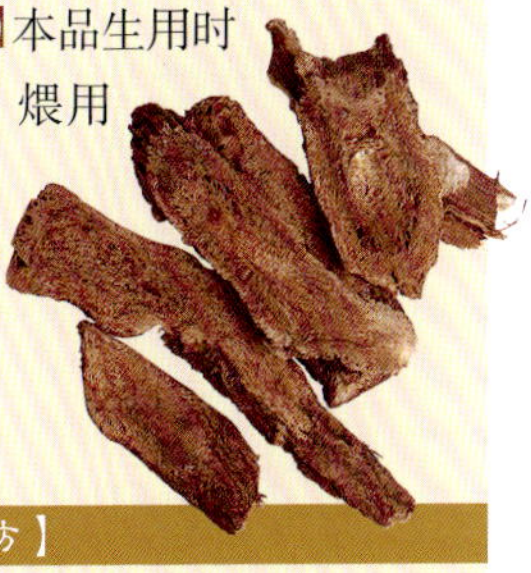

【药酒治疗坊】

木香怡神酒

【配料】木香5克，糯米糖、绿豆各750克，白酒750克。

【制备】木香和绿豆洗净，与糯米糖一起放入白酒中，密封15～17天，开封后取澄清酒液饮用。

【饮服】冷服。每天早晚各1次，每次20～30毫升。

【功效】养心安神。主要用于神经衰弱、食欲不振、四肢无力、头晕头痛、视物不明、眼花耳鸣等。

玫瑰花

【性味归经】性温，味甘微苦；归肝、脾经。

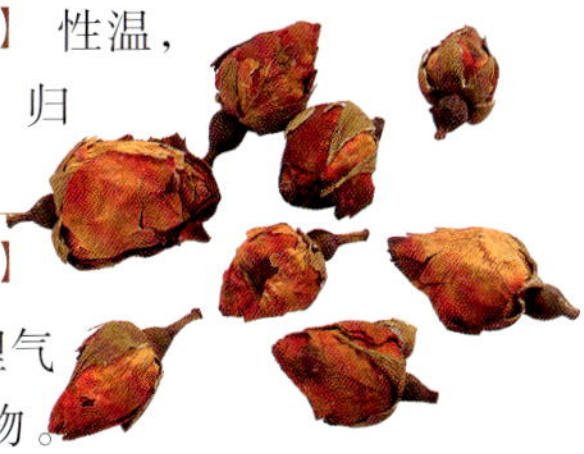

【药理功效】玫瑰花为理气类常用药物。凡肝气郁滞、胸胁闷痛、脘腹气胀气满、食少无欲、恶心呕吐等均适用。此外，苦温能泄，又具有很好的活血散瘀调经功能，可有效治疗跌打损伤肿痛、月经不调、经前乳房胀痛、痛经等。药理表明久服可促进新陈代谢，具有美容养颜的功效。

【选用加工】以身干、花蕾大、香气浓、颜色鲜红者为佳、入酒时宜洗净去掉破烂外蕾，切成粗末、细块，也可直接浸酒。

【养生忠言】活血功能较强，故孕妇忌用；玫瑰所含精油易挥发，不宜久煎。

【药酒治疗坊】

玫瑰红花酒

【配料】玫瑰花、红花各23克，60度白酒750克。

【制备】以上两药直接浸入白酒中，或研为碎末后，浸于酒中，密封15～17天，开封除去药渣，过滤澄清后服用。

【饮服】温服。每天早晚各1次，每次25毫升。饮服的同时可用药棉蘸酒涂擦于患处。

【功效】活血化瘀止痛。主要适用于跌打损伤。

注意：本酒适用于一般应急处理，情况危急时应送医院救治。

香附

【性味归经】性平，味辛微苦；归肝经。

【药理功效】香附有“气病之总司，妇科之主帅”的美誉。色紫红则入血分化血瘀，性平则药性药力和缓，辛散能疏滞解郁，是理气化郁和妇科调经止痛的要药。主要适用于肝气郁滞所致的胸胁胀满、胀痛、腹脘不适、疼痛，肝胃气痛和月经不调、痛经、闭经等常见妇科病症。

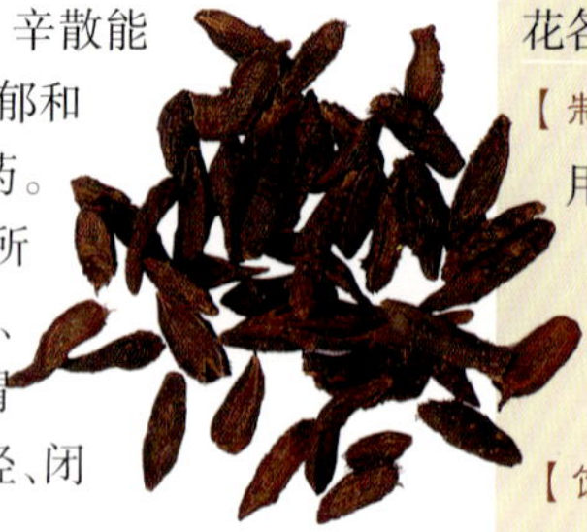

【选用加工】以体肥壮、肉坚实、粒大质重、颜色紫红而富有光泽、香气浓郁者为佳；入酒时通常加工成粗末或粗颗粒状。

【养生忠言】外感发热者慎用。

【药酒治疗坊】

香附参膝酒

【配料】香附、当归各45克，党参、牛膝各90克，肉桂、红花各27克，白酒1500克。

【制备】以上六药研为粗末，用纱布袋装好，扎实口，浸于白酒中，密封8～11天（期间每天摇晃1次），开封后取出药袋，静置即可。

【饮服】冷服。每天2次，每次10～15毫升。

【功效】疏通肝气，温活经血。主要适用于闭经、小腹胀痛或冷痛、身体倦怠无力、头晕眼花、情绪低落、心烦易躁等。

活血化瘀药材

红花

【性味归经】性温，味辛微苦；归心、肝经。

【药理功效】红花是祛瘀止痛和女性活血通经的常用药材。主要治疗女性各种血滞经闭、月经不调、痛经、恶漏不尽、产后腹痛血晕、疮疡肿痛等。现代药理证实还能改善心肌和胸部微循环，有利子宫收缩和抗炎等作用，对缺血性脑血管病、冠心病和神经性皮炎也能有效缓解。

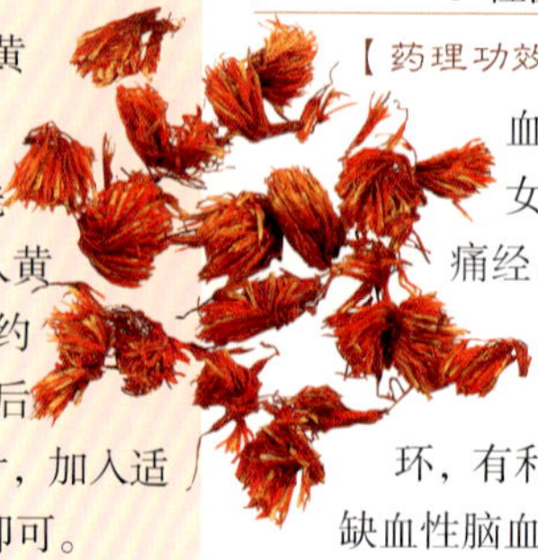

【选用加工】以质地柔软、花片长且色鲜红、香浓者为佳。入酒宜切碎或研为细末状。

【养生忠言】孕妇与月经量多者忌用；溃疡病与出血性疾病者慎用。

【药酒治疗坊】

红花酒

【配料】红花60克，黄酒400克。

【制备】红花用水洗净去杂，稍干后装入黄酒中，密封，隔水煮约2个小时，离火候凉后过滤除去药渣，取汁，加入适量白糖，搅拌均匀即可。

【饮服】冷服。每天早中晚各1次，每次15毫升。

【功效】活血祛瘀通经。适用于月经不调、焦虑烦躁、失眠多疑、头晕眼花等女性更年期症状。

桃仁

【性味归经】性平，味苦微甘；归心、肝、大肠经。

【药理功效】本药主入肝经而行血分，活血力较强，是治血瘀滞阻的常用药材。凡血瘀腹痛、胁痛、女性血滞经闭、痛经等均适用，尤善治血瘀较重者。另外，本品富含油脂能润肠通便、化痰，对各种便秘、便干结等便不适症状和咳嗽、气喘、多痰等均可有效缓解。

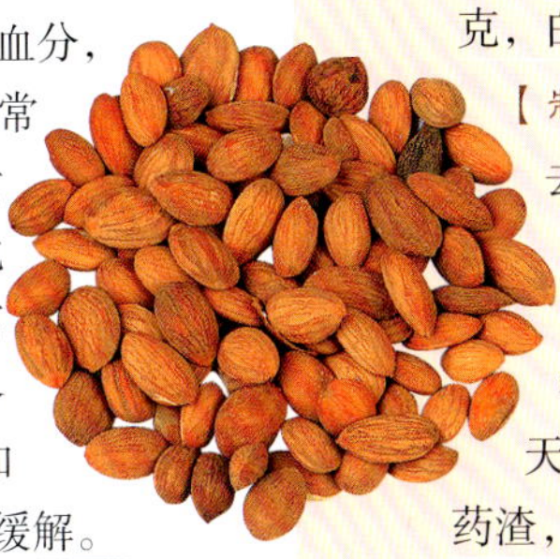

【选用加工】以颗粒饱满、粒大均匀、外皮棕红、种仁色白且油性足者为佳。入酒时宜充分洗净去掉外皮，常捣碎或研为细末。

【养生忠言】本药善活血，故孕妇忌服；脾胃虚寒便溏者不宜；有小毒，不宜久服和过量。

【药酒治疗坊】

桃仁芝麻酒

【配料】桃仁45克，黑芝麻45克，白酒750克。

【制备】桃仁洗净去除外皮，捣碎；黑芝麻拣去杂质。一起浸于酒内，密封浸泡8～10天，开封过滤除去药渣，静置后饮用。

【饮服】冷服。每天早晚各1次，每次20～30毫升。

【功效】破血化瘀，润燥滑肠。适用于便秘、腹胃胀痛、食欲降低、嗳气、反胃等。

益母草

【性味归经】性微寒，味辛微苦；归心、肝、肾经。

【药理功效】本药入肝经而行血分，是女性活血调经的要药。主要适用于女性血滞、血瘀引起的月经不调、痛经、经闭、经前腹痛、产后血晕等病症；对肾虚所致的水肿、小便不利，跌打损伤，皮肤湿疹，疮痈肿毒等也能有效清热化瘀、止痛除毒。

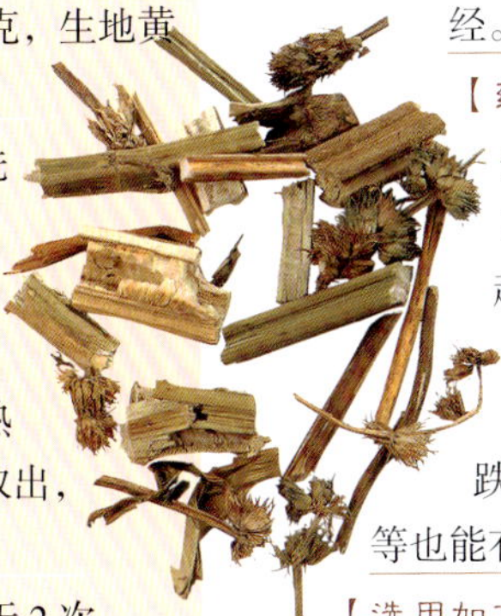

【选用加工】以质嫩、叶多且黄绿者为佳。入酒时捣为碎粒或研为粗末。

【养生忠言】月经过多者、出血性疾病者与孕妇不宜；加工益母草时不可用水泡，以免生物碱流失而影响药效。

【药酒治疗坊】

益母地黄酒

【配料】益母草25克，生地黄15克，黄酒500克。

【制备】生地黄洗净去杂，与益母草一起捣碎，放入碗内，倒入黄酒，上锅放于蒸笼内，文火加热蒸炖20～30分钟；取出，温热时饮用。

【饮服】温服。每天2次，每次50毫升。

【功效】清热散瘀，滋阴凉血。适用于产后崩漏、心烦意乱、精神困乏、肢体疲倦、头晕头痛等症。

川芎

【性味归经】性温，味辛；归肝、胆、心包经。

【药理功效】川芎有“血中之气药”的美誉，主要功效为活血行气、祛风止痛。凡气滞血瘀所致的胸胁疼痛、头痛、风湿痹痛、月经不调、痛经、闭经、难产、产后瘀阻等均适用。现代药理研究表明，川芎还有抑制血栓形成、增强冠状动脉血流量的作用，常用来治疗心绞痛、缺血性脑血管病等。

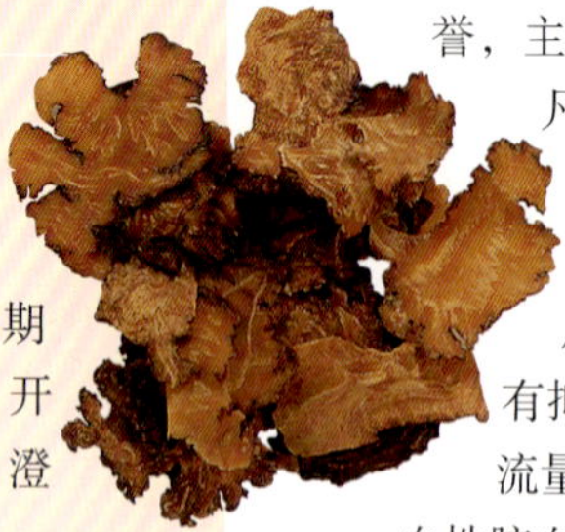

【选用加工】以体大饱满，质坚实，外皮黄褐色，香味浓，油性足者为佳。入酒时常切成薄片，也可按需研为细末或粗颗粒状。

【养生忠言】凡阴虚火旺者及出血性疾病者忌用，用量以少量为好。

【药酒治疗坊】

川芎红花酒

【配料】川芎75克，红花25克，白酒750克。

【制备】川芎洗净研为粗末，与红花一起浸于白酒中，密封8～9天（期间每天摇晃1次），开封过滤除去药渣，澄清后饮用。

【饮服】冷服。每天早午晚各1次，每次40毫升。

【功效】活血化瘀止崩。适用于血瘀性崩漏、经期紊乱等症。

丹参

【性味归经】性微寒，味苦；归心、肝经。

【药理功效】丹参善活血祛瘀，广泛用于治疗各种血瘀之证，如胸胁疼痛、心腹刺痛、女性月经不调、产后腹痛、经闭等，另外对烦躁不安、心悸失眠等热病能有效缓解。药理表明，丹参可预防心绞痛、冠心病、心肌梗塞等。

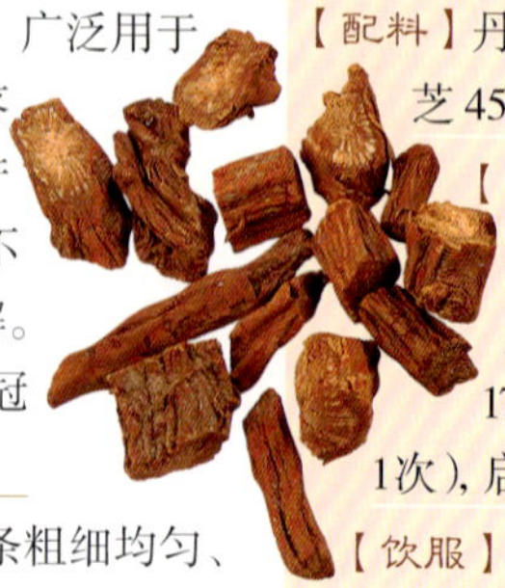

【选用加工】以颜色紫红、根条粗细均匀、无断裂或破碎者为佳。入酒时常切成薄片或短段，也可加工成粗末。

【养生忠言】体质偏寒者慎用；阴虚火旺者及孕妇忌用；不可与藜芦、五灵脂共用；服用本品时不可同食萝卜、茶叶，以免降低药效。

【药酒治疗坊】

丹参三灵酒

【配料】丹参、三七各8克，灵芝45克，白酒750克。

【制备】以上三药洗净，切成薄片，一起放入酒中，密封浸泡15～17天（期间每天摇动酒瓶1次），启封后取澄清酒液饮用。

【饮服】冷服。每天早晚各1次，每次25毫升。

【功效】益精神，补虚弱化瘀血。适用于胸胁突发性或持续性疼痛、胸闷、四肢厥冷、面色青紫、脉搏细弱等。

温里药材

【药酒治疗坊】

附子独活酒

【配料】制附子、独活各20克，黄酒1000克。

【制备】附子适当炮制去掉皮脐，与独活一起研为粗末，纱布袋装好，扎紧口，浸于黄酒中，密封，隔水文火加热煮沸4～6个小时，离火后静置4～5天，开封取出药袋，澄清即可。

【饮服】温服。每天于饭前2～3次，每次25毫升。

【功效】温肾补阳，祛风除湿。主要适用于寒湿痹痛、风毒脚气。

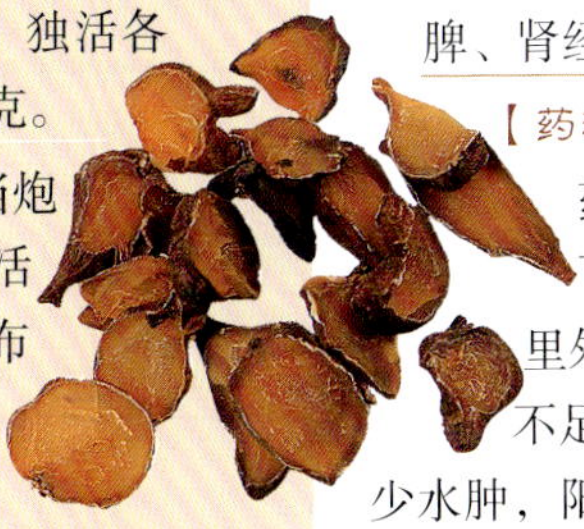

附子

【性味归经】性热，味辛，有毒；归心、脾、肾经。

【药理功效】附子是温阳救逆的要药。上可助心阳、中可温脾阳、下可暖肾阳，使全身阳气上下里外通达顺畅。主要适用于肾阳元不足之阳痿、遗精、滑精，阳虚尿少水肿，阳气不足阴寒内盛之肢体泛冷、大便溏泄等。此外还可温经止痛，对风寒湿痹之关节疼痛等也有一定的治疗功能。

【选用加工】以块根粗匀、质坚身干、皮薄色紫黑、断面肉黄半透明者为佳。入酒宜先去除皮脐（毒性较大），常研为粗末状。

【养生忠言】孕妇忌用；另外本品有毒，不可过量服用。

干姜

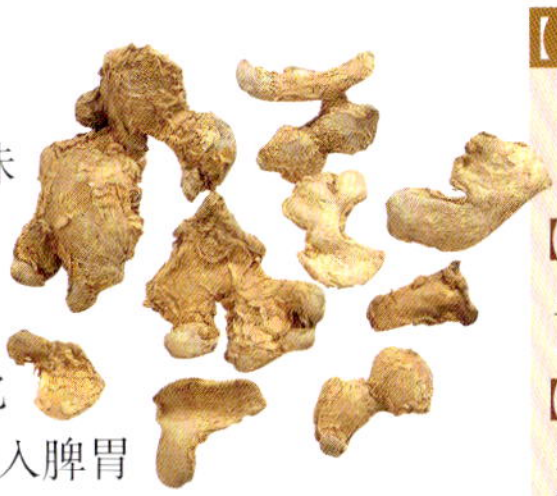

【性味归经】性热，味辛；归肺、脾、胃、心经。

【药理功效】干姜功效为温中祛寒、温肺化饮。凡外感风湿而内浸入脾胃脏腑或脾胃本身虚寒所致的腹痛、胃呕、腹冷腹泻、四肢酸冷及寒饮咳痰、胸背虚冷等均适用。药理表明有兴奋呼吸及中枢神经系统、杀灭女性阴道滴虫的功效。

【选用加工】以质坚色白、气味浓、味道辛辣者为佳。入酒时宜洗净去除杂质与外皮破烂者，捣碎、研末或切成薄片。

【养生忠言】因药性辛散燥烈，故阴虚实热、血燥妄行者不宜。

【药酒治疗坊】

干姜附子酒

【配料】淡干姜90克，制附子60克，黄酒750克。

【制备】以上二药共同加工为粗末，倒入黄酒中，密封浸泡7～9天，开封过滤除去药渣，澄清即可。

【饮服】温服。每天早午晚各1次，每次15毫升。

【功效】散寒通脉，温肺化饮。适用于胃寒所致腹痛、腹泻呕吐、消化不良及肺寒咳痰、痰白清稀、哮喘等。

艾叶

【性味归经】性温，味苦辛；归肝、脾、肾经。

【药理功效】艾叶是妇科、针灸科的温经止血要药。辛散寒、温通经、苦燥湿，为下焦虚寒及女性安胎所常用。主要适用于女子下元虚冷之月经不调、崩漏带下、经多、胎动不安、行经期腹痛、带下清稀等疾病，另外对脾胃虚寒而致的腹胃冷痛也有很好的改善作用。

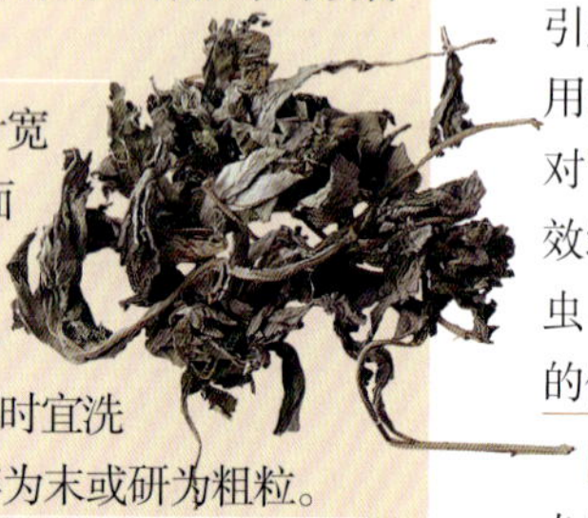

【选用加工】以叶宽大且厚、叶正面青白背面灰白、质柔绒毛多、香浓者为佳。入酒时宜洗净晾干，常捣碎为末或研为粗粒。

【养生忠言】肠胃湿热者慎用；用于温经止血时宜炒炭用，其余可生用。

【药酒治疗坊】

艾叶阿胶酒

【配料】艾叶14克，阿胶23克，干姜6克，黄酒750克。

【制备】艾叶与干姜切碎，放入砂锅内，倒入黄酒，用文火缓慢加热至锅中黄酒所剩为450克，离火除去药渣，提取酒药汁；阿胶用温水适量搅拌使其溶化，倒入酒药汁中，充分搅拌，密封静置即可。

【饮服】冷服。每天3次，每次100～150毫升。

【功效】温经通脉止血。适用于月经紊乱、崩漏带下、经血不止、情绪易烦、食欲减退等。

花椒

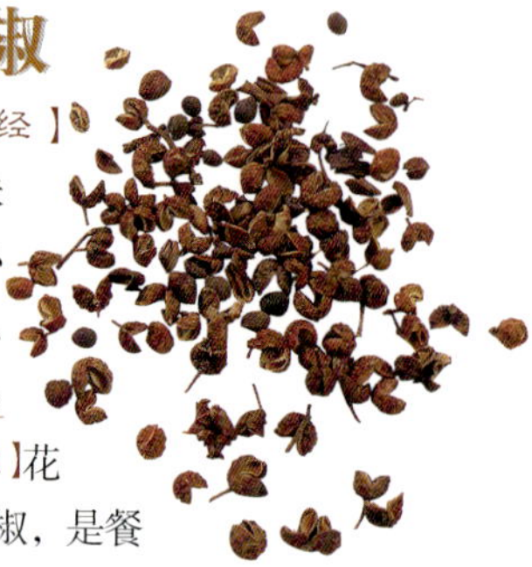

【性味归经】性热，味辛，有小毒；归脾、胃、肾经。

【药理功效】花椒又名川椒，是餐桌上一味重要的调味佐料。功效为暖胃散寒、除湿止痛。对脾胃寒虚引起的腹冷腹痛、腹泻肠鸣等均适用；兼入下焦肾经，性热而助肾阳，对肾阳寒虚之腰痛、肢冷等也能有效缓解。药理证明还有驱杀体内蛔虫、止皮肤瘙痒与阴痒、局部麻醉的作用。

【选用加工】以身干色红、无杂质、无椒目、香浓者为佳。入酒时一般洗净去杂捣碎，也可研末。

【养生忠言】本品性热，易生火与坠胎，故火气大者和孕妇慎用。

【药酒治疗坊】

花椒酒

【配料】花椒45克，小茴香20克，白酒150克。

【制备】以上药材洗净，沥干水分，浸入白酒中，密封15天（期间每天摇荡1次），开封后过滤除去药渣即可。

【用法】本酒外用。

【功效】杀虫止痛。主要适用于牙痛。注意：如是虫蛀引发的牙痛，可用药棉蘸酒塞入虫蛀孔内；如是一般性牙痛，如碰伤擦伤等引发的牙痛，可用药酒于口内含漱即可。

【药酒治疗坊】

二香酒

【配料】小茴香40克，制香附60克，白酒500克。

【制备】上药洗净，研为粗末，浸于白酒中，密封8～10天，开封后过滤除去药渣，澄清后饮服。

【饮服】温服。每天3次，每次10～15毫升。

【功效】温中理气。适用于寒凝气滞所致胃痛、面色萎黄、肢体乏力、大便稀薄、胸胁胀痛、反胃呕吐等。

注意：本方亦可用小茴香6克，香附子18克，白酒50克，加水适量煎服。

小茴香

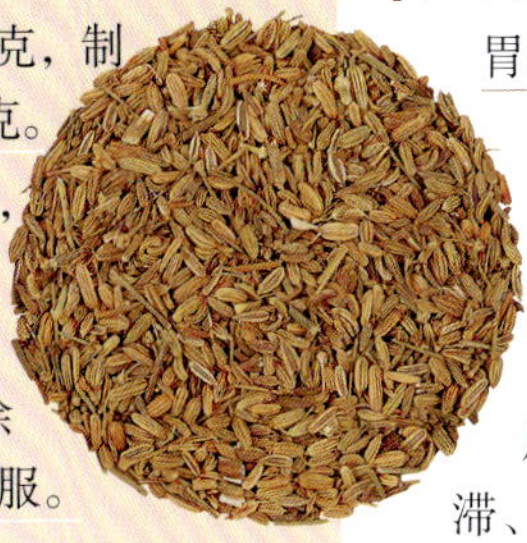

【性味归经】性温，味辛；归肝、肾、脾、胃经。

【药理功效】本药为理气止痛、散寒温中药，善散中下二焦虚寒之证，尤长于理肝寒气郁。芳香而能透脾，又是开胃消食的常药。适用于腹胃寒痛、寒疝作痛、肝气郁滞、胸胁闷胀等。药理表明对心绞痛、女子痛经、睾丸或副睾肿痛等也有很好的改善效果。

【选用加工】以新鲜无虫蛀、色黄绿无杂质、颗粒饱满、均匀者为佳。洗净去杂后可直接浸酒，也可捣烂或研为粗末。

【养生忠言】多食有损伤视力或诱发疮疔的副作用。阴虚火旺、遗精滑精者慎用。

肉桂

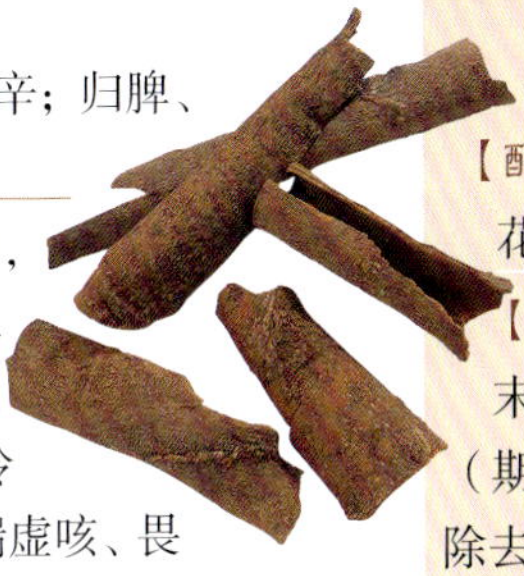

【性味归经】性大热，味甘辛；归脾、肾、心、肝经。

【药理功效】肉桂燥烈纯阳，善以阳补阳，是温补中下二焦脾肾两阳、祛寒止痛的良药。凡脾胃虚寒之胃腹冷痛、腹泻及肾阳不足之气喘虚咳、畏寒怕冷、腰酸、尿频、痛经、月经不调、经闭等均适用。对年老体衰、久病后衰弱、食少无欲、阳气失损等尤为适宜。

【选用加工】以皮细肉厚、断面紫红、富油性、气味香浓、嚼之少渣者为佳。入酒时宜洗净，常捣碎，也可研成细小颗粒或碎成小块。

【养生忠言】畏赤石脂，不可合用；另阴虚火旺之口干舌燥、身体烦热、盗汗者不宜；血热妄行之出血、行经期女性和孕妇忌用；有效成分易挥发不宜久煎。

【药酒治疗坊】

肉桂当红酒

【配料】肉桂105克，当归、红花各50克，50度白酒700克。

【制备】以上三药研为粗末，浸入酒中，密封7～9天（期间每天摇动1次），开封后除去药渣，装瓶备用。

【用法】此方外用。需用时用药棉蘸酒液涂擦患部，对于不甚严重的创伤每天涂擦8～10次。

【功效】活血化瘀，消肿除痛。主要适用于轻微的创伤与闭合性骨折。

注意：本酒适用于跌打损伤之现场应急救治处理，同时配合局部固定，防止疼痛扩散加重。

丁香

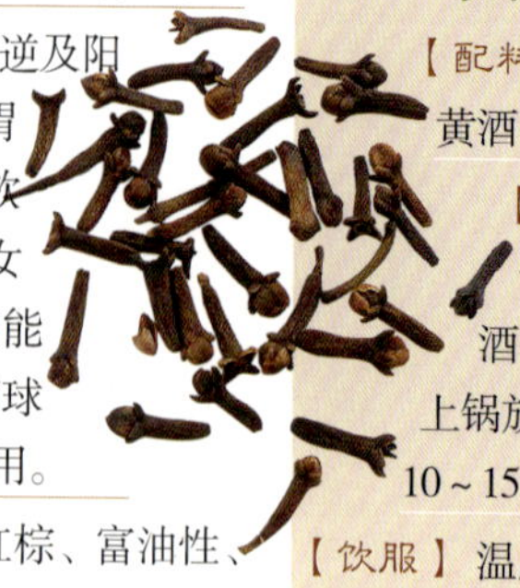

【性味归经】性温，味辛；归脾、胃、肾经。

【药理功效】丁香是中下二焦虚寒呕逆及阳元虚冷的常用药材。主要适用于脾胃虚寒诸证，如腹冷胃逆、呕吐、食欲不振、腹泻便溏及男子阳痿滑精、女子宫冷不孕、腹痛恶阻等。药理表明能有效抗菌消炎，对致病性真菌、葡萄球菌、痢疾菌和大肠杆菌等有抑制作用。

【选用加工】以粒大花未开、颜色红棕、富油性、香气浓者为佳。入酒时一般去杂后直接浸酒，也可切成小段或颗粒。

【养生忠言】畏郁金，不可与其配伍合用，以免影响药效；不可久煎，以免使挥发油损失。

【药酒治疗坊】

丁香煮酒

【配料】丁香6克，黄酒100克。

【制备】丁香切成小段，与黄酒一起装入碗内，上锅放于蒸笼内蒸沸10～15分钟即可。

【饮服】温服。每天1次，每次1剂。

【功效】温中降逆。适用于疝气、反胃恶呕、腹泻等。

温化寒痰药材

半夏

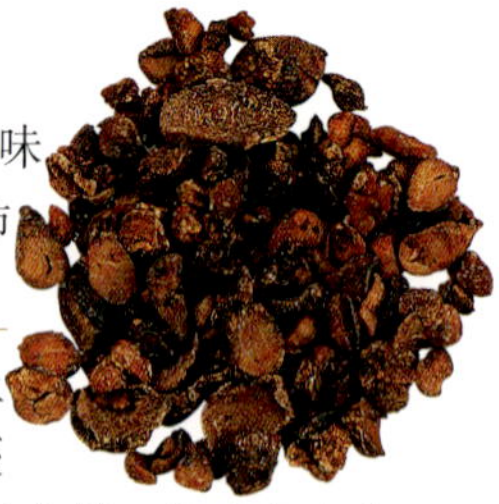

【性味归经】性温，味辛，有毒；归脾、胃、肺经。

【药理功效】本药能止咳祛痰湿，散结消痰滞，是燥湿化痰和胃的良药。凡痰湿咳嗽、气喘，痰饮浊阻所致的反胃、呕吐，痰滞所致的胸脘部胀痛不适等均有很好的治疗效果。配生姜等对胃寒而呕、配黄连等对胃热而呕，能有效调理达到止呕的作用。

【选用加工】以块茎粗匀、质干肉实、无霉腐、色黄而亮者为佳。入酒时宜用制半夏，加工成粗末或粗粒均可。

【养生忠言】体质偏热者不宜。本药有小毒，不可久服或过量服用。

【药酒治疗坊】

人参半夏酒

【配料】人参、茯苓、炙甘草各30克，制半夏、陈皮各20克，白术60克，50度白酒1000克。

【制备】前六味药材一起研为粗末，纱布袋装好，扎紧口，浸于酒中，密封，隔水文火加热慢煮30分钟，离火后置于通风处10～12天，开封取出药袋，澄清即可。

【饮服】冷服。每天2～3次，每次5毫升。

【功效】健肺益脾。适用于小儿肺虚咳嗽、食欲减退、消化不良、腹泻、便溏等。

祛风湿药材

桑枝

【性味归经】性平，味苦；归肝经。

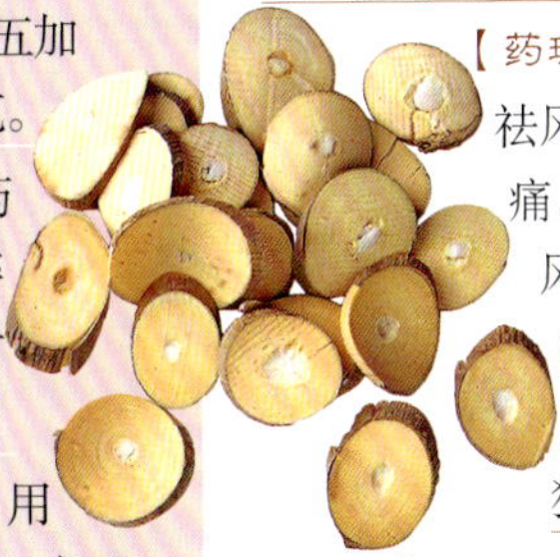

【药理功效】本药主要功效为清热祛风、活络止痹，是主治关节痹痛、疼痛的常用药物，特别善治风湿热痹证，如关节红肿热痛、屈伸不利、四肢关节（尤其是上肢关节）疼痛等。单独药用时以老桑枝效果更佳。

【选用加工】以枝条粗匀、肉实质坚、皮薄、断面浅黄、中心部位白亮者为佳。入酒时一般研为粗末，也可切成薄片。

【养生忠言】风寒湿痹者不宜。

【药酒治疗坊】

桑枝独活酒

【配料】桑枝、独活、五加皮各50克，白酒750克。

【制备】以上三味中药洗净，晾干后切为碎末，浸于白酒中，密封8～10天即可。

【用法】此酒外用。用药棉蘸酒液涂擦于患部，每天2～3次，每次5分钟。

【功效】祛风通络除湿。主要适用于肩周炎、风湿痹痛、冻疮等。

五加皮

【性味归经】性温，味微辛苦；归肝、肾经。

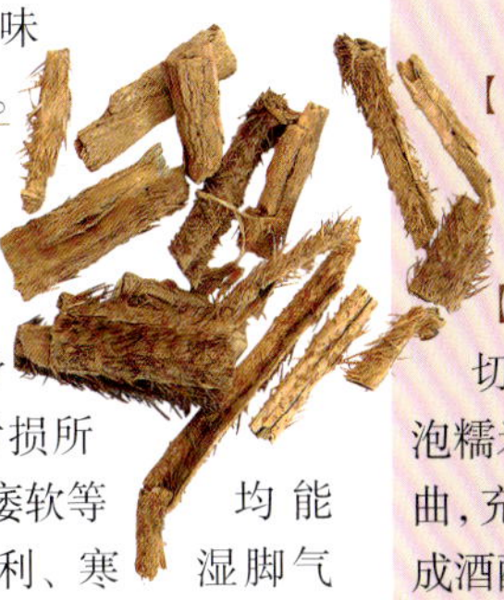

【药理功效】五加皮是祛风除湿的常用药材，功效为祛风消肿、强筋壮骨。对筋骨瘀痛、痹痛及肝肾亏损所致的腰膝疼痛、筋骨痿软等均能除湿去邪，对小便不利、寒湿脚气等也能温肾寒而除湿消肿。现代药理还证明此药有增强肌体抵抗力的作用。

【选用加工】以肉厚皮薄、香浓、断面灰白且无木心者为佳。入酒时宜充分浸软，切片或轧成粗颗粒或粗末状。

【养生忠言】神经衰弱和阴虚火旺者禁用。

【药酒治疗坊】

五加膝归酒

【配料】南五加皮、川牛膝各48克，当归90克，糯米1500克，酒曲120克。

【制备】以上三药洗净，切片或切碎，加热浓煎药汁，取药汁浸泡糯米，上锅蒸熟，候凉后拌入酒曲，充分搅拌，放于温暖处密封发酵成酒酿，滤取酒液装瓶备用。

【饮服】冷服。每天2～3次，每次15～20毫升。

【功效】补肝肾，祛风湿，益气血。适用于风寒性痹痛、关节肿大、屈伸不利、下肢酸软、脚气、水肿等。

注意：本酒性温，湿热痹者忌服。

桑寄生

【性味归经】性平，味苦甘；归肝、肾经。

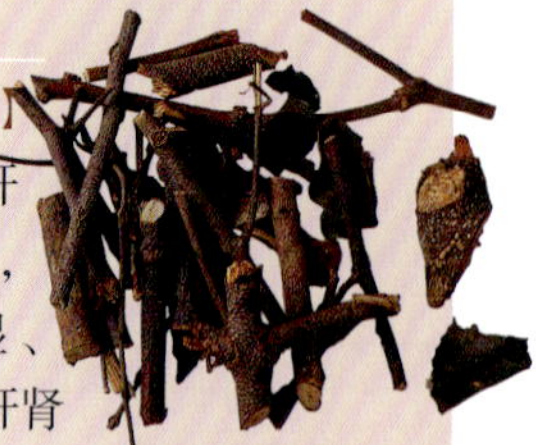

【药理功效】本药既能益肝肾、强筋骨，又能祛风湿、除痹痛，是肝肾虚亏、腰膝痿痛、风湿日久的常用药。此外还可以养血安胎、固肾元，能治疗妇女血虚胎漏、胎动不安等。药理研究表明，内含广寄生甙、槲皮素和芸香甙等成分，有扩张心脏血管、增强冠状动脉供血和利尿等作用。

【选用加工】以茎枝粗长、皮紧、带叶者为佳。入酒时宜叶茎分开，叶切成小片，茎研成粗颗粒或切成短段。

【养生忠言】治胎动不安，多与阿胶、艾叶、杜仲等合用。

【药酒治疗坊】

祛风湿酒

【配料】桑寄生24克，红花24克，全当归20克，生地黄、蕲蛇干各30克，白酒2000克。

【制备】上述诸药洗净切碎，装入纱布袋，扎紧口，浸于酒中（或切碎后泡于酒中），密封3个月（前期适当摇动），开封后取澄清液饮用。

【饮服】冷服。每天2次，每次15毫升。

【功效】活血通络除风。适用于风湿性关节炎。

注意：孕妇、行经期女性患者忌用。

威灵仙

【性味归经】性温，味辛咸；归膀胱经。

【药理功效】威灵仙为防治风湿类疾病的要药。主要功效为祛风除湿、通经活络、散瘀止痛。凡风湿、寒湿所致的肢体关节酸痛、筋骨痹痛、手足屈伸不利及跌打损伤等均适用。药理研究证实还能增强食管平滑肌的蠕动、降压、抗菌等。另外本药可软化骨刺，民间常用来治鱼骨卡住喉咙。

【选用加工】以根条细长、皮薄、无泥土夹滞、断面色浅黄白亮、咸味浓厚者为佳。入酒时宜洗净，一般切碎或研成粗末。

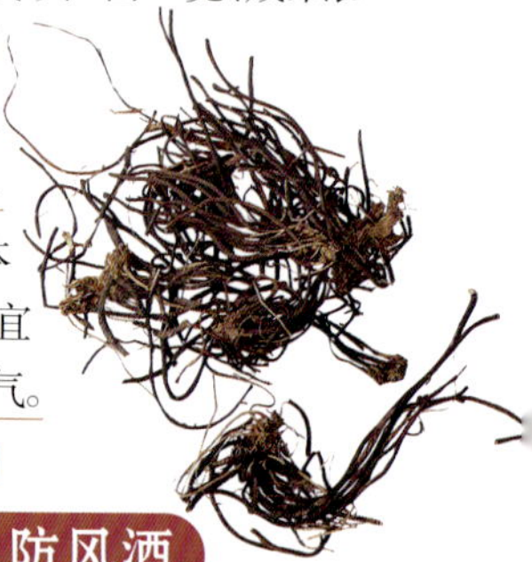

【养生忠言】本药走散力极强，不宜久服，以免伤损正气。

【药酒治疗坊】

威灵防风酒

【配料】威灵仙250克，防风100克，白酒750克。

【制备】威灵仙、防风洗净去除杂质，切碎，装入纱布袋，扎好口，浸酒，密封隔水加热1小时，离火，候凉。7天后，取出药袋，澄清即可。

【饮服】温服。每天早午晚各1次，每次15～20毫升。

【功效】祛风除湿，活血通络。适用于风湿性关节肿痛、四肢麻木、手脚屈伸不利等症。

注意：气血虚弱者不宜。

海桐皮

【性味归经】性平，味苦而辛；归肝经。

【药理功效】海桐皮是常用的祛湿、通络、消肿的良品。可治疗风湿痹痛、腰膝酸痛、关节筋骨疼痛等，因药力通常能直达病灶部位，故能起到治标又治本的效果。苦降能利水消湿，对水肿等有改善功能。此药外用能杀虫止痒，有效防治疗疮肿疱等。

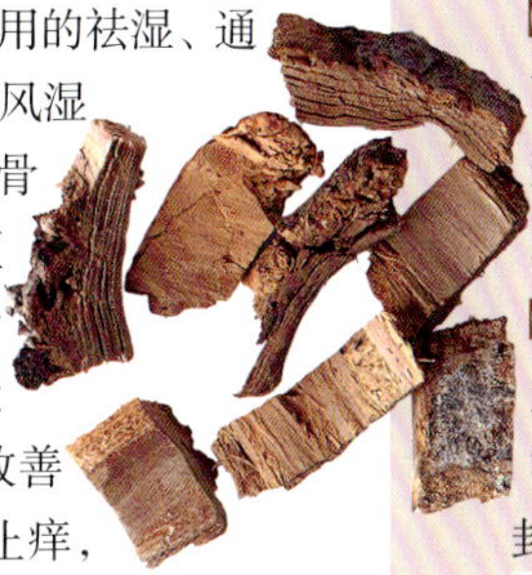

【选用加工】以皮块大小较匀、皮厚质干、颜色黄亮、无虫蛀腐烂者为佳。入酒时常加工成粗末、粗粒或细块状。

【养生忠言】阴虚火旺者慎用。

【药酒治疗坊】

海桐三七酒

【配料】海桐皮、三七、薏苡仁、生地黄、牛膝、川芎、羌活、地骨皮、五加皮各12克，60度白酒2000克。

【制备】以上各药研为粗末，纱布袋装好，扎紧口，浸于酒中，密封15天，开封后取出药袋，澄清即可。

【饮服】冷服。每天2次，每次10～15毫升。

【功效】活血通络，祛瘀止痛。主要适用于跌打损伤。

白花蛇

【性味归经】性温，味甘咸，有毒；归肝经。

【药理功效】中医认为本药可“内走脏腑，外达皮肤”。其祛风通络定惊功效显著，临床多用于治疗较重的风病。入内可治风湿痹痛、经脉痉挛、肢体麻木、半身不遂及小儿破风、惊风等；通外可疗皮肤瘙痒、顽癣、麻风等。

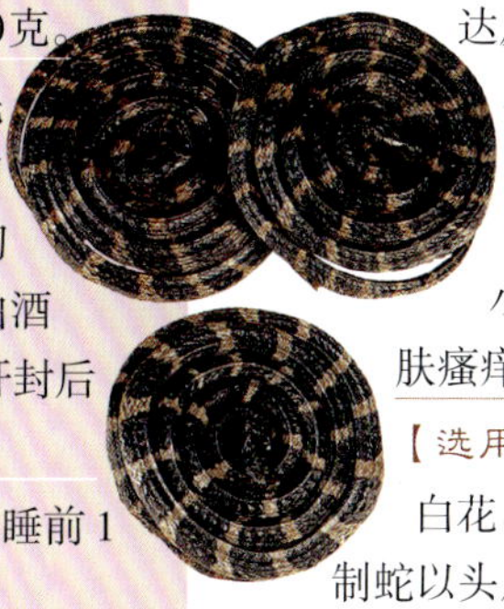

【选用加工】生蛇以龙头虎口、黑身白花、尾有佛指甲、目不陷者为佳；制蛇以头尾完整、蛇体乌黑亮泽、皮紧肉实者为佳。入酒时宜用酒浸软，切除蛇头，蛇身切成小块或短段，也可研细。

【养生忠言】有毒，孕妇禁用。

【药酒治疗坊】

白花蛇丹参酒

【配料】白花蛇30克，丹参60克，60度白酒1500克。

【制备】白花蛇先用酒浸软，稍干，切成短段，丹参洗净切成薄片，一起浸入白酒中，密封8～10天，开封后取澄清酒液饮用。

【饮服】温服。每天睡前1次，每次15毫升。

【功效】活血通经除痹。适用于关节筋骨肿痛、腰膝软痛、身疲力倦、食欲减退等。

独活

【性味归经】性温，味苦辛；归肝、肾、膀胱经。

【药理功效】独活为祛风胜湿、散寒止痛的常用药材。作用偏下偏里，对头风头痛及腰以下关节痹痛尤为适宜，对风寒湿阻之肌肉关节痛（不论新旧）均可有效治疗。现代医学还证明，此药能有效治疗白癜风、银屑病等。与杜仲等配伍能治腰膝风湿痛，与川芎等合用可防牙痛头痛。

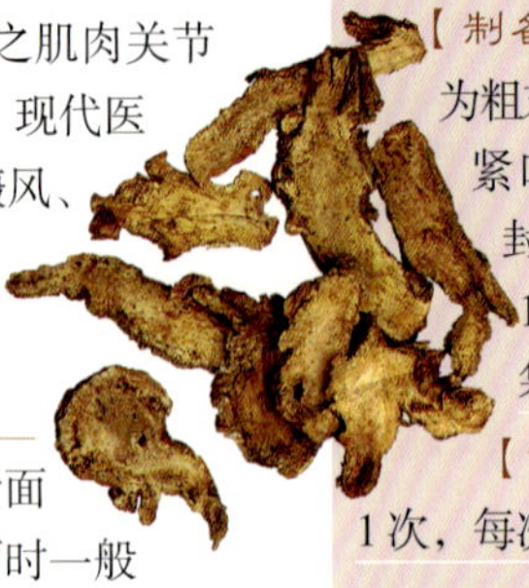

【选用加工】以体肥肉紧实、断面浅黄白亮、苦味浓者为佳。入酒时一般将药研为粗末或颗粒，也可切片。

【养生忠言】本药性温燥，有伤阴之弊，故阴虚血燥者慎用，虚风内动者禁用。

【药酒治疗坊】

独活附姜酒

【配料】独活、附子各200克，干姜70克，白酒1000克。

【制备】上药洗净，研为粗末，装入纱布袋，扎紧口，浸入白酒中，密封7天（期间每天摇动1次），开封后取出药袋，澄清即可。

【饮服】冷服。每天1次，每次15～20毫升。

【功效】散寒祛湿止痛。适用于风寒所致水肿、心腹冷痛、腰痛肢冷、身疲力乏等。

发散风寒药材

葱白

【性味归经】性温，味辛；归肺、胃经。

【药理功效】本药为常用的散寒类药材。功能散寒通阳，主要用来治疗感冒发热、恶寒、头痛、鼻塞等轻微症。另外，此药外敷对疗疮痈毒、乳房肿痛、乳汁郁滞等能有效解毒或散结通络。

【选用加工】以茎粗肉厚、条匀色白、味辛者为佳。入酒宜洗净去除根须、外膜与绿叶，切成短段，外用时宜捣为泥状。

【养生忠言】阴虚内热者不宜。

【药酒治疗坊】

葱白汁酒

【配料】鲜葱白10克，白酒10克。

【制备】新鲜葱白洗净，稍干后充分捣碎取汁，汁液与白酒混合在一起调匀，装瓶，密封，备用。

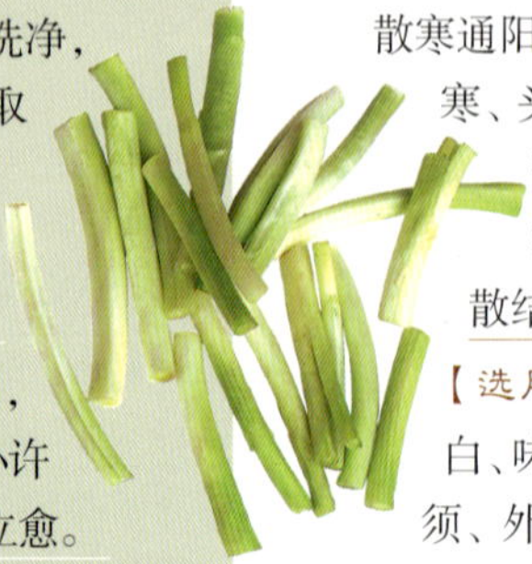

【用法】此酒外用，不可内服。用时取小许酒汁滴入鼻中，可立愈。

【功效】清热止血。主要适用于突发性或外伤性鼻出血。

防风

【性味归经】性微温，味甘辛；归膀胱、肝、脾经。

【药理功效】本药为发散风寒的要药，善治诸风证，尤以外风者为长，凡风邪表证配以辛温或辛凉解表药，能有效治疗风热与风寒感冒。凡风邪在表的头痛、风湿在表的关节疼痛，以及破伤风引起的颈项与脊背强硬、面神经麻痹、口角歪斜等均适用。

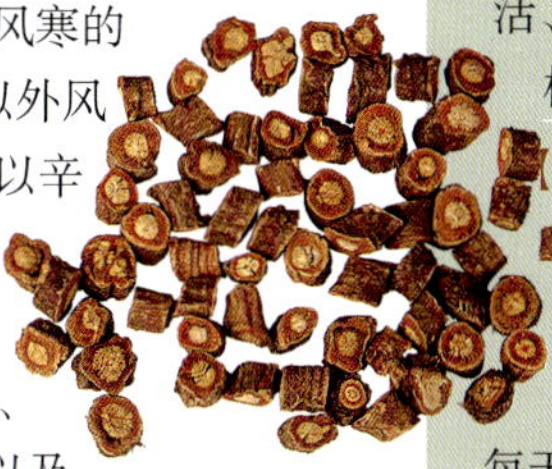

【选用加工】以根条粗长、均匀、肉质饱满、外表灰黑、断面赤红中心呈黄、无霉烂者为佳。入酒时宜研为粗末或粗粒，也可切成短段。

【养生忠言】体质偏热者慎用。

【药酒治疗坊】

防风牛膝酒

【配料】防风、制附子、肉桂、独活、牛膝各40克，火麻仁、花椒各70克，60度白酒2000克。

【制备】火麻仁用文火加热炒香，花椒微炒，二者与其他药材一起捣为碎末，浸于白酒中，密封7～9天（期间每天摇晃1次），开封过滤除去药渣，澄清后饮服。

【饮服】温服。每天早晚各1次，每次15～20毫升。

【功效】温经通络，祛风除湿。主要适用于中风后遗症（半身不遂、言语不利、口角歪斜等）。

生姜

【性味归经】性微温，味辛；归肺、胃、脾经。

【药理功效】生姜是解表驱寒、宣喘止咳、和胃止呕的居家良药。善攻中上二焦肺胃受寒诸证，如风寒感冒、食欲不佳、腹胃冷痛、呕吐腹泻、肺寒咳嗽等。此外还有解毒功能，可减轻药物的毒副作用，令药效缓和持久。

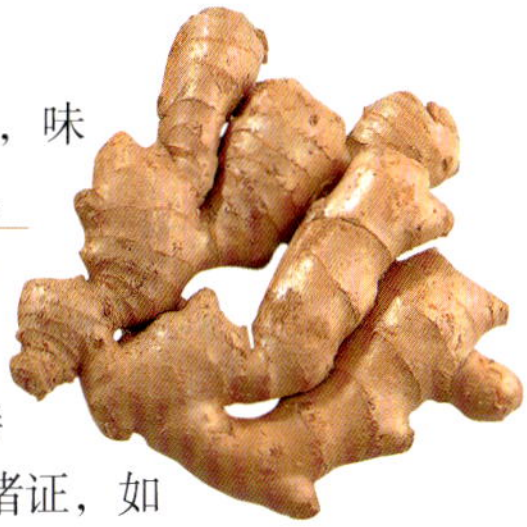

【选用加工】以块大肉满、鲜嫩、气香、辣味浓者为佳。入酒时宜洗净去尘土与杂质，捣碎，也可切成均匀薄片。

【养生忠言】阴虚内热者忌用。

【药酒治疗坊】

生姜花椒酒

【配料】鲜生姜、花椒各70克，高浓度（90度左右）医用酒精200克。

【制备】生姜洗净切成薄片、花椒洗净研为粗末，一同浸入酒精内，密封4天（期间每天摇动1次），开封后过滤除渣，提取药液装瓶即可。

【用法】此方为外用药。用时用药棉蘸酒液涂擦于患部，每天2～3次，每次保持5～7分钟。

【功效】温经散寒祛湿。适用于冻疮。

桂枝

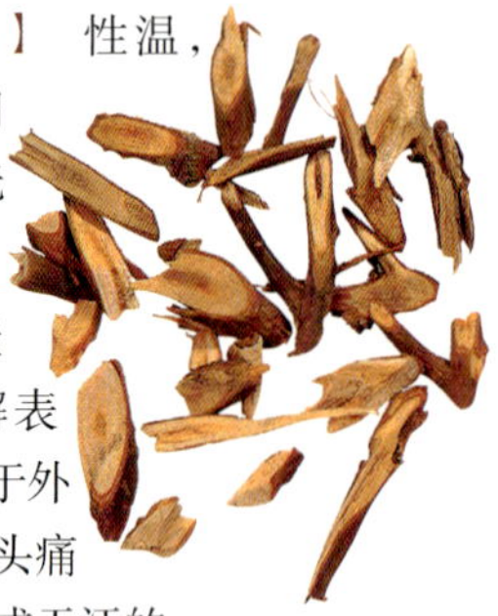

【性味归经】性温，味甘辛；归心、肺、膀胱经。

【药理功效】桂枝是辛温解表药材。常用于外感伤风。凡头痛发热、有汗或无汗的风寒感冒，不论虚实均适用。另外，甘温能散寒助阳、温经止痹，对风湿痹之关节疼痛，以及寒湿瘀阻、血气运行不畅导致的肢冷麻木、酸痛不适，妇女之月经不调、经闭、水湿停留而成的水肿等均能有效治疗。

【选用加工】以枝嫩质干、外皮棕红、香气浓者为佳。入酒时一般捣为粗颗粒状，也可研为粗末。

【养生忠言】畏赤石脂，不可与其同用；亦不可久煎，否则挥发油易失。

【药酒治疗坊】

桂枝茴香酒

【配料】桂枝30克，小茴香60克，白酒500克。

【制备】上药捣碎，浸入酒中，密封浸泡7～9天（期间隔天摇晃1次），开封除去药渣，过滤澄清即可。

【饮服】温服。每天2次，每次20毫升。

【功效】调经散寒开胃。适用于月经延后、经少色暗、小腹隐痛、食少无欲、消化不良、腹泻等。

羌活

【性味归经】性温、味苦辛；归膀胱、肾经。

【药理功效】本品能解表散寒、除湿止痛。其性上行，善祛上半身之风寒湿。适用于外感风寒、头痛恶寒、肢体酸痛等；除湿功效适用于风寒痹痛如关节炎、肌肉疼痛、颈项痛等症，药性药力主要集中在上半身。

【选用加工】以根茎粗壮、匀称、无须叶、断面颜色黄棕、苦味浓者为佳。入酒时常洗净研为粗末，也可切成薄片。

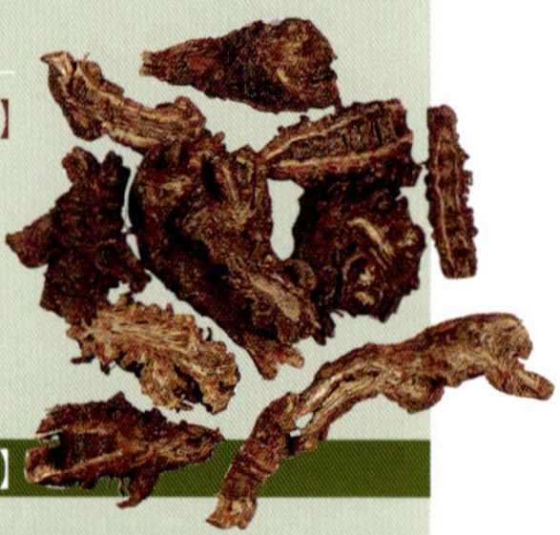

【养生忠言】体质偏热者、痹痛偏热偏下者慎用。

【药酒治疗坊】

羌活当归酒

【配料】羌活、石斛、生姜各15克，当归、牛膝各20克，花椒5克，白酒1000克。

【制备】以上各药加工成粗末，装入纱布袋中，扎紧口，浸于白酒中，密封9～11天（期间每天摇晃1次），开封后取出药代，澄清即可。

【饮服】温服。每天早午晚各1次，每次10～15毫升。

【功效】祛风湿，壮肾腰。适用于风湿性腰腿疼痛、关节屈伸不利、下肢乏力等。

疏散风热药材

薄荷

【性味归经】性凉，味辛；归肺、肝经。

【药理功效】薄荷是应用极为广泛的疏散风热、清头明目、利咽的良药。主要适用于上焦风热咳嗽口干、咽喉肿痛及肝郁气滞引起的头晕头痛、目眩、迎风流泪、胸胁胀痛、闷痛和月经不调等。药理表明还对湿疹瘙痒、夏暑腹泻等有一定缓解与治疗效果。

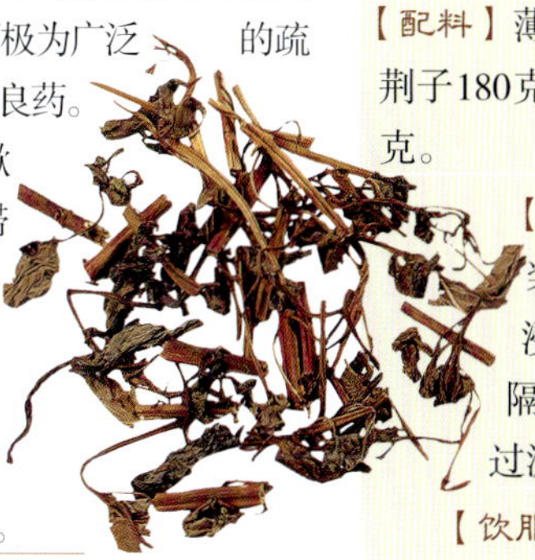

【选用加工】以枝干条匀、色紫香浓、叶密无杂者为佳。入酒宜充分洗净去杂，切碎或研为粉末状均可。

【养生忠言】本药含挥发成分，不宜久煎。

【药酒治疗坊】

薄荷蔓荆酒

【配料】薄荷、菊花各90克，蔓荆子180克，川芎60克，黄酒750克。

【制备】上药捣碎，装入纱布袋，扎紧口，浸酒，密封8天（期间隔天摇晃1次），开封后过滤除渣，澄清即可。

【饮服】冷服。每天3次，每次20毫升。

【功效】祛风泄热，清头明目。适用于风热性头痛、偏头痛、口渴、咽干肿痛、小便色黄等。

蔓荆子

【性味归经】性微寒，味辛而苦；归肝、胃、膀胱经。

【药理功效】本药是清热利目的常用药材。作用偏上偏外，善散头面风热之邪，是治风热性感冒、头痛眼花、目赤肿痛的必备之品。因入肝经而可行气化湿，对风湿内阻引起的局部或周身性痹痛，也有一定的治疗与缓解作用。

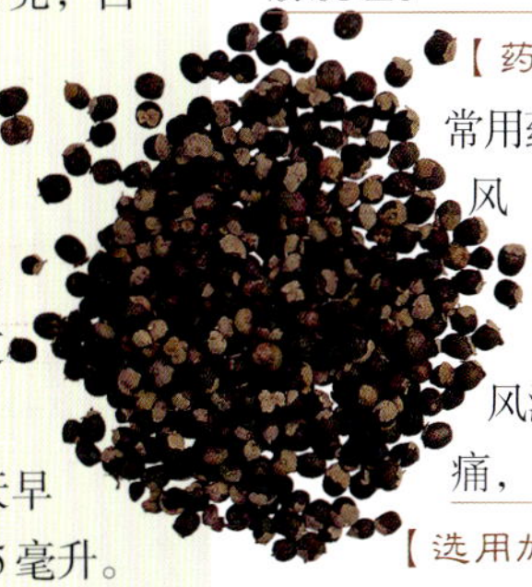

【选用加工】以颗粒粗大、均匀、质坚肉实、颜色灰黑或深黑、嚼之苦味浓者为佳。入酒时一般研为粗末状。

【养生忠言】凡外感风寒、腹胃虚弱者不宜。

【药酒治疗坊】

蔓荆子酒

【配料】蔓荆子300克，白酒750克。

【制备】蔓荆子洗净，加工成粗末，浸于白酒中，密封8天，开封除去药渣，过滤，静置后饮用。

【饮服】冷服。每天早午晚各1次，每次15毫升。

【功效】散风热，清头目。适用于外感风热所致感冒、头晕头痛、偏头痛、目暗易泪等。

【药酒治疗坊】

白菊花酒

【配料】 白菊花30克，白酒250克。

【制备】 白菊花洗净，晾干后捣碎，纱布袋装好，扎紧口，浸入酒中，密封7天，开封取出药袋，澄清即可。

【饮服】 冷服。每天早晚各1次，每次20～30毫升。

【功效】 祛风清热，明目解毒。适用于眩晕、身体疲软、咳嗽痰多、目赤眼花等。

菊花

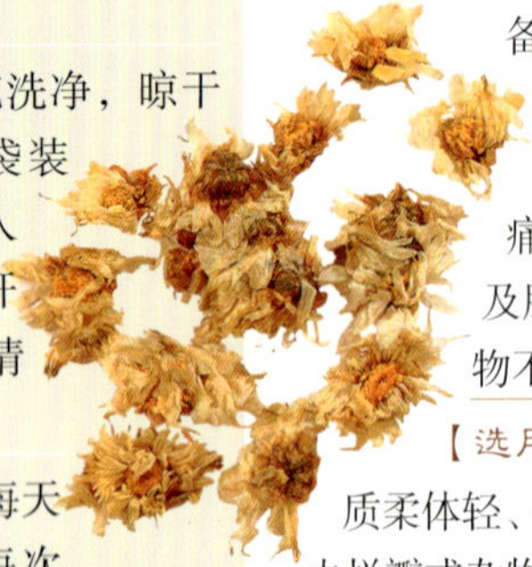

【性味归经】性微寒，味甘苦微辛；归肺、肝经。

【药理功效】菊花芳香解表，是居家常备之品。凉则清肺热而疏风、苦能清肝火而明目、辛能发散以消肿解毒，是治疗外感风热、肺热头痛头昏、口干咽干、舌红咳嗽，以及肝火上炎所致的目赤、目涩、视物不清和疔疮痈毒症的理想药材。

【选用加工】以朵干完整、色黄白亮、质柔体轻、香浓无杂者为佳。入酒时宜洗净去烂瓣或杂物后捣碎、切块、研末，整朵浸泡亦可。

【养生忠言】药用以贡菊或滁菊为佳，茶用以杭菊为最。药用时祛风清热宜选黄菊，清肝明目宜选白菊。

桑叶

【性味归经】性温，味甘苦；归肺、肝经。

【药理功效】桑叶是辛凉解表药材中的常用之品。具有疏散风热、清肺平肝、止咳明目、凉血止血的功效。凡外感风热而致咳嗽、痰多色黄而黏、咽喉干痛、头重脚轻、心烦意躁等均适用。亦可用治肝热之目赤肿痛、头痛。本药常和菊花、薄荷等药材共用，以增强疗效。

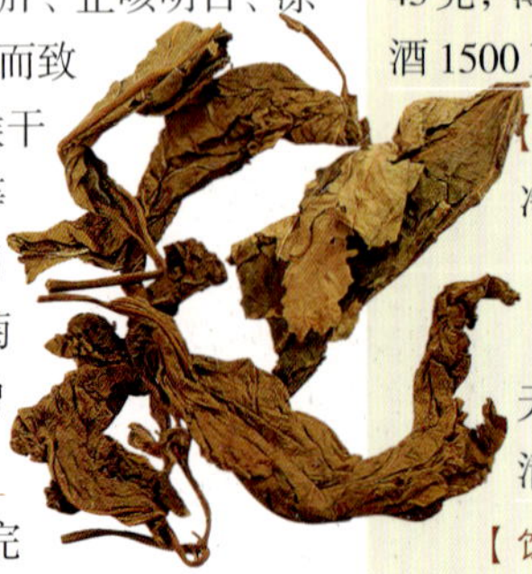

【选用加工】以片大而厚、完整、质脆、色黄绿、无杂质且经霜者为佳。入酒宜洗净晾干，一般研末或捣碎。

【养生忠言】未经霜者服用可引起呕吐，故胃肠虚寒者慎用，润肺止咳多用蜜制桑叶。

【药酒治疗坊】

桑菊薄荷酒

【配料】 桑叶、菊花、杏仁各45克，薄荷、甘草各15克，白酒1500克。

【制备】 以上诸药洗净，稍干后充分捣碎，纱布袋装好，扎紧口，浸入酒中，密封8～9天，开封取出药袋，澄清后饮用。

【饮服】 冷服。每天早晚各1次，每次15～20毫升。

【功效】 疏散风热。主要适用于初发时的风热感冒、咳嗽头痛等。

葛根

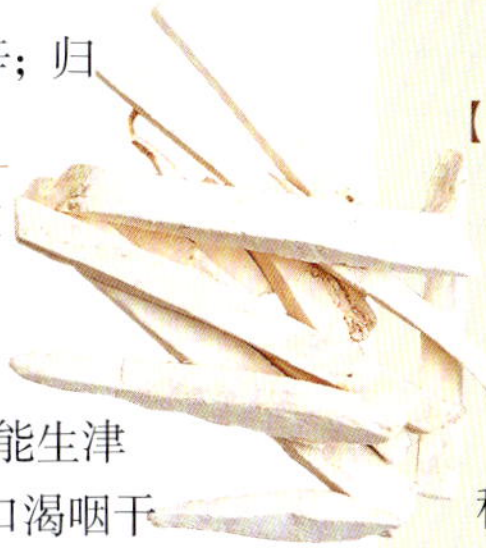

【性味归经】性凉，味甘辛；归脾、胃经。

【药理功效】本药辛凉能散解肌肉与经络之邪，如风热感冒引起的颈项强硬、脖子麻木、肿痛等；甘凉能生津止渴，加上主入中焦，对口渴咽干属热病伤津者均适用。并能升阳止泻，用治湿热泄泻或脾虚泄泻。药理表明对麻疹、风疹初起症状，能起到有效抑制的作用。

【选用加工】以根条粗匀、皮薄肉实、断面白亮、质柔、味甜者为佳。入酒时常研为粗颗粒，也可捣碎。

【养生忠言】津液稀少者不宜；本品煨用时治脾虚泄泻效果更好。

【药酒治疗坊】

葛根二枝酒

【配料】葛根、鸡血藤各60克，桂枝23克，桑枝、桃仁各30克，甘草、川牛膝各15克，白酒2500克。

【制备】以上各药洗净，稍干后研为粗颗粒状，纱布袋装好，扎紧口，浸于白酒中，密封18～20天（期间每天摇晃1次），开封取出药袋，澄清后饮服。

【饮服】冷服。每天早晚各1次，每次30毫升。

【功效】舒经通络，活血祛风。主要适用于颈椎病而致的上肢麻木、关节活动不利、头晕头痛等症。

牛蒡子

【性味归经】性寒，味苦辛；归肺、胃经。

【药理功效】牛蒡子是常用的辛凉散热药材，有疏风清热、解毒透疹的作用。主要适用于风热引起的感冒、咳嗽痰多、咽喉肿痛等。另外又能有效消肿、解毒，对小儿麻疹初期出疹不畅、风热疮疡肿毒及腮腺炎等有很好的作用。现代药理研究证实对猩红热有一定的预防功效。

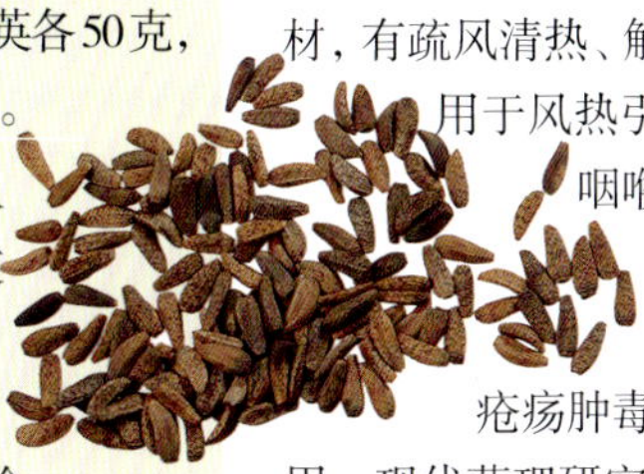

【选用加工】以颗粒粗大、均匀饱满、外皮呈灰褐色、香气浓厚者为佳。入酒时宜去杂，一般捣为碎末，也可取药煎液。

【养生忠言】体质偏寒、腹泻者不宜；另外食用生牛蒡子时宜捣碎，便于药效释放。

【药酒治疗坊】

牛蒡金蒲酒

【配料】牛蒡子、连翘、菊花、羌活各15克，金银花、蒲公英各50克，薄荷10克，黄酒500克。

【制备】以上诸药放入砂锅内，加水500克，文火慢煮至一半，倒入黄酒，密封继续加热至沸腾，候凉后过滤除去药渣，装瓶即可。

【饮服】冷服。每天3次，每次100～130毫升。

【功效】清热解毒，祛风解表。适用于腮腺炎、流行性感冒、风热感冒、上呼吸道感染和急性扁桃体炎。

利水渗湿药材

通草

【性味归经】性微寒，味甘而淡；归肺、胃经。

【药理功效】本药性寒而能清热，甘淡则能渗利，为通乳、通淋、通窍的常用药材。多用于治疗产妇的乳汁不通即乳闭症，常配伍穿山甲、猪蹄同煎。对于湿热下注引起的小便不利、下肢水肿等能有效除湿热、化水肿。药理证实还可有效促进乳房的发育。

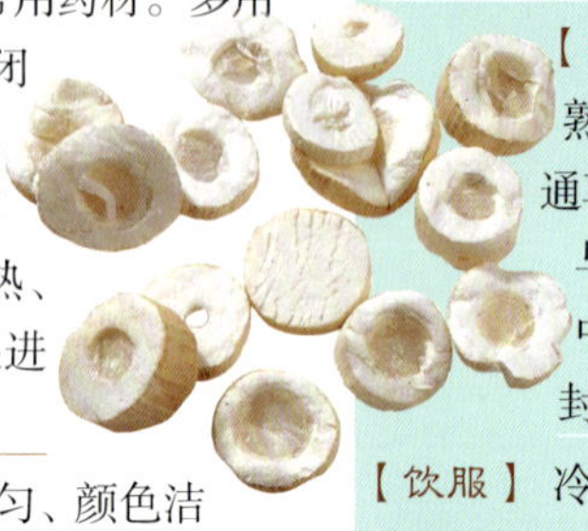

【选用加工】以枝干、条粗均匀、颜色洁白无瑕、心空有弹性者为佳。入酒时常研为粗末，也可切成薄片或小块等。

【养生忠言】气阴两虚者及孕妇慎用；另外体质较寒者不宜。

【药酒治疗坊】

通草催乳酒

【配料】通草45克，猪蹄3只，白酒750克。

【制备】新鲜猪蹄熟炙，切为细小块，通草洗净去杂，切碎，与猪蹄一起放于酒中，密封5~7天，开封后取酒液饮服。

【饮服】冷服，可同食猪蹄。每天2~3次，每次饮酒40~50毫升。

【功效】催乳。主要适用于产后缺乳。

【药酒治疗坊】

薏苡仁药酒

【配料】薏苡仁、芡实各38克，白酒750克。

【制备】两药洗净，沥干水分，浸于白酒中，密封15~17天，启封除去药渣，过滤，澄清即可。

【饮服】冷服。每天2次，每次15毫升。

【功效】补中健脾，利湿除痹。适用于脾虚湿盛所致周身痹痛、腹泻腹痛、消化不良、水肿等症。

薏苡仁

【性味归经】性微寒，味甘而淡；归脾、胃、肺经。

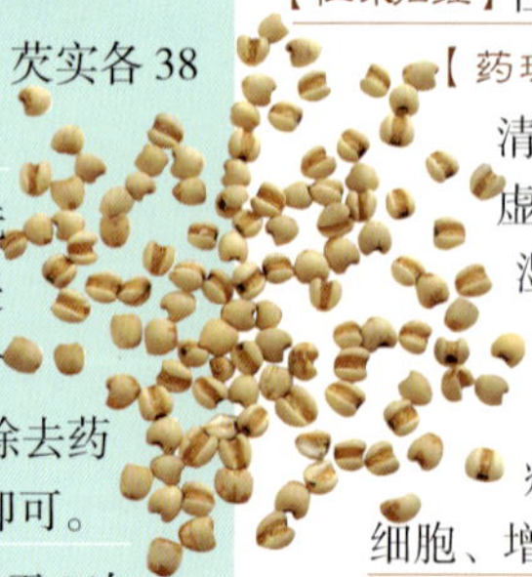

【药理功效】本药功效以渗湿消肿痛、清热祛风湿、除邪健脾胃为主。凡脾虚有湿之胸闷、腹胀、腹泻，以及水湿内盛之水肿脚气、小便不利、关节痹痛、肌肉拘挛均适用。借其消痈排脓作用，亦可用治肠痈、肺痈。现代药理还证实能有效抑制癌细胞、增强免疫力、美容等。

【选用加工】以颗粒均匀、饱满、颜色白亮、无霉变者为佳。入酒时宜洗净拣去杂质与破烂者，可研为粗末、捣碎或浸软后直接浸酒。

【养生忠言】据医学研究表明，此药会抑制受精卵形成、兴奋子宫，故孕妇不宜；另外津液不足者慎用。

茯苓

【性味归经】性平，味甘而淡；归心、脾、肾经。

【药理功效】茯苓是利湿健脾、宁心安神的良药。善于治疗心脾两虚、气血不充引起的失眠健忘、头晕头痛、心神不宁以及脾失健运、水湿内停导致的消化不良、食少脘闷、腹胀腹泻、便溏、小便不利等。白茯苓长于化痰饮，赤茯苓侧重利水消湿，茯苓皮偏于利水消肿，茯神强于安神。

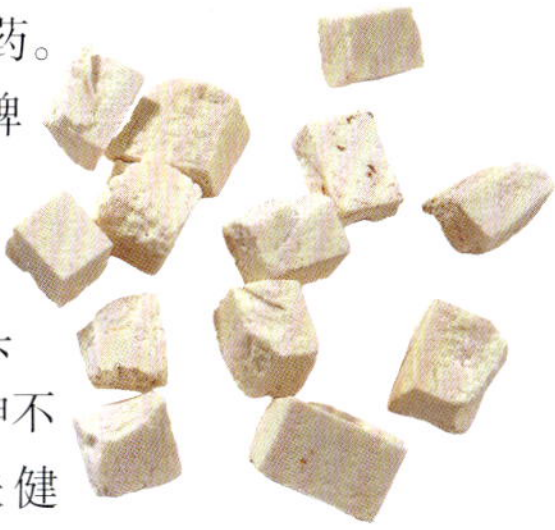

【选用加工】以体肥坚实、外皮棕褐而有光泽、断面粉白细腻、皱纹深而无裂缝、黏力强者为佳。入酒时一般先洗净，捣为粗末，或研为细小颗粒。

【养生忠言】凡虚寒较盛、精滑者忌用。

【药酒治疗坊】

茯苓人参安神酒

【配料】茯苓、白术、生地黄、当归各46克，人参30克，白芍38克，川芎23克，龙眼肉92克，冰糖76克，白酒1500克。

【制备】诸药研为粗末，浸于酒中，加入冰糖搅拌均匀，密封10～13天，开封后取澄清酒液饮用。

【饮服】温服。每天2次，每次15毫升。

【功效】补气益血，宁心安神。适用于心脾两虚、气血不足所致精神萎靡、心悸气短、失眠健忘等。

淡竹叶

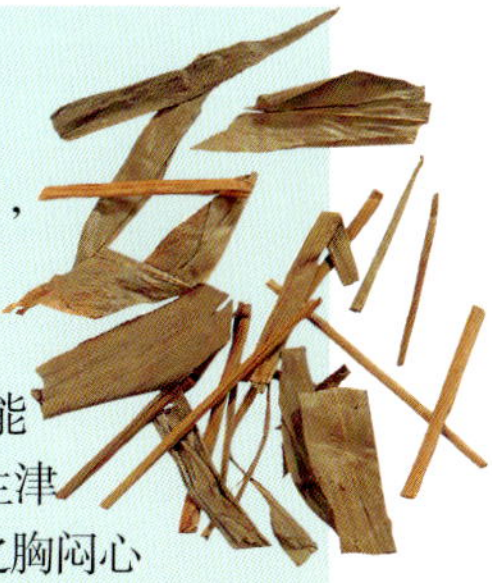

【性味归经】性寒，味甘淡；归心、胃、小肠经。

【药理功效】本药能清心、通淋利尿、生津止渴。对心火亢盛之胸闷心烦、心神不宁、口干口渴、口舌生疮，湿热之尿赤、小便疼痛、排尿不畅、水肿黄疸等能有效治疗。药理表明还能有效抗菌消炎，能大大改善咽喉炎、口腔炎、尿道炎等炎症。

【选用加工】以叶片宽大、无根及花穗、质干身轻、颜色青绿者为佳。入酒时宜去除杂质，加工成粗末，或者加水适量煎取药汁。

【养生忠言】寒性体质和孕妇忌用。

【药酒治疗坊】

淡竹叶酒

【配料】淡竹叶200克，糯米2000克，酒曲80克。

【制备】淡竹叶放入砂锅中加水6斤，文火加热煮至一半时再加水6斤，再次煎煮至3斤，把两次的煎煮液混合均匀；糯米浸泡一天，蒸熟候凉拌入酒曲末，放于容器中，加入淡竹叶的煎煮液，充分搅拌，置于较温暖的地方，密封发酵10～15天，开封除去酒糟，过滤提取药酒液装瓶即可。

【饮服】冷服。每天2～3次，每次25～45毫升。

【功效】清心利尿。主要适用于口疮。注意：服用本酒时忌食辛辣油炸炙烤食品。

消食药材

山楂

【性味归经】性微温，味甘酸；归脾、胃、肝经。

【药理功效】山楂是居家备受喜爱的消食开胃佳品。尤善消除各种肉食性及脂肪过多而致的食积食滞，如食积不化、恶心呕吐、腹胀腹满、便溏等。对女性血瘀腹痛，产后恶露不停等有活血、通络、止痛的效用。药理证实可用于治疗高血压、高血脂、冠心病、肥胖症等。

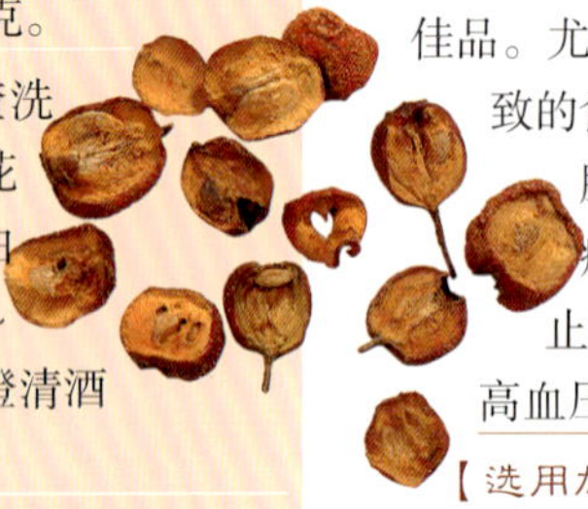

【选用加工】以个大、肉厚、核小、表皮棕红、香味浓者为佳。入酒时宜洗净去核沥干，一般捣为粗粒，也可切成薄片。

【养生忠言】脾胃无积滞、脾虚胃弱、消化性溃疡和龋齿者忌用；胃酸分泌过多者慎用。

【药酒治疗坊】

山楂红花酒

【配料】山楂45克，红花90克，白酒750克。

【制备】山楂洗净捣碎，与红花一起浸泡于白酒中，密封7～9天，开封取澄清酒液饮用。

【饮服】冷服。每天早晚各1次，每次20～30毫升。

【功效】活血化瘀。女性月经量少者宜饮。

麦芽

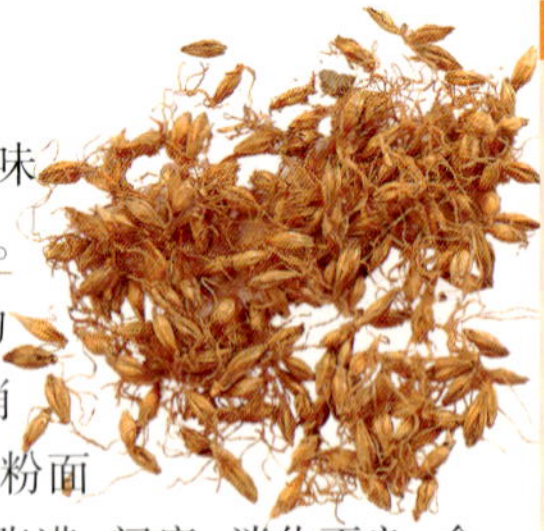

【性味归经】性平，味甘；归脾、胃、肝经。

【药理功效】麦芽功效为健脾开胃、消食化积。特别对淀粉面食积滞造成的胃脘胀满、闷痛、消化不良、食少欲差等效果甚佳。兼能疏肝回乳，常用于对妇女乳汁分泌不止、乳房胀痛等的治疗，另外对脾虚引起的呕吐、腹泻也能有效改善。药理表明能有效抑制肥胖。

【选用加工】以颗粒大而均匀、芽完整饱满、颜色橙黄、质干无霉烂者为佳。入酒时宜炒后加工成粗末，也可捣碎。

【养生忠言】本药有断乳作用，哺乳期妇女忌用；无食积者慎用。

【药酒治疗坊】

麦芽消积酒

【配料】人参、黄芪、白术、茯苓、山药、当归、白芍、熟地黄各30克，木香、陈皮、川芎各20克，炒麦芽18克，肉桂、五味子各12克，50度白酒1000克。

【制备】以上诸药研为粗末，纱布袋装好，扎紧口，浸于白酒中，密封21～25天（期间每天摇晃2次），开封后取出药袋，澄清即可。

【饮服】冷服。每天2次，每次5毫升。

【功效】益气血，促脾运。主要适用于小儿疳积（消瘦、发焦无光泽、精神不振、饮食异常等）。

神曲

【性味归经】性温，味辛、甘；归脾、胃经。

【药理功效】本药富含酵母菌、淀粉酶、脂肪油、维生素B等物质。和胃健脾、消食化积能力较强，主要适用于各种食积不消的病症，如胃脘痞满胀痛、消化不良、食少欲差、腹泻肠鸣等，对脾胃不和引起的食积食滞、小儿疳积等也有很好功效。另外辛散又具有一定的解表功能，对外感风热、风寒而致的感冒兼食滞者也有改善作用。

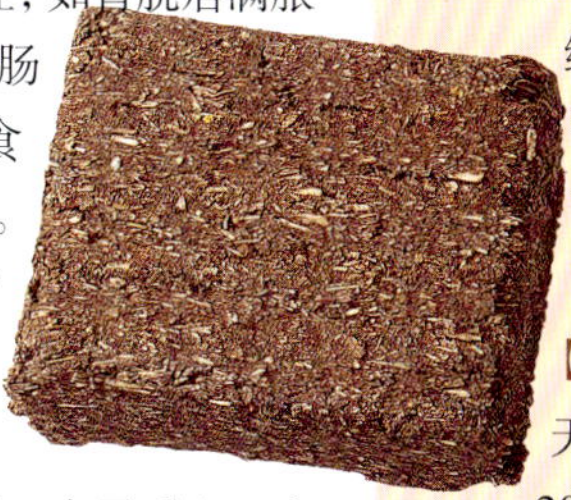

【选用加工】以块大均匀、饱满、身干质坚、表面覆满淡黄色或米黄色细小颗粒、有淡黄色菌丝的干燥体者为佳。入酒宜研为碎末，加热炒至微具焦香气或直接浸酒。

【养生忠言】脾胃虚弱者慎用。

【药酒治疗坊】

神曲酒

【配料】神曲45克，白酒500克。

【制备】神曲研为碎末，用绢布包好，浸于白酒中，密封8～10天，开封后取澄清酒液饮用。

【饮服】冷服。每天早晚各1次，每次20～30毫升。

【功效】健脾开胃，消食化滞。适用于消化不良、胃腹痞满、胀痛腹泻、反胃恶呕等。

润下药材

火麻仁

【性味归经】性平，味甘；归脾、胃、大肠经。

【药理功效】本药性平和而富油脂，具有滋阴润燥、通便的功能。适用于老年人体衰、津血不足以及体虚者习惯性便秘，热病后气血阴亏、妇女产后血虚津枯之便秘。

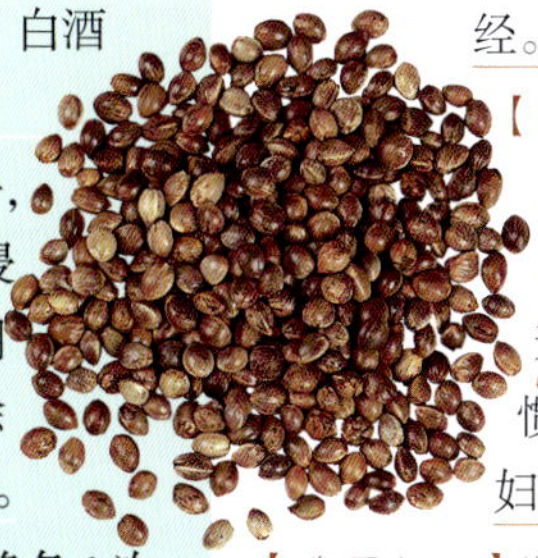

【选用加工】以粒大身干、饱满均匀、色黄而种仁白、无杂质、无破碎者为佳。入酒时宜洗净，捣碎或者研末。

【养生忠言】肠胃实热便秘者不宜。

【药酒治疗坊】

麻仁酒

【配料】火麻仁375克，白酒750克。

【制备】火麻仁用水洗净，稍干后捣为粗末或粗粒，浸入酒中，密封4～5天（期间每天摇荡1次），开封除去药渣，过滤澄清后饮用。

【饮服】冷服。每天早晚各1次，每次25～30毫升。

【功效】润肠通便。适用于产后便秘、小腹胀痛、身体疲倦、腰膝酸软等。

黑芝麻

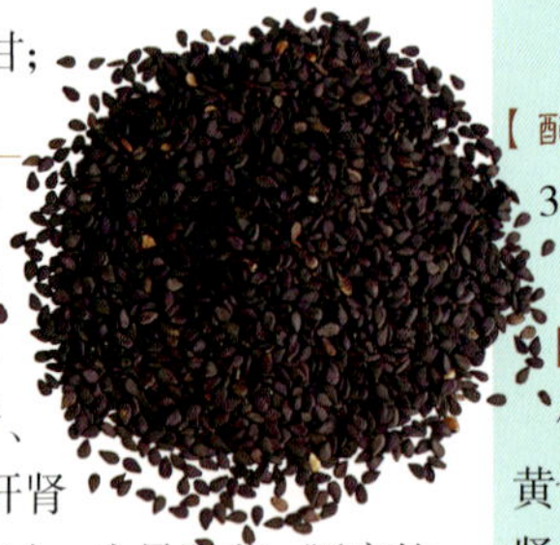

【性味归经】性平，味甘；归肝、肾、大肠经。

【药理功效】黑芝麻性平力和、甘温香润、营养丰富，为滋补佳品，具有养精益血、滋肝补肾、润肠通便的功效。凡肝肾精血亏虚引起的肢体无力、头晕眼花、腰痿软痛、睡眠不安及肠燥大便干结等症均适用。最适于慢性病见便秘患者长久服用。

【选用加工】以颗粒均匀、饱满、色乌黑富光泽、香浓无杂质者为佳。入酒应充分洗净除去空瘪者及杂质，一般研为细末或微炒后捣碎。

【养生忠言】脾胃功能不佳、外感风寒而大便稀泄者不宜。

【药酒治疗坊】

黑芝麻地黄酒

【配料】黑芝麻、生地黄各300克，薏苡仁45克，白酒1500克。

【制备】黑芝麻炒香、薏苡仁炒至微黄，二药捣碎；生地黄切碎。一起装入纱布袋中，扎紧口，放入酒中，密封12天，开封取出药袋，澄清即可。

【饮服】冷服。每天早晚各1次，每次15～25毫升。

【功效】滋肝益肾，祛湿除痹。适于肾虚风湿所致痹痛、腰膝酸软、精神萎靡、失眠健忘等。

蜂蜜

【性味归经】性平，味甘；归肺、脾、胃、大肠经。

【药理功效】蜂蜜为居家常用的食品兼药品。性平而贯穿三焦六腑，甘能润肺止咳和滑肠通便，平能补脾胃而益中气，又能止痛解毒。对上虚肺燥久咳、咽干无痰、气短无力；中虚脾胃疼痛、食少无欲；下虚肠燥便干、便血等证能上下兼顾，理气润燥，生津养血，疗效显著。

【选用加工】以质柔黏稠、油性充足、颜色黄亮、味甜纯正、无臭无杂者为佳。入酒前可加水加热煮溶，也可直接与药材冷浸。

【养生忠言】本药可助湿阻中，故湿盛中满和腹泻便溏者不宜。

【药酒治疗坊】

蜂蜜香柚酒

【配料】蜂蜜225克，香柚3个，黄酒750克。

【制备】香柚去除外皮和内核，切成细小碎块，放入白酒中，密封浸泡一个晚上，再用文火加热煮烂；蜂蜜加水适量溶化，倒入上述酒中，充分搅拌，静置候凉后即可。

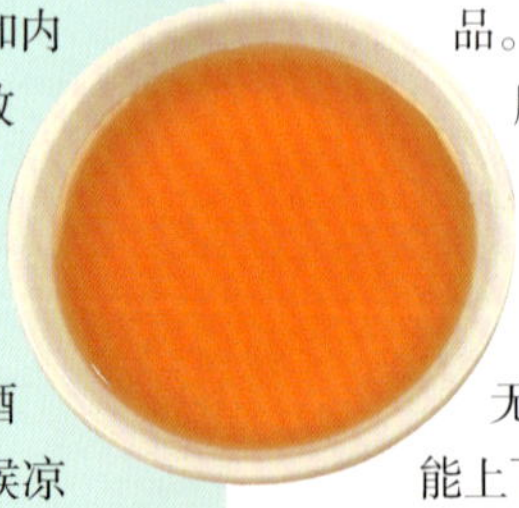

【饮服】冷服。每天2～3次，每次15～20毫升。

【功效】理气舒胸，润肺止咳。适用于肺燥气滞所致胸腹闷痛、腹胀胃痛、咳嗽痰少、食欲减退、头晕等。

芳香化湿药材

砂仁

【性味归经】性温，味辛；归脾、胃、肾经。

【药理功效】砂仁有“醒脾调胃要药”的美名。是行气健脾、化湿开胃的良药，主要适用于脾胃湿阻气滞导致的腹脘胀痛、食欲不佳、恶心呕吐、胸胁闷胀、腹泻等。本药还是妇女妊娠期间湿滞气阻之胎动不安、逆呕而不思饮食的常用药，配合其他补气血之药，效果更佳。

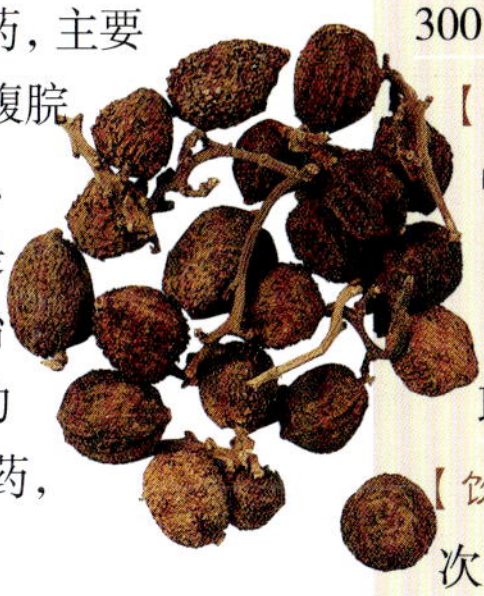

【选用加工】以个大均匀、肉实质坚、香浓、种仁色红棕、用手搓之果皮不易掉者为佳。入酒时先洗净，稍干后研为粗末或捣为细粒均可。

【养生忠言】凡阴虚而血燥者慎服。

【药酒治疗坊】

砂仁药酒

【配料】缩砂仁36克，黄酒300克。

【制备】砂仁洗净，放锅中炒熟，研为粗末，装入纱布袋中，扎好口，浸于酒中，密封3~4天，开封后取出药袋，静置即可。

【饮服】温服。每天2次，每次10~15毫升。

【功效】行气开胃，温中消食。适用于脾胃气滞、湿滞所致食欲不振、腹泻、小便短红，心烦易怒等。注意：阴虚、实热者忌用。

厚朴

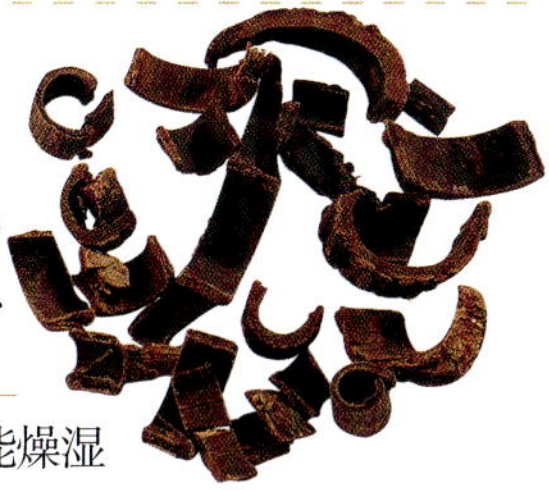

【性味归经】性温，味苦辛；归脾、胃、肺、大肠经。

【药理功效】本药温能燥湿而辟秽浊，苦降下气而止喘咳，辛散行气而除胀满，是消积、除满、化湿的要药。入上可治咳嗽多痰、胸闷、咽有异物感等；入下可治腹满痞胀、胃腹疼痛、便秘等。现代药理表明还能有效预防血管堵塞。

【选用加工】以皮厚肉细、香气浓郁、断面紫红而有光泽、油性足、嚼之少渣者为佳。入酒时宜捣为粗粒或研为粗末。

【养生忠言】本品下行破气，故孕妇忌用；脾胃虚寒、腹泻者不宜。

【药酒治疗坊】

厚朴肉桂酒

【配料】肉桂、厚朴各30克，黄酒500克。

【制备】厚朴捣碎，装入砂锅内倒入黄酒，文火加热煎煮5~7分钟，过滤除去药渣，提取药汁备用；肉桂加工成细末，放入药汁中，充分搅拌均匀，静置一天一夜即可。

【饮服】冷服。每天早晚各1次，每次55毫升。

【功效】行气温经化湿。适用于肾虚带下、腰膝酸软无力、心烦躁怒、头晕眼花、耳鸣心慌等症。

【药酒治疗坊】

草果山楂酒

【配料】草果、山楂各75克，白酒750克。

【制备】草果洗净捣碎；山楂洗净切成薄片。一起浸入白酒中，密封8～10天，开封后除去药渣，过滤澄清即可。

【饮服】温服。每天2次，每次15毫升。

【功效】温中开胃，消食化积，理气除燥。适用于脾胃寒湿引起的食积不化、呕逆反胃、头晕等症。注意：凡外寒而内有实热者不宜。

草果

【性味归经】性温，味辛微甘；归脾、胃经。

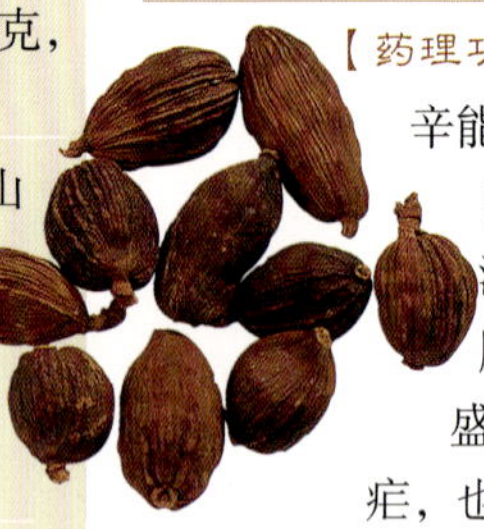

【药理功效】此药温可除湿浊之邪，辛能散瘀寒之痛。主要适用于脾胃寒湿引起的腹脘疼痛、胀满积食、消化不良、呕逆舌腻、腹冷腹泻等症，对寒湿较盛的疟疾和秽浊湿邪所致的瘴疟，也有很好的温中暖胃、化痰止疟的作用。是一味不可多得的芳香辟秽止疟的要药。

【选用加工】以个大饱满、质坚肉实、表面红棕、无破烂者为佳。入酒宜洗净晾干，捣碎、研末，或直接浸泡均可。

【养生忠言】阴血燥热者慎用。

收涩药材

芡实

【性味归经】性平，味甘、涩；归脾、肾经。

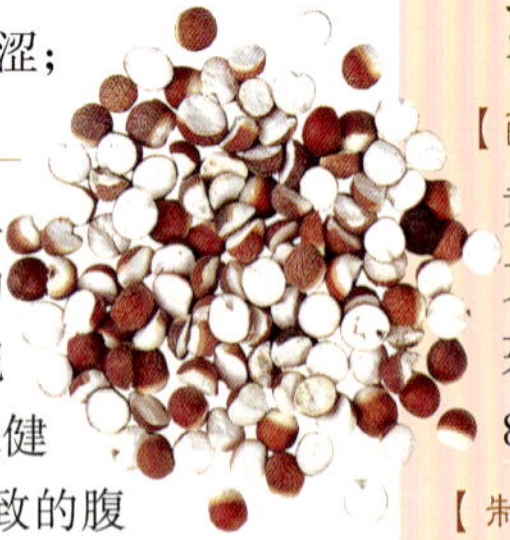

【药理功效】芡实能固精止泻止带，是治肾阳元不固的常用药材。据《本草纲目》记载，此药集食用、药用、保健性于一体。凡脾肾虚弱所致的腹泻、便溏、男子遗精、遗尿、尿频、女性带下、尿失禁等均适用。常服能养心安神、延年益寿。

【选用加工】以颗粒均匀饱满、色白质坚、粉性足、无杂质、气淡无味者为佳。入酒时常研为粗末状（可直接生研，也可微炒后研）。

【养生忠言】体质燥热、气胀郁气、便秘尿赤者忌用；另外煎煮药材时将其打碎效果更好。

【药酒治疗坊】

芡实当归补元酒

【配料】芡实、当归、熟地黄、补骨脂、枸杞子各40克，杜仲、甘草各27克，山茱萸、肉桂各20克，山药80克，50度白酒2000克。

【制备】上药研为粗末，纱布袋装好，扎紧口，浸于白酒中，密封22～25天（期间每天摇动1～2次），开封后取出药袋，澄清即可。

【饮服】温服。每天2～3次，每次15毫升。

【功效】滋补肾元，固脱。主要适用于子宫脱垂。

五味子

【性味归经】性温，五味兼有；归肺、心、肾经。

【药理功效】此药有南北五味子之分，中医药用主要是北五味子。能敛肺止咳、宁心安神，是常用的收涩类药材。主要适用于肺及肺肾两虚引起的咳嗽气喘、口干、盗汗、心悸失眠、男子遗精、尿多等。药理研究证实对腹泻、久痢也有一定的改善作用。

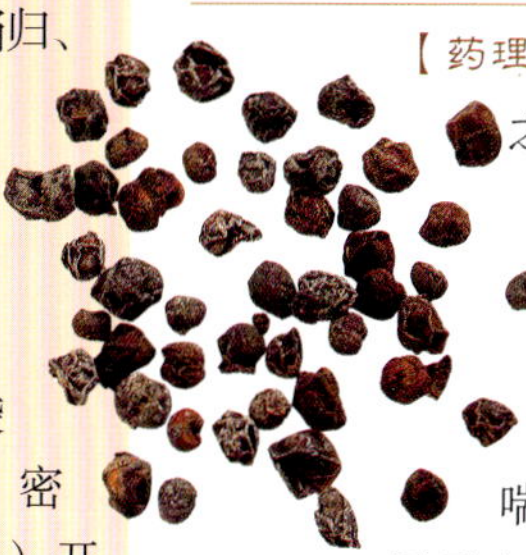

【选用加工】以颗粒较大、均匀、肉厚色紫红、富有油性及光泽者为佳。入酒时宜去除杂质，一般研为粗末或捣碎。

【养生忠言】咳嗽初期、麻疹不透的患者忌用。

【药酒治疗坊】

五味子参归养血酒

【配料】五味子、熟地黄、当归、麦门冬各27克，人参40克，淫羊藿20克，白酒2000克。

【制备】以上诸药用凉开水冲洗一遍，晾干后一起加工成粗末，装入纱布袋中，扎好口，浸于白酒中，密封32天（期间每天摇动1次），开封后取出药袋，澄清即可。

【饮服】冷服。每天2～3次，每次10毫升。

【功效】益气养血。适用于气血虚弱所致的神经衰弱、食少欲差、腹胀、月经不调等症。

莲子

【性味归经】性平，味甘涩；归脾、心、肾经。

【药理功效】《神农本草经》称之为“欢芝丹”，能养心安神延年，既是食疗佳品，又是养生良药。主要适用于脾胃虚弱所致的消化不良、食欲不振、腹痛腹泻等。对心肾两虚导致的心悸、失眠、男子遗精、滑精、女子带下、月经过多、崩漏和孕妇胎动不安等可有效改善。

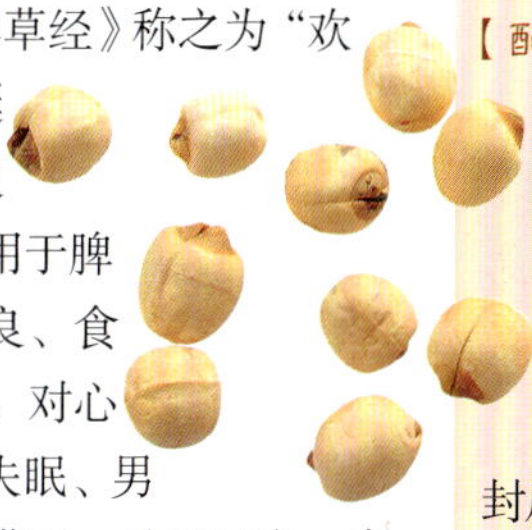

【选用加工】以个大饱满、颗粒均匀、质坚身干、色黄白亮者为佳。入酒时常捣碎或研为粗末。

【养生忠言】肠燥大便干结者慎用。

【药酒治疗坊】

莲药熟地酒

【配料】莲子（去心）、天门冬、麦门冬、生地黄、熟地黄、红枣、山药各30克，白酒1500克。

【制备】以上七味药材研为粗末或捣碎，浸于白酒中，密封15～17天（期间每天摇晃1次），开封后过滤除去药渣，澄清后饮用。

【饮服】冷服。每天2次，每次20～30毫升。

【功效】补肾养心，健脾益胃。适用于糖尿病、便秘、食欲不振、头晕眼花、易汗、须发早白等。

养心安神药材

柏子仁

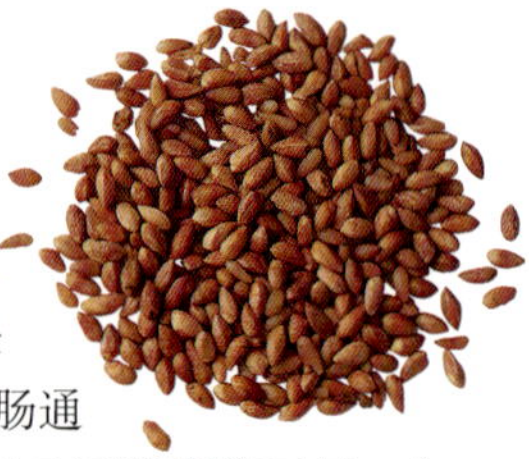

【性味归经】性平，味甘；归心、肾、大肠经。

【药理功效】柏子仁是养心血、安心神、润肠通便的常用药材。性平和而不伤阴阳正气，主要适用于心血不足所致的心悸、心惊、神经衰弱、失眠健忘、头痛头晕、心烦意躁，以及阴血不足、年老体衰或妇女产后血虚引起的便秘等症。

【选用加工】以子粒饱满、均匀、颜色嫩黄而无杂质、有丰富油性者为佳。入酒时宜洗净捣碎或研为粗末均可。

【养生忠言】脾胃虚寒之便溏者以及肺热多痰者均应慎服。

【药酒治疗坊】

柏子仁安神酒

【配料】麦冬48克，柏子仁、茯苓、当归、生地黄各24克，龙眼肉40克，白酒2000克。

【制备】以上诸药切碎，用绢布袋装好，扎紧口，浸于酒中，或碎后泡于酒中，密封26～30天，开封取出药袋，静置后饮服。

【饮服】冷服。每天2次，每次20～25毫升。

【功效】补血养心安神。适用于阴虚不足导致的心悸、健忘失眠、耳鸣眩晕、精神不振、胸中烦热、神经紊乱等症。

灵芝

【性味归经】性微温，味甘；归心、肺、肾经。

【药理功效】灵芝为滋补的名贵药材，主要功效有补肺益肾、止咳平喘、养心安神、健脾养胃。主要治疗慢性支气管炎、哮喘、食欲不振、神经衰弱、失眠多梦、冠心病、肝炎、高血脂等症。现代药理证实，可提高植物神经功能和增强肌体免疫力、美容养颜、延年抗衰等作用。

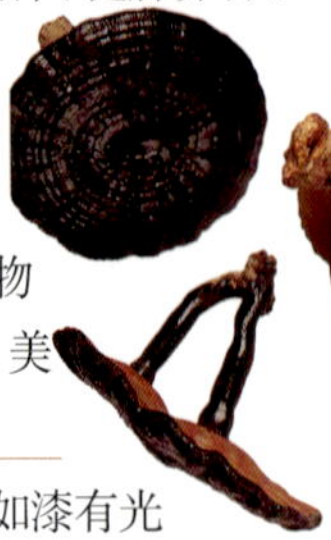

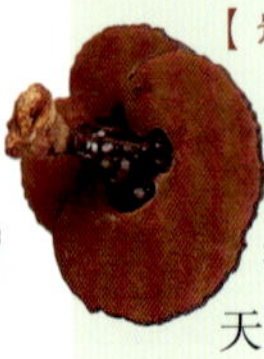

【选用加工】以皮壳坚硬，赤褐如漆有光泽，具环棱纹与辐射皱纹，边缘皮薄而平者为佳。入酒宜洗后晾干，切成薄片、小块或捣碎。

【养生忠言】畏茵陈蒿，不可与之同用；外感初起者不宜。

【药酒治疗坊】

灵芝人参酒

【配料】灵芝30克，人参13克，冰糖330克，白酒1000克。

【制备】灵芝与人参洗净，晾干后切片，与冰糖一起装入纱布袋中，扎好口，入酒，密封15天（期间每天摇动1次），开封取出药袋，取澄清液饮服。

【饮服】冷服。每天早晚各1次，每次20毫升。

【功效】补肺安神益精。适用于肺虚久咳、身体疲倦、食欲不佳、消化不良及失眠头晕等。

远志

【性味归经】性微温，味苦辛；归心、肾、肺经。

【药理功效】本药是通窍、安神、解郁的常用之品。主要治疗心肾不交引起的神志抑郁、心神烦乱、睡卧不安、失眠健忘及痰多阻滞心窍而致的心悸、癫痫等，还可有效改善咳嗽气喘和多痰等。另外对疮疡疖肿、乳痈等也有消肿除痛功能。

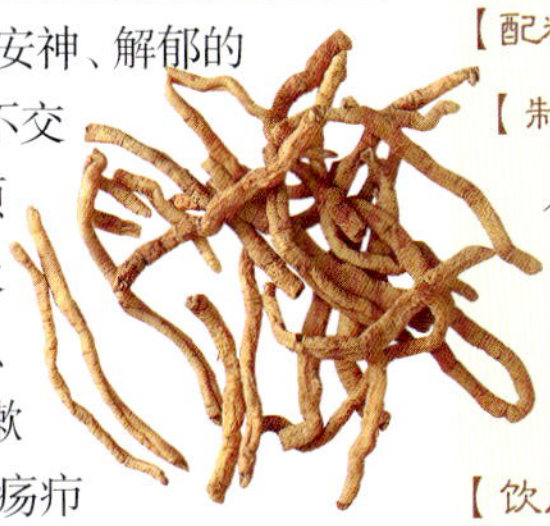

【选用加工】以根条粗长、肉实质坚、颜色黄褐、味苦而辣者为佳。入酒时宜捣碎或研为粗颗粒、粗末。

【养生忠言】感冒初起者、肺燥而咳嗽者慎用。

【药酒治疗坊】

远志酒

【配料】远志45克，白酒750克。

【制备】远志洗净，捣碎，浸入白酒内，密封7~9天（期间每天摇荡1次），开封后过滤除去药渣，取澄清酒液饮用。

【饮服】冷服。每天1次，每次15毫升。

【功效】解毒消肿，通窍安神。适用于痈疮而见发热恶寒、头痛、局部肿痛，以及失眠健忘、心悸等。

酸枣仁

【性味归经】性平，味甘微酸；归心、肝、胆经。

【药理功效】本药是常用的养心安神之药，具有养心血、安心神等功效。主要适用于心肝血虚引起的心烦意躁、心悸不宁、失眠虚汗等。另外味甘而能生津，酸而能收敛止汗，能有效改善自汗盗汗、津伤口渴等症。药理表明，酸枣仁可预防与治疗女性更年期综合征。

【选用加工】以颗粒饱满、粗大均匀、外皮紫红色、里面黄白色、无核壳者为佳。入酒时一般捣碎或研为粗末。

【养生忠言】大便泄泻者慎用；炒熟之枣仁不宜久存，以免影响或失去药效。

【药酒治疗坊】

人参酸枣仁酒

【配料】人参53克，酸枣仁14克，当归30克，桂圆肉、生地黄各27克，远志20克，冰糖50克，白酒2000克。

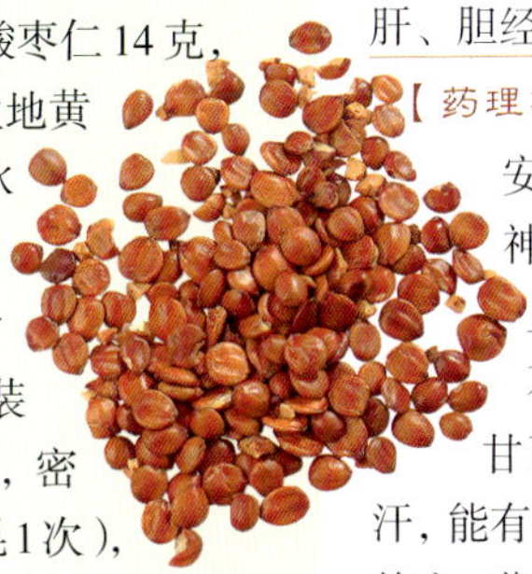

【制备】前六味药材捣为碎末，用纱布袋装好，扎紧口，浸于酒中，密封22天（期间每天摇晃1次），开封后取出药袋滤渣，冰糖煮溶趁热倒入酒液中，充分搅拌，静置后饮服。

【饮服】温服。每天2次，每次15~20毫升。

【功效】补气滋血，安神养心。适用于气血两虚所致的身疲乏力、食少欲差、精神不振、心烦不宁、失眠健忘、头晕等。

注意：不胜酒量者，可用黄酒代替。

止咳平喘药材

【药酒治疗坊】

人参枇杷酒

【配料】人参、炙枇杷叶、百合、茯苓、白术、地骨皮、炙百部各14克，五味子7克，大枣20克，甘草4克，50度白酒500克。

【制备】上述各药先研为粗末状，然后用纱布袋装好，扎紧口，浸于酒中，密封23天，开封取出药袋，澄清后即可饮服。

【饮服】冷服。每天1～2次，每次5～10毫升。

【功效】润肺健脾，益气止咳。主要适用于小儿百日咳。

枇杷叶

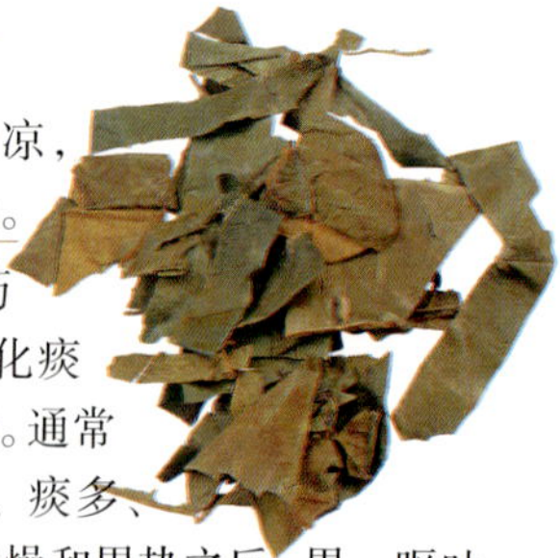

【性味归经】性凉，味苦；归肺、胃经。

【药理功效】本药具有清肺和胃、化痰止咳、止呕的功效。通常用于肺热之咳嗽、痰多、痰黏而黄、口干舌燥和胃热之反胃、呕吐、胃胀等，对改善慢性支气管炎也有显著功效。另外，还可有效杀灭蛲虫。

【选用加工】以叶大片厚、无破碎、无黄叶、颜色浅绿或红棕、身干无霉变者为佳。入酒时宜洗净刷去绒毛（生品），常研为粗末，也可切为细小片块状。

【养生忠言】胃寒呕吐和肺虚寒咳者不宜。

桔梗

【性味归经】性平，味苦辛；归肺经。

【药理功效】本药味辛能宣通肺气、止咳利咽，味苦能泄肺祛痰排脓。另外，还有升提功能，能使药力上行入肺，常用如“佐使”。凡痰多滞肺引起的咳嗽、咽喉肿痛、口干、声音变质、嘶哑，以及肺痈导致的胸脘胀闷、痰多而黏，或有脓血等症均适用。本药性平而不损阴阳正气，无论体寒质热均适宜。

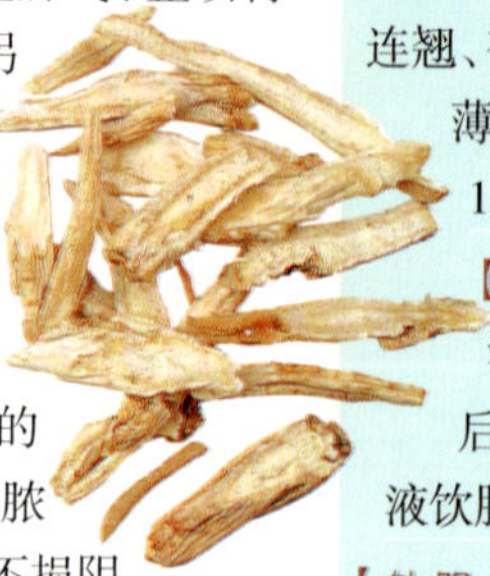

【选用加工】以根条粗匀、质干肉实、断面黄白、味苦而辛者为佳。入酒时常捣碎为末，也可切成薄片。

【养生忠言】凡津液受损、痰少者慎用。

【药酒治疗坊】

桔梗桑菊酒

【配料】桔梗30克，桑叶、菊花、连翘、杏仁各45克，白茅根50克，薄荷、甘草各15克，糯米酒1500克。

【制备】上药捣碎，浸于酒中，密封5～7天，开封后过滤除去药渣，取澄清酒液饮服。

【饮服】冷服。每天2次，每次15～20毫升。

【功效】清热，解毒，祛风。适用于初起时的风温病(发热轻、轻微恶寒、咳嗽、胸闷等)。

紫苏子

【性味归经】性微温，味辛；归肺、大肠经。

【药理功效】本药主入肺、大肠经，性降而降气平喘、温润而润肠通便，故功效为润肺止咳、通肠利便。主要适用于咳嗽、气喘、多痰和津枯肠燥便秘。另外对肺气和肠气郁滞而引起的胸闷气短、腹胃胀满、嗳气等也有一定的治疗与改善功能。

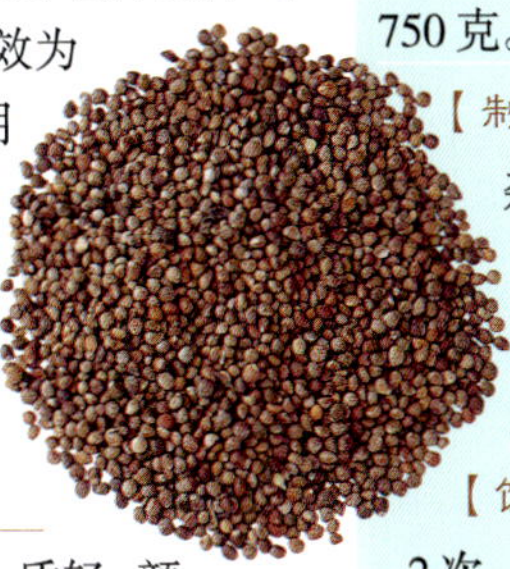

【选用加工】以颗粒均匀、饱满、质轻、颜色为紫褐或红褐色、表面有细纹、味辛辣者为佳。入酒时一般洗净去杂，捣为粗末。

【养生忠言】体质偏热者慎用。

【药酒治疗坊】

紫苏子酒

【配料】紫苏子90克，黄酒750克。

【制备】紫苏子洗净，去杂后研为粗末，浸于酒中，密封浸泡7～9天，开封后取澄清酒液饮用。

【饮服】温服。每天1～2次，每次20毫升。

【功效】理气开郁，化痰平喘。适用于呃逆、咳嗽痰多、哮喘、便秘等。

【药酒治疗坊】

枸杞参杏酒

【配料】枸杞子、生地黄各130克，人参27克，杏仁、茯苓各40克，麦门冬80克，白酒2000克。

【制备】枸杞子、生地黄和麦门冬用冷开水浸泡一天，捣碎取汁，杏仁除去皮尖，与人参、茯苓捣碎，一起放于白酒中，倒入药汁，密封10～13天（期间每天摇晃1～2次），开封后过滤除渣，澄清即可。

【饮服】冷服。每天2次，每次15毫升。

【功效】益气，填精，润燥。适用于气阴不足所致腰酸体倦、皮肤粗糙、头昏耳鸣、食欲不振、便结等。

杏仁

【性味归经】性微温，味苦，有小毒；归肺、大肠经。

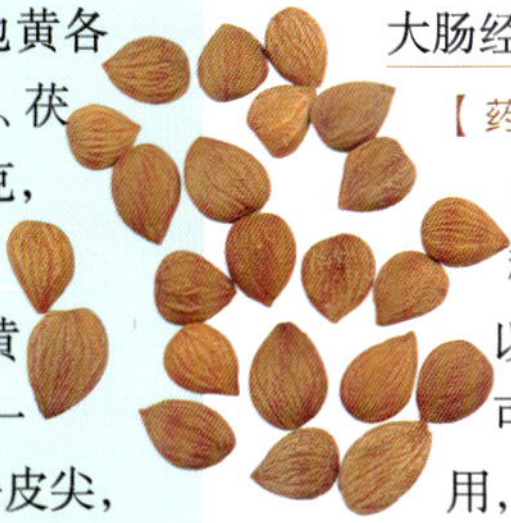

【药理功效】杏仁是止咳平喘的良药之一。能广泛应用于各种咳嗽气喘痰多证，尤其是以风寒咳嗽为胜。与桑叶配伍可改善风热咳嗽，与白果合用，可治疗虚咳之证。另外，此药质润而多脂，还兼有润肠通便的功能，可用于肠燥及肺气壅塞而致的大便干结、便秘的治疗。

【选用加工】以颗粒粗大均匀、果仁饱满色白、无霉蛀、无碎屑、苦味浓而不发油者为佳。入酒时宜去除皮尖（含有较大毒性）捣碎，也可研为粗末。

【养生忠言】阴虚咳嗽、大便溏泄者忌用；本品有小毒，不可使用过量。

百部

【性味归经】性微温，味甘而苦；归肺经。

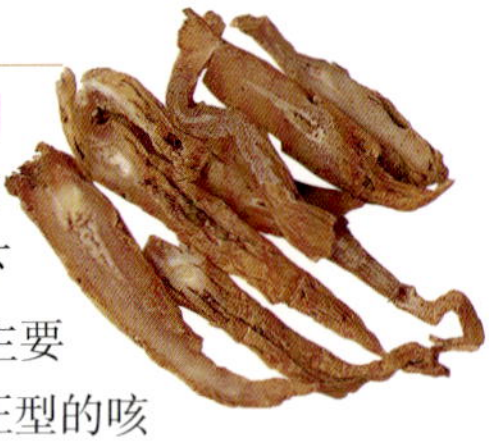

【药理功效】百部是止咳润燥、平喘下气的要药。主要适用于各种证型的咳喘，不论是长久未愈的咳嗽，还是由于虚劳而致的偶发性咳嗽；不论是外感引起的咳嗽，还是内伤痰滞而成的咳嗽，不论寒热均能有效治疗。此药的水煎液或酒精溶解液外擦可杀虱子，内服可驱逐蛲虫。

【选用加工】以根块粗大均匀、肉厚皮薄、表面淡棕黄色、断面中心部位有白色棉絮状肉团者为佳；入酒时宜洗净切成薄片，也可研为粗末或捣为粗粒。

【养生忠言】阴虚火旺者慎用。

【药酒治疗坊】

百部润肺酒

【配料】百部90克，白酒750克。

【制备】百部洗净，稍干后切成薄片，放于锅内文火加热微炒，浸于白酒中，密封8～9天，开封后取澄清酒液饮用。

【饮服】温服。每天2～3次，每次10～15毫升。

【功效】润肺止咳，利气杀虫。主要适用于症状较轻的肺结核。

注意：凡脾胃虚弱、便溏者慎用。此酒每次不可饮用过量。

白果仁

【性味归经】性平，味苦、涩、甘，有小毒；归肺经。

【药理功效】本药为止咳平喘药。主要适用于咳嗽、痰多痰黏、气喘等。另外，味涩长于收敛，常用于收涩止带，对遗尿、尿浊尿频、男子遗精、女子赤白带下、带浊等也能改善治疗。药理研究证实对急、慢性支气管炎、肺结核有一定的缓解与治疗功能。

【选用加工】以颗粒均匀、粒大、外壳色白、种仁黄亮饱满者为佳。入酒时常研为粉末状，也可捣碎。

【养生忠言】本品有小毒，不可久服或生用，宜蒸或煮熟后用。入药时要去除内皮；另外肺燥咳嗽者慎用。

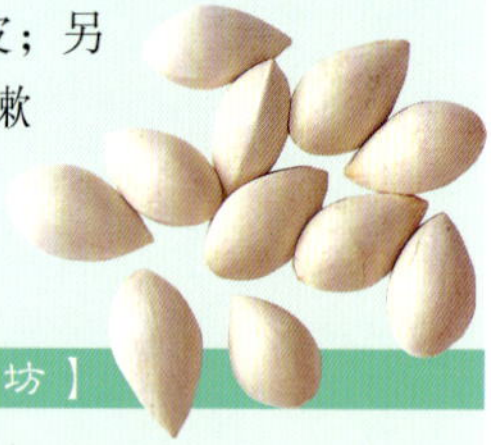

【药酒治疗坊】

白果仁酒

【配料】白果仁200克，白酒250克。

【制备】白果仁洗净，稍干后研为细粉末状，装瓶备用。

【饮服】冷服。每天2次，每次取药末10克，加白酒15克冲服。同时可取药末20克和适量低度（30～40度）的白酒，一起调匀，外敷于患部，每天1次。

【功效】敛疮排脓止痛。适用于乳腺炎。

清热凉血药材

赤芍

【药酒治疗坊】

芍药生姜酒

【配料】芍药30克，生姜60克，黄酒150克。

【制备】生姜洗净捣碎，芍药洗净切成薄片，放于锅内文火加热微炒，加入生姜与黄酒一起煎煮2分钟，离火后除去药渣，提取药汁饮用。

【饮服】温服。每日1剂。

【功效】舒肝缓急止痛。主要适用于痢疾之身体发热、腹痛腹泻等。

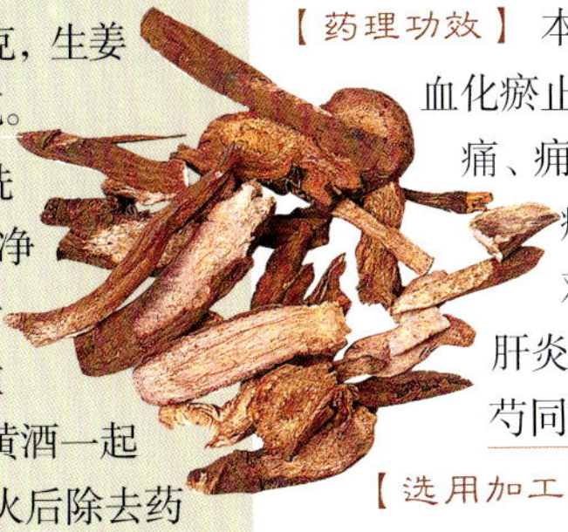

【性味归经】性微寒，味苦；归肝经。

【药理功效】本药性寒清凉专入血分，能凉血化瘀止痛，对肝火盛之目赤肿痛、肝痛、痈肿疮疡、妇女痛经、闭经和腹痛等非常适用。现代药理表明对冠心病、肺心病和急性黄疸肝炎等有良好治疗功能。赤芍与白芍同源，白芍侧重于养血补肝。

【选用加工】以根条粗长、肉实、色暗黄、断面浅黄白亮者为佳。入酒一般切片或捣为碎末。

【养生忠言】不可与藜芦同用；另外寒盛者慎用。

地骨皮

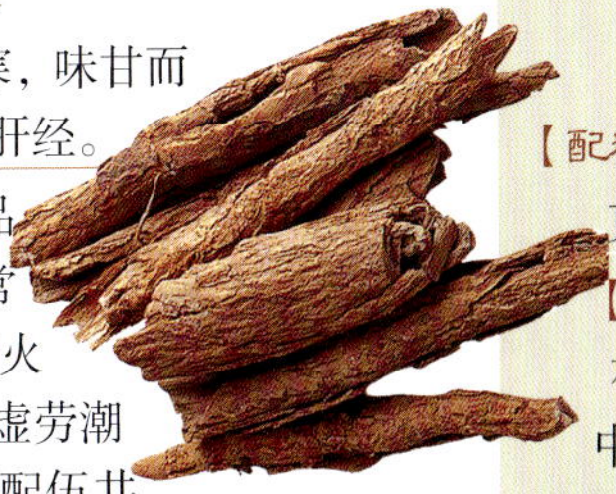

【性味归经】性寒，味甘而淡；归肺、肾、肝经。

【药理功效】此品是清肺止咳的常用药材。能清肺火和养阴退热，治虚劳潮热，常与鳖甲等配伍共用。治肺热咳嗽，常与桑白皮同用。入肝经，色黄而赤可行血分，对血热妄行能起到一定的凉血功能。与海桐皮、甘草、生地黄等合用，可祛风、通络、除痹，用于治疗风湿痹痛。

【选用加工】以根条粗匀、质干身轻、外皮色黄而赤、无腐烂、甜味突出者为佳。入酒时常加工为粗末、研为粗颗粒，也可切成短段，或者直接浸酒。

【养生忠言】阳虚、气虚发热者慎用。

【药酒治疗坊】

地骨皮酒

【配料】地骨皮、生地黄、甘菊花各70克，糯米2000克，酒曲120克。

【制备】三药研为粗末，装入纱布袋，扎紧口，置于一大容器中，加水5千克，用文火慢煮至一半时离火；糯米浸泡一天，蒸熟，与酒曲（研为细末）一起倒入含有药渣的煎煮液中，充分搅拌，置于较温暖的地方，密封12～15天，开封沥去酒糟与药渣，药酒液装瓶即可。

【饮服】温服。每天3次，每次15～30毫升。

【功效】滋阴养血，补身延年。适用于老年体虚所致的视力障碍、身体虚弱、夏季发热不适、口渴、高血压、眩晕等。

【药酒治疗坊】

生地桂圆酒

【配料】生地黄、熟地黄、大枣各75克，桂圆肉375克，黄酒1500克。

【制备】上药洗净，放入砂锅内，加水（以漫过药面10厘米为宜），用文火慢煮5～7分钟，离火，凉后倒入黄酒中，密封30天，开封饮用。

【饮服】冷服。每天3次，饭后服用，每次20～25毫升。

【功效】滋阴补血。适用于缺铁性贫血而见身疲力倦、头晕头痛、心悸气急、食欲减退、腹胀等。

生地黄

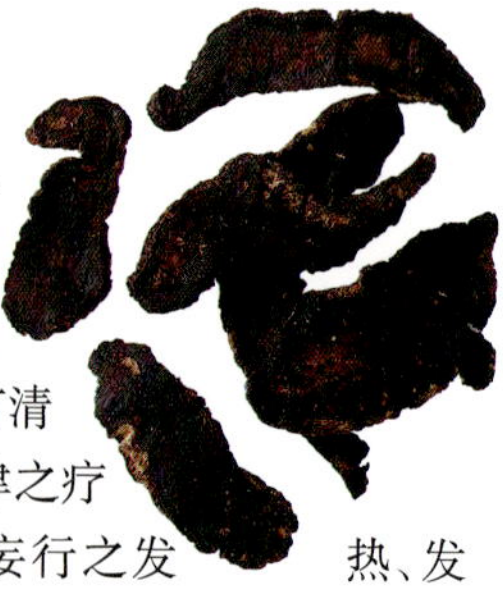

【性味归经】性寒，味甘苦；归心、肝、肾经。

【药理功效】本药有清热凉血、养阴生津之疗效。常用于血热妄行之发热、发斑出血等，以及阴虚火旺之口渴咽干、头晕眼花。

【选用加工】以质重肥大、色乌黑有柔润光泽、无腐烂者为佳。入酒一般加工成薄片（最好能去掉外皮），也可捣碎成泥状。

【养生忠言】脾虚腹胀、便溏者不宜，肠胃功能欠佳者慎用。

攻下药材

大黄

【性味归经】性寒，味苦；归脾、胃、大肠、肝、心包经。

【药理功效】本药寒凉可清热泻火、凉血，苦降能下行通便，兼入肝经而行血分，又有一定的活血止血功能，是常用的攻下类药材之一。对胃、大肠实热导致的腹痛、便秘，能有效刺激大肠，增加水分，从而促进排便和止痛。其活血解毒力优，又可用于湿热发黄、肠痈以及跌打瘀肿疼痛。药理还证实，大黄能有效降低体内胆固醇和三酸甘油脂含量。

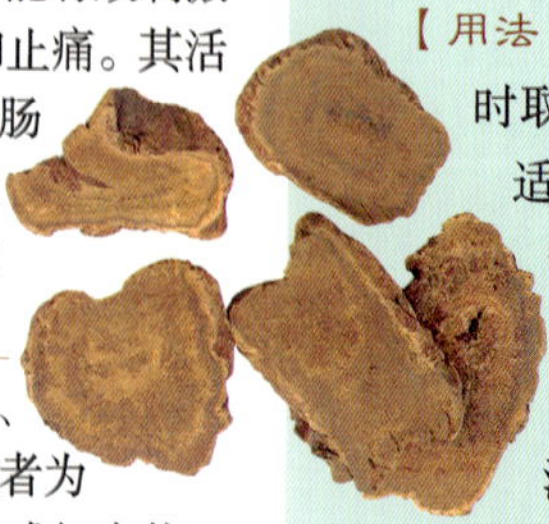

【选用加工】以肉实质干、颜色红棕、有油性、气味清香、味苦而又不涩者为佳。入酒时宜去杂，常加工为粗末或细末状。

【养生忠言】孕妇及哺乳期、行经期女性忌用；脾胃虚弱之胃痛者不宜；本药不可过量服用，以防伤正。

【药酒治疗坊】

大黄蒲公英酒

【配料】大黄150克，蒲公英300克，40度白酒750克。

【制备】上药研为粉末，装入瓶中，备用。

【用法】此酒外用。用时取白酒适量和药末适量调匀成糊状，每天晚上于临睡前外敷患部，保持20分钟后再用清水洗净，以患处康复为度。

【功效】清热泻火。适用于痤疮。注意：使用本酒时忌食油炸和辛辣食品。

平肝熄风药材

天麻

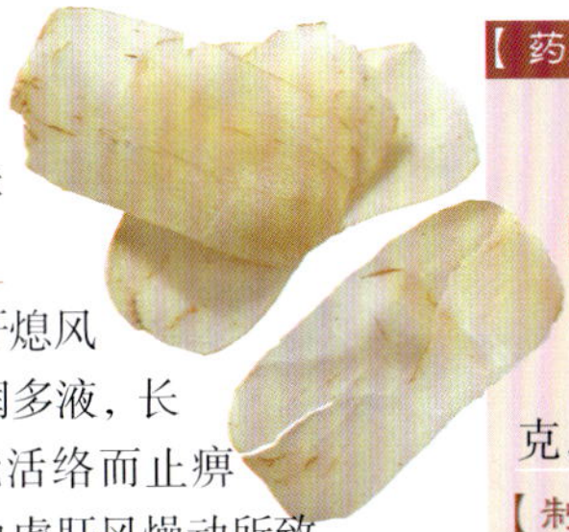

【性味归经】性微温，味甘微辛；归肝经。

【药理功效】天麻是平肝熄风的要药。甘而不燥，质润多液，长于熄风而止头痛。又能活络而止痹痛，主要用来治疗各种血虚肝风燥动所致的病症如头晕头痛、四肢麻木、半身不遂、筋骨疼痛、癫痫抽搐等。药理研究还证实对小儿破伤风、惊风、癫痫等也有一定的预防与治疗效果。

【选用加工】以体大肥壮、肉紧质重、色黄白亮而半透明、香气特异者为佳。入酒时宜洗净，捣为粗颗粒或研为粗末均可。

【养生忠言】天麻善治肝风内动、惊悸抽搐，不论寒热虚实皆能配伍合用，且熄风止痛效果良好；但外感头痛者应少用。

【药酒治疗坊】

天麻花椒酒

【配料】天麻、花椒、枸杞子各45克，菊花90克，熟地黄70克，制附子30克，白酒1500克。

【制备】上药洗净去杂，捣碎，浸入酒中，密封5~7天，开封后取澄清酒液饮用。

【饮服】温服。每天早晚各1次，每次15~20毫升。

【功效】补肾壮阳，祛风止痛。适用于肾阳亏损所致腰膝酸痛、畏冷怕寒、身倦力疲、头痛、头晕、阳痿、早泄、遗精等。

钩藤

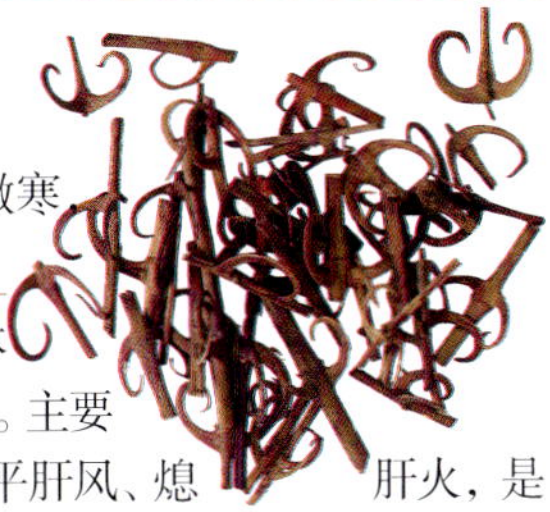

【性味归经】性微寒，味甘；归肝经。

【药理功效】本品为理肝的要药。主要功效为清肝热、平肝风、熄肝火，是肝阳上亢、肝风内动的常用之品。凡肝阳亢盛引起的头晕目眩、目赤，以及肝风内动所致的抽搐、头痛、烦躁不安等均能有效治疗。另外，对外感风热导致的感冒头痛也有很好的治疗效果。

【选用加工】以茎枝粗长、均匀、钩状明显无破损、颜色浅灰、甜味浓者为佳。入酒时宜加工成末状（粗末或细末）、粗粒，也可切成短段。

【养生忠言】体质偏寒者不宜，肝阳虚者勿用。

【药酒治疗坊】

白术根藤酒

【配料】白术300克，钩藤60克，葛根30克，桂枝20克，50度白酒1000克。

【制备】上药研为细末或粗末，纱布袋装好，扎紧口，浸于酒中，酒液用文火煮至半，离火，候温，过滤除去药渣，备用。

【饮服】温服。每天3次，每次15毫升。

【功效】健脾熄风止痉。适用于产后风痉（四肢抽搐、颈项和背部强直、麻木、口角反张、口噤失语等）。

蜈蚣

【性味归经】性温，味辛，有毒；归肝、肾经。

【药理功效】本药为祛风通络之品，功专祛风镇痉、散结攻毒，其熄风通络之功比全蝎更强。对各种急慢性惊风、破伤风引起的痉挛抽搐、角弓反张、口噤等能有效治疗，还可用于疮疡肿、皮肤瘙痒及毒蛇咬伤。

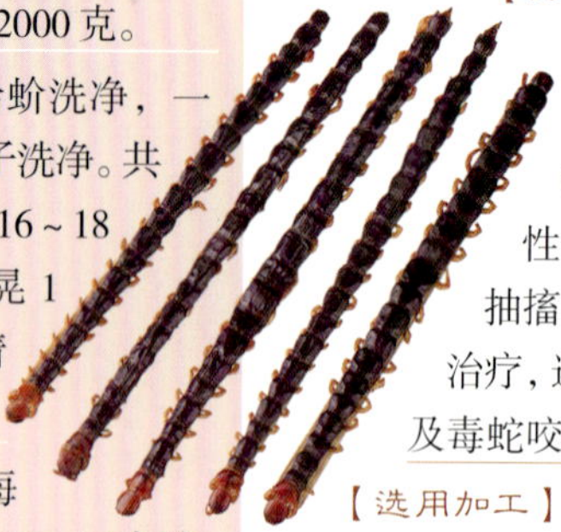

【选用加工】以虫面乌黑呈亮、虫体干燥易断、肢节清晰、头尾深红或暗红者为佳。外用时常研成粉末状与其他药配敷，入酒时应先炮制，整只或切成短段。

【养生忠言】本药有毒，孕妇禁用。

【药酒治疗坊】

蜈蚣蛤杞酒

【配料】蜈蚣3条，蛤蚧2对，枸杞子130克，白酒2000克。

【制备】蜈蚣与蛤蚧洗净，一起研为粗末；枸杞子洗净。共浸于白酒中，密封16～18天（期间每天摇晃1次），开封后取澄清酒液饮用。

【饮服】冷服。每天早晚各1次，每次10～15毫升。

【功效】温肾阳，活血脉。适用于性欲减退、阳痿、早泄等。

注意：本酒阴虚火旺者忌用。

芳香开窍药材

石菖蒲

【性味归经】性温，味苦辛；归心、胃经。

【药理功效】本药主入上焦心经，辛温宣通，具有通心窍、化痰饮、安神志的功效。主要适用于痰多湿阻蒙闭心窍所致的耳鸣耳聋、目眩眼花、神志不清、精神呆板、迟钝，甚至痴呆等。兼入胃经，能燥湿以温胃和中，对湿阻于脾胃引起的腹胀腹满、胸闷胸痛等也能改善与治疗。

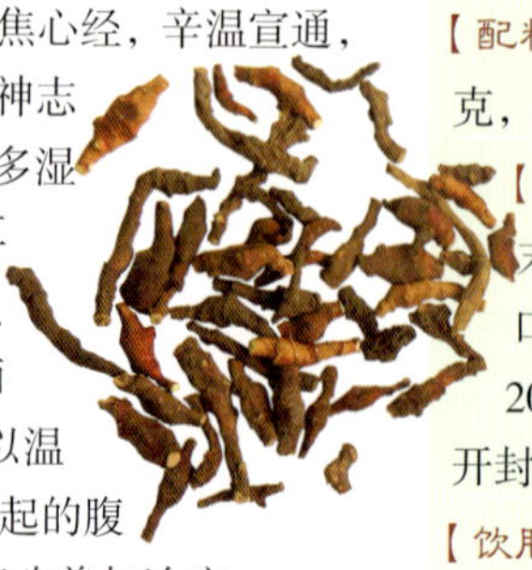

【选用加工】以茎枝粗长、大小均匀、肉实饱满色白、皮薄色黑褐者为佳。入酒时常加工成粗末，也可切成短段。

【养生忠言】体质偏温者不宜；脾胃虚弱者慎用。

【药酒治疗坊】

菖蒲白术酒

【配料】石菖蒲、白术各200克，50度白酒1000克。

【制备】以上两药研为粗末，装入纱布袋中，扎好口，浸于白酒中，密封14～20天（期间每天摇晃数次），开封取出药袋，澄清后饮服。

【饮服】温服。每天早午晚各1次，每次15毫升。

【功效】健脾益胃，化湿宣窍。适用于耳鸣耳聋、视力减退、身体早衰、健忘、心悸、食欲欠佳、腹胀腹泻等。

注意：阴虚火旺者忌用。

下篇

养生药酒配方精粹

YANG SHENG YAO JIU PEI FANG JING CUI

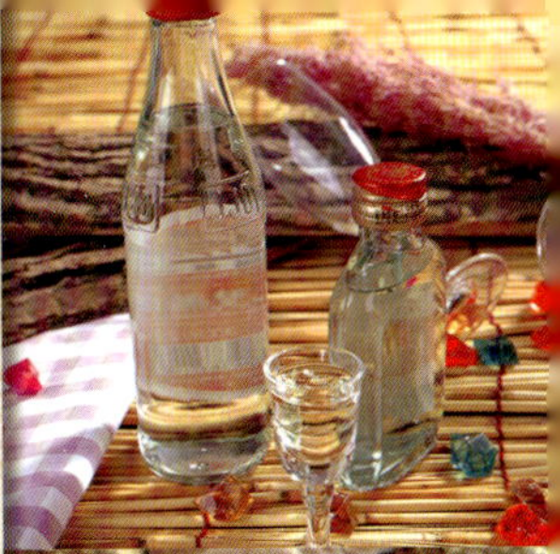

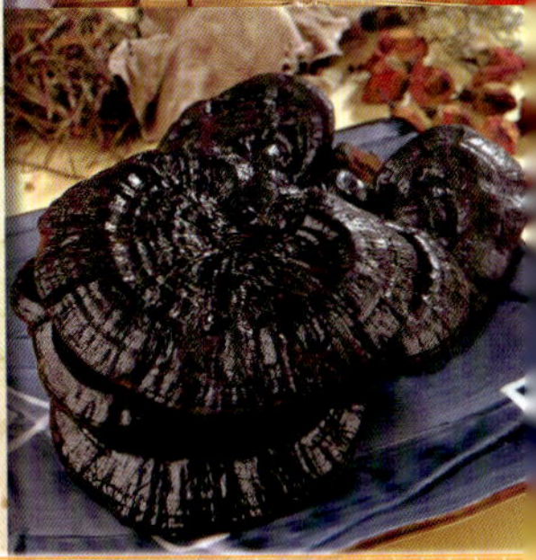

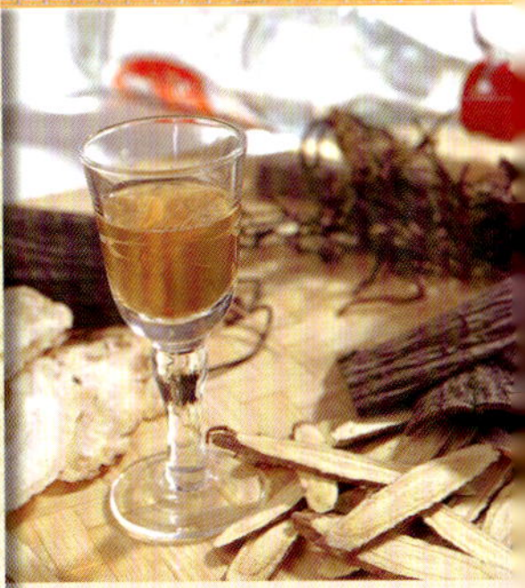

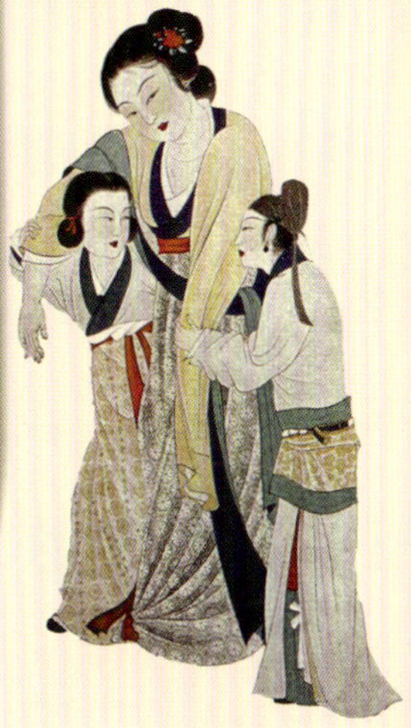

防病治病药酒

用于治疗、预防疾病的药酒具有鲜明的针对性，且药力药性较强，对包括内科、外科、妇科及儿科在内的各种常见易发的疾病如感冒、咳嗽、胃痛、风湿、跌打损伤、高血压、月经不调、小儿百日咳等有良好的缓解、改善甚至治愈的作用。

第一章　防治内科疾病药酒

感　冒

感冒是最常见的多发病，以春冬两季最为易发。中医认为“风为百病之长”，感冒绝大部分是由风邪侵袭身体皮毛肌肤或风邪与寒、热、暑、湿等外邪混杂后综合侵犯机体所致。根据外邪的不同及表现特点，感冒可分为风寒性、风热性、暑湿性三种类型。

【症状表现】

风寒感冒：恶寒较重，发热较轻，一般无汗，咳嗽痰液色白且清，头痛及咽喉痒感明显，常流鼻涕等。治疗时以辛温解表散寒为宜。

风热感冒：恶寒较轻，发热较重，身体易汗，咳嗽痰多色黄且黏，咽喉红肿疼痛与口干明显等。治疗时以辛凉解表清热为宜。

暑湿感冒：发热较重，身体倦怠但无汗，头晕胀痛，心中烦热，有时有恶呕、小便短且色黄等。治疗时以消暑解表化湿为宜。

【配方选用】

肉桂酒

【配料】肉桂150克，50度白酒750克。

【制备】药材加工成粗末，装入纱布袋中，扎紧，浸于酒中，密封3～5天，过滤除去药渣，澄清即可。

【饮服】温服。每日1次，每次10～15毫升。

【功效】温中助阳，散寒止痛。主要适用于风寒感冒与阳虚外感者。

【注意】阴虚火旺者慎用；服酒前先喝一碗小米粥，效果会更好。

肉桂酒

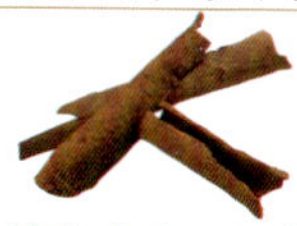

【简析】肉桂本为温里之要药，甘热能温中补阳，辛热能温经活血、除寒止痛。常用来温补中下脾肾两阳而治脾肾虚寒。对肾阳不足而易受风寒外邪者效果突出，加上酒的通经调脉功能，使药效由内而外，祛走风寒达到治病的目的。

黄芪术风酒

【配料】黄芪、白术、防风各45克，60度白酒750克。

【制备】上药制为粗末，用纱布袋装好扎紧，浸于白酒中，密封15～17天，开封后取出药袋，过滤，澄清即可。

【饮服】温服。每天2～3次，每次10～15毫升。

【功效】益气固表。主要适用于对感冒的预防及虚人外感。

黄芪术风酒

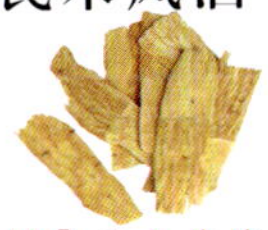

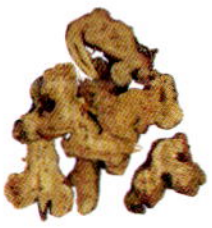

【简析】方中黄芪为主药，是应用广泛的补气药材，补中益气而升阳；白术亦能健脾补气；再配以祛风解表的防风，三药合用，大增其益气固表、疏风祛邪功效，加上酒能温经通脉、行药力，故对感冒能起到良好的预防效果。

生姜蒜檬酒

【配料】生姜125克，大蒜500克，柠檬4～5个，蜂蜜25克，白酒1000克。

【制备】先将大蒜去掉外皮加热蒸5分钟，取出，切片。柠檬去除外皮，切片。生姜洗净，切片。三药同入白酒中，再倒入蜂蜜，密封3～5天即可饮服。

【饮服】温服。每天2次，每次15毫升。

【功效】解表散寒。适用于风寒感冒。

生姜蒜檬酒

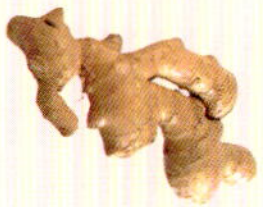

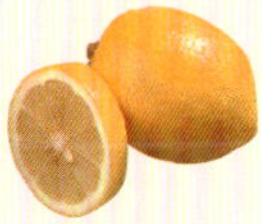

【简析】生姜温中辛散，自古就是解表散寒止咳的良品，主治风寒感冒；大蒜辛温能温中暖脾，行气消积；柠檬平甘而酸，又可有效化痰止咳，生津益脾；再配以润肺补中的蜂蜜，白酒作引，可将药效送达于肌体而收解表之功。

桑菊翘根酒

【配料】桑叶、菊花、连翘、杏仁各45克，芦根53克，桔梗30克，甘草、薄荷各20克，50度白酒1500克。

【制备】以上诸药捣为粗末，纱布袋包好，浸泡于酒中，密封5～7天，开封后去药袋，静置后饮用。

【饮服】温服。每天早晚各1次，每次15～20毫升。

【功效】清热，解毒，祛风。主要适用于风热感冒之发热、头痛、咳嗽等身体不适。

桑菊翘根酒

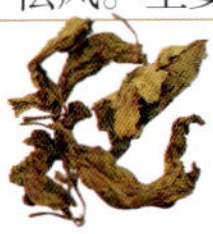

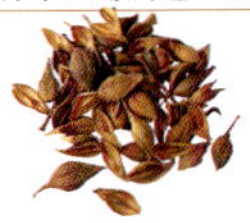

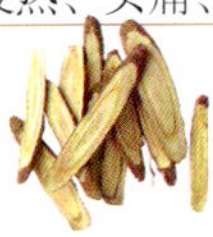

【简析】芦根甘寒，主入肺经，能清肺生律，对肺热之咳嗽等效果明显；桑叶与菊花均是性寒之药，善于疏散在表之风热；连翘苦寒，主上焦，善清心肺之火，药力外达于表，故能清热解表；另外辅以止咳平喘的杏仁、桔梗等，使本方对风热感冒的治疗非常有效。

哮喘

哮喘又名支气管哮喘，是哮（以呼吸急促，喉间有明显哮鸣声为主）与喘（以呼吸困难为主）的结合。此病也是较常发易见的慢性呼吸系统病症，以青少年群体居多和秋冬两季较为常发。

引发此病有一定的遗传基础，再加上后天身体受到某些过敏、感染、过度劳累及精神因素的影响。此病一般有发作期与缓解期两个阶段，药酒治疗以缓解期为主，但值得注意的是，凡过敏性哮喘者不宜用药酒治疗。

【症状表现】

发作期：发作前有流鼻涕、咳嗽、打喷嚏和胸闷等不适感反应，继而出现呼吸急促、咳嗽痰白、双肺能闻到明显的哮鸣音。

缓解期：喘息发作缓解，仍有胸闷、痰多，时有咳嗽，多属肺脾肾虚弱。

【配方选用】

核桃仁酒

【配料】核桃仁10颗，白糖60克，黄酒100克。

【制备】核桃仁捣碎为泥状，加入白糖与黄酒，充分调匀，放于锅内，文火加热慢煮10～13分钟，离火候凉即可。

【饮服】每天2次，每次1剂。

【功效】温补肾阳，纳气平喘。主要适用于肾虚所致的久喘。

核桃仁酒

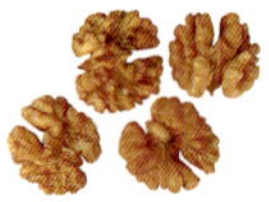

【简析】核桃仁是冬季养生之品，主要功效为温肾补阳，可有效治疗肾阳虚弱、精血不足之证，甘润而入肺经，又能滋肺止咳，不过药力较缓，借助于黄酒的宣化与活血功能，增强其纳气定喘之力，故对肾虚引起的久咳不愈收效较好。

两紫酒

【配料】炒紫苏子200克，紫苏叶670克，陈皮135克，大枣27克，米酒2000克。

【制备】以上四药去杂，放于砂锅内，倒入米酒，盖好盖，用文火加热慢煮至1000克，离火候冷，装瓶即可。

【饮服】温服。每天2次，每次40～50毫升。肺虚久咳者忌用。

【功效】降气平喘。主要适用于肺寒上逆之咳喘、痰多、胸闷等。

两紫酒

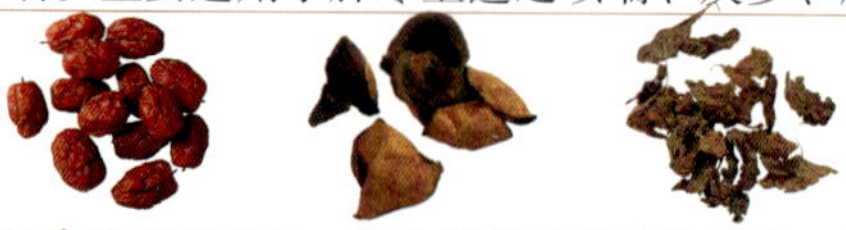

【简析】紫苏子与紫苏叶为君药，其中紫苏子能润降肺气，消痰止咳；紫苏叶温辛解表，能宣肺气、散风寒，适用于肺寒咳嗽。两紫之外，陈皮能燥湿理气，化痰止咳；大枣可温补中气。各药配合，药效酒性直达病所。

蛤蚧人参酒

【配料】蛤蚧3只，人参14克，50度白酒1500克。

【制备】两药捣碎，纱布袋装好，扎紧口，浸于酒中，密封8~10天，开封取澄清液饮用。

【饮服】冷服。每天早晚各1次，每次25毫升。

【功效】补肺益肾，定气平喘。主要适用于肺肾两虚所致的哮喘（症状：喉中有哮鸣声、肢体泛冷酸软、气短头晕等）。

蛤蚧人参酒

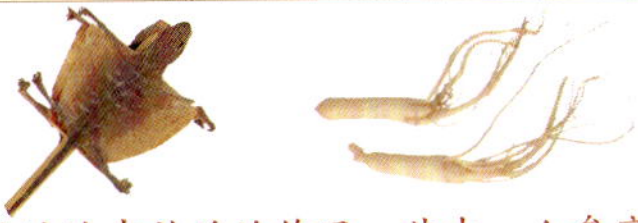

【简析】方中人参和蛤蚧均有补益的作用，其中，人参享有“气中之要药”的美称，能调补全身元气，有效补脾益肺、生津止咳；蛤蚧善温肾调元，又兼可纳气平喘。二药相合，使肺肾同补，可有效改善肺肾双虚症状，而酒能温通血脉，宣肺利咽，可助药势。

川椒酒

【配料】川椒90克，60度白酒500克。

【制备】川椒去净杂质，用纱布袋包好，浸泡于酒中，密封12~14天，开封后去药袋，澄清即可。

【饮服】温服。每天2次，每次10~15毫升。

【功效】温肺散寒平喘。主要适用于寒性哮喘之气短气急、肢体较寒、畏冷等。

【注意】阴虚火旺者忌用；孕妇慎用。

川椒酒

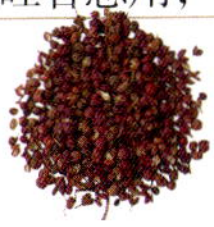

【简析】川椒即花椒，是居家调味之品，辛而主入脾、胃经，能温里散寒，调脾理胃，对脾胃虚寒之症如腹痛腹泻等疗效明显。同时兼入肾经，热而助肾阳，能改善肢冷。浸入酒中，酒力可引药上行至肺，散寒温肺以定喘，有效缓解身体虚寒、气短等症状。

桑皮薄荷酒

【配料】桑白皮160克，薄荷80克，米酒800克。

【制备】药材去杂质，切碎，浸于米酒中，密封6天，取酒液饮服。

【饮服】冷服。每天3次，每次15~20毫升。

【功效】清肺止喘。主要适用于肺热之咳喘、发热气粗、痰液色黄且黏、口渴等。

桑皮薄荷酒

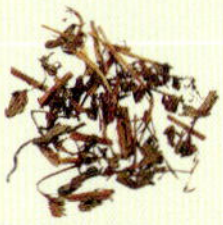

【简析】桑白皮性寒，是常用的清肺火、止肺咳的药材，可清热泻火、化痰止咳，能有效改善肺热咳嗽；薄荷是清凉解表、清热利咽的良品。二药以米酒为溶媒，入口清爽而药效俱在，是理想的清肺止咳之方。

肺结核

肺结核又名痨病，是一种可传染的、病程较长的且具有较大危害性的慢性呼吸系统疾病。临床上以咳嗽咯血、潮热盗汗及身体逐渐消瘦为特征，此病以成年男性为最多。

中医认为此病是由于体内精气消耗过多，致使身体体质下降，肺脏虚弱，痨虫趁虚侵入肌体肺部器官而引起，随着病情的加剧与恶化，能导致气阴甚至阴阳双虚而致死亡。

【症状表现】

肺阴亏损型：口干咽燥、干咳痰少，有时痰中夹血、五心潮热、胸痛食少等，治疗时以滋阴润肺、止咳为主。

肺肾两虚型：痰血经常且夹有泡沫、颧骨潮红、盗汗、心烦易躁、失眠、男子伴有梦遗、女性伴有月经不调等，治疗时以滋阴降火、润肺养肾为主。

气阴两伤型：咯血、骨蒸劳热、盗汗自汗、肢体消瘦、畏寒浮肿、声音嘶哑、遗精、便溏等。治疗时以填精补血、益气滋阴为主。

阴阳两虚型：痰血色暗、气短无力、咳喘自汗、脉搏沉细等，治疗时以滋阴补阳为主。

【配方选用】

复方人参灵芝酒

【配料】人参17克，灵芝34克，冰糖300克，白酒1000克。

【制备】两药洗净，稍干后切成薄片，与冰糖一起装入纱布袋中，扎好口，浸于酒中，密封9天，取出药袋，静置即可。

【饮服】每天2次，每次15毫升。注意每次饮量不宜过多。

【功效】补肺益气，化痰止咳。主要适用于肺结核之日久不愈、痰多、气喘、消化不良、失眠等。

复方人参灵芝酒

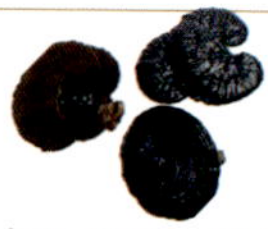

【简析】自古人参为气药中的圣品，能益肺补脾、益气调中、生津止咳，灵芝为安神的良药，能养心宁神、健脾和中、止咳平喘，能有效改善失眠、消化不良等症；二药相配，其效大增，加上冰糖的润肺作用，以及酒的通利功能，从而使酒效与药效相得益彰。

白芥子酒

【配料】白芥子125克，白酒500克，黄酒1000克。

【制备】药材洗净去杂，晾干捣碎，纱布袋装好，浸于白酒中，密封2~3天，倒入黄酒，继续贮存3~4天，开封后取出药袋，澄清即可。

【饮服】温服。每天3次，每次20~30毫升。

【功效】温中利气，散寒化痰。主要适用于肺结核属肺寒痰壅者。

白芥子酒

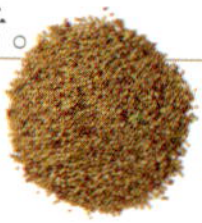

【简析】白芥子其性偏温，味辛而固守肺经，能温中散寒、利气化痰、止咳平喘，主要用于寒饮痰湿之咳嗽气喘、胸胁胀痛等的治疗。入白酒后可借助其行运之力，再加以黄酒缓和性味，使药效更平缓作用于病所，故对上述之症有明显的改善功能。

铃铃草酒

【配料】铃铃草50克，白酒500克。

【制备】铃铃草充分洗净去杂，晾干后切成碎末，浸于酒中，密封6～7天，开封后过滤除去药渣，澄清后饮用。

【饮服】每天2～3次，每次5～10毫升。

【功效】清热润肺止咳。主要适用于肺结核属阴虚有热者。

铃铃草酒

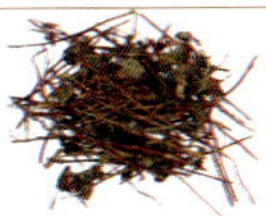

【简析】铃铃草性寒能清热，甘润能生津止咳，主入肺经，故功效以清肺火、润肺燥为最，能有效治疗干咳、痰少、咽痛等，对肺结核也有改善效果。入酒后，酒的宣肺利窍功能助长药势，功效明显增强。

支气管炎

此病春冬两季常见，以少儿与年老体弱者为易发人群，反复发作且不易治愈。临床上有急、慢性之分，一般急性为外感咳嗽，慢性为内伤咳嗽。治疗时以化痰止咳为主。

中医认为外感侵袭肺卫，致使肺气上逆，咳吐痰多，或饮食不节，使脾脏功能失调，痰湿内生从而犯肺，脏腑不和等机体内伤均可引发此病。

【症状表现】

急性支气管炎：病程短、发病急。风寒型以咳嗽较重、气急咽痒、痰清色白为主；风热型以咳嗽加剧、气粗咽痛、痰液黏稠为主。

慢性支气管炎：病情缓、病程长。痰湿型以多痰、痰白呈灰为主，痰热型以痰多、痰黏且黄为主。

【配方选用】

蛤蚧党参酒

【配料】蛤蚧1只，党参、黄芪各20克，米酒1000克。

【制备】以上三药切成细小块状，浸于酒中，密封30天，期间经常地摇晃。

【饮服】每天1～2次，每次10～15毫升。

【功效】补肺肾，平咳喘。主要适用于中老年人肺肾气虚之咳喘不止，或动则气喘等。

【注意】阴虚火旺者不宜。

蛤蚧党参酒

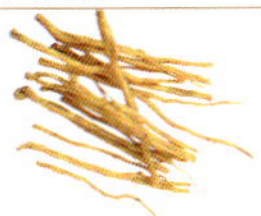

【简析】本方中蛤蚧长于温补肾气，兼能定喘；党参善调肺气，能补肺而药性平和，不损正气；黄芪有“小人参”之誉，能益肺理脾，固表止汗。三药调和，所以益肺补肾、平咳定喘的功效甚是突出。

两仁芝麻酒

【配料】桃仁、杏仁、黑芝麻各250克，苍术100克，荆芥25克，白茯苓、艾叶、薄荷、小茴香各8克，60度白酒2500克。

【制备】桃仁、杏仁去皮尖，芝麻炒熟、艾叶揉搓去筋，与其他各药一起研为细末，加入适量蜂蜜使药末和为团状，放于一较大容器中，倒入白酒，隔水加热使药团散开，离火，密封贮藏5～7天，过滤除去药渣即可。

【饮服】每天1次，每次20～30毫升。

【功效】祛痰平喘，温肺止汗。主要适用于虚寒咳嗽（症状：痰多痰清色白、身体畏风惧冷、易汗等）。

两仁芝麻酒

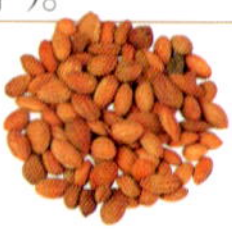

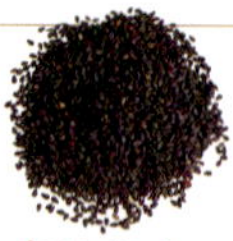

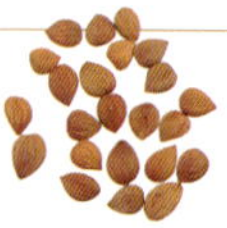

【简析】桃仁富含油脂，能润燥通肠，有效化痰，主要可改善肺咳、气喘、痰多等症；杏仁为止咳平喘的常用药，尤以治风寒咳嗽见长，而且质润又兼润燥之功；黑芝麻香润性平，主润燥利湿。三药之外配以祛风化湿的苍术，以及祛风解表的荆芥，温里的艾叶等，使本酒药效饱满匀和。

陈皮桑叶酒

【配料】陈皮38克，桑叶50克，黄酒500克。

【制备】陈皮加工成粗末，与桑叶一起浸于酒中，密封4～5天，开封后过滤除渣，澄清即可。

【饮服】每天2～3次，每次15～20毫升。

【功效】燥湿理气，化痰止咳。主要适用于支气管炎（症状：咳嗽、气急、痰多色白等）。

陈皮桑叶酒

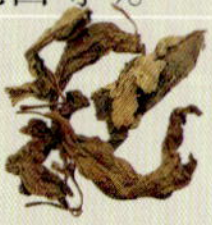

【简析】桑叶辛凉解表，具有清热、止咳、利咽的功效，主要适用于风热咳嗽等症；陈皮专于理气燥湿，并可调中健脾，可用来改善咳嗽多痰等。二药结合共浸于酒，酒行药势，力达病所，对上述病症有良好的治疗效果。

大枣猪胰酒

【配料】大枣（红枣）60颗，猪胰脏2具，60度白酒1000克。

【制备】猪胰脏洗净切碎，与大枣一起浸于酒中，密封3～6天，开封后过滤除渣即可。或者猪胰脏与大枣放于锅内，倒入白酒，密封文火加热慢煮20分钟，离火后过滤除渣。

【饮服】每天2～3次，每次20～30毫升。不胜酒量者可酌情减量。

【功效】健脾和胃，益气生津。主要适用于久咳久喘患者。

【注意】饮服本酒时忌同食热与咸的食品；凡身患肝病，平素湿热及痰热、咳嗽者忌用。

大枣猪胰酒

【简析】大枣主入中焦脾胃，能补气益中，健脾和胃；猪胰脏能润肺清燥、生津化痰、补中益气，另外还能有效缓和药性，二药共入白酒，酒通经脉，药借酒势，故对慢性支气管炎有明显的改善作用。

胃痛

胃痛即胃脘痛，以胃脘部接近心窝处疼痛为主要特征。中医认为此病多是由于感受外部风寒，神志情趣受到刺激，加上过度劳累，饮食无规律，使脾胃失去正常调理，气滞血瘀所致。急、慢性胃炎，胃十二指肠溃疡和胃神经官能症等均属胃痛之范畴。

【症状表现】

气血瘀滞型： 胃部有针刺或刀割的痛感，按压时痛感增强不能忍受，有时伴有呕血或便色呈暗黑、舌质紫黯有瘀斑等。

脾胃虚寒型： 胃脘部隐隐作痛，遇寒加剧，按之则舒，饥饿时发作。面色萎黄无华、肢体较冷，有时呕清水或出现便溏、舌质淡、苔薄且白等。

胃寒型： 胃脘部冷痛、遇热时痛感减轻、呕清水、痰涎、口淡但渴感不强、舌淡白、脉弦紧等。

胃热型： 疼痛较急且有灼烧之感、口苦吐酸、心烦不安、大便干燥、小便短赤等。

阴虚型： 胃脘部隐隐作痛、常常饥不择食、口干口渴、舌红少津等。

【配方选用】

木香核桃酒

【配料】青核桃、青木香各15克，60度白酒750克。

【制备】上药捣碎，纱布袋装好，浸于酒中，密封18～20天，酒液变成黑褐色时开封，取出药袋，澄清后饮服。

【饮服】每天2～3次，每次10～15毫升。

【功效】理气止痛。主要适用于急、慢性胃痛属肺郁气滞者。

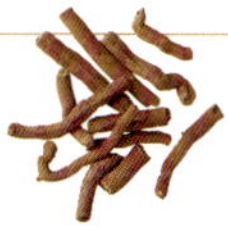

木香核桃酒

【简析】青木香善行脾胃之气，为行气消滞的良药，能有效改善与治疗脾胃气滞所致的胃部疼痛；核桃温补命门之火，能养血润燥。二药相合止痛之力大增，以酒相助，酒行气、通经脉，故对各种急、慢性胃痛之症起到很好的治疗功效。

地榆木香酒

【配料】地榆、青木香各32克，50度白酒500克。

【制备】上药切成薄片，浸于酒中，密封30天，开封后过滤除去药渣即可。

【饮服】每天2～3次，每次10毫升。

【功效】行气，清热，止痛。主要适用于胃脘痛属气郁有热者。

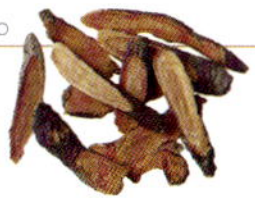

地榆木香酒

【简析】方中功效以青木香为主，其药善行气，味苦香浓，苦降香升，能贯穿脾胃肠中，行气止痛、健脾开胃，帮助消化；有效治疗脾胃气滞引起的胃痛腹胀等，配以地榆的止血清肠功能，故令全酒止痛之力增强。酒行药势，以达病所。

复方肉桂酒

【配料】肉桂10克，黄酒500克。

【制备】药材研为粗末，浸于酒中，密封13～15天，开封后取澄清酒液饮服。

【饮服】每天2次，每次10～15毫升。

【功效】温中，散寒，止痛。适用于虚寒所致的胃腹疼痛、女性痛经等。

复方肉桂酒

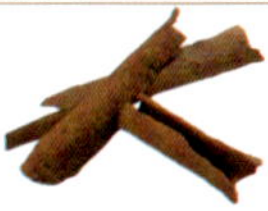

【简析】肉桂为纯阳之品，善暖脾阳，能祛寒止痛、活血通经。本方的重点在于散脾胃本身之虚寒，而非外感风寒，故用量较少，以减轻其祛风之效；以酒为引，药效通达病所，有效治疗胃痛和缓解痛经等。

干姜酒

【配料】干姜6克，白酒30克。

【制备】干姜加工成细末，白酒隔水文火加热，然后趁热送服药末即可。

【饮服】温服。每日1剂。

【功效】温中散寒，活血止痛。主要适用于脾胃寒滞所致的胃脘剧痛。

干姜酒

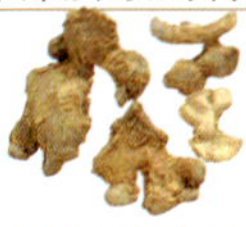

【简析】干姜乃辛热散寒之药，能健脾调胃、温肺化饮，主要适用于脾胃本身虚寒所致之腹痛、胃痛等。酒味辛性热，可活血行气、通经利脉。酒姜结合，使本方的散寒活血止痛功效尤著，对胃痛的治疗效果甚佳。

腹泻

腹泻又可称为泄泻，也是常见的消化道疾病之一。中医认为此病是由于身体受到外邪的侵袭引发，使饮食偏离常规，脾胃的消化与行运功能出现障碍，脾胃虚弱湿盛综合所致。此病通常可分为急性腹泻和慢性腹泻。

【症状表现】

排便次数明显增多、大便稀薄有黏液、脓血、便中有消化不完全的食物残渣。急性腹泻兼有起病时间短、病程短（两个月左右）；慢性腹泻兼有发病缓慢、病程较长（超过两个月）且易反复发作的特点。

【配方选用】

茯苓酒

【配料】白茯苓30克，米酒500克。

【制备】药材加工成粗末状，装入纱布袋，扎好，浸于酒中，密封5～7天即可。

【饮服】每天2次，每次15～20毫升。

【功效】益脾胃，利水湿。主要适用于慢性腹泻与胃炎属水湿内盛者。

茯苓酒

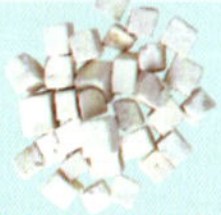

【简析】白茯苓即茯苓菌核内部的白色部分，除了具有茯苓的利水渗湿功效外，其健脾补中之功较强，能止泻而治腹泻等。米酒能温经通脉、健脾开胃，行药走势，故本方有助于改善慢性腹泻长久未愈及胃炎等症状。

荔枝酒

【配料】鲜荔枝肉250克，陈米酒500克。

【制备】鲜荔枝肉直接浸于米酒中，密封5～7天即可。

【饮服】每天2次，每次15～20毫升。

【功效】健脾益肝，养血益气。主要适用于脾气不足之腹泻及女子子宫脱垂等。

荔枝酒

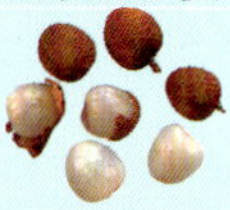

【简析】荔枝肉，温甘而酸，归脾、肝经，能有效健脾益肝、益气补血，主要用来改善脾虚而长久腹泻等。借助于米酒的清香醇和，使此方滋而不腻，入口绵软；另外本方对女子脾虚引起的子宫脱垂也有治疗效果。

三白酒

【配料】白豆蔻8克，白术、白茯苓、天花粉、山药、芡实、牛膝各12克，白酒800克。

【制备】以上诸药洗净，稍干后捣碎，纱布袋装好，扎紧口，浸于酒中，密封13～15天（期间每天摇荡2次），开封后取出药袋，静置即可。

【饮服】每天2次，每次15毫升。

【功效】健脾燥湿。主要适用于脾虚湿盛之便溏、腹胀、小便不利等。

三白酒

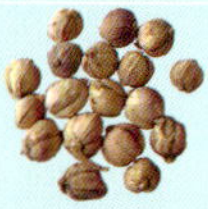

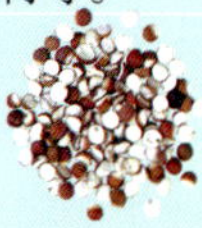

【简析】白豆蔻性味辛温，主入脾胃，可健脾温中、行气消滞、芳香化湿；白术健脾、燥湿之功较强；白茯苓益中补脾、利水通淋。以上三药为主，辅以补脾止泻的山药、芡实等，与酒相合，酒行药势，所以方中健脾燥湿功效明显，适用于上述诸症的治疗。

便秘

便秘是常见的消化系统疾病，以大便干结、排便困难或排而不尽为主要特征。

中医认为此病是由大肠的功能失常引发，加上饮食失节，燥热内结，劳累过多，身体虚弱，使腑气不通而致。

本病一般分为器质性便秘与功能性便秘两种类型。

【症状表现】

连续超过两天没有排便或排便次数明显减少、周期延长、粪便坚硬，有时还伴有明显的腹胀腹痛、饮食无欲、反胃等。

【配方选用】

韭菜汁酒

【配料】韭菜汁35克，白酒20克，开水20克。

【制备】三者充分调匀即可。

【饮服】温服。每日1剂。

【功效】润肠，通便。主要适用于习惯性便秘。

韭菜汁酒

【简析】韭菜汁为韭菜叶捣碎成泥所取之汁。韭菜叶，性偏温，味辛甘而咸，归肝、胃、肾经，甘温能润燥滑肠以通便，辛咸能软结散瘀，以酒行气，引药下行，故能有效治疗经常性肠燥便秘与腹胀便秘等。

黑芝麻酒

【配料】黑芝麻225克，黄酒750克。

【制备】药材微炒，研为细末，浸于酒中，密封3～5天(期间摇晃2～3次)，开封后取澄清液饮服。

【饮服】每天2次，每次25毫升。

【功效】补肝益肾，润燥滑肠。适用于肠燥便秘、腰膝酸软、发白眩晕等。

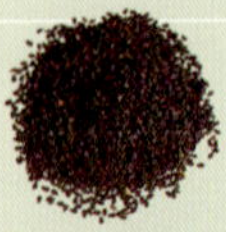

黑芝麻酒

【简析】黑芝麻是滋补佳品，食用与药用均可，具有滋肝补肾、润燥滑肠的功效，能改善腰腿酸软、肠燥便秘和头晕眼花等，不过其力较为平缓，浸于酒后借助酒威，药势增强。本酒适宜居家常饮，既治病又保健。

大黄附子酒

【配料】大黄、附子各50克，50度白酒500克。

【制备】上药切成薄片，浸于酒中，密封8天，开封过滤去渣即可。

【饮服】温服。每天2～3次，每次15～20毫升。

【功效】温中通便。主要适用于阳虚、寒秘症见大便秘结，腹中冷痛，四肢不温，口淡泛涎。

【注意】热性便秘者不宜。

大黄附子酒

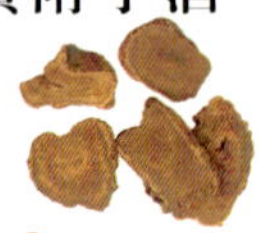

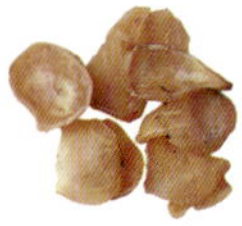

【简析】附子为辛热温里之品，能温中暖脾，并可使全身阳气上下通畅。大黄泻下积滞，虽苦寒但配以辛而大热之附子，寒性被制，而留泻下之用。二者相配，既可温中阳，又能通肠便。酒作引子，药达病所。

枸杞生地麻仁酒

【配料】枸杞子、生地黄各290克，火麻仁170克，50度白酒2000克。

【制备】三药捣碎,纱布袋装好,浸于酒中，密封5～7天,开封取出药袋，澄清即可。

【饮服】每天早晚各1次，每次10～15毫升。

【功效】滋阴润燥。主要适用于阴虚肠燥之便干、口干、头晕等。

枸杞生地麻仁酒

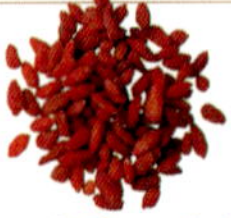

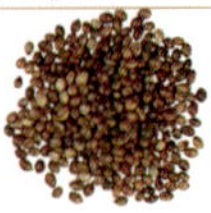

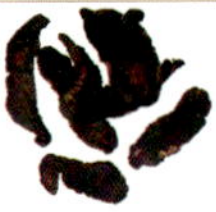

【简析】枸杞子为滋阴良药，能养阴益精、滋肝补肾；生地黄甘润生津润燥，可有效改善口渴咽干、头晕等症；火麻仁质润而甘，善润下焦之燥以通便，有效治疗各种习惯性与腹胀型便秘症。三药合一，酒行药力，故为滋阴润燥的良方。

消化不良

本病是常见的消化系统疾患，主要以青少年为易发群体。中医认为肢体感受外邪以致脾胃器官受到损害，或者饮食不当如喜欢吃生冷食物等，或者是营养吸收不全导致营养不良等，从而使脾胃出现虚弱，运行消化、吸收功能出现障碍。治疗时宜以健胃消食为主。

【症状表现】

食少欲差、不思饮食、消化力弱、身体日渐消瘦，时常伴有呕吐、腹泻、脘腹胀闷、嗳腐吞酸等。

【配方选用】

杨梅山楂酒

【配料】杨梅125克，山楂85克，白酒500克。

【制备】杨梅、山楂洗净，晾干，浸于酒中，密封6～9天即可。

【饮服】每天2～3次，每次10～15毫升。

【功效】开胃消食，止呕。主要适用于食欲不振及呕吐等。

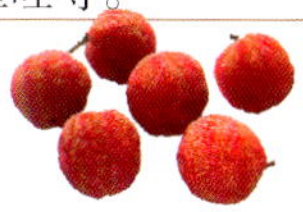

杨梅山楂酒

【简析】杨梅、山楂是开胃促消化的常见食物，前者功善生津止渴、消食止呕，后者长于消食化滞、散瘀，二药合用，浸于酒后，醒胃开食而助药势，能令其调胃功效明显增强。

红辣椒酒

【配料】红辣椒6个，白酒750克。

【制备】红辣椒洗净去头柄，切碎，浸于酒中，密封6天，开封后取澄清液饮服。

【饮服】温服。每天2次，每次10～15毫升，用沸开水一杯送服。

【功效】温胃散寒。主要适用于胃寒引起的消化不良。

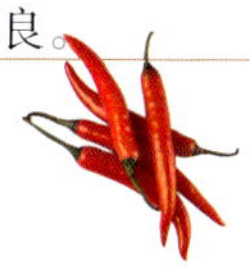

红辣椒酒

【简析】红辣椒性热，味苦辛，主归心、脾经，具有温中散寒、健胃消食的功效，浸于白酒后，制得的药酒中含有丰富的辣椒素，可促进唾液与胃液的分泌，从而促进消化功能。另外，本酒还可外用：取酒适量，外擦局部地方，可治疗风湿性关节炎。

陈皮山楂酒

【配料】陈皮60克，生山楂200克，白酒1000克。

【制备】山楂切成薄片，陈皮切成细块状，一起浸于酒中，密封15～17天，开封后取澄清酒液饮用。

【饮服】每天1～2次，每次15～20毫升。

【功效】健脾理气，降逆开胃，降脂消积。适用于消化不良、腹脘胀痛、高脂血症、肥胖症等。

陈皮山楂酒

【简析】陈皮与山楂均可用来健脾补中。陈皮重在理气消滞；山楂重在开胃消食化积，药理表明此药还能有效降低血脂和减肥瘦身等。二药制成药酒，对治疗消化不良、腹胀呕吐及高脂血症等收效较大。

痢疾

痢疾是夏秋两季常发的消化道传染性疾病，老年人与病后体虚者最易感染。中医认为此病是由于炎热条件下的暑湿疫毒等邪气互结侵入肠胃，一伤肠腑的经络，二使肠胃不和，升降失常，清浊不分，使湿浊之邪下注，从而引发赤白脓血。初痢多湿热，治疗时以通为主；久痢多寒虚，治疗时以固涩为主。

【症状表现】

下痢赤白脓血，有时久痢不止、腹部疼痛明显、身体发热、内急后重等。

【配方选用】

山楂糖酒

【配料】山楂、红糖各100克，白酒50克。

【制备】山楂切成薄片，放于锅内用文火微炒至略焦，离火后加酒，搅拌均匀，加水适量，继续加热慢煮至沸15分钟，离火除渣，加入红糖搅拌即可。

【饮服】温服。每日1剂。

【功效】消滞止痢。适用于急性细菌性痢疾。

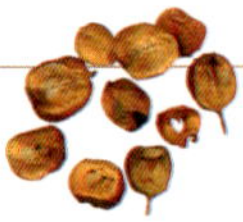

山楂糖酒

【简析】山楂能健胃消食、活血、通络、止痛，有效缓解腹泻而治痢疾，配伍红糖，一则可矫味增色，二则能加强本酒的养血之功，酒行药势，通行肠胃，有效治疗上述急性细菌性痢疾。

生姜白芍酒

【配料】生姜60克，炒白芍30克，黄酒140克。

【制备】生姜洗净去杂，捣烂，与白芍一起放于锅内，倒入黄酒，文火加热慢煮2分钟，离火后除渣即可。

【饮服】温服。每天2次，每次50~70毫升。

【功效】温胃理血。主要适用于下痢不止及腹痛等。

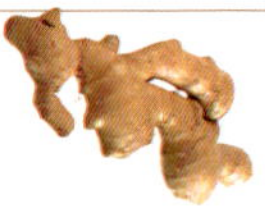

生姜白芍酒

【简析】生姜为温中散寒的常药，辛散祛邪，解表暖脾，能有效改善腹部冷痛；白芍功善补血敛肝、养血滋阴，苦酸又能收涩止泄。两药浸于酒中，酒能通血脉，引药力达下焦，故对久痢不止及腹痛者起到良好的治疗效果。

鸡冠花酒

【配料】鸡冠花38克，黄酒750克。

【制备】鸡冠花洗净，切成碎块，入锅内，倒入黄酒，用文火加热慢煮30分钟，候凉，装瓶即可。

【饮服】每天3次，每次100~150毫升。

【功效】止血止痢。主要适用于赤白痢疾及赤白带下等。

【注意】治疗赤痢疾用红鸡冠花；治疗白痢疾用白鸡冠花。

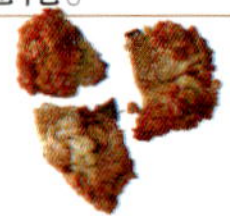

鸡冠花酒

【简析】鸡冠花性凉，能清热凉血，味甘而涩，主入肝、肠二经血分，可有效收敛止血、止泻，适用于各种出血症及久痢不愈者，入酒后借助酒的温经通脉之力，令止痢止血之功明显增强。

胆结石

胆结石乃胆道系统疾患，常见者为胆管结石与胆囊结石两种。前者形成于胆管或肝内胆管内，与胆道蛔虫病有密切关系，一般为胆色素结石，故又称原发性结石。后者常发于胆囊部分，此类结石形成原因较复杂，医学实践证明，高脂肪摄入的饮食习惯会使肝胆代谢异常，胆汁内胆固醇含量增高，在成核因子与胆囊收缩功能降低所致胆汁滞留情况下，胆固醇结晶析出、聚合，从而形成结石。结石多为椭圆形或圆形，故又称为继发性结石。

【症状表现】

胆管结石：上腹部持续性闷胀、食欲降低、时有阵发性胆绞痛，常伴有恶心、呕吐等，继而全身高热、出汗，2～3日后全身黄疸，常引发胆管炎等。

胆囊结石：结石前期没有明显自我感觉，导致胆囊慢性炎症后引起右上腹隐痛、饱胀，类似胃痛症状，进食油腻食物后症状加重。

【配方选用】

金钱草排石酒

【配料】金钱草40克，赤芍24克，当归、川芎、丹皮、桃仁、红花、乌药、香附、枳壳、延胡索、五灵脂、柴胡、郁金、大黄、芒硝各20克，50度白酒2000克。

【制备】上药均研为粗末，装入绢布袋中，扎紧口，浸于酒中，密封15～17天，开封后过滤除渣，澄清即可。

【饮服】每天2～3次，每次25～30毫升。

【功效】活血行气，利胆排石。适用于胆结石症。

金钱草排石酒

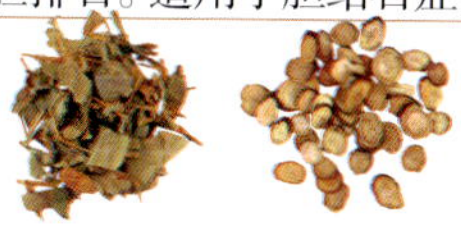

【简析】此方药味甚多，金钱草为本酒的君药，功效为利尿排石、清热解毒，能有效治疗胆结石及泌尿系结石等症；赤芍为本方的臣药，功善凉血化瘀；另外佐使以当归、红花、川芎加强其活血祛瘀之力，香附、枳壳增强其益气解郁等，对胆结石症可明显缓解与改善。

白芍金钱草酒

【配料】杭白芍、芒硝、郁金、金钱草各38克，大黄、枳实各25克，青皮、海金沙、鸡内金、延胡索、柴胡各20克，川楝子15克，50度白酒2500克。

【制备】以上各药加工成粗末状，绢布袋装好，浸于酒中，密封16～17天，开封后过滤除去药渣，澄清即可。

【饮服】每天2～3次，每次20毫升。

【功效】疏肝理气，利胆排石。适用于胆结石症。

白芍金钱草酒

【简析】金钱草能清热解毒、利尿排石，白芍善养血理肝解郁；大黄可泻下通便；枳实破气下行、消积散结；郁金、芒硝活血化瘀；青皮能行气消胀；柴胡、延胡索疏肝利胆，清热止痛。合用共成疏肝理气，利胆排石之良方。

头痛

内科所指头痛多为感染性或发热性头痛，少数为由高血压或神经官能症等引发的偏头痛，头痛部位集中于额、顶、枕等处。

中医认为此病的发生，有外感与内伤两个因素，外感为六淫外邪气侵入头面，使经络不通而致。内伤或为痰浊与瘀血阻塞经脉；或为肝阳上亢，气血上冲头面；或为气血虚亏使脑髓不能得到足够的滋养与补给而致。

【症状表现】

风寒型：恶寒与痛感较重、发热较轻、流鼻涕、舌苔薄白等，治疗应以祛风散寒止痛为主。

风热型：头面与眼睛肿痛感明显、发热较重、口渴尿黄等，治疗应以祛风散热止痛为主。

风湿型：头肿痛如麻、身体倦怠、小便不利、腹泻、胸闷等，治疗应以祛风除湿止痛为主。

肝阳上亢型：痛感多在偏侧、心烦易躁、睡眠不安、头晕口苦等，治疗应以平肝熄风止痛为主。

气血虚弱型：面色皖白、饮食不佳、肢体消瘦无力、心慌、畏寒、舌淡等，治疗应以补气益血止痛为主。

肾虚型：头晕目眩、耳鸣（有时脑部也有鸣音）、腰酸、遗精、带下等，治疗应以补肾填精为主。

【配方选用】

菖蒲酒

【配料】鲜菖蒲60克，黄酒100克。

【制备】鲜菖蒲充分洗净，捣烂取汁，兑入黄酒即可。

【饮服】每日 1剂，分2次服。

【功效】散风祛湿止痛。主要适用于偏头痛及咳嗽痰多等。

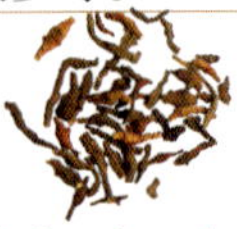

菖蒲酒

【简析】菖蒲善通心窍、除湿浊、化痰饮，是宁神安志的常药，对改善头痛、偏头痛及咳嗽痰多等有较好的效果。浸于酒后，酒本身具有一定的祛风除湿功能，又把原药材的止痛与化痰饮之效行运至肌体所需之处，加强其治疗效果。

当归活血止痛酒

【配料】当归15克，优质黄酒500克。

【制备】当归与黄酒一起倒入锅内，密封，文火煮至300克，离火后候温，过滤除去药渣，澄清即可。

【饮服】每天2次，每次20～30毫升。

【功效】养血活血止痛。主要适用于血虚兼血瘀所致的头痛。

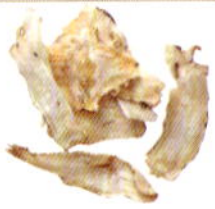

当归活血止痛酒

【简析】当归是补血药材中的良品，功效善于补血养血、活血化瘀、调经止痛，治疗血虚或血瘀所致的头晕头痛十分有效。泡于酒后凭借酒的运化功能，使药材的活血止痛效果明显增强，故本方是治疗血虚头痛的常用药酒。

菊黄酒

【配料】白菊花 340 克，生地黄 200 克，枸杞子、当归各 70 克，糯米 2000 克，酒曲适量。

【制备】前四药去杂放于砂锅内，加适量清水（以漫过药面 5 厘米为宜），文火煎取药汁，备用；糯米淘洗干净，蒸成米饭，凉后装入酒坛内，倒入药汁和酒曲末，充分搅拌，置于较温暖的地方，密封发酵 5 ~ 7 天，开封后滤去酒糟，提取酒液装瓶即可。

【饮服】每天 1 次，每次 15 ~ 20 毫升。

【功效】滋阴清热，养肝明目。主要适用于肝肾不足导致的头痛及目眩等。

菊黄酒

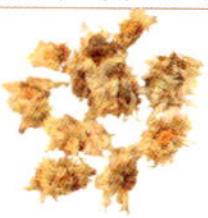

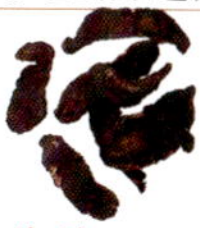

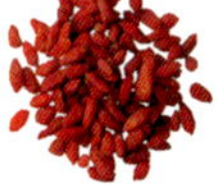

【简析】菊花是清肝明目的常用药材，可治疗风热之头痛、目赤，肝阳亢盛之目赤肿痛、视物不明、口苦头痛等；生地黄专于清热养阴生津，也可改善阴虚火旺引起的头昏眼花，再配以枸杞子滋肝补肾益阴，当归调血通经。四药合用，浸入酒中，对治疗肝肾不足的头痛、头晕、目眩等疗效突出。

川芎酒

【配料】川芎 100 克，白酒 1250 克。

【制备】川芎制为粗末，纱布袋装好，扎紧口，浸于酒中，密封 13 ~ 15 天（期间每天摇晃 1 次），开封后取出药袋，澄清即可。

【饮服】每天 2 次，每次 15 毫升。

【功效】行气活血，祛风止痛。主要适用于偏头痛、痛经、关节痛等。

川芎酒

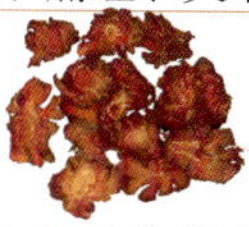

【简析】中医认为川芎为“血中之气药”，功效为活血行气、祛风除痛。自古就是治疗气血瘀滞而致的偏正头痛、风湿关节痹痛及女性痛经的良药。本方因为有酒的散风活血功能在内，故止痛的功效大增。

黑大豆酒

【配料】黑大豆 250 克，黄酒 750 克。

【制备】黑大豆洗净，放于锅内，文火加热炒熟，趁热浸于黄酒中，密封 6 ~ 9 天，开封后取澄清酒液饮用。

【饮服】每天 2 ~ 3 次，每次 15 毫升。

【功效】祛风养血止痛。主要适用于头风疼痛经久不愈者。

黑大豆酒

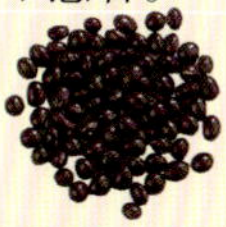

【简析】黑大豆性平和，味甘而涩，主入脾、肾经，具有滋阴补血、祛风镇痛的功效。以酒行药力，上行至头面部，故令本酒对治疗长久不愈的头风疼痛起到一定效果。

水肿

水肿是体内水液溢于肌体表面，引起面、四肢、腰背及全身性浮肿的疾病。

中医认为水肿主要是外感侵袭肌体而引发，脾肺肾功能出现异常，体内三焦气化受挫，使水液不能正常代谢排出或转化而溢于肌表所致。

【症状表现】

风水浸淫型：发病急、恶寒重、咳嗽急促、小便不利、眼睑浮肿，继而出现全身浮肿等。治疗应以祛风利水为主。

水湿内积型：肢体水肿、身体倦怠无力、小便短少等。治疗应以散湿利水为主。

水湿瘀滞型：全身性水肿、心烦不宁、胸闷、小便短少、大便干燥等。治疗应以利水渗湿为主。

脾阳虚型：腰以下水肿较重、腹胀、便溏、身体怕冷、四肢不温、精神不振等。治疗应以温脾利水为主。

肾阳虚型：腰痛明显、面色苍白、四肢不温、阴囊部位觉冷，小便不利常伴有阳痿、滑精等。治疗应以温肾利水为主。

【配方选用】

黑豆皮酒

【配料】黑大豆皮100克，黄酒500克。

【制备】黑大豆皮洗净去杂，置锅内，加水500克，文火煮3分钟，倒入黄酒，继续加热，煮至600克，离火，过滤除去药渣，静置即可。

【饮服】每天3次，每次30～50毫升。

【功效】利水消肿。主要适用于黄疸水肿、肿胀及小便不利等。

黑豆皮酒

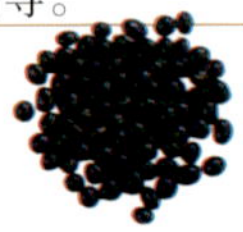

【简析】黑大豆皮即黑豆的种皮，性味甘凉，主入肝经，其主要功能为活血利水、消肿解毒，适用于水肿胀痛、黄疸浮肿等症。浸制于酒后，凭借酒的通经活血效能，令此药酒对以上各症的疗效明显。

田螺酒

【配料】活田螺500克，黄酒500克。

【制备】田螺养于清水中滴入少许香油，换水4次，使其体内泥沙全部吐干净，充分冲洗，放于锅内，倒入黄酒，加入清水500克，用文火加热慢煮15～20分钟，离火，候凉，装瓶即可。

【饮服】每天2～3次，每次30～50毫升（饮酒、吃田螺）。

【功效】清热利尿。主要适用于水肿、小便不利及慢性肾炎等。

田螺酒

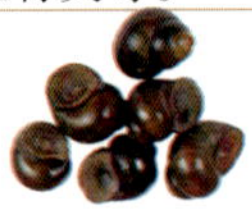

【简析】田螺性寒，味甘而咸，归脾、胃、肝、大肠经，主要功效为清热利水。对水肿、小便不利、黄疸、脚气及痔疮便血等症能有效改善与治疗。以黄酒作引，药效渗透于酒，酒行药力，故令本酒对以上诸症治疗效果较强。

蒲黄黑豆酒

【配料】蒲黄、大黑豆、小黑豆各200克，黄酒2000克。

【制备】大、小黑豆捣碎；蒲黄装入纱布袋内，扎好口。一起浸于酒中，置砂锅内，文火煮至350克，离火，取出药袋，静置即可。

【饮服】每天2次，每次10～15毫升。

【功效】活血利水，清热消肿。主要适用于水肿、脚气、女性经闭、腹痛等。

蒲黄黑豆酒

【简析】黑豆性平，味甘微涩，具有祛风活血解毒、养血安神明目的功效，其中小黑豆善于利水除湿，大黑豆善于活血解毒，大、小黑豆合用对水肿脚气非常有效，蒲黄功善止血，常用于改善女性血瘀经闭、腹痛之症，诸药结合使本酒功效增加而又全面兼顾。

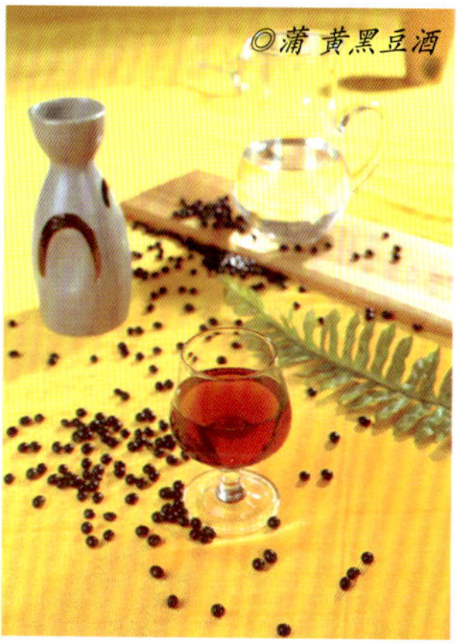

◎蒲黄黑豆酒

中风

中风又名卒中，是发病率、致残率、死亡率都极高的疾病，多集中于中老年群体。

中医上有经络性与脏腑性两种中风，并且认为此病是由于平素饮食失调或情志不畅，恼怒忧虑日久，使气滞血瘀或痰湿内生，瘀滞于血脉内，或上犯清窍而致。

药酒治疗主要是针对经络性中风，以预防为重点，有通经活血、祛风化痰、益精固肾等作用（凡高血压及脑溢血者忌用）。对气虚血瘀之中风（脑梗塞），或中风后出现偏瘫，步履不稳，腰腿乏力者，亦可用药酒调养。

【症状表现】

经络性中风：病情较轻、口眼歪斜、舌体强硬运动不灵活、言语不利、半身不遂等。

脏腑性中风：病势急重、身体突然性昏倒就不省人事、全身失去知觉、不能言语等。按中医辨证，此类中风或因阴虚阳亢，气血上逆；或因脾失健运，痰湿内阻；上犯清窍；或因平素气虚，血行不畅，阻滞经络等而致。

【配方选用】

蜈蚣蝎蚕酒

【配料】全蝎、僵蚕、蜈蚣各75克，白酒1500克。

【制备】上药捣碎，入纱布袋中，扎紧口，浸于酒中，密封15～17天，开封后取出药袋，取澄清液饮用。

【饮服】每天2次，每次10毫升。

【功效】通经祛风止痉。适用于中风面瘫、口眼歪斜、面部抽搐及半身不遂等。

蜈蚣蝎蚕酒

【简析】全蝎长于熄风定惊，搜风通络；蜈蚣善于祛风解痉、散结攻毒；再配以僵蚕的化痰熄风止痉，酒温经通脉，走行药势，故对中风后遗症有较好治疗。

五加独活祛风酒

【配料】牛膝、秦艽、薏苡仁、独活、制附子、五加皮、肉桂、丹参、杜仲、酸枣仁、仙灵脾各15克，天门冬23克，晚蚕沙（微炒）30克，细辛8克，60度白酒5000克。

【制备】上药研成粗末，装入纱布袋中，扎紧口，浸于酒中，密封5～7天，开封取出药袋，澄清即可。

【饮服】每天2～3次，每次15毫升。

【功效】补肾阳，祛风湿，活经络。主要适用于中风后遗症，而见半身不遂、关节不能运动、筋骨经脉拘急、麻木等。

五加独活祛风酒

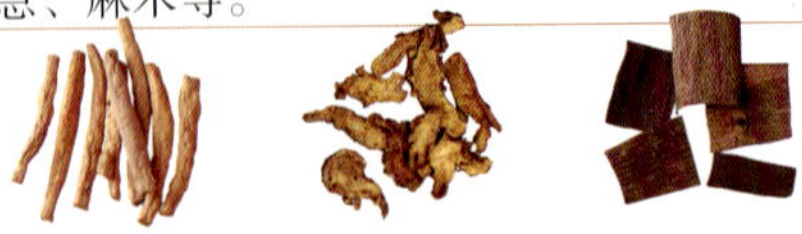

【简析】本方专为中风后遗症而设。五加皮与独活主祛风，能强壮筋骨、祛风活络、消肿止痛，再配以活血化瘀的牛膝、祛风利湿的薏苡仁、温阳通经止痛的肉桂、补肾养阴的天门冬、活血通络的丹参、温肾助阳的杜仲等，酒行药势，故本酒既补肾阳，又使祛风功能大增。

黄芪乌蛇酒

【配料】炙黄芪、乌梢蛇各70克，当归27克，桂枝、桑枝各20克，白芍16克，白花蛇干10克，白酒2000克。

【制备】上药捣碎，装入纱布袋中，扎紧口，浸于酒中，密封，隔水文火加热蒸煮1个小时，离火，静置15～17天，开封取澄清液饮用。

【饮服】每天2～3次，每次25～30毫升。

【功效】活血祛风，散寒止痛。主要适用于中风偏瘫及风湿性关节炎等。

黄芪乌蛇酒

【简析】乌梢蛇是乌风蛇除去内脏后的干燥全体，是本方的君药，适用于风湿关节痹痛、中风肢体麻木等。黄芪益气补中升阳，配以活血调经的当归、散寒止痛的桂枝、祛风通络的桑枝等，使祛风止痛之力尤为显著。

三蛇酒

【配料】大白花蛇100克，腹蛇50克，乌梢蛇75克，生地黄、冰糖各250克，白酒1250克。

【制备】三蛇鲜品去头，用酒浸润切成段，晾干；制品蒸软，切成段，生地黄洗净切碎，各药一起浸于酒中，密封13～15天（期间每天搅拌1～2次）；冰糖加水适量加热煮溶，趁热倒入酒液中，充分搅拌，静置即可。

【饮服】每天2次，每次15～20毫升。

【功效】祛风通络定惊。适于中风引起的四肢麻木、半身不遂、风湿疼痛和关节不利等。

三蛇酒

【简析】白花蛇祛风、定惊、通络的功效十分显著，主要用来治疗风湿痹痛及中风所致的全身麻木、经脉痉挛等，其他二蛇也能有效祛风止痛。三蛇配伍加上酒的行药势，故本酒为祛风的良方。

高脂血症

高脂血症是指血浆中的脂类物质（主要为胆固醇或甘油三酯，不溶或难溶于水，必须与蛋白质结合才能完全溶于血液实现转运）的浓度高于正常水平的慢性疾病，有原发性（少见）与继发性（常见）之分。

中医认为继发性高脂血症主要是由于饮食失节（喜食高热高脂高糖低纤维的食物）加上机体疾病（如糖尿病、肝肾疾病、胰腺炎等）的综合作用使肌体的肝、肾、脾三脏出现虚弱、湿热、湿寒、痰液及气血瘀滞于体内而引发；原发性患者主要是由于受到遗传影响，使体内的脂肪物质代谢紊乱影响而致。

【症状表现】

痰浊壅塞型：体肥、喜食肥甘、头晕、恶呕、痰多等，治疗宜化痰燥湿。

气血瘀滞型：胸痛（呈放射形至颈、项、肩、背）、气短、心烦等，治疗宜活血化瘀。

肝肾阴虚型：体瘦、腰酸、多梦健忘、遗精、口干等，治疗宜滋肝肾养阴。

脾肾阳虚型：肢冷乏力、面白精萎、腰酸便溏、食少腹胀等，治疗宜温阳健脾。

【配方选用】

麦冬山楂酒

【配料】麦门冬15克，山楂25克，低度白酒500克。

【制备】上药洗净，切成薄片,浸于酒中,密封5～7天（期间每天摇晃1～2次），开封后取澄清酒液饮用。

【饮服】每天1次，每次10～15毫升。

【功效】清热降脂，活血化瘀。主要适用于高脂血症。

麦冬山楂酒

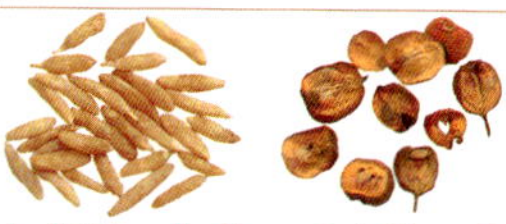

【简析】山楂能活血通经、化瘀，现代药理表明还能有效治疗高血脂、高血压和冠心病，是本方的主药；麦门冬养阴清热。二药共浸于酒，酒行药效，故能有效改善与治疗高脂血症。

蜂蜜绿茶酒

【配料】蜂蜜375克，绿茶225克，米酒1500克。

【制备】蜂蜜与绿茶浸于米酒内，密封15～17天（期间每天摇荡2次），开封后滤取酒液饮用。

【饮服】每天早午晚各1次，每次15～20毫升。

【功效】降脂降压，强心利尿。主要适用于高脂血症。

【注意】绿茶选用龙井茶、碧螺春或信阳毛尖等品种，效果更佳。

蜂蜜绿茶酒

【简析】蜂蜜为食药佳品，味甘质润，能生津养阴、补虚润燥；绿茶中含有蛋白质、氨基酸、糖类、脂肪酸、叶绿素等物质，能扩张血管，改善血液循环，起到强心利尿的功效，其芦丁活性物质，能增强毛细血管的韧性，有效降压降脂等。

肠胃炎

本病是常见的消化系统疾病。导致发病的原因是多方面的，中医认为主要原因有饮食的无节制、无规律、机体情志受到损伤、加上过度劳累等，使胃肠黏膜出现炎症，功能失去正常调理而致，可分为急性肠胃炎、慢性肠胃炎、结肠炎等。

【症状表现】

急性胃炎：上腹疼痛、饱胀、食欲降低、恶心呕吐、嗳气、腹泻、高热，甚至呕血等。

慢性胃炎：食欲不振、上腹隐痛、嗳气、反酸、恶呕、周期性上腹疼痛等。

慢性结肠炎：起病慢、病情顽固、腹泻、排便有阵发性腹痛、排后痛感减轻，常伴有体倦乏力、厌食恶心、腹胀、拒按等。

【配方选用】

复方荔枝酒

【配料】鲜荔枝肉（带核）250克，50度白酒500克。

【制备】鲜荔枝肉浸于酒中，密封5～7天，开封后过滤除渣，澄清后饮服。

【饮服】每天2次，每次15～25毫升。

【功效】养血益气，健脾补肝。适用于慢性肠炎之腹泻和食欲不振等。

【注意】每次不可过量；小儿忌用。

复方荔枝酒

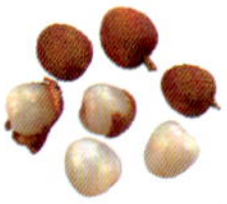

【简析】荔枝肉的主要功效为健脾养肝、益气补血，常用来改善脾虚而长久腹泻等；荔枝核能行气散结止痛；酒能活血通经、补脾理胃。故本酒能有效改善肠炎及消化不良等。

干姜参黄益胃酒

【配料】干姜、大黄、甘草各20克，人参，附子各15克，黄酒1000克。

【制备】上药制为粗末，入纱布袋，浸于酒中，密封6天（期间每天摇晃1次），开封后取出药袋，澄清后饮服。

【饮服】温服。每天3次，每次15毫升。

【功效】健脾和胃，温中散寒。适用于慢性结肠炎、寒性腹痛、腹泻及胃溃疡等。

干姜参黄益胃酒

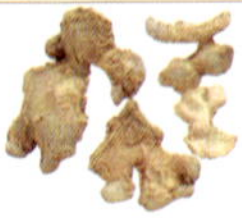

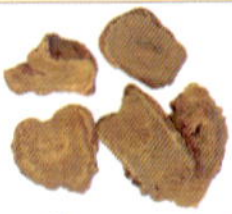

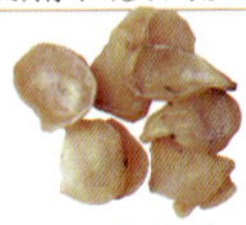

【简析】干姜以温中暖脾、散寒止痛见长，能有效改善脾寒而致的腹痛、腹泻；大黄能清热通便、活血行滞，可治疗肠胃积滞、腹中疼痛等；再配用人参以改善消化功能，补虚健脾；甘草和中止痛，缓和药性。

花粉茯苓酒

【配料】天花粉、白茯苓、白术、淮山药、芡实、牛膝、薏苡仁各8克，白豆蔻5克，60度白酒2500克。

【制备】上药捣为粗末，入纱布袋，浸于酒中，密封12～14天（期间每天摇荡1次），开封后过滤除渣，澄清液装瓶即可。

【饮服】每天2次，每次15～20毫升。

【功效】健脾燥湿。主要适用于慢性肠炎属脾虚湿滞者。

花粉茯苓酒

【简析】天花粉主要功效为清热化痰、润燥生津；白茯苓健脾调中渗湿之功较强，二药相配能有效健脾燥湿。另外再佐以白术的补脾除湿，芡实的益脾止泻，牛膝的活血通淋，山药的养阴益脾止泻，薏苡仁的利湿健脾止泻等，使全酒功效全面而持久。

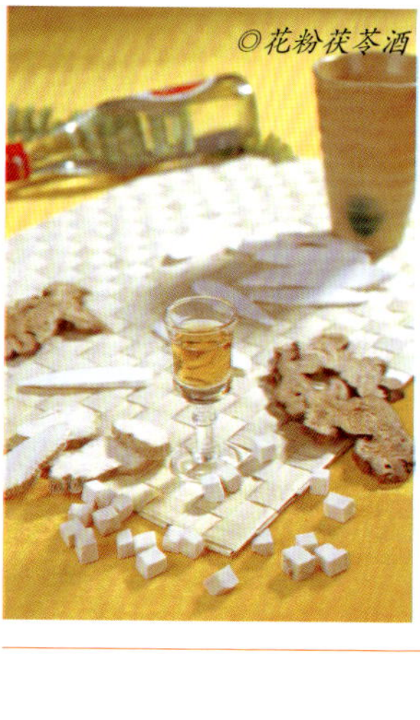
◎花粉茯苓酒

脉管炎

脉管炎即血栓闭塞性脉管炎，常见于青壮年男性，以北方居多。

中医认为此病主要是由于素体阳虚，寒湿侵袭身体，使肢体末端的中小动静经脉（以下肢血脉为主）血液瘀滞，经络出现壅塞而致。治疗时应以活血通络、散寒祛瘀为主。

【症状表现】

起初： 单侧下肢怕寒、麻木，走小段路即小腿胀痛，甚至抽筋等。

发展： 痛感持续且晚上会加重、肤色变白、小腿肌肉萎缩、趾甲增厚变形等。

最后： 趾端变黑、干瘪、溃疡、患肢疼痛剧烈等。

【配方选用】

丹参酒

【配料】白花丹参90克，55度白酒750克。

【制备】白花丹参制为粗末或切薄片，装入纱布袋中，扎好口，浸于酒中，密封15～20天，开封后取出药袋，澄清即可。

【饮服】每天3次，每次25～30毫升。

【功效】活血通络，化瘀止痛。主要适用于气血瘀滞所致的血栓闭塞性脉管炎（症状：肢体厥冷、麻木胀痛、脉搏减弱等）。

丹参酒

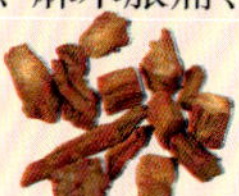

【简析】丹参善于活血化瘀、清热止痛，是治疗各种血瘀证的要药；酒能温经通络、活血行气。酒助药势，药借酒威，将活血通络、化瘀止痛之效充分发挥。故令本方对血栓性脉管炎的治疗，疗效明显。

参红酒

【配料】丹参60克，红花30克，白酒1000克。

【制备】丹参洗净去杂,切碎，与红花一起浸于酒中,密封15天(期间每天摇动1次)，开封后取澄清酒液饮用。

【饮服】每天2～3次，每次20～25毫升。

【功效】活血化瘀。主要适用于脉管炎的预防兼治疗。

【注意】孕妇忌用。

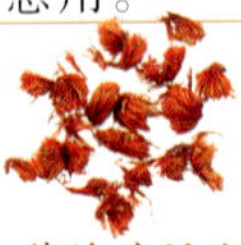

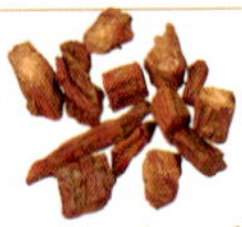

参红酒

【简析】方中二药均为活血化瘀药材中的常用之品，丹参以活血化瘀见长，红花活血通经，兼能化瘀止痛。配伍浸酒后，酒的行走之势，使本酒的活血功效明显增强，无论是治疗还是预防都行之有效。

生归红桂酒

【配料】生当归、肉桂各90克，红花、花椒、干姜各45克，樟脑、细辛各18克，60度白酒1500克。

【制备】以上七味药材切成薄片，浸于白酒中，密封10～15天，开封后过滤除去药渣，澄清后备用。

【用法】此酒为外用方。每天2次，用药棉蘸酒适量，涂擦患部，每次10分钟。

【功效】活血温经，散寒止痛。适用于血栓闭塞性脉管炎、冻疮及软组织损伤等。

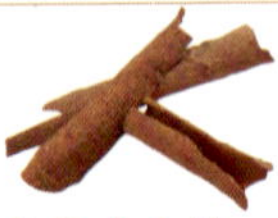

生归红桂酒

【简析】当归与肉桂为方中主药：当归重于养血活血、消肿止痛；肉桂长于温经祛寒、通络止痛。配伍散瘀止痛的红花、散寒止痛的花椒、温中回阳的干姜、祛风止痛的细辛和樟脑等，使本酒止痛效果较为明显。

癫痫

癫痫即平常所说的“羊癫风”，是常发的脑功能障碍疾病，一般指大脑神经元突然异常放电所致的反复发作的短暂的大脑功能失常，有原发与继发之分，后者多与脑内伤、脑肿瘤等有关。

中医认为导致此病主要由精神因素引起，与肝功能关系密切，肝主情志的宣泄，如情绪过度压抑、恼怒、惊恐，使情志不和，肝气郁结不散，上不能达心脑，下不能交脾胃，使心脑脾胃等功能相继出现异常而致，另外与平常饮食、遗传等也有一定关系。

【症状表现】

发病突然、病程短急、反复难愈，常伴有神志不清、情绪反常（时而兴奋、时而恐惧、时而愤怒等）、行为异常（有时咀嚼、流涎、吞咀，有时搓手、摸袋等），发作时言语不利、全身或局部肌肉抽搐、口吐白沫等。

【配方选用】

蟾蜍酒

【配料】蟾蜍1只，黄酒50克。

【制备】蟾蜍焙干，研为细末，装瓶备用。

【饮服】温服。每天2次，每次取药末15克兑温黄酒适量。

【功效】理气解郁安神。主要适用于癫痫之抽搐、昏倒；癫狂所致的狂言乱语及喜怒无常等。

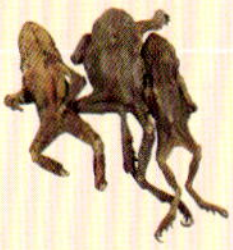

蟾蜍酒

【简析】蟾蜍主入肝经，能平肝熄风、理肝解郁，是改善中风后言语不利、肢体麻木、半身不遂及邪迷心窍之癫痫等的药材，以酒作引，酒行气通经，并引药势上达于心脑，有效改善神经功能，故对癫痫而致的胡言乱语和喜怒无常等症收效甚好。

壁虎酒

【配料】壁虎3只，白酒90克。

【制备】壁虎焙干，研为细末，装瓶备用。

【饮服】药末分成4份，每天2次，每次取1份药末，兑适量白酒。

【功效】清肝泻火，祛风定惊。主要适用于痰浊阻滞所致的突然性跌倒、不知人事和抽搐等。

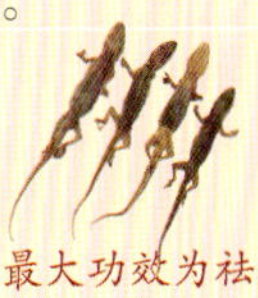

壁虎酒

【简析】壁虎的最大功效为祛风化痰、熄风止痉，能有效治疗风痰内滞之惊风、抽搐等症，还可化痰饮，缓解痰阻湿盛所致的言语无常、精神错乱等，浸于白酒后，白酒所具有的祛风行气功能令全酒药效明显加强。

淋证

淋证是以小便不利，淋沥不尽，腰痛为主的泌尿系统疾病。

中医认为此病是由于平时食用过于肥腻或甘甜的食物，或情志不畅，使肝气郁结，横逆脾胃，加上奔波劳累，使正气虚弱，邪气乘虚而侵入机体下焦，使肾与膀胱等脏器功能失常而致。

【症状表现】

小便频多、短促而有刺痛感、小便有时余沥不尽、小腹拘急、痛感常常放射至腰与腹部等。

【配方选用】

磨石酒

【配料】磨石200克，白酒500克。

【制备】磨石用火烧赤，浸于酒中，重复数次，用纱布过滤，提取酒液装瓶即可。

【饮服】每天早晚各1次，每次10～15毫升。

【功效】利水通淋。主要适用于石淋。

磨石酒

【简析】本方出自明代《普济方》。磨石即一种矿物质，有润燥利湿通淋的功效，药理表明本药可有效改善石淋病症，药借酒力，并引药下行，故可治疗石淋。

滑石两金酒

【配料】石苇、滑石、冬葵子、川金钱草、海金沙各45克，甘草、木通各10克，车前子、瞿麦、赤茯苓各18克，鸡内金15克，黄酒1500克。

【制备】上药（除鸡内金外）制为粗末，入纱布袋中，扎紧口，浸于酒中，文火煮至1200克，离火，取出药袋；鸡内金研为细末，倒入酒液中，搅拌，静置即可。

【饮服】每天2～3次，每次100～150毫升。

【功效】清热，排石，通淋。主要适用于砂石淋。

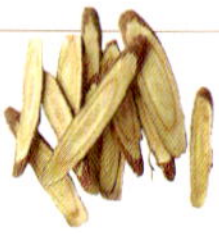

滑石两金酒

【简析】滑石与石苇的功效为利尿通淋，主要用来治疗热淋、石淋、小便不利等；金钱草、海金沙、冬葵子三药善于清热、利水、排石；另外加上化石通淋的鸡内金、清心利水的木通及清热解毒的甘草等，排石通淋能力大为增强。

两金酒

【配料】金钱草150克，海金沙45克，黄酒750克。

【制备】上药去杂，入锅中，倒入黄酒，文火煮至600克，离火，过滤除去药渣，静置候凉即可。

【饮服】每天2～3次，每次100毫升。

【功效】清热通淋，排石利湿。主要适用于砂石淋（即输尿管、膀胱、肾结石）。

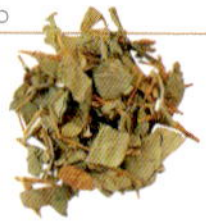

两金酒

【简析】金钱草主要功效为清热解毒、利尿排石，是治疗结石病的常用药材，如泌尿系结石、胆结石等；海金沙能润燥滑肠、利湿通淋。二药配伍，功效互补，以酒作引，令本方对砂石淋有很好的改善作用。

黄柏连栀酒

【配料】黄柏90克，栀子30克，黄连15克，米酒500克。

【制备】上药去杂，浸于米酒中，文火煮数沸，离火，过滤提取酒液即可。

【饮服】每天2～3次，每次15～20毫升。

【功效】清热凉血。主要适用于热毒炽盛的小便短赤、涩痛及口腔炎、牙痛、口疮等。

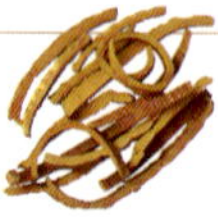
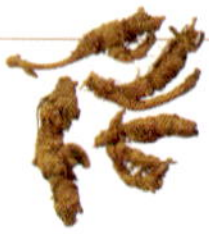
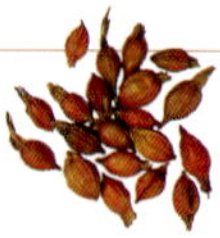

黄柏连栀酒

【简析】黄柏清热泻火、燥湿解毒，是下焦湿热证（如尿短赤涩、湿热带下等）的常用药材；另外，栀子功能清热利湿、凉血止血，可治疗口疮、血热妄行之尿血等；黄连能清热燥湿、泻火解毒，善治牙痛、口疮等。三药浸酒，酒行药势，酒效大增。

鸡眼草酒

【配料】鸡眼草45克，米酒750克。

【制备】鸡眼草洗净，切碎，置锅内，倒入米酒，再加水750克，文火煮至750克，离火候凉，过滤除去药渣，提取酒液即可。

【饮服】每天2次，每次10～15毫升。

【功效】清热利湿解毒。主要适用于热淋证。

鸡眼草酒

【简析】鸡眼草是清热药材之一，具有清热解毒、利水通淋的功效，善清湿热之毒邪侵袭肌体所致的尿多涩痛、腹痛拘急等。以酒相促，酒行药效，强化其清热利湿解毒的功能，故对热淋的治疗有效。

心悸

心悸（惊悸、怔忡）是神经内分泌疾病，常由情绪波动或过度劳作、使心跳过快或过急而致的惊慌不适、胸闷，一般呈阵发性。

中医认为此病或由思虑过度，劳伤心脾，心血不足，心失所斋；或五志过极，心火内亢；或痰火郁结，内扰心神，使心主神安志功能失调而致。

【症状表现】

气血不足：心不安、面无华、夜难寐、舌淡红等，治疗应以补气益血为主。

阴虚火旺：心烦失眠、口苦咽干、耳鸣眩晕等，治疗应以滋阴降火为主。

心阳虚弱：面色白、气短自汗、神倦肢冷等，治疗应以温心壮阳为主。

心神不宁：心烦意乱、坐卧难安、梦多且饮食无欲等，治疗应以养心安神为主。

【配方选用】

桑龙药酒

【配料】桑椹子、龙眼肉各60克，60度白酒2500克。

【制备】上药去杂，浸于白酒中，密封13～15天，开封后过滤除去药渣，澄清后饮用。

【饮服】每天2～3次，每次10～15毫升。

【功效】滋阴养血，安神补气。主要适用于心脾两虚、阴虚血少所致的心悸、肢体乏力、失眠、目暗等。

桑龙药酒

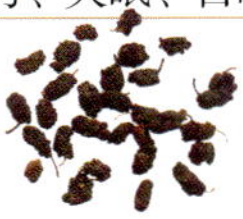

【简析】桑椹子功效为滋肝补肾、补血养阴、生津明目，能改善肝阴不足、心血虚少之头晕眼花、失眠等症；龙眼肉主攻心脾两虚，能养心安神、补气益血，是心神不安、心悸、体虚无力等气血两虚的常用药。二药以酒相助，更添效力。

人参远志酒

【配料】人参40克，远志、石菖蒲各55克，茯苓35克，柏子仁27克，朱砂15克，60度白酒2000克。

【制备】前五味药材加工成粗末，装入纱布袋中，包好，浸于酒中，密封12天，开封取出药袋；朱砂研为细末，倒入酒液中，充分搅拌，澄清后饮用。

【饮服】每天早晚各1次，每次15毫升。

【功效】补心益脾，宁神定志。主要适用于心脾两虚之心悸、健忘及神经衰弱等。

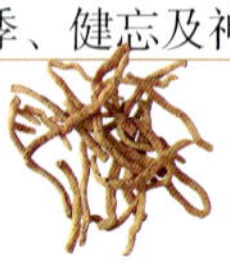

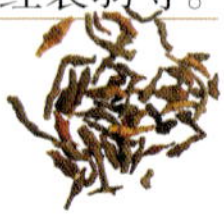

人参远志酒

【简析】人参可安神益智、补心益脾；远志可安神通窍；石菖蒲通心开窍以宁神；柏子仁可养血安神；茯苓可利湿宁心等。各药共浸于酒，故对心悸、神经衰弱、健忘等心神不安诸证收效较大。

党参龙眼酒

【配料】党参、龙眼肉各40克，五味子、栀子、丹参各27克，60度白酒2000克。

【制备】上药去杂,研为粗末，入纱布袋，扎紧口，浸于酒中，密封15～17天，取出药袋，澄清后饮用。

【饮服】每天2次，每次15～20毫升。

【功效】补心脾，益气血，养心神。主要适用于心悸不安及怔忡健忘等。

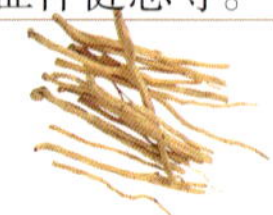

党参龙眼酒

【简析】党参能补气养血、宁心安神；龙眼肉善于补血健脾、养心安神，二药为本方主药。五味子能敛心安神，丹参可活血化瘀等，以酒作引，药效明显增强，能有效治疗心悸、失眠健忘，改善心神难安等。

肿瘤

肿瘤有良性与恶性之分，一般恶性肿瘤就是平常所说的癌症。中医认为此病主要由气血滞阻、痰液凝积于体内不散，加上寒热之毒内盛，使脏腑出现虚弱与亏损，痰瘀毒而致。

药酒治疗一般在肿瘤康复期较为合适。但要注意的是，不少抗肿瘤的药材，本身具有一定的毒性，服用时必须在医生的指导或建议下进行，严禁乱服乱用，以免中毒，给身体造成更大伤害。

【症状表现】

食管癌：多发于中年以上男性，常见吞咽困难，只能进食较软或流质食物，表现为身体日渐消瘦、皮肤干皱等。

胃癌：早期主要表现为上腹不适、饱胀、食欲不振，或持续胃脘疼痛，继而有不明原因的贫血、消瘦、呕血、黑粪等现象。

血癌：即白血病，急性则有发热、出血、贫血严重、肝脾肿大、骨关节疼痛等症状；慢性则表现为脾脏、淋巴肿大明显、消瘦、乏力、盗汗、低热不退等。

【配方选用】

全蝎蜂房酒

【配料】全蝎40克，露蜂房60克，山慈姑、僵蚕各50克，干蟾皮30克，白酒1000克。

【制备】上药捣碎，浸于白酒中，密封15天，开封后取澄清酒液饮用。

【饮服】每天3次，每次10～15毫升。

【功效】抗肿瘤。适用于食管癌及胃癌。

全蝎蜂房酒

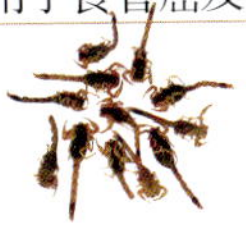

【简析】全蝎、蜂房祛风解毒，并能熄肝风、定惊搐，对小儿惊风、破伤风所引起的抽搐痉挛、角弓反张；以及癌肿、恶疮等有良好改善作用，配伍僵蚕、干蟾皮等化痰散结，抗癌止痛，加上白酒较强的活血行气、通经利脉的功能，对上述肿瘤病症康复有较强作用。

蟾蜍酒

【配料】蟾蜍7只，黄酒750克。

【制备】蟾蜍宰杀去除内脏、脚和头部，洗净，切成小块，放于瓷罐内，倒入黄酒，密封；酒罐置于锅内，隔水文火加热慢煮2小时，离火，过滤除去药渣，澄清后饮用。

【饮服】每天3次，成人每次10～15毫升，儿童酌情减量。

【功效】抗癌。主要适用于白血病。

蟾蜍酒

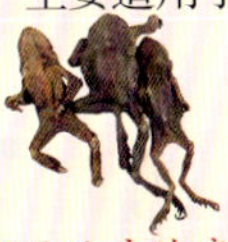

【简析】蟾蜍用于治疗肿瘤疾病有较长的历史，有解毒、抗癌、止痛的作用。现代医学研究证实，蟾蜍可以直接杀死白血病细胞，能有效提高肌体的免疫力，浸于酒后，药借酒威，进一步增强原药的抗癌功效。

猕猴桃根酒

【配料】猕猴桃根90克，白酒500克。

【制备】猕猴桃根洗净去杂，切碎，浸于白酒中，密封12～15天（期间经常性地摇动），开封后过滤除去药渣，澄清后饮用。

【饮服】每天3次，每次15～20毫升。

【功效】软坚散结。适用于食管癌症。

猕猴桃根酒

【简析】猕猴桃根具有很好的消肿散结、活血行气、利尿止痛的作用，现代医学常用来治疗消化系统肿瘤、乳腺肿瘤、胃病及尿道结石等常见多发病。以酒相助，酒本身可活血化瘀、除湿止痛，令药酒疗效增强。

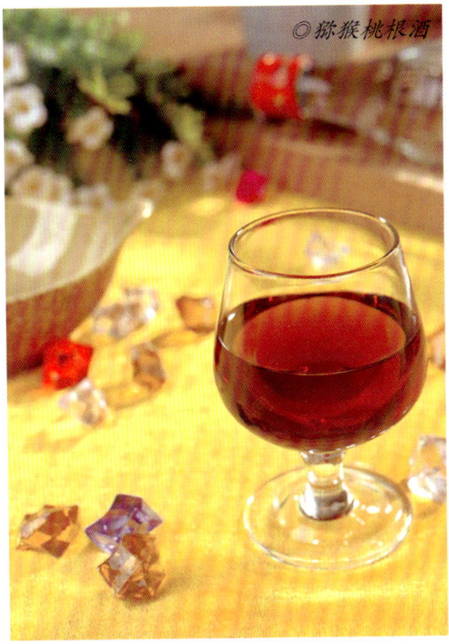

◎猕猴桃根酒

冠心病

冠心病是指多种原因引起的冠状动脉管腔狭窄或闭塞，导致冠状动脉血液循环障碍、心肌不能得到充足血液供应而出现的一系列心脏病变。导致此病的原因最常见的为冠状动脉粥样硬化。本病是中老年人常见易发的心脏病之一。中医认为此病主要是情志受伤、饮食失节（喜食甘肥、酗酒等）、过度劳累、年老体弱、外邪内侵多方面因素的综合作用，使气血瘀滞、痰浊壅聚于胸而致。

【症状表现】

冠心病：早期症状不显，有时呈轻度、短暂的胸闷、心悸、气短、心前区短暂刺痛等。

心绞痛：胸骨周围有发作性、短暂性疼痛，有时胸闷胀痛、痛感呈放射状向颈、肩、上肢蔓延，同时身体乏力、呼吸困难、多汗、不安、窒息感、皮肤青紫等。

【配方选用】

杜仲川芎酒

【配料】杜仲、川芎、丹参各75克，白酒1500克。

【制备】上药切碎，浸于白酒中，密封20～25天（期间每天摇荡1～2次），开封后过滤除去药渣，取澄清酒液饮用。

【饮服】每天2次，每次15～20毫升。

【功效】行气血，补肝肾，强筋骨。适用于冠心病、高血压、动脉硬化等。

【注意】阴虚火旺、口舌生疮者忌用。

杜仲川芎酒

【简析】杜仲是补肝益肾、强筋壮骨的良药，药理研究证实，可有效降血压，主要治疗肾虚而致的腰膝酸软无力等，为本酒的主药；川芎与丹参均属活血化瘀之品，其活血行气之力能起到预防冠心病、改善心绞痛、抑制血栓形成等作用，三药相合，酒行药势。

丹参红花酒

【配料】丹参40克，红花、桃仁各20克，当归12克，川芎、地龙各10克，黄酒300克，水300克。

【制备】上药去杂，置锅内，倒入黄酒与水，密封，文火煮30分钟，离火，过滤除去药渣，提取酒汁装瓶即可。

【饮服】温服。每天3次，每次50毫升。

【功效】活血化瘀，温经止痛。主要适用于冠心病及轻度心绞痛。

【注意】孕妇及行经期女性忌用。

丹参红花酒

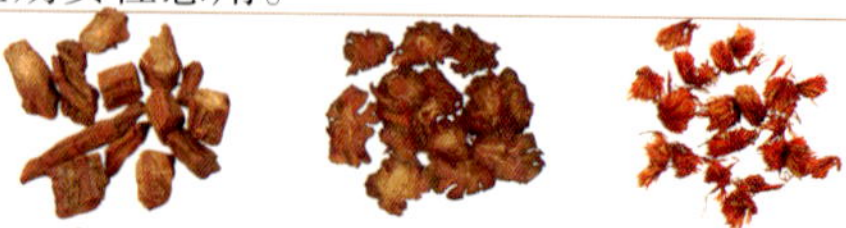

【简析】丹参专于活血化瘀，是治疗各种血瘀证的常用之品，药理表明能预防与改善心绞痛、冠心病等；红花能活血化瘀止痛；当归、川芎能养血活血、行滞止痛；桃仁、地龙能活血化瘀。各药借酒力，行药势。

灵芝酒

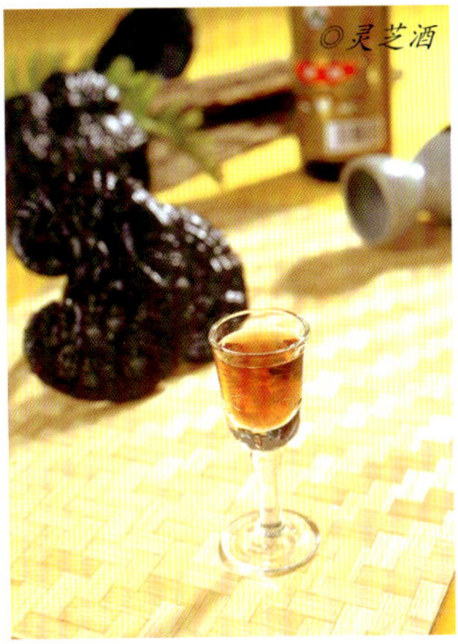

【配料】灵芝45克，黄酒750克。

【制备】灵芝洗净，稍干，切成薄片，浸于酒中，密封7～9天，开封后取澄清酒液即可饮用。

【饮服】每天2次，每次50毫升。

【功效】补中益气，宁心安神。适于冠心病、心绞痛、胸闷、心悸及神经衰弱等。

灵芝酒

【简析】灵芝是养心安神的名贵药材，能有效改善与治疗冠心病、神经衰弱、失眠等症；酒能驱风止痛、行气活血，酒药相合，除能养心补中、益气止痛外，对胸闷、心悸等也有治疗效果。

贫血症

本病最常见的为缺铁性贫血，以青壮年女性为多。中医认为缺铁性贫血主要有两个方面的原因：一是饮食失调，使肌体营养不良，加上劳累使脾脏功能（脾主运化）受到损害不能生血；另一方面是由于内伤性或外伤性失血过多，使脾肾气血亏损，并伤害到肝（肝主藏血），使阴血耗损继而牵连到心脏，各脏腑之间相互影响，使病情不断加重。

【症状表现】

面色苍白、头晕眼花、身体倦怠无力、心慌心悸、食欲逐日递减等，青少年还会出现发育延迟、智力低下、反应迟钝、注意力不集中、身体日渐消瘦等症状。

【配方选用】

枸杞熟地酒

【配料】枸杞子70克，熟地黄20克，人参4克，冰糖80克，白酒2000克。

【制备】人参去头，蒸软切成薄片，与另外两药一起浸于白酒中，密封13～15天（期间每天摇晃1次），开封后过滤除去药渣，加入冰糖搅拌均匀，静置一段时间即可。

【饮服】每天2次，每次15～20毫升。

【功效】补气益血，养肝明目。适用于贫血、营养不良及病后体虚等。

枸杞熟地酒

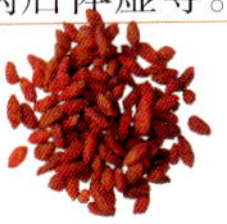

【简析】枸杞子是滋阴的要药，能补益肝肾、益精明目；熟地黄长于补血滋阴、养肝明目；加上益智安神、调补元气的人参，以酒助势后，补气益血功效能大大增强，能改善身体贫血状态，增强其营养，缓解病后元气大虚、肢体无力等不适。

龙眼桑椹酒

【配料】龙眼肉、桑椹子、大枣（红枣）、枸杞子各30克，60度白酒1000克。

【制备】上药捣碎，入纱布袋中，扎紧口，浸于酒中，密封14～16天（期间每天摇荡1次），开封后取出药袋，澄清即可。

【饮服】每天2次，每次25～30毫升。

【功效】滋阴补血。适用于贫血、头晕、心悸、腰软及神经衰弱等。

龙眼桑椹酒

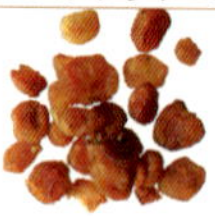
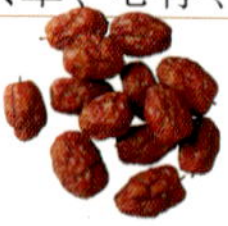
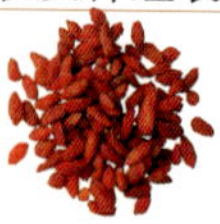

【简析】龙眼肉甘温而主心脾，功善补血益气、养心安神，主要适用于心神不定、神经衰弱等症；桑椹子能补肝益肾、补血生津，适用于肾虚精血不足之头晕、腰软等；结合养血安神的大枣、滋阴益精的枸杞子，并以酒行药势，故是贫血、心悸等病症的药用良方。

山药酒

【配料】山药250克，葡萄干125克，白酒1500克。

【制备】山药与葡萄干洗净，晾干，浸于白酒中，密封25～30天（期间每天摇荡1～2次），开封后取澄清酒液饮用。

【饮服】每天2～3次，每次10～15毫升。

【功效】补血，益气，强筋。主要适用于贫血之眩晕、心悸、肢体麻木。

山药酒

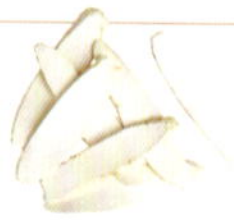

【简析】山药补脾和胃、益肺固肾，是补上中下三焦气虚的常用之药；葡萄干补血益气、强筋利骨。此二药借酒的活血通经达脉之力，故可有效治疗贫血。

参归芍地酒

【配料】人参80克，当归、生地黄、白芍各48克，白酒2000克。

【制备】上药制为粗末，浸于白酒中，密封13～15天（期间每天摇晃1次），开封后取澄清酒液饮用。

【饮服】每天2次，每次15毫升。

【功效】补血益气。主要适用于贫血之面色苍白，眩晕心悸，食少体倦等。

参归芍地酒

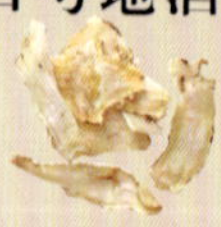
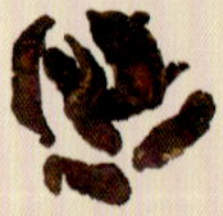

【简析】本方中人参为大补元气之药，当归、白芍长于补血养血，生地黄能养阴增液。四药组合，以酒行药势，其益气补血、养血滋阴之效非常明显，常用来治疗血虚或失血过多所致的贫血。

糖尿病

糖尿病是指身体内部胰岛素遗传性缺乏或分泌相对不足，使糖类物质不能被身体有效吸收、转化而过多地遗留于血液中，使血糖浓度过高的慢性内分泌代谢紊乱疾病。

中医认为糖尿病属消渴的范畴，是由先天禀赋不足、复因情志失调、饮食不节等原因，导致阴虚燥热而发。病机主要在于阴津亏损、燥热偏盛。病变的脏腑为肺、胃、肾，尤以肾为关键。通常病在肺，以肺燥为主，多饮症状突出者，称为上消；病在胃，以胃热为主，多食症状较为突出者，称为中消；病在肾，以肾虚为主，多尿症状较为突出者，称为下消。消渴变日久，会出现二种病变：一是阴损及阳，阴阳俱虚；二是病久入络，血脉瘀滞。

【症状表现】

肺燥型：口干舌燥、尿多尿频等，治疗应以润肺止渴为主。

胃热型：易饿多食、身体消瘦、便干舌黄等，治疗应以泻胃火养阴为主。

肾阴虚型：腰膝酸软、耳鸣头晕、五心烦热、口干多饮、小便频多等，治疗应以滋阴补肾为主。

血瘀型：肢体发麻、面色较暗、嘴唇发青、身体浮肿、心悸等，治疗应以通经化瘀为主。

【配方选用】

红枣羊脂酒

【配料】红枣125克，羊脂15克，米酒750克。

【制备】红枣洗净，加水适量，加热煮软（或用沸水泡软），倒去水，放于锅内，加入羊脂和米酒，加热煮沸，停火候凉，装入盛酒器内，密封5天即可。

【饮服】每天2次，酒枣同服。每次10～15毫升。

【功效】健脾，养血，益气。适用于糖尿病及食欲不振、体虚等情形。

红枣羊脂酒

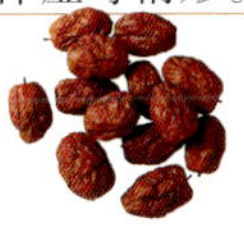

【简析】红枣甘温质润，既是滋补佳品，又是药用良品，能健脾补中、益气养血；羊脂即动物羊的脂肪油，味甘性凉，主要功效为补虚、润燥，二者借助于酒的通经达脉、运行脏腑及改善脾胃功能，故令本酒能有效治疗糖尿病。

凤眼草酒

【配料】凤眼草50克，黄酒500克。

【制备】凤眼草制为粗末，入纱布袋，扎紧口，浸于酒中，密封7～10天（期间每天摇动1次），开封后取澄清液饮用。

【饮服】每天2～3次，每次15毫升。

【功效】清热燥湿，疏风止血。适用于糖尿病、便血、女子湿热带下等。

凤眼草酒

【简析】凤眼草甘凉能清热燥湿，主入肝经而行血分，又能祛风止血，凡下焦湿热内盛而引起的便血、女子带下等症均可治疗；另外药理表明凤眼草能有效降低血糖浓度，改善糖尿病症。

遗尿

遗尿即是晚上睡觉时无意识的排尿现象，也就是平时常说的尿床或遗溺，以少年儿童为主。

中医认为遗尿是由于身体尚未发育完全，脏腑功能与智力水平还不足以使大脑对排尿进行自觉性地控制而致。成人偶尔也有遗尿现象，大多是由饮酒过度，酒精麻醉大脑神经，使膀胱的正常收缩失去应有控制而致。药酒治疗应以补肾益气、收涩缩尿为主。

【症状表现】

常常在梦中排尿，有时一晚一次，有时多次，有时是偶尔性的，有时是持续性的；少儿的遗尿一般会随身体的逐渐发育完善而改善、消失。

【配方选用】

仙茅益药酒

【配料】仙茅、淮山药各 30 克，益智仁 20 克，白酒 1000 克。

【制备】上药制为粗末，浸于酒中，密封 10 ~ 13 天（期间每天摇晃 1 次），开封后取澄清酒液饮用。

【饮服】每天 2 ~ 3 次，每次 10 ~ 15 毫升。

【功效】温肾固涩。主要适用于遗尿、肢体畏寒怕冷、老年尿多、腰腿酸软等。

仙茅益药酒

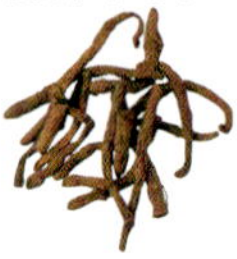

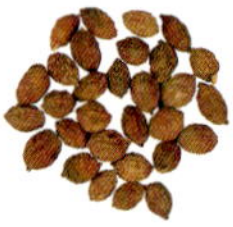

【简析】益智仁是助阳药材之一，具有温补肾阳、固精止涩的功效，对肾虚而致的遗尿、尿多，脾胃虚寒引起的腹部冷痛等有疗效；仙茅辛热长于温肾壮阳，主攻命门火衰，主治阳虚尿频、肢体不温怕冷以及阳虚腰腿酸软等。再佐以山药的养阴滋肾和调和药性，令本酒燥而不烈。

茴香螵蛸酒

【配料】小茴香、桑螵蛸各 45 克，菟丝子 30 克，50 度白酒 750 克。

【制备】上药捣碎，入纱布袋中，扎紧口，浸于酒中，密封 7 ~ 9 天（期间每天摇动 1 ~ 2 次），开封后取出药袋，澄清即可。

【饮服】温服。每天 2 次，每次 15 ~ 20 毫升。

【功效】温肾，助阳，止遗。主要适用于小儿遗尿、腰膝酸软、小腹泛冷等。

茴香螵蛸酒

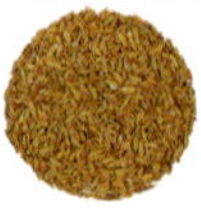

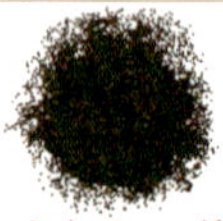

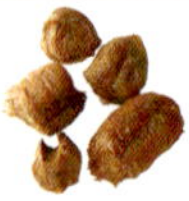

【简析】桑螵蛸其性平和，味甘咸，主归肝、肾二经，具有补肾、固涩、止遗的功效，是治尿频、遗尿的良药，特别适用于小儿遗尿及夜尿频多等症；小茴香善温中下二焦之阳，主要适用于胃腹冷痛及肾虚肢冷、尿频，二药配合助阳益精的菟丝子，使本方补肾温阳力优，故又兼治疗肾阳虚损的腰膝酸软等症。

龙虱酒

【配料】龙虱5克，白酒750克。

【制备】龙虱捣碎，浸于酒中,密封，隔水文火加热，煮沸10分钟，静置23天，开封后取澄清酒液饮用。

【饮服】每天睡前1次，每次15～20毫升。

【功效】补肾固精。主要适用于肾虚不固之遗尿及夜尿频多等。

龙虱酒

【简析】龙虱又名水鳖虫、水龟子，性平味甘，固守肾经，主要功效为补肾益精，常用来治疗小儿遗尿与改善尿频尿多之症。浸于酒后，利用酒的活血通经、行药力的功能，增强了益肾固精的功效，令本方的疗效较为突出。

高血压

高血压是中老年人最常见心血管疾病之一，以血压持续升高为主要表征，是引起脑血管疾病（如中风）的主要因素。临床上有原发性（多达90%）与继发性之分。

中医认为导致此病的原因主要是由于肝肾的阴阳失调引发，肝脏主动主升，如精神过度紧张压抑，使肝阴（肝脏的阴血与阴液）损耗，肝阳上亢，肝风上旋而致；或因饮食不节，脾胃损伤，聚湿生痰，痰湿上犯而致，或因长期忧郁恼怒，气郁化火，肝火上攻而致，此外，与身体本身的肥胖、遗传、女性冲任失调等也有一定关系。

【症状表现】

血压高（超过18.7/12KPa）、头痛眼花、失眠、心悸、胸闷、健忘、烦躁易怒、神经质、便秘、口干、耳鸣、腰膝酸软等，晚期高血压还可诱发心绞痛、中风等心脑疾病。

【配方选用】

嫩竹酒

【配料】嫩竹60克，白酒500克。

【制备】嫩竹洗净，稍干，切碎，浸于酒中，密封13～15天（期间每天摇晃1次），开封后取澄清酒液饮用。

【饮服】每天2次，每次15～20毫升。

【功效】清热利窍。主要适用于原发性高血压及便秘等。

嫩竹酒

【简析】嫩竹味甘，能生津润燥滑肠，性寒能清热降火，并能泄火下行以通淋利便等，借助酒的温经通脉的运行之力，使药效由下而上，对平素肠燥便秘者与年老易发高血压者而言，此方不失为治疗良剂。

地黄菊花酒

【配料】地骨皮、生地黄、甘菊花各70克，糯米2000克，酒曲适量。

【制备】前三味药洗净，稍干，置锅内，加水适量（以漫过药面2～3厘米为宜），文火煮20～30分钟，过滤提取药汁，与糯米拌匀，蒸熟，离火候凉，加入酒曲末，搅拌均匀，置于容器内，密封，置较温暖的地方发酵5～6天，开封后榨取酒液装瓶即可。

【饮服】每天3次，每次15～20毫升。

【功效】滋阴养血，补身延年。高血压引起的眩晕目暗与年老体弱者补虚宜用。

地黄菊花酒

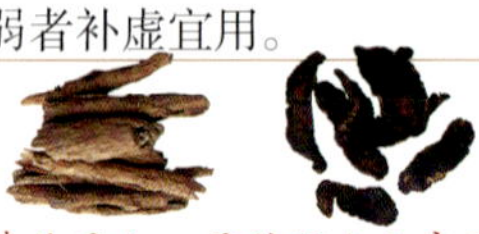

【简析】生地黄功善清热凉血，是补阴血之良品；甘菊花芳香通窍，辛散达表,能有效治疗头晕、眼花、目暗等症；地骨皮能养阴退热。三药合力，酒行药势，行运经络，令阴血充盈，有效补虚强身，对年老体弱者的保健作用也就突显出来。

蜂蜜香菇酒

【配料】蜂蜜210克，干香菇40克，柠檬2个，白酒1500克。

【制备】干香菇洗净去杂；柠檬洗净，连皮切成薄片。一起放于酒中，倒入蜂蜜，搅拌均匀，密封32天（期间每天摇晃1次），开封后取澄清酒液饮服。

【饮服】每天2次，每次20毫升。

【功效】降压降脂，增加食欲。主要适用于高血压与高脂血症。

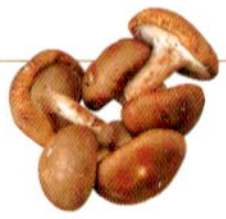

蜂蜜香菇酒

【简析】香菇又名冬菇、香蕈，性平味甘，滋味可口，能有效促进食物消化，是不可多得的食药滋补之品，现代药理还表明，香菇可以降低胆固醇，有效降压，提高身体免疫力等；蜂蜜质润滑肠，又能平补中气。二者相合，借酒行势，故对高血压病、高脂血症有防治作用。

眩晕

眩晕即头晕目眩，一般指不能站立或站立瞬间产生昏黑的感觉的一种疾病。中医认为眩晕是由情志、饮食内伤、体虚久病、失血劳倦及外伤、手术等病因，引起风、痰、瘀上扰清窍，或精亏血少，清窍失养所致。其病位在清窍，与肝、脾、肾三脏关系密切，并以虚者居多。虚者属肝肾阴虚、肝风内动，气血亏虚、清窍失养，肾精亏虚、脑髓失充；实者为痰瘀阻滞，痹阻清窍而成。治法虚则宜补肝肾、益气血、填脑髓；实则应化痰浊，祛瘀血，通血脉。

【症状表现】

头晕头痛、目昏，常伴有神经衰弱、失眠心悸、身体虚乏无力、恶心呕吐、面色无华等症状。

【配方选用】

桑椹酿酒

【配料】桑椹子500克，糯米2500克，酒曲100克。

【制备】桑椹子去杂，捣碎，置锅内，加水2000克，文火煎取汁1000毫升，离火候凉；糯米先浸泡一天，蒸熟候凉，置于一较大容器内，加入酒曲末和药汁，充分搅拌，置于较暖和之处(30度左右)，密封发酵8～10天，开封后滤去酒糟，提取酒液装瓶即可。

【饮服】每天3次，每次15～30毫升。

【功效】滋肝补肾，生津明目。主要适用于眩晕、耳鸣、目暗、高血压、糖尿病、便秘等。

【注意】慢性肠炎者忌用。

桑椹酿酒

【简析】桑椹子富含维生素及蛋白质等，具有补血益精、滋肝益肾、养阴生津、润肺滑肠等功效，滋味甘美，故在日常生活中常用来改善肠燥便秘、头晕目眩、耳鸣、失眠等肝肾阴虚及精血不足证。糯米补虚和胃生津，合用滋补力尤。用酒调之，酒助药效，相得益彰。

枸杞桂圆补益酒

【配料】枸杞子、桂圆肉各120克，50度白酒1000克。

【制备】上药去杂，捣碎，入纱布袋，浸于酒中，密封8～10天（期间每天摇晃1次），开封后取出药袋，澄清后饮用。

【饮服】每天2～3次，每次15毫升。

【功效】补肝益肾，益精安神。适用于眩晕、失眠健忘、食欲不振等。

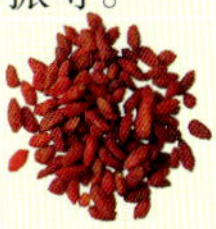

枸杞桂圆补益酒

【简析】枸杞子为滋阴佳品，主要功效为滋补肝肾、益精明目，常用来改善健忘、眩晕眼花等；桂圆肉主养心脾、益血安神，可用来治疗食欲不振、失眠健忘等。二药相合，以酒行引，综合效用明显增强。

双白酒

【配料】白菊花、白茯苓各250克，50度白酒1500克。

【制备】上药去杂，研为粗末，入纱布袋中，扎紧口，浸于酒中，密封5～7天，开封后取出药袋，澄清后饮用。

【饮服】每天3次，每次20毫升。

【功效】清热明目，平肝熄风。主要适用于眩晕头痛及目赤肿痛等。

双白酒

【简析】菊花甘凉，入肝、肺经，具有疏散风热、清肝明目、平肝熄风作用，为改善头痛、目赤肿痛的理想药材；白茯苓善补中安神，常用来治疗头晕、头痛等。二药相配共浸于酒，酒引药势。

面神经麻痹症

此病多指面部神经突然性的失去知觉，肌肉运动不利甚至瘫痪的神经性病变，一般以男性为主。

中医认为本病多为由邪气侵入机体，使痰瘀内生，阻滞于面部经络，气血不能上达以滋养而致。

【症状表现】

发病较急、病情进展较快，面部单侧表情肌肉不能运动、眉不能皱、眼不能闭合、口角下垂等。

【配方选用】

独活白附酒

【配料】独活75克，白附子15克，黑豆（以小者为佳）300克，50度白酒1500克。

【制备】上药去杂，捣为粗末，装入纱布袋中，扎紧口，浸于酒中，密封，隔水文火煮1个小时，离火候凉，取出药袋，澄清即可。

【饮服】每天3次，每次15~20毫升。

【功效】祛风通络。主要适用于面神经麻痹症。

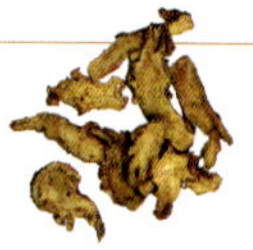

独活白附酒

【简析】独活善祛风通络止痛，但作用偏下；白附子长于祛风解痉止痛，作用集中于头面部，二药结合，再加上黑小豆亦可驱风止痛，以酒引药效上行，故对改善面神经麻痹症效果十分明显。

羌活防风熄风酒

【配料】天麻、钩藤各38克，黑小豆75克，羌活、防风各25克，米酒或8度黄酒500克。

【制备】上药去杂，制为粗末，入纱布袋，浸于酒中，密封，文火煮至沸，离火，去药袋，静置候凉后饮用。

【饮服】每天2次，每次15毫升。

【功效】熄风止痉。主要适用于面神经麻痹症。

羌活防风熄风酒

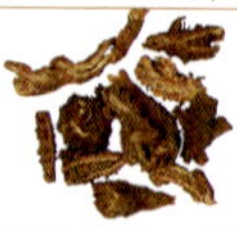

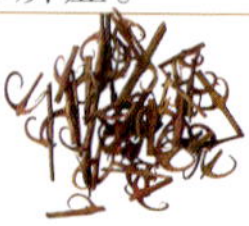

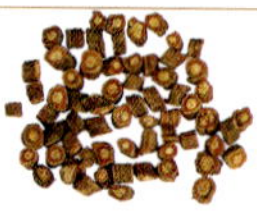

【简析】本方以羌活、防风二药为主，具有解表祛风、通络止痉的功效，其中防风善治风邪在表之症，对面神经麻痹和口眼歪斜等有很好的治疗功效。天麻、钩藤可平熄肝风，改善肝风内动引起的头面疼痛、麻木等，黑小豆也有较强的祛风镇痛能力。

甲状腺肿大

甲状腺肿大比较常见的有地方性甲状腺肿大和单纯甲状腺肿大两种类型。前者即人们俗称的“大脖子”病，主要致病原因是由于当地的食品与水源中碘含量不足，也就是缺碘性甲状腺肿大。后者又叫散发性甲状腺肿大，一般无地域特点，病因不明，常集中于青年女性群体。治疗以软坚散结为主。

【症状表现】

肿大较轻时无明显不适，肿大明显时，有婴儿头般大小的肿块悬垂于颈前，有牵拉的感觉，常伴有咳嗽、气急、吞咽困难、声音嘶哑等症状。

【配方选用】

黄药子酒

【配料】黄药子200克，白酒1000克。

【制备】黄药子去杂、捣碎，纱布袋装好，扎紧口，浸于酒中，密封12～14天（期间每天摇动2次），开封后取出药袋，澄清后饮用。

【饮服】每天3次，每次10毫升。

【功效】软坚散结，清热解毒。主要适用于甲状腺肿瘤及食管肿瘤。

【注意】饮服本酒对肝脏有一定的损害性，因此服酒期间需经常检查肝功能，出现异常反应须立即停止服用。

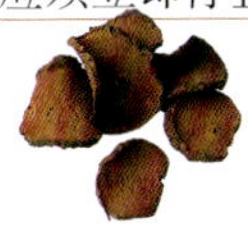

黄药子酒

【简析】黄药子的功效是散结软坚、清热解毒，自古就一直用于治疗瘿瘤疾病，特别是甲状腺肿大，对食管瘤也有一定的改善功能，以白酒作引，酒能温经通脉，活血行气，令全酒散结解毒之功较为突出。

黄独紫菜酒

【配料】黄独25克，紫菜50克，60度高粱酒500克。

【制备】前两药洗净，晾干，浸于酒中，密封8～10天（期间隔天摇晃1次），开封后取澄清酒液饮用。

【饮服】每天2次，每次25～30毫升。

【功效】散结软坚。主要适用于甲状腺肿大。

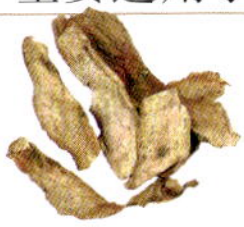

黄独紫菜酒

【简析】紫菜又叫子菜、甘紫菜，性寒味甘而咸，主归肺经，具有软坚解毒的功效，能治疗瘿瘤、水肿等症；此外黄独亦可散结解毒消肿，以高度酒浸泡后，酒本身的活血通经功能会令药效更明显。

坐骨神经痛

坐骨神经痛指坐骨神经通路及其分布区域，如臀部、大腿后侧、小腿后外侧、脚外侧面等的疼痛综合征。

此病常集中于中年以上男性人群，有原发性坐骨神经痛与继发性坐骨神经痛两种。前者一般由感受寒湿，病邪阻滞经络，或外伤而致。常见的为腰椎间盘突出。后者致病原因大都为坐骨神经行径途中，附近结构病变侵犯了坐骨神经而引发。治疗时应以祛风通络、活血化瘀为主。

【症状表现】

起病急、起病前数周下肢走路或运动时有短暂疼痛，起病时会感到下背酸痛和僵直，继而疼痛剧烈，并且痛感向腰、臀、大腿、小腿及足背等处扩散，疼痛时有烘灼或针刺的感觉，一般晚上痛感加重。

【配方选用】

五加皮酿酒

【配料】五加皮 100 克，糯米 1000 克，酒曲适量。

【制备】五加皮洗净去杂，加水适量（以漫过药面 2～3 厘米为度），文火煎 5～10 分钟，提取药汁，再加水适量，加热 5 分钟，提取药汁，两次药汁合在一起调匀备用；糯米淘洗干净，倒入药汁蒸成米饭，候凉，拌入酒曲末，充分搅拌，置温暖处，密封发酵 6～7 天，开封后滤取酒液装瓶即可。

【饮服】每天 2 次，每次 25～30 毫升。

【功效】祛风通络，除湿强筋。主要适用于坐骨神经痛及风湿性关节炎属风湿入络者。

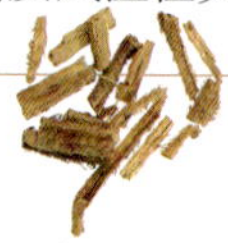

五加皮酿酒

【简析】五加皮是祛风消肿、强筋壮骨的良品，古代就曾有“宁要五加一把，不要金玉满车”之说，可有效治疗坐骨神经痛与风湿关节疼痛。糯米温甘，能补中暖脾、强壮肌体，制成酒后药味甜而不腻，温而不燥。

当归骨风酒

【配料】全当归、生黄芪各 90 克，草乌、川乌、红花各 23 克，伸筋草、地龙、寻骨风各 15 克，米酒 1500 克。

【制备】上药去杂，制为粗末，入纱布袋，浸于酒中，密封 31～35 天（期间每天摇动 1～2 次），开封后取澄清酒液饮用。

【饮服】温服。每天早晚各 1 次，每次 15～20 毫升。

【功效】活血止痛，祛风通络。主要适用于坐骨神经痛属血瘀内阻者。

当归骨风酒

【简析】当归、寻骨风为本方的主药，辛温行散，其活血益血、祛风通络、散瘀止痛之力较强；再配以补气行血的黄芪和祛瘀止痛的红花，温经散寒、除痹止痛之草乌、川乌，舒筋活络的伸筋草，可令此酒祛风止痛之功大增。

失眠

失眠即夜不能寐，或睡得不沉不熟、容易惊醒等，是比较常见的神经性内分泌疾病。

造成失眠的原因有心理因素（如心情过于紧张、兴奋或抑郁等）、外部因素（酗酒、药物中毒、环境不良等）及外感因素（风寒湿热等邪气）。

中医认为此病主要与痰火内郁扰乱心神，或阴血不足，心失所养，或虚损及心、肝、脾、肾等脏器，使功能失常而致。

【症状表现】

心脾不足型：心悸失眠、食少易醒、身体疲倦、面色无华、健忘等，治疗应以补心益脾为主。

心肾不交型：心烦难眠、头晕耳鸣、口干津少、梦遗等，治疗应以滋阴清火为主。

心胆气虚型：心慌不睡、惊恐多梦、舌淡脉细等，治疗应以定惊安神为主。

痰火内郁型：痰多目昏、胸闷虚烦、难以入睡、两便不利等，治疗应以清心化痰为主。

食郁气滞型：胃腹胀满、反胃嗳气、夜卧不宁、舌苔黄腻根厚等，治疗应以消滞安神为主。

【配方选用】

熟地龙眼安神酒

【配料】熟地黄320克，枸杞子、制首乌、薏苡仁各160克，当归、龙眼肉各120克，沉香4克，50度白酒2000克。

【制备】上药研为粗末，入纱布袋，扎紧口，浸于酒中，密封11～13天，开封后取出药袋，澄清后饮用。

【饮服】温服。每天睡觉前1次，每次30毫升。

【功效】滋阴安神，理气养血。主要适用于阴血不足的失眠。

熟地龙眼安神酒

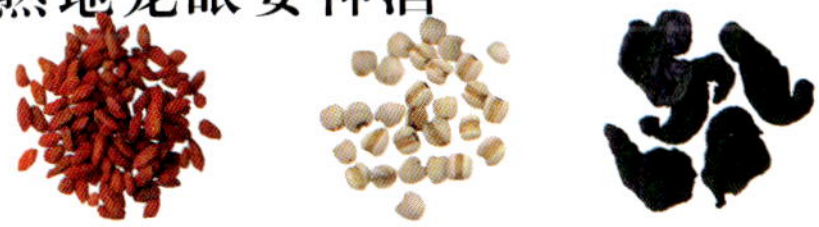

【简析】熟地黄功善滋阴养血，龙眼肉长于补血安神，枸杞子、何首乌善益精养阴，当归补血活血，沉香理气调中，薏苡仁健脾祛湿，各药配伍，故本方可有效改善失眠之症。

黄精酒

【配料】黄精100克，枸杞子、何首乌、酸枣仁各50克，50度白酒1000克。

【制备】上药去杂，研为粗末，入纱布袋，浸于酒中，密封2个月，开封取出药袋，澄清即可。

【饮服】每天2次，每次15～20毫升。

【功效】补肝益肾，养血安神。主要适用于失眠、头晕、饮食无欲、肢体无力等属于肝肾两虚、精血不足者。

黄精酒

【简析】黄精善气阴双补，健脾养血，是治疗头晕、肢体易倦乏力、食欲不振等的药材；枸杞子、酸枣仁可补肝滋阴、养血安神；何首乌能补血益精。常饮能加强预防作用。

杞精百志酒

【配料】枸杞子125克，黄精、熟地黄各25克，百合、制远志各15克，白砂糖250克，50度白酒2500克。

【制备】上药去杂，制为粗末，入纱布袋中，扎紧口，浸入酒中，密封，文火隔水蒸至沸，另装新瓶，静置30～35天，开封取出药袋，榨汁倒入酒液中，加入白糖，充分搅拌，澄清后即可。

【饮服】每天2次，每次15毫升。

【功效】补肝肾，益精血，安心神。主要适用于肝肾阴虚、精血不足导致的失眠多梦、心悸眩晕、耳鸣、血色无华等。

【注意】痰湿内盛者（痰多腹胀、便溏、食少等）不宜。

杞精百志酒

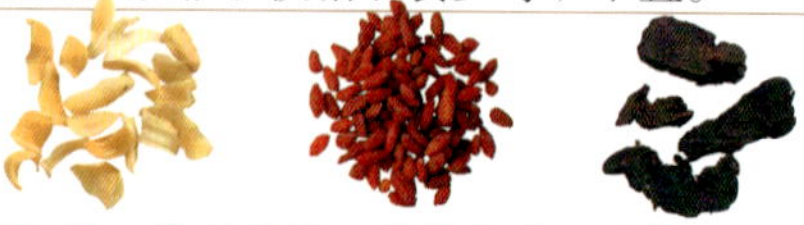

【简析】枸杞子能滋肝补肾、养阴益精，黄精善益血补肾、润肺健脾，远志、百合长于安神通窍。除烦宁心。再配以滋阴补血的熟地黄，诸药共浸于酒，酒行药势，故能调理诸脏，综合治疗精血虚弱、肝肾阴虚之失眠、贫血、心悸等症。

桑椹龙眼宁神酒

【配料】桑椹子、龙眼肉各40克，莲子肉30克，50度白酒1000克。

【制备】莲子肉捣碎，与另外两药浸于酒中，密封11～13天，开封后取澄清酒液装瓶即可。

【饮服】每天3次，每次20～25毫升。

【功效】滋阴安神。适用于阴血虚少之失眠、心悸、耳鸣目眩、体倦乏力等。

【注意】凡大便溏泄者不宜。

桑椹龙眼宁神酒

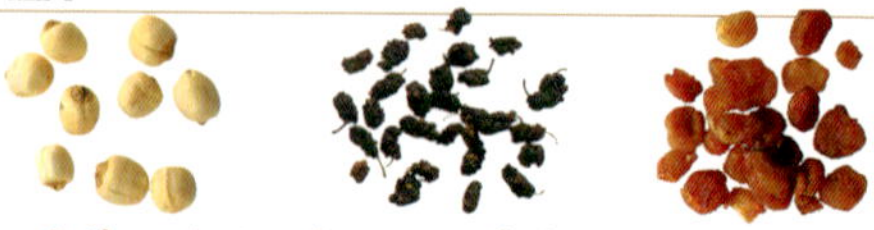

【简析】龙眼肉功效重于养心安神，适用于失眠、心神难安、体虚无力等；桑椹子功效善于滋阴补血，可改善目眩、耳鸣、失眠之症，二药相合再配以莲子的清心宁神，故令本酒作用重在滋阴养血以安心神。

耳鸣

耳鸣即耳中有较明显的持续的蝉鸣音或其他响声。

中医认为此病有虚实之别。虚性耳鸣为肾阴亏损、虚火上扰所致；实性耳鸣则由情绪失调（易怒、易躁、易恼等），使肝郁化火、肝火上炎而致。

药酒治疗虚则应以滋肾平肝、益气养血为主。实则宜用清肝泄热、除痰通窍为主。

【症状表现】

听不清、重听，常伴有头晕、目眩、腰腿疼痛、失眠健忘等，日久不愈可导致严重耳聋，失去听力。

【配方选用】

寄生菖蒲酒

【配料】桑寄生40克，鲜石菖蒲、菊花、鲜木瓜各27克，小茴香15克，白酒2000克。

【制备】上药洗净去杂，入纱布袋中，扎紧口，浸于酒中，密封8～11天（期间每天摇晃1次），开封后取出药袋，澄清后饮用。

【饮服】温服。每天1次，每次15毫升。

【功效】补肾益肝。适用于肝肾两虚引起的耳鸣、眩晕、腰腿酸软等。

寄生菖蒲酒

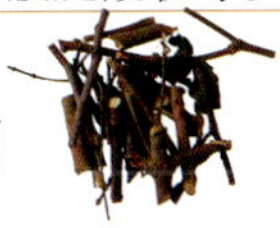

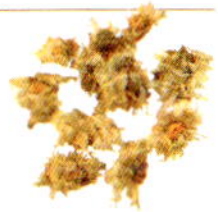

【简析】桑寄生具有补肾益肝、强筋除痹的功效，常用来改善肝肾虚损而致的腰腿酸软无力；石菖蒲主入心经，善宁心定志、安神通窍，主要可治疗耳鸣、目眩等症；另外小茴香能温肾散寒、助阳理气，菊花能养肝明目，木瓜能醒脾和胃。各药共用并以酒行药势，其效甚佳。

磁石防风酒

【配料】磁石120克，熟地黄70克，山茱萸40克，防风、山药、石菖蒲、远志、蔓荆子、菊花、川芎、细辛、肉桂、干姜、茯苓各25克，制川乌8克，米酒2000克。

【制备】上药去杂，碾碎，入纱布袋，扎紧口，浸于酒中，密封12～15天（期间每天摇晃1次），开封后取出药袋，澄清即可。

【饮服】每天2～3次，每次20～30毫升；亦可随量，但以勿醉为度。

【功效】疏风通络，养肝补肾。主要适用于邪风入脑，日久不散而壅塞耳窍所致的耳鸣、耳聋及听力下降等症。

磁石防风酒

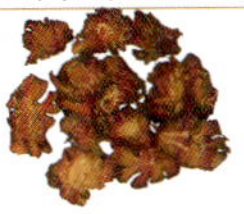

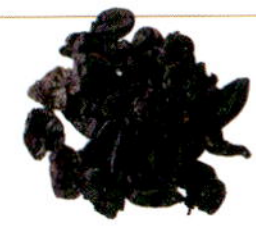

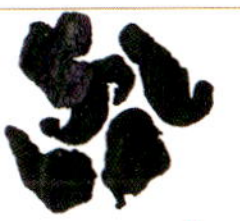

【简析】磁石又名吸针石，主要功效为平肝潜阳、聪耳明目，常用于治疗耳鸣、耳聋之症，是本方的主药，防风具有较强的祛风通络之功，可全力配合磁石功效的发挥，此外熟地能滋阴养血，山茱萸可补肾敛精，川芎能活血行气，肉桂、干姜等能散寒温中，石菖蒲、远志等能宁心安神，菊花可清热养肝。通观诸药，功效全面而着力于养肝补肾。

苁蓉鹿参酒

【配料】肉苁蓉30克，鹿茸、海马各15克，人参、熟地黄各23克，白酒1500克。

【制备】人参与鹿茸制为粗末，与其他药材一起浸于酒中，密封33～35天（期间每天摇动1次），开封后过滤除去药渣，澄清即可。

【饮服】每天2次，每次15毫升。

【功效】补气益血壮阳。适于肾阳虚、精血少引起的耳鸣、阳痿、不育等。

【注意】凡感冒发热者忌用。

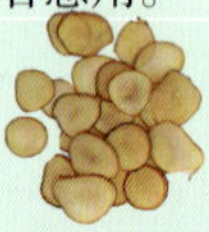

苁蓉鹿参酒

【简析】方中肉苁蓉、鹿茸、海马均可补肾益精助阳，是治疗肾阳虚损而致的阳痿、早泄、男子不育症的常用药材，人参是峻补元气的良品，可增强肺脾之功能，恢复元气。此外熟地黄能滋阴补血。诸药一起浸制，使全酒共奏壮肾阳、益气血之功效。

胡桃仁磁菖酒

【配料】胡桃仁、磁石、石菖蒲各20克，黄酒1000克。

【制备】上药拣去杂质，研为粗末，入纱布袋中，扎紧口，浸于酒中，密封15～17天（期间每天摇动1次），开封后取出药袋，静置即可。

【饮服】每天2～3次，每次15毫升。

【功效】益肾补脑，通窍。主要适用于肾虚而致的耳鸣及轻度耳聋之症。

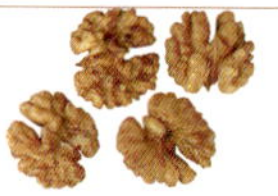

胡桃仁磁菖酒

【简析】胡桃仁是补肾养血润燥的常用药材，亦有一定的温肺功能。磁石即氧化物类磁铁矿的矿石，功善纳气聪耳。石菖蒲主归心经，其宁心通窍、安神健脑之功较强。三药同浸，黄酒载药通经，可补肾聪耳。

菖蒲羌防酒

【配料】石菖蒲4克，肉桂、木通、磁石各30克，防风、羌活各60克，白酒1000克。

【制备】石菖蒲用水浸一夜，焙干；肉桂去掉外粗皮；与余药一起研为碎末，入纱布袋，扎紧口，浸于酒中，密封8～10天，开封除去药渣，澄清后饮用。

【饮服】温服。每天3次，每次15～20毫升。

【功效】温肾纳气，开窍安神。主要适用于耳鸣及轻度耳聋。

菖蒲羌防酒

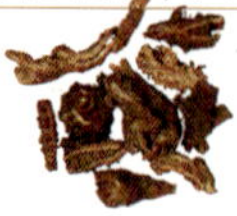

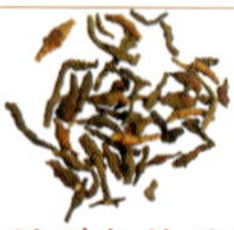

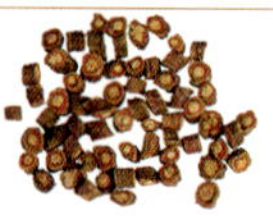

【简析】石菖蒲主安神利窍，防风、羌活则行祛风通络之力，三药之外，配以肉桂、磁石的补肾潜阳、纳气平喘之效，木通的通心脉、利窍作用，再借酒行药势而通经脉，可有效温肾纳气、开窍宁神，故为耳鸣患者所常用。

第二章　防治男科疾病药酒

阳痿

阳痿是常见多发的男性性功能障碍疾病之一，指男子虽有性欲但阴茎不能正常勃起，或举而不坚，从而不能顺利完成性生活。此病主要集中于中老年人群，可分为器质性阳痿与功能性阳痿，生活中最常见的当属后者。

中医认为此病主要由阴精不足或虚亏过多导致，与肾、脾、肝等脏器关系密切。肾为先天之本，肾阳虚（纵欲过度或频繁手淫等）而早衰，阴精不能得到充分滋养，故不能强；脾为后天之本，脾虚不能正常运化而生精，使肾失去给养，肾精不足亦不能举；肝主疏泄，若忧郁思虑过度，使肝气不能正常宣泄，郁结于内亦可致阳事不能。另外饮食过甘、过肥，使湿热聚于体内，浸淫宗筋，也可令阳事不举。

【症状表现】

肾阳虚型：面色苍白、腰酸脚软、精神萎靡、精冷滑精、小便频多、头晕耳鸣等，治疗应以补肾壮阳为主。

脾虚型：腹胀便溏、面黄舌白、饮食无欲、形体消瘦、肢体疲倦无力等，治疗应以健脾补中为主。

肝郁型：胸胁胀闷、心烦易躁、失眠多梦、常喜叹息等，治疗应以疏肝理气为主。

湿热型：阴囊肿胀、小腹与阴茎胀痛、便热刺痛、口苦等，治疗应以清热化湿为主。

【配方选用】

人参海狗肾药酒

【配料】人参25克，海狗肾2具，山药45克，白酒1500克。

【制备】海狗肾洗净，与人参、山药一起切成薄片，入纱布袋，扎紧口，浸于酒中，密封16～18天，开封取出药袋，澄清后饮用。

【饮服】温服。每天2～3次，每次15～20毫升。

【功效】补肾元，益精髓。主要适用于肾阳虚损及精气不足导致的阳痿不举、腰腹冷痛、小便频多等症。

人参海狗肾药酒

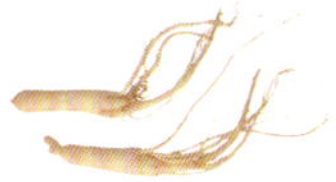

【简析】人参为调补机体元气之药，可治元气及精血不足；海狗肾为补肾的纯阳之品，壮阳、固精、补肾之力较强；山药能补气养阴、益肾固精。三药合用，功效互补，加上酒行药力，行运脏腑，补肾元、益精髓之力显增。

参芪苁蓉酒

【配料】五加皮、肉苁蓉、生姜、防风各20克，牛膝、山萸肉、川芎、制附子、巴戟天、五味子、黄芪、人参、磁石（醋煅烧）各15克，肉桂、生地、川椒各10克，海风藤7克，60度白酒1000克。

【制备】上药制为粗末，入纱布袋，扎紧口，浸于酒中，密封5～7天，开封取出药袋，澄清即可。

【饮服】温服。每天2～3次，每次10毫升；亦可随量，但勿醉。

【功效】滋肝肾，壮元阳，强筋骨。主要适用于阳痿滑泄、肢体无力、腰腿疼痛、腹痛、便溏等。

参芪苁蓉酒

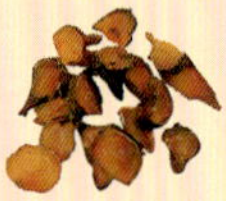
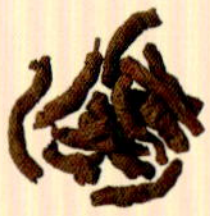

【简析】五加皮祛风湿、强筋骨，肉苁蓉补肾壮阳，人参、黄芪均为调补元气之良品，配合肉苁蓉、五加皮可起到补气血、壮元阳、健筋骨的作用；此外防风、海风藤可加强祛风之力，川椒能驱寒，牛膝、川芎能活血，山萸肉、磁石等可加强补肾阳之力。综观各药，功效全面，白酒行药势，走药力。

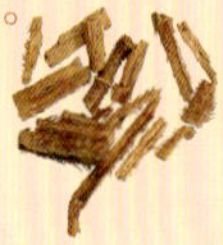
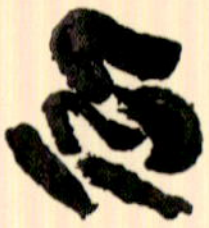

鹿茸枸杞酒

【配料】枸杞子80克，鹿茸3克，红参15克，海马4克，60度白酒2000克。

【制备】上药制为粗末，入纱布袋，扎紧口，浸于酒中，密封33天，开封后取出药袋，澄清后饮用。

【饮服】温服。每天睡前1次，每次20毫升。

【功效】补肾阳，益精血，强筋骨。主要适用于阳痿不举及腰膝酸软等。

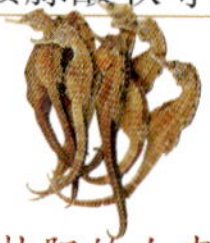

鹿茸枸杞酒

【简析】鹿茸是补肾壮阳的血肉有情之品，主要功效为补肾、益精、强筋；枸杞子着重于滋阴、养肾、益精。二药配合，能有效治疗肾血亏损而致的阳痿、腰膝酸软等症，加上红参能调元补气，海马能温肾助阳，通观本方，实为温肾阳、益精血的良剂。

韭子海狗肾酒

【配料】肉苁蓉、红参、淫羊藿、菟丝子各45克，海马23克，鹿茸15克，炙海狗肾3具，韭菜子90克，60度白酒1500克。

【制备】上药制为粗末，入纱布袋，扎紧口，浸于酒中，密封15～18天，开封取出药袋，澄清后饮用。

【饮服】温服。每天睡前1次，每次25～30毫升。

【功效】补肾壮阳。主要适用于阳痿不举及精神疲倦等。

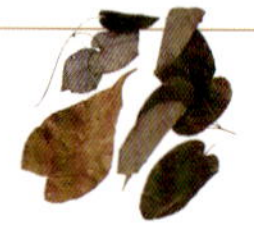

韭子海狗肾酒

【简析】韭子即韭菜的种子，辛温而主入肾经，与海狗肾合用温补肾阳、固精止遗，其他各药如肉苁蓉、淫羊藿、菟丝子、海马、鹿茸均是补肾壮阳的常用药材，诸药共浸，补肾壮阳的作用更为显著。

五子酒

【配料】覆盆子、金樱子、楮实子、枸杞子、菟丝子、桑螵蛸各24克，60度白酒1000克。

【制备】上药研为粗末，入纱布袋，扎紧口，浸于白酒中，密封15～18天（期间每天摇晃1～2次），开封后取出药袋，静置一段时间即可。

【饮服】每天2～3次，每次15毫升。

【功效】补肾益髓，固精缩尿。适用于阳痿、滑精、腰酸及小便频多、清长等。

五子酒

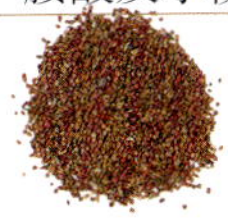
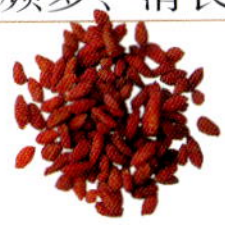

【简析】覆盆子、金樱子、楮实子和菟丝子可补肾养肝、固精助阳、缩尿，广泛适用于肾虚阳痿、滑精、遗尿及腰膝酸软等；枸杞子为滋阴之药，有养阴益精、滋肝补肾之效，桑螵蛸有助阳固涩之能。白酒行药势，令固精之效坚固持久。

当归熟地黄酒

【配料】全当归250克，熟地黄240克，石斛180克，川芎、杜仲、白茯苓各90克，甘草、金樱子、淫羊藿各60克，60度白酒2500克。

【制备】上药制为粗末，入纱布袋，扎好口，浸于酒中，密封16～18天，开封取出药袋，静置后饮服。

【饮服】每天早晚各1次，每次20毫升。

【功效】滋阴壮阳，活血通络。适用于肾虚阳痿、腰膝酸软及食欲不佳等。

当归熟地黄酒

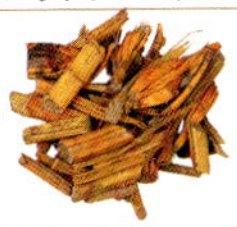

【简析】全当归既可活血通络，又能补血调经；熟地黄重在滋阴补肾；淫羊藿力在补肾壮阳，三药再调以养阴的石斛、活血的川芎以及助阳的杜仲、固精的金樱子等，既能滋阴，又可壮阳。

补肾阳酒

【配料】当归、白芍、熟地黄、党参、白术、川芎、茯苓、黄芪各80克，甘草、肉桂各40克，60度白酒2000克。

【制备】上药洗净，稍干，捣为粗末，入纱布袋，扎紧口，浸于酒中，密封8～10天，开封取出药袋，澄清液装瓶备用。

【饮服】每天早晚各1次，每次15～20毫升。

【功效】温补肾阳，益气养血。主要适用于阳痿、老年血虚耳鸣、头晕、身体疲倦无力等。

补肾阳酒

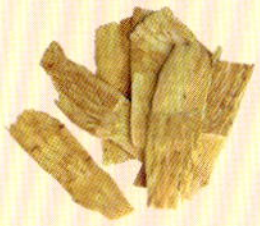
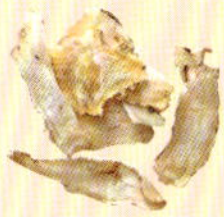

【简析】本方功效由两方面组成：一为补肾阳，一为益气血。方中黄芪、党参、白术、甘草均为补气常用药材，功能补脾胃之中气；当归、白芍、川芎既能活血，又能养血补血；熟地黄能滋阴补肾；茯苓能利湿健脾；肉桂能温补肾阳、散寒止痛。通观各药，其补气血之力甚强，气血充盈，阴生则阳长，肾阳得固，从而可改善、治疗阳痿等症。

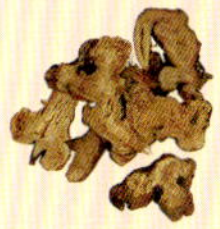
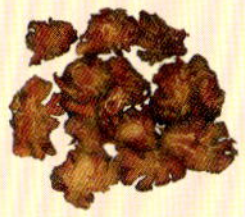

遗精

遗精即指在没有性生活的情况下出现的射精或排精现象。一般来说成年男性一月之内遗1～3次精仍属正常、健康状态，但出现过多、过频的排精而又没有器质病变，则属于性功能障碍疾患。

中医认为遗精主要由精关不固而致，与心、肝、肾等脏器紧密相关。精主要藏于肾，肾气不足（早婚、体弱或纵欲等）使精关不固就会遗泄；欲望过多，使心肝火旺，内扰精关，亦会遗泄；或因纵欲过度，暗伤肾精，使虚火内扰，精关不固而见遗泄不止。

另外平素饮食过于肥甘、酗酒以及湿邪内侵等化热于体内、沉于肾者也可产生遗精。

【症状表现】

心肾不交型：心神虚烦不宁、头晕耳鸣、口干舌燥、盗汗舌红、健忘失眠等，治疗应以交通心肾为主。

肾阳虚型：精冷滑精、腰酸背冷、面色苍白无华、小便多而不尽、便溏肢冷等，治疗应以补肾固精为主。

肾阴虚型：性欲旺盛、多梦或动情就遗、心烦失眠、舌红津少等，治疗应以滋阴降火为主。

湿热型：梦遗、时常伴有刺痛、尿赤涩、口干口苦等，治疗应以清热渗湿为主。

【配方选用】

人参山药益肾酒

【配料】人参、淮山药各30克，白术40克，山萸肉、山楂、五味子各25克，生姜16克，50度白酒2000克。

【制备】上药洗净，稍干，制为粗末，入纱布袋，浸于酒中，密封，隔水文火煮5分钟，离火，贮存2～3天，开封后取出药袋，澄清后饮用。

【饮服】每天早晚各1次，每次15毫升。

【功效】补脾益肾，益气和血。适用于肾虚遗精、脾虚食欲不振、肢冷、腹泻等。

人参山药益肾酒

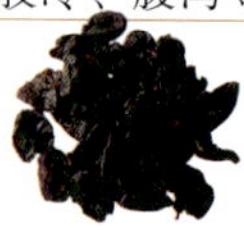

【简析】本方以人参与山药为主：人参调补元气，兼能补脾；山药能健脾益肾。二药结合健脾补气的白术、开胃消食的山楂，再佐以固肾涩精的山萸肉、五味子以及和胃的生姜，浸于酒后，酒活血通经，行药势，故能有效治疗与改善以上各症。

枸杞补骨脂助阳酒

【配料】枸杞子、当归、补骨脂各15克，50度白酒1500克。

【制备】上药研为粗末，入纱布袋，扎紧口，浸于白酒中，密封，隔水文火煮35分钟，离火，静置一段时间，开封后取出药袋，澄清后饮用。

【饮服】每天2～3次，每次15～20毫升。

【功效】补肾壮阳，养肝明目。适用于肾阳虚之遗精、腰痛、视力减退等。

枸杞补骨脂助阳酒

【简析】枸杞子善补阴益精、养肝明目；补骨脂重在补肾壮阳、益精收涩；当归善补血，且补而能行；白酒温经通脉，强化药效。故此酒用来治疗肾虚遗精、阳痿及视力下降等，收效良多。

首乌地黄芝麻酒

【配料】何首乌48克，当归、黑芝麻24克，生地黄30克，50度白酒1000克。

【制备】上药去杂，研为粗末，入纱布袋，扎紧口，浸于酒中，密封，隔水文火煮15～20分钟，离火，置于通风阴凉处，静置10～13天，开封取出药袋，澄清后饮用。

【饮服】每天2次，每次20～25毫升。

【功效】补肝益肾，填精养血，清热生津。适于阴虚遗精、腰痛、心悸、眩晕、便秘等。

【注意】大便稀溏者不宜。

首乌地黄芝麻酒

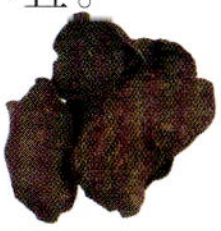

【简析】何首乌和黑芝麻功能补肝肾、益精血，生地黄重在清热养阴生津，三药为本酒的关键，另外再配以当归补血养血，使全酒整体上肝肾同补、精血同养，是治疗阴虚遗精、腰痛等的上佳之方。

巴戟二子酒

【配料】巴戟天、菟丝子、覆盆子各30克，黄酒1000克。

【制备】上药制为粗末，纱布袋装好，浸于酒中，密封，隔水文火加热，煮沸约7分钟，离火，置于通风处，静置8～10天，开封取出药袋，澄清后饮用。

【饮服】每天2次，每次20～25毫升。

【功效】补肾固精。适用于肾虚不固之遗精、滑精、精液异常、小便频多、腰冷等。

【注意】阴虚火旺者忌用。

巴戟二子酒

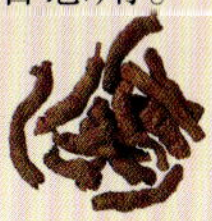

【简析】巴戟天主要功效为补肾益精，菟丝子、覆盆子同为补肾助阳的药材，三药合用，既可补肾阳，又可固肾精，而且补而不燥，加上酒行药力，故可治疗由于肾阳虚损所致的遗精、尿多、腰部泛冷等。

金樱子酒

【配料】金樱子（又名刺头、糖罐子）250克，党参、淫羊藿、川续断各25克，白酒1250克。

【制备】上药洗净，稍干，切碎，入纱布袋，扎紧口，浸于酒中，密封13～15天（期间隔天摇动2次），开封后取澄清酒液饮用。

【饮服】每天2～3次，每次20～25毫升。

【功效】温补肾阳，缩尿止遗。主要适用于肾阳虚之遗精、早泄、小便频多等。

金樱子酒

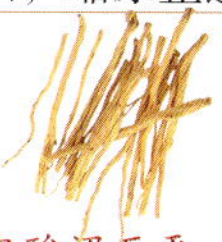

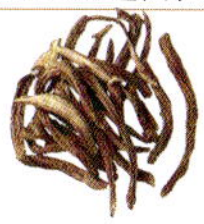

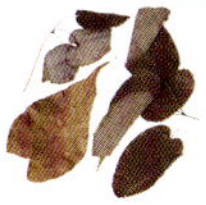

【简析】金樱子肉酸涩而平，可补肾助阳、固精缩尿收涩，淫羊藿能温补肾阳、益精强筋，川续断可补肝肾、强筋骨，党参则调补元气之虚。各药配合使功效更强，长久饮服，能有效改善体虚、腰酸、遗精等症。

麻仁五加桂皮酒

【配料】熟地黄48克，胡麻仁40克，钟乳石30克，淮牛膝、五加皮各24克，仙灵脾18克，肉桂、防风各12克，60度白酒3000克。

【制备】胡麻仁去杂，入锅内，加水适量，文火煮至水将尽，离火候凉，捣烂备用；钟乳石用甘草汤浸泡3天后取出，再用牛奶浸两小时，接着蒸两小时，取出，温水淘洗干净，研碎备用；其余药材制为粗末，与胡麻仁、钟乳石共同用纱布袋装好，扎紧口，浸于酒中，密封10天，开封后取出药袋，澄清液装瓶即可。

【饮服】温服。每天2~3次，每次10毫升。

【功效】滋肝补肾，填精益髓，益气祛寒。主要适用于肾阳不足、精血虚少之遗精、腰酸肢冷、关节疼痛及眩晕、尿频等。

麻仁五加桂皮酒

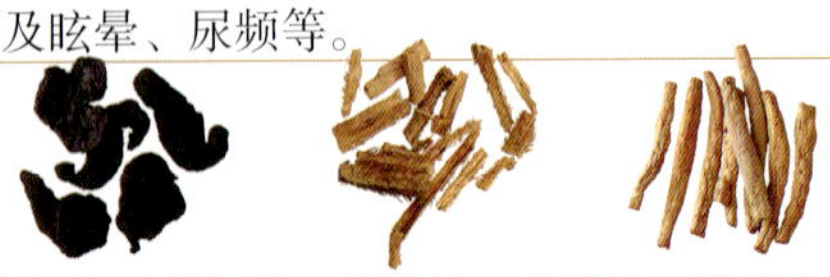

【简析】《玉楸药解》称胡麻仁能“补肝肾、润五脏、益精液、舒筋络”，是民间常用的补益强身的要药；五加皮具有较强的祛风除湿、强筋骨的功效；肉桂散寒止痛、温肾暖阳之力较大。三药为本酒重要组成部分，此外配熟地黄能滋阴养血，配钟乳石、仙灵脾能补肾助阳，牛膝加强活血强筋作用，防风可增强五加皮之祛风胜湿之效，白酒行气通经、行药走势，从而有效填精益髓。

地黄首乌酒

【配料】生地黄200克，何首乌250克，黄米1250克，酒曲50克。

【制备】前两味中药洗净，晾干，入锅内，加水2500克，文火煎取药液1500克，装瓶备用；黄米用清水浸泡一天，上锅蒸熟，离火候凉，备用；酒曲研成粉末状，与煎液、蒸熟的黄米饭一起放于一较大容器中，充分搅拌，置于较温暖处，密封，春夏季节发酵4天，秋冬季节发酵5天。开封后中间有绿汁，此是精华部分，可先饮之，然后压榨去糟，取汁装瓶即可。

【饮服】每天2~3次，每次15毫升。

【功效】滋阴养血，补肾填精，乌发。主要适用于肝肾精血亏损所致的遗精、腰膝酸痛、体力虚乏、精液稀少、潮热心烦、口渴咽干、须发早白、大便干结等症。

【注意】服用本酒时忌食生冷、油炸食品及猪肉、马肉、牛肉和狗肉等。

地黄首乌酒

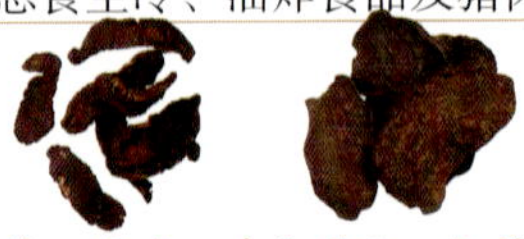

【简析】生地黄功善养阴生津、清热凉血，何首乌功善补肝肾、益精血、乌须发，二药配合，既可清热而护阴，又能益精而补阴，从而可有效填补肝肾阴精虚损，达到改善与治疗的目的。

男子不育症

男子不育症也是比较常见的男性性功能障碍病症。一般指男女婚后生活两年以上，正常性生活中没有采取避孕措施而没有子女，经检查责任归于男方者。

中医认为此病多与肾阳衰弱相关。育源于精，阳衰（纵欲、早婚或手淫过度等）导致阳元不足、精液稀少、精冷、死精或无精，从而使精子活力降低，失去生殖能力而致。

【症状表现】

性欲减退、精液稀少、精冷、死精或无精子，常伴有遗精、阳痿或早泄等。

【配方选用】

枸杞双肉酒

【配料】枸杞子、龙眼肉、核桃肉、白糖各125克，米酒250克，优质白酒3500克。

【制备】上药去杂，入纱布袋，扎紧口，放入盛酒容器内，加入米酒与白酒，充分搅拌，密封后埋于土中一个月，拿出后开封，取澄清酒液饮用。

【饮服】每天2次，每次30～50毫升。

【功效】补肾健脾，养血益精。适用于脾肾两虚所致的男子精少不育、阳痿、早泄等。

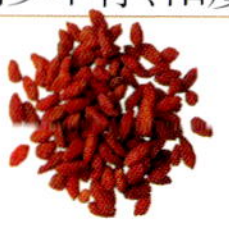

枸杞双肉酒

【简析】龙眼肉可益气血，补脾虚；枸杞子能滋肾养阴益精；另外核桃肉能补命门火，益精填髓。三药同浸，白糖与米酒又起着调味缓性的功效，故本酒滋而不腻，久服能有效改善精少不育症。

海狗肾参药酒

【配料】海狗肾3具，生晒参23克，山药45克，白酒1500克。

【制备】上药研为粗末，入纱布袋中，扎紧口，浸于酒中，密封10～12天（期间每天摇动1次），开封后取澄清酒液饮用。

【饮服】每天2～3次，每次15～20毫升。

【功效】补肾壮阳，益气强身。适用于男子不育、阳痿、滑精及腰痛等。

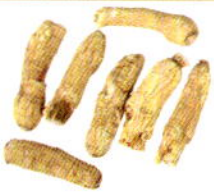

海狗肾参药酒

【简析】海狗肾为补肾壮阳的有情之品，生晒参调补全身元气，山药补脾气虚，兼固肾涩精，药效较为平缓，滋补性较强，以酒相助，酒行药力，使本方既适用于男子不育的治疗，又能有效强身健体。

种子酒

【配料】肉苁蓉、覆盆子、炒补骨脂各15克，桑椹子、枸杞子、菟丝子、韭菜子、楮实子、巴戟天、山萸肉、牛膝各10克，莲须8克，蛇床子、炒山药、木香各4克，白酒1500克。

【制备】上药洗净去杂，制为粗末，入纱布袋，扎紧口，浸于酒中，密封，文火隔水煮2个小时，离火，置于冷水中或埋于地下1天，取出后去药袋，滤取酒液装瓶即可。

【饮服】每天2次，每次10～15毫升。

【功效】补肝温肾，固精种子。主要适用于肾阳亏虚所致的男子不育、阳痿、遗精等。

【注意】男子不育者可长期饮服，但勿醉。

种子酒

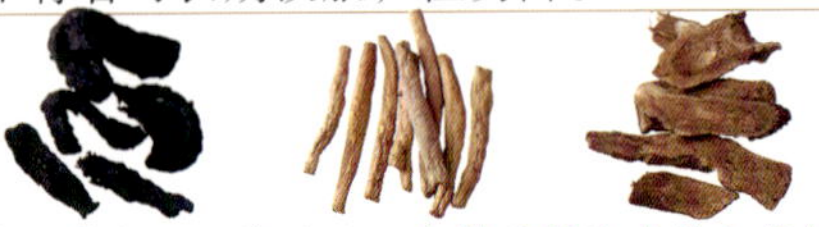

【简析】肉苁蓉、覆盆子、菟丝子、韭菜子等均为补阳药材，具有较强的补肾助阳、益精的作用；枸杞子、桑椹子、莲须能滋阴益精、收敛；牛膝能补益肝肾、活血化瘀；山药能健脾益肾固精；木香能行气、疏肝理滞。各药综合可强补肾阳、力固肾精，从而起到固精种子的作用。坚持服用，可有效改善不育之症。

杜仲桂神酒

【配料】桂圆肉、茯苓神、全当归、枸杞子、葡萄干、核桃肉、杜仲、川牛膝各24克，白酒2000克。

【制备】上药洗净去杂，制为粗末，入纱布袋，浸于酒中，密封8～10天（期间每天摇晃1次），开封后取澄清酒液饮用。

【饮服】每天2次，每次10～15毫升。

【功效】补肾固精，养心安神。适用于肝肾亏损，精血不足引起的男子不育、腰软力乏、健忘失眠等。

杜仲桂神酒

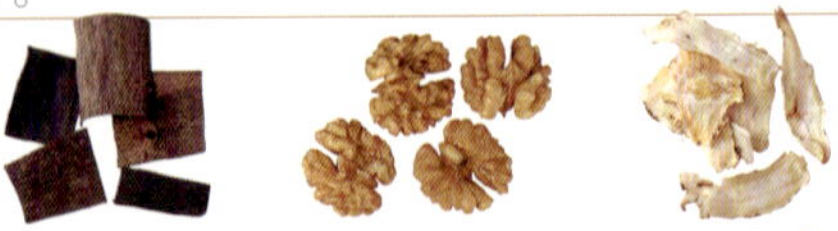

【简析】方中各药用量相当，但作用力集中于杜仲、桂圆、茯苓神三者。杜仲功效重在补肾益精，桂圆肉与茯苓神功效主要为养心安神，配合枸杞子的滋肝益精、核桃肉的养血润燥、葡萄干的补血益气等，使本酒对由于肝肾虚损、精血不足引起的不育能起到较好的治疗效果。

早泄

早泄也是常见的男性性功能障碍疾病，指在男女性生活当中男子不能自觉控制精关，过早、过快地射精，性生活不能顺利进行，不能得到双方满意的现象。一般以功能性早泄为主。

中医认为此病主要是由精关不守所致，与心、肝、肾、脾等脏器关系密切。心主思，心火过旺（欲念过多与手淫过度等），肝火与心火互结，惊忧精关，不固而泄；肝主疏气，忧思恼怒等使情志受损，肝气郁结，使精关不能受到应有约束与节制而泄；肾主藏精，肾气虚亏（过早婚育、性事过多、手淫频繁与年老体衰等）使肾不能充分固守精关而泄。

【症状表现】

心火过旺型：性欲旺盛、心烦易躁、心神不宁、头晕、尿黄、口苦等，治疗应以清心泻火为主。

阴虚火旺型：遗精、虚烦不宁、潮热盗汗、头晕耳鸣、腰酸脚软、小便不利等，治疗应以滋阴降火为主。

肾气虚弱型：遗精精冷、性欲减退、腰软、下肢无力、小便清长等，治疗应以补肾固精为主。

心脾两虚型：失眠多梦、体倦乏力、面色无华、饮食无欲、便溏等，治疗应以健脾益气为主。

【配方选用】

蚕蛾壮阳酒

【配料】活雄蚕蛾10只，白酒50克。

【制备】雄蚕蛾焙干，制为细粉末，装瓶备用。

【饮服】温服。每天1～2次，每次取药末约3克，兑热白酒50克。

【功效】壮阳益精。主要适用于肾虚早泄、阳痿、滑精及男子不育症等。

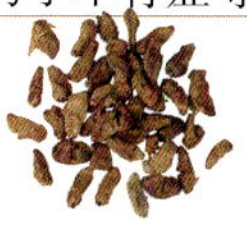

蚕蛾壮阳酒

【简析】蚕蛾性温味咸，主入肝肾经，主要功效为补肾助阳、固精止遗，常用于治疗肾阳不足而引起的早泄、阳痿、遗精及男子不育之症；白酒温经脉、载药行势，令本酒壮阳益精之力更强。

韭子智仁酒

【配料】韭子120克，益智仁30克，50度白酒1000克。

【制备】两药研为粗末，纱布袋装好，扎紧口，浸于酒中，密封12～15天（期间每天摇动酒瓶或酒坛数次），开封后取澄清酒液饮用。

【饮服】每天2次，每次15毫升。

【功效】补肾助阳，收敛固涩。适用于早泄、阳痿、腰软等。

韭子智仁酒

【简析】韭子是补肾助阳的药材，功效为固精壮阳、缩尿止带、强筋壮骨，主要用来治疗早泄、阳痿、尿频、女子白带过多及改善腰膝酸痛等症。配合益智仁的温肾兴阳、固精收涩功效，借酒行势，故对早泄及阳痿等的治疗收效较大。

苁蓉锁阳酒

【配料】肉苁蓉、锁阳各48克，桑螵蛸30克，龙骨24克，茯苓16克，60度白酒2000克。

【制备】上药制为粗末，入纱布袋，浸于白酒中，密封8~10天(期间每天或隔天摇晃1~2次)，开封后取澄清酒液饮用。

【饮服】每天2~3次，每次10毫升。

【功效】温补肾阳，固精。适用于早泄、阳痿、便溏等。

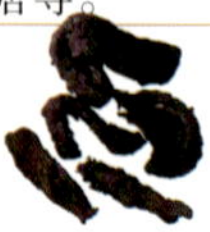

苁蓉锁阳酒

【简析】锁阳与肉苁蓉是常用的补肾助阳药材，具有补肝肾、益精血的功效，适用于肾虚早泄、阳痿、遗精等症。配用桑螵蛸、龙骨温肾益精、收涩止遗，再加上茯苓的健脾补中、改善腹泻便溏的功能，各药之间功效相互补充而又渗透于酒中，酒走药效，故疗效明显。

沙苑固精酒

【配料】沙苑子120克，莲须、龙骨各40克，芡实27克，60度白酒2000克。

【制备】上药制为粗末，入纱布袋，扎紧口，浸于酒中，密封15~17天（期间每天摇动数次），开封取出药袋，静置即可。

【饮服】每天2~3次，每次15毫升。

【功效】补肾养肝，固精。适用于肝肾阴精不足引起的早泄、遗精、腰膝酸软疼痛等。

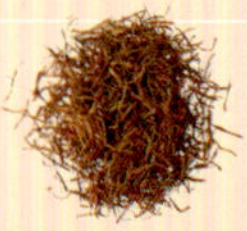

沙苑固精酒

【简析】沙苑子甘温，主入肝肾经，具有补肝肾、固精的功效，为本酒的君药，辅以莲须、龙骨、芡实，三药均具有较好的固肾涩精的作用。四药同用，白酒行药走势，其效突显，常服上酒，用于治疗肝肾阴精不足而致的早泄、遗精及腰膝酸软等较为有效。

灵脾菟丝酒

【配料】仙灵脾、菟丝子各23克，蛤蚧2个，龙骨、金樱子各15克，沉香2克，60度白酒1500克。

【制备】蛤蚧去除头足，蒸软，切成小块；其他各药加工成粗末。入纱布袋中，扎紧口，浸于酒中，密封18~20天（期间每天摇晃数次），开封取出药袋，澄清即可。

【饮服】每天2次，每次15毫升。

【功效】补肾益精，壮阳涩精。适用于早泄、阳痿、遗精等。

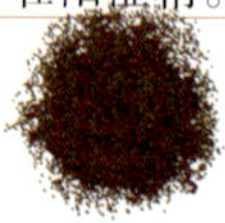

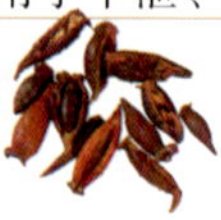

灵脾菟丝酒

【简析】仙灵脾、菟丝子均可补肾益精、壮阳；蛤蚧补气益血，温肾纳气，可改善肾阳元不足；龙骨、金樱子能潜阳固涩；沉香可温肾纳气。合而用之，以酒为引，酒行药势，可有效治疗肾阳虚损而致的早泄、阳痿及遗精等。

狗鞭茱萸蛤蚧酒

【配料】山茱萸96克，蛤蚧1只，狗鞭1具，巴戟天、肉苁蓉、枸杞子各24克，沉香3克，蜂蜜80克，60度白酒2000克。

【制备】蛤蚧除去头足，研为粗末，备用；狗鞭微炙，研为粗末，备用；其余各药洗净，制为粗末，与蛤蚧末、狗鞭末用纱布装好，浸于酒中，密封18～20天（期间每天振摇2次），开封取出药袋，加入蜂蜜，搅拌均匀，静置即可。

【饮服】温服。每天2～3次，每次20～30毫升。

【功效】补肾壮阳，固精止遗。主要适用于肾阳虚损所致的早泄、阳痿、腰腿酸软、四肢不温、精神萎靡、腹部冷痛、行走无力等。

狗鞭茱萸蛤蚧酒

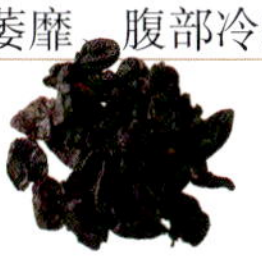

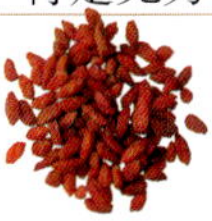

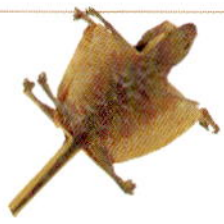

【简析】山茱萸、蛤蚧、狗鞭均为补肾阳、益精血的常用药材，三者结合，其功效相得益彰；再配合补肾壮阳的巴戟天、肉苁蓉，滋补肝肾的枸杞子，温肾纳气的沉香，润燥调中的蜂蜜等，诸药共用，使肾气更足，肾精更旺，从而达到固精止遗的目的。

三鞭双地酒

【配料】黄狗鞭、海狗鞭、黄牛鞭各80克，生地黄、熟地黄各40克，白酒2000克。

【制备】上药洗净，晾干，制为粗末，浸入白酒中，密封32天（期间每天摇动1～2次），开封后取澄清酒液饮服。

【饮服】温服。每天睡前1次，每次25～30毫升。

【功效】补肾壮阳。主要适用于肾阳虚弱所致的早泄、阳痿、遗精、肢体畏寒怕冷等。

三鞭双地酒

【简析】黄狗鞭、海狗鞭、黄牛鞭主归肾经，系纯阳之物，最善以形补形、以阳壮阳；生地黄与熟地黄能有效滋阴养血，阴精充足、精血旺盛则可力固肾阳。白酒载药引势，其力聚焦于肾经，故治疗肾阳虚损而致的早泄、阳痿、遗精等，疗效显著。

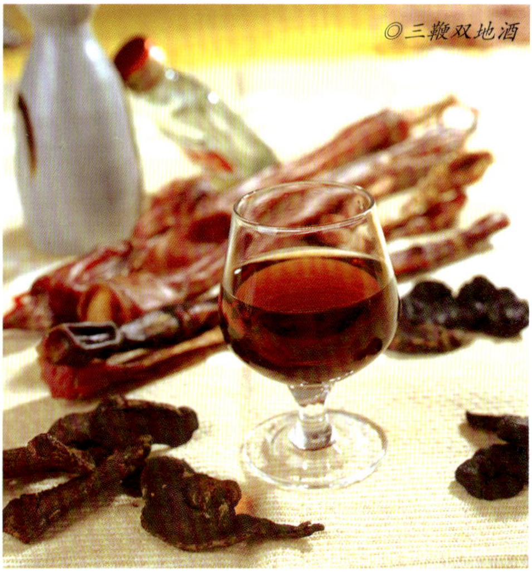

◎三鞭双地酒

前列腺炎

前列腺炎是男性常见易发的生殖系统疾病，有急性与慢性之分，一般以中青年或青壮年男性为主要发病群体。

中医认为该病属白浊、淋证的范畴，主要由房事不节、肾气虚惫，或因不洁性交而湿热侵袭，或因饮食不节、醇酒厚味而酿生湿热、下注下焦等而致。分瘀滞型、湿热型、肾阴虚及肾阳虚型。肾虚为该病之本，湿热、瘀血为病之标，分别要用补肾益精、活血化瘀，或清利湿热法治疗。

【症状表现】

腰酸腰痛、肢体与神情疲倦无力、尿频，下腹部、会阴部或阴囊部分隐痛不适，严重者常伴有阳痿、滑精、早泄、血精等现象。

【配方选用】

菟丝莲芡酒

【配料】生芡实、山萸肉、淮山药、熟地黄各60克，菟丝子80克，莲子肉40克，50度白酒1200克。

【制备】上药制为粗末，入纱布袋，扎紧口，浸于酒中，密封7～9天，开封取出药袋，澄清后饮用。

【饮服】每天2～3次，每次25～30毫升。

【功效】补肾固精。主要适用于慢性前列腺炎。

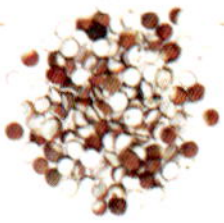

菟丝莲芡酒

【简析】方中芡实与菟丝子能温肾补阳、益精固元，常用来治疗肾阳不足诸症；莲子肉善于收涩固精；山药、山萸肉、熟地黄有滋阴补气、益精固肾功效。各药合用，在酒的行运通络作用下，可有效缓解与治疗男性肾虚而致的前列腺炎症。

小茴香酒

【配料】小茴香60克，黄酒500克。

【制备】小茴香微炒至略黄，候凉，制为粗末，入纱布袋，浸于酒中，文火煮10～15分钟，离火，取出药袋，澄清后饮用。

【饮服】每天3次，每次30～40毫升。

【功效】温肾理气。主要适用于前列腺炎属肾阳不足兼寒者。

小茴香酒

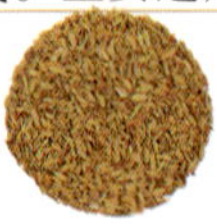

【简析】小茴香为常用的温里类药材，辛温而主入肝肾，善温中散寒、益肾助阳，兼疏肝理气，对男性睾丸肿痛有很好的改善作用。浸于酒后，借助于酒的活血通经功能，更有利于改善前列腺炎所致的不适。

第三章　防治五官、外科病药酒

咽喉炎

咽喉炎即咽炎与喉炎的合称。咽炎可分为急性、慢性两种，急性咽炎一般是咽部感染细菌或病毒而引发的炎症，以口咽部为主；慢性咽炎为咽部黏膜的慢性炎症，与急性咽炎不愈，长期酗酒、抽烟、食辛辣之物等有关。

喉炎也有急性、慢性之分，前者以喉部声带发炎为主，后者主要表现为喉黏膜充血、肿胀、增生、声带痛变明显。喉炎致病机理与咽炎类似。

【症状表现】

咽炎: 急性为咽干不适、灼热、咽部充血、吞咽时咽痛；慢性为咽部各种不适，如咽干、咽痛、咽痒、有异物感、咽梗等。

喉炎: 急性表现为喉部不适、干痛，继而声音嘶哑，伴有头痛、鼻塞、流涕等；慢性则为持续声音嘶哑、说话时喉部隐痛、发声不能持久、声带弥漫性肥厚等。

【配方选用】

蛇胆酒

【配料】新鲜乌蛇胆4枚，白酒100克。

【制备】白酒置于碗或杯内，蛇胆刺破，胆汁流入酒中，充分搅拌，二者混合均匀即可。

【饮服】每天2次，每次30～50毫升。

【功效】清热化痰，利咽解毒。主要适用于热毒炽盛而致的咽喉肿痛、口燥、目赤而痛等。

蛇胆酒

【简析】乌蛇胆性凉无毒，味苦微甘，具有清热解毒、利咽化痰、祛风明目等功效。对咽喉发炎、肿痛、痰吐不利等均可有效治疗，药理表明对皮肤红肿也有缓解作用。

乳汁酒

【配料】人乳汁50克，50度白酒50克。

【制备】人乳汁放于杯或碗内，倒入白酒，混合调匀，文火加热，趁热服下。

【饮服】热服。每天2次。

【功效】润燥利咽。主要适用于急性咽喉炎而致的言语不利、咽喉干痒等。

乳汁酒

【简析】乳汁营养丰富，可养肝健脾、润燥利咽，是滋补强壮的佳品，对咽部发炎及咽干痒等有较好缓解作用。它能有效地增强抵抗力、促进生长等，故对病后体虚、年老体弱及小儿营养不良等也适用。

百合青果酒

【配料】百合、青果各25克，米酒500克。

【制备】上药去杂，制为粗末，入纱布袋,扎紧口，浸于酒中，密封12~15天（期间每天摇动1~2次），开封后取出药袋，澄清即可。

【饮服】每天3次，每次15~30毫升。

【功效】清热利咽。主要适用于肺燥热毒之咽喉肿痛及口渴虚烦。

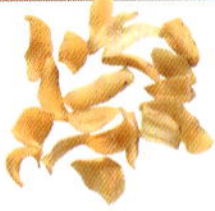

百合青果酒

【简析】青果即橄榄，性平味甘而酸，是清热利咽、生津止渴、开胃消食的良品，主要适用于咽喉肿痛、咽炎等症；百合除了能止咳润燥外，又兼有一定安神作用，可用于改善心虚烦躁之症；米酒味甘而醇，以之为引，药效更宏。

牙龈炎

牙龈炎即病发于牙龈缘和龈乳头的慢性炎症，多发生于有龋洞的牙齿及其周围。此病各年龄段都有可能发生，以牙齿疼痛、牙龈红肿（甚至溃烂、溢脓）为主要特征。导致牙龈发炎的原因主要有细菌感染、食物残渣嵌塞、不良的刷牙方式与习惯等。

【症状表现】

初起时以牙齿疼痛（饮食咀嚼时痛感更重）为主，继而牙龈红肿，有自发性或激惹性牙龈出血，痛感加剧时常无法进食，且面腮明显红肿胀大、有压痛感，一般溃烂后痛感减轻等。

【配方选用】

两黄栀子酒

【配料】黄柏135克，黄连25克，栀子45克，50度白酒750克。

【制备】上药去杂，制为粗末，入纱布袋，扎紧口，浸于酒中，密封，文火隔水加热，煮沸15分钟，离火，静置5~7天，开封后取出药袋，澄清即可。

【饮服】温服。每天3次，每次15~20毫升。

【功效】泻火解毒，燥湿杀虫。主要适用于牙龈炎及牙龈出血。

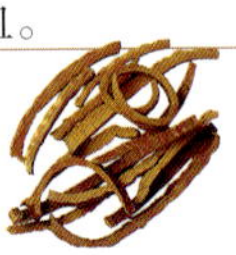

两黄栀子酒

【简析】黄柏具有清热泻火、解毒除湿的功效，配伍栀子和黄连，一方面增强了本酒的解毒除湿功效，另一方面，还兼有凉血止血之功，对牙龈出血能起到较好的止血作用。

独活生地酒

【配料】独活、生地黄各60克，50度白酒500克。

【制备】上药去杂，捣碎，入纱布袋中，扎紧口，浸于酒中，密封，隔水文火煮20～25分钟，离火，静置5～7天，开封后取出药袋，澄清即可。

【用法】本酒为外用方，可含漱，但不可饮服。用时取酒液适量于口中含漱3分钟，漱后即吐出，每天3～5次，牙龈肿痛消失即可。

【功效】消肿止痛。主要适用于牙龈炎。

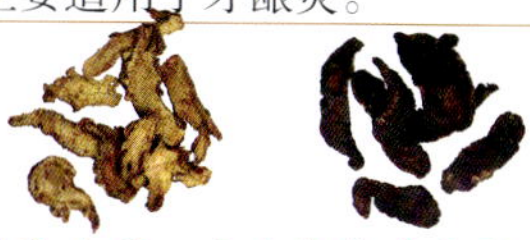

独活生地酒

【简析】独活能祛风消肿止痛，生地黄能清热凉血生津，前者突出了对肿痛的治疗，后者的作用在于辅助前者功效的发挥，一定程度上保护了口腔津液，起到预防作用，故对牙龈炎的改善与治疗比较明显。

牙痛

牙痛是比较常见的口腔疾病，以牙齿疼痛为主要临床表现。引发本病既有机体脏腑出现病变的原因，更重要的是由牙源性疾病所引发，如牙髓炎、牙周炎、冠周炎等，其中以牙髓炎为主。

【症状表现】

牙齿疼痛，而且遇到热、冷、酸、甜、辛等物刺激时痛感加重，一般晚上比白天痛感明显，疼痛发作时常无法咀嚼等。

【配方选用】

细辛附子酒

【配料】细辛25克，附子、独活、防风、川芎、白芷各15克，50度白酒1000克。

【制备】上药去杂，制为粗末，入纱布袋中，包好，浸于酒中，密封，文火隔水煮30分钟，离火，静置4～6天，开封后取出药袋，澄清即可。

【用法】本酒可含漱，但不可服下。取酒适量用开水烫温，反复含漱后吐出，痛止即可。

【功效】散寒祛风止痛。主要适用于风寒牙痛。

细辛附子酒

【简析】本酒中细辛、独活、防风、川芎和白芷均具有祛风止痛的功效，其中细辛散寒止痛力优，善于治疗牙痛、牙龈肿烂疼痛等症，再配附子温阳散寒，既增强了止痛的功效，也可补阳以扶正。

独活细辛酒

【配料】独活、生地黄各120克，细辛45克，50度白酒750克。

【制备】上药去杂，切碎，浸于酒中，密封8～10天，开封后过滤除去药渣，提取酒液装瓶即可。

【饮服】每天1～2次，每次10～15毫升，先漱后饮。

【功效】通络止痛。主要适用于齿根松动所致的牙痛。

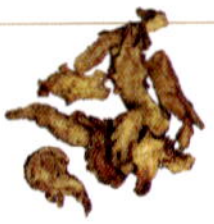
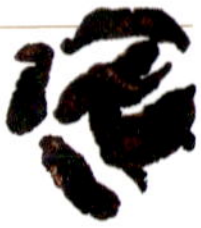

独活细辛酒

【简析】独活为祛风的常用药材，具有祛风湿、通经络、止痹痛的功效；细辛善于散寒止痛。二药相伍，令本酒止痛之效突出。再加上生地黄能清热凉血生津，既缓和药性，又对口腔津液起到了保护作用。

黑豆煮酒

【配料】黑豆75克，黄酒250克。

【制备】黑豆洗净，晾干，浸于酒中，密封半天，倒入锅内，文火煮至黑豆破烂，离火，候凉即可。

【用法】此酒为外用方。用时取酒汁漱口后吐出，每天2～3次。

【功效】消肿止痛。主要适用于热毒引起的牙痛及牙龈肿痛。

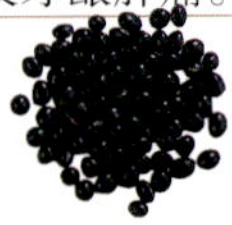

黑豆煮酒

【简析】黑豆强于活血祛风、消肿解毒、镇痛，常用于治疗热毒脚气及痈疮肿毒等症，药理表明对牙痛、牙龈肿痛等也有改善作用。以黄酒为引药，一定程度上减轻了药物对口腔黏膜等的刺激。

鸡蛋酒

【配料】鸡蛋1个，白酒50克。

【制备】白酒倒入碗内，鸡蛋打入碗中，点燃碗中的白酒，直至白酒燃尽火灭，鸡蛋即熟。

【饮服】每天1剂。

【功效】润燥止痛。主要适用于牙痛。

鸡蛋酒

【简析】鸡蛋是居家生活中常用的食补佳品，性平味甘美，营养丰富而药效甚多，能补血滋阴、养心安神、润燥除烦等，用来改善风火牙痛、目赤肿痛等很有效，蛋酒相合，酒有一定的活血通经功效，故本方对牙痛的预防与改善有一定的作用。

口疮

口疮即口腔溃疡，是指口腔黏膜发生溃疡性病变，具有反复发作特点的口腔疾病。此病常发生于唇、舌、颊和齿龈等处，以青壮年群体最多，医学实践表明口疮的发生常与自身免疫功能失调有关。

【症状表现】

初起时为针尖样小水疱，继而如豆大般集群（周围红且高、中心呈黄白色膜状），患处灼热疼痛，常影响饮食等。

【配方选用】

黄柏金银花酒

【配料】黄柏45克，金银花、栀子各15克，黄连8克，米酒500克。

【制备】上药去杂，制为粗末，入纱布袋，扎紧口，浸于酒中，密封，文火煮至250克，离火，取出药袋，提取酒液装瓶即可。

【饮服】每天2～3次，每次15～30毫升。

【功效】泻火解毒。主要适用于湿热之口舌生疮及牙龈出血等。

黄柏金银花酒

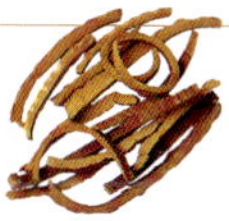

【简析】方中四药均能清热解毒，其中黄柏兼有降火除湿之效，金银花兼能清热宣表，黄连、栀子能有效凉血止血。酒温经通脉、行运药势，故适宜于治疗湿热引起的口舌生疮和牙龈肿痛，甚至出血等症。

双地芩柏酒

【配料】枸杞子、生地黄、熟地黄各38克，淮山药、山萸肉、丹皮、茯苓、泽泻、天门冬、麦门冬各20克，地骨皮15克，黄芩、黄柏、赤芍各12克，50度白酒1000克。

【制备】上药去杂，制为粗末，入纱布袋，扎紧口，浸于酒中，密封15～22天（期间每天摇晃1次），开封后取出药袋，提取酒液装瓶即可。

【饮服】每天3次，每次15～20毫升。

【功效】降火，止血，消疮。主要适用于持久不愈且反复发作性口疮。

双地芩柏酒

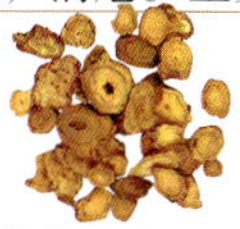

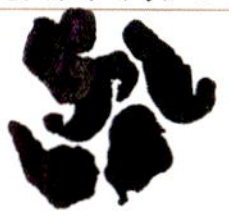

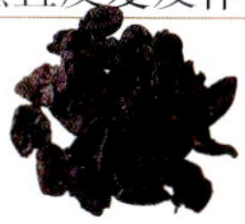

【简析】生地黄能有效凉血止血，熟地黄能有效滋阴补血，黄芩与黄柏具有降火解毒的功效，此四药为本酒的主料。另外枸杞子能滋阴润燥，山药能健脾益气，天门冬、麦门冬可养阴退热，赤芍、地骨皮等能清热凉血，诸药配伍，功效更著。

酒糟鼻

酒糟鼻即是平常所说的“红鼻子”，此病一般发病于鼻部及其两侧，以中老年人群为多，近年来在青年中也有上升趋势。

导致此病的原因多由面部的血管运行神经功能失常，毛细血管长时间曲张，使皮脂过分溢出。经常饮食辛辣之物，使肠胃功能和人体内分泌系统出现紊乱，也可引发此病。

【症状表现】

鼻梁或两侧有弥漫性丘疹、脓疱和潮红出现，皮脂常溢出于鼻部表面等。

【配方选用】

硫黄酒

【配料】硫黄60克，白酒750克。

【制备】硫黄去杂，放于砂锅内，倒入白酒，盖好盖，文火煎至半，离火，装瓶备用。

【用法】此酒只供外用，不可内服。用时取少量酒置于手心内，然后涂擦于患部，每次5～10分钟，每天2～3次。

【功效】解毒化瘀止痒。主要适用于酒糟鼻。

【注意】硫黄有毒，只可外用，不宜内服。制作此酒时一定要注意安全。

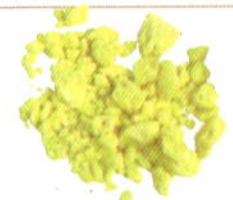

硫黄酒

【简析】硫黄是解毒之药，能活血散瘀、杀虫止痒。酒助药势，很大程度上强化了硫黄的解毒杀虫功效，故对酒糟鼻有很好的疗效。

鼻炎

鼻炎是指鼻腔黏膜与黏膜下层出现的炎症病变。有急性鼻炎、慢性鼻炎、萎缩性鼻炎、变应性鼻炎及鼻窦炎等。

急性鼻炎即“伤风”和“感冒”，系身体受凉后抵抗力下降，病毒、细菌侵入而致，具有一定传染性。

慢性鼻炎一般由急性鼻炎反复发作而致，此外与心脏病、肾脏病、慢性扁桃体炎及环境湿温急剧变化等有很大关系。

另外，变应性鼻炎也就是过敏性鼻炎，与过敏性体质、内分泌失调及外部过敏源如花粉、尘埃等有密切关系。鼻窦炎较为常见，中医又称“鼻渊”，一般指鼻窦部位的化脓性感染，也有急性与慢性之分。

【症状表现】

急性鼻炎：起病时身体畏寒、发热、鼻内干热、发痒，易打喷嚏，继而鼻塞、流鼻涕等。

慢性鼻炎：鼻塞（天气变冷时鼻塞加重），继而常有耳鸣、听力减退、说话有鼻音、鼻涕增多、嗅觉相应减退等症状。

萎缩性鼻炎：鼻腔黏膜干燥、鼻塞感加重、嗅觉明显减退，常有头胀疼痛、容易鼻出血，严重者鼻内散发臭味等。

鼻窦炎：经常鼻塞、流脓鼻涕、嗅觉减退、全身发热、头胀头痛明显、注意力不集中。

变应性鼻炎：鼻内发痒，频频打喷嚏，并伴有清水样鼻涕、鼻塞等，有时眼部、咽喉也会发痒等。

【配方选用】

芫花根酒

【配料】干品芫花根 75 克，75 度白酒 250 克。

【制备】药材加工成粗末，浸于酒中，密封 15～18 天，开封过滤除去药渣，澄清即可。

【用法】此酒外用，不可内服。用时用小棉球蘸酒，稍干后外面裹一层医用脱脂棉，塞入鼻腔内（不可太浅亦不可太深），一般保留 1～2 个小时（如对鼻腔刺激太大或有灼烧感可保留 10 分钟），取出棉球后用温热的生理盐水冲洗鼻腔即可。

【功效】解毒消肿，活血止痛。主要适用于鼻炎。

芫花根酒

【简析】芫花根为瑞香科灌木植物芫花的干燥根茎。其性较温，味苦而辛，具有较强的解毒消肿止痛的功效。浸于酒后借助酒的活血通经作用，助药行势，可有效治疗鼻炎。

葫芦子酒

【配料】葫芦子 60 克，白酒 300 克。

【制备】葫芦子去杂，捣碎，浸于酒中，密封 8～11 天，开封后过滤除去药渣，提取酒液装瓶即可。

【用法】此酒为外用方，不可服用。用时取药酒适量滴入鼻腔内，或用药棉球蘸酒塞入鼻内，保持 5～10 分钟。每天 2～3 次，取出后用清水或生理盐水冲洗即可。

【功效】通鼻利窍。主要适用于鼻窦炎。

葫芦子酒

【简析】葫芦子性偏凉，味微苦，具有清热解毒、凉血降火的功效，特别适用于鼻炎、鼻窦炎引起的出血、鼻塞、流浊涕等不适，还可有效改善口腔炎症，借酒行势，宣鼻通窍效用更为明显。

辛夷抗鼻炎酒

【配料】辛夷、细辛各 5 克，川芎、生地黄各 18 克，僵蚕、蝉衣、菊花、黄芩、连翘、防风各 10 克，藁本 6 克，50 度白酒 1500 克。

【制备】上药去杂，制为粗末，纱布袋装好，扎紧口，浸于酒中，密封 12～18 天（期间每天摇动 1～2 次），开封后取出药袋，酒液装瓶即可。

【饮服】每天 2～3 次，每次 10～15 毫升。

【功效】祛风通窍，清热止痛。主要适用于慢性鼻炎及过敏性鼻炎。

辛夷抗鼻炎酒

【简析】辛夷能祛风邪，通鼻窍，是各种鼻炎特别是过敏性鼻炎的常用药品，为本酒的主药，另外细辛、防风、川芎、藁本可祛风止痛，生地黄、黄芩能清热凉血，菊花、连翘、僵蚕等能疏风、解毒、消肿，诸药配合，功效全面而持久。

鼻出血

鼻出血即鼻衄，是比较常见的鼻腔疾病，导致鼻出血的原因有局部和全身两个方面。局部原因包括鼻外伤，如经常性挖鼻孔引起的损伤和跌打损伤等，或者鼻中有异物、鼻中隔偏曲、鼻腔和鼻窦的炎症与肿瘤等因素也会导致鼻出血。

全身原因较多，高热、高血压、动脉硬化、血液病、心脏病、肝病、尿毒症等均可致病，以高热与高血压者引发最为常见。

此外，女性在行经期间出鼻血，称“倒经”，常与内分泌失调有关。

鼻出血病情较轻时，可借助药酒进行辅助治疗；症状较重时，应送医院进行处理，以免延误病情。

【症状表现】

出血一般从单侧鼻孔流出，出血量少时表现为鼻涕中夹有血丝，出血量大时血液从单侧或双侧鼻孔渗出，有时从口中吐出，失血过多会导致面色苍白、生冷汗、脉博细弱、血压降低等休克症状。

【配方选用】

山栀百草霜酒

【配料】黑山栀85克，百草霜25克，三七5克，黄酒500克。

【制备】三七制为粗末，与其他两药一起置锅内，倒入黄酒，密封，文火煮至250克，离火，过滤除去药渣，澄清即可。

【饮服】每天2～3次，每次40～50毫升。

【功效】清热止血。主要适用于血热之鼻出血。

【注意】服用此酒不可同食辛辣及油炸食品。

山栀百草霜酒

【简析】方中黑山栀、百草霜、三七均有凉血止血的功效，三药配合共浸于酒，其止血功效明显突出。以黄酒作引，可平缓一部分药物药性的刺激，内服而不伤身体，又不会削减对鼻出血的治疗效果。

莱菔酒

【配料】莱菔250克，白酒200克。

【制备】莱菔去杂，捣碎取汁，备用；白酒倒入锅中，文火慢煎至沸，倒入莱菔汁，继续加热，再沸1～2次，离火候冷即可。

【饮服】每日1剂。

【功效】凉血止血。主要适用于鼻衄不止。

莱菔酒

【简析】莱菔即萝卜，性凉味甘而辛，主要功效为清热解毒止血，用于各种出血如衄血、吐血等症的治疗，效果较为明显。以酒相助，引药行势，故对鼻衄的治疗效果较好。

白内障

白内障表现为视力不同程度地降低或减退，可使眼睛视物模糊不清，但外观上又与正常眼睛无异，不同年龄段的人群均有存在，以老年人为主。

中医认为此病多由肝肾阴虚而引发。精血不足使目睛失养，或气血行运不畅，眼部不能得到充分的滋养而致。

【症状表现】

除视力有障碍外，经常伴有眩晕失眠、头胀头痛、健忘、心烦腰痛、四肢无力、男性遗精、女子经闭等症状。

【配方选用】

枸杞明目酒

【配料】枸杞子30克，菊花6克，薄荷4克，50度白酒600克。

【制备】上药去杂，浸于酒中，密封6~9天（期间每天摇动数次），开封后过滤除渣，酒液装瓶即可。

【饮服】温服。每天2次，每次10~15毫升。

【功效】清热养肝明目。主要适用于肝肾不足之视力减弱、目眩、眼花易泪等。

【注意】用本方时不可同食辛辣之品。

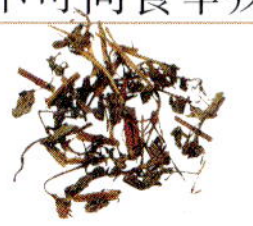

枸杞明目酒

【简析】枸杞子能养肝益精明目，常用来治疗视力降低、眼花目眩等眼部疾病；菊花、薄荷芳香利窍，既可入茶，又可入酒，其疏风清热明目的功效比较鲜明。三药配伍，令养肝明目功能得到加强。

枸杞黄精首乌酒

【配料】枸杞子、黄精各30克，炙何首乌24克，白酒800克。

【制备】后两药制为粗末，与枸杞子一起装入纱布袋，扎紧口，浸于酒中，密封31~35天（期间每天摇晃1~2次），开封后取出药袋，提取酒液装瓶即可。

【饮服】温服。每天1次，每次20~30毫升。

【功效】益精补肾，养血生发。主要适用于精血不足引起的头昏眼花、健忘、脱发、发白等。

枸杞黄精首乌酒

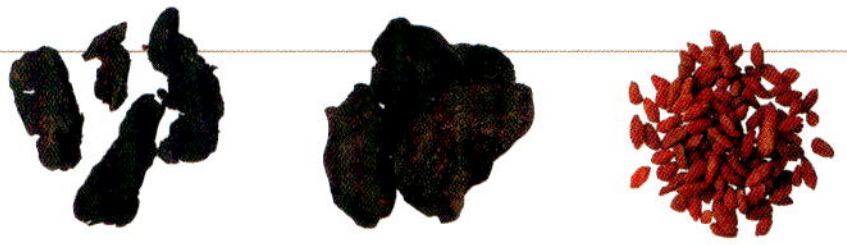

【简析】枸杞子善益精补肾、滋肝明目；黄精重在益气健脾、补肾养精；何首乌是乌须生发的常用药材，长于滋肝肾、益精血。三药结合，补血益精明目的功效更为显著，又可养颜延寿，故兼有抗衰老作用。

生地枸杞酒

【配料】生地黄200克，枸杞子170克，白酒1000克。

【制备】上药去杂，捣碎，浸于酒中，密封13～15天（期间每天摇晃1次），开封后过滤除去药渣，提取酒液装瓶即可。

【饮服】温服。每天2次，每次15～20毫升。

【功效】补肾益肝，养精明目。主要适用于肝肾不足、精血虚少之视力减退及腰膝酸软等。

【注意】服用本酒时不可同食香菜、葱及蒜等。

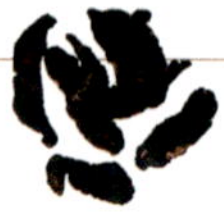

生地枸杞酒

【简析】枸杞子为滋阴的良品，主要功效为滋肝补肾、益精明目；生地黄有清热益阴、生津明目的效用。二药配伍后其养肝明目、补肾益精功能增强，加上酒走药力，对视力下降及肾虚腰膝酸软等症有良好的改善作用。

枸杞骨皮酒

【配料】枸杞子、蜂蜜各100克，地骨皮20克，50度白酒1000克。

【制备】枸杞子与地骨皮研为粗末，入纱布袋，扎紧口，浸于酒中，倒入蜂蜜，充分搅拌，密封25～30天（期间每天摇晃2～3次），开封后取出药袋，提取酒液装瓶即可。

【饮服】每天2次，每次15毫升。

【功效】补肝益肾，清热明目。适用于肾虚内热之视力减退及腰膝酸痛等。

【注意】服用本酒时忌食辛辣食品。

枸杞骨皮酒

【简析】枸杞子能滋补肝肾、益精明目，是本方的主药；地骨皮功效清热退火，为本酒的辅药；蜂蜜甘平，用以调味缓和药性，又兼养阴生津之能。酒温经通脉，行药势，故对肾虚之目昏暗、腰疼有较好的效用。

虫蛇咬伤

本病是夏季比较常见的疾病，主要为有毒的蚊虫蛇等叮咬，使皮肤出现不同程度的肿痛、发痒等。治疗时应以清热解毒、消肿除痛为主。

【症状表现】

蚊虫叮伤：患处红肿、发麻、发痒，有轻微胀痛感。

毒蛇咬伤：患处肿胀疼痛剧烈（而且肿块扩散迅速），常伴有口渴、恶心、咽喉肿痛和皮肤湿冷，甚者可危及生命等。

【配方选用】

清酒方

【配料】清酒50克。

【制备】清酒倒入碗或杯内，置锅中，隔水文火煮热，离火，候温即可。

【用法】本方外用，忌服。用时取温酒淋洗伤口，每天2～3次。

【功效】消肿解毒。主要适用于蛇咬伤及蜘蛛毒。

清酒方

【简析】清酒为米酒酿成后加入适量白酒勾兑而成。自古酒本身就是一种良好的药物，能活血通经、除湿祛风、消肿利筋骨关节等，对蛇虫咬伤之毒有一定的抑制作用，故可用来改善以上病症。

半边莲酒

【配料】鲜半边莲240克，米酒（甜酒）120克。

【制备】半边莲去杂，捣碎取汁，然后将汁液倒入酒中，调匀即可。

【用法】汁液调酒内服，每天1～2次，服后盖被发汗。同时用鲜药渣外敷于患处及周围。

【功效】解毒消肿。主要适用于毒蛇咬伤。

半边莲酒

【简析】半边莲又叫细米草，性平味辛微苦，长于清热解毒和利尿消肿，对各种虫蛇咬伤、痈肿疮毒的治疗效果比较明显。米酒不但清醇甘美，且能行引药势，故能加强本酒对毒蛇咬伤的治疗作用。

香水酒

【配料】香水20克，白酒40克。

【制备】香水直接滴入酒中，搅拌，调匀即可。

【用法】此酒外用，忌内服。用时取药棉蘸酒适量，涂擦于患部，每天2～3次。

【功效】消肿解毒止痒。主要适用于蜈蚣咬伤及蚊虫叮伤。

香水酒

【简析】香水大都由香料（包括动物香料如麝香，植物香料如玫瑰花等）、酒精与水构成，其中酒精占约80%，故有一定的消炎排毒抗菌的效果。香水除了美容之外，与白酒相合，加上酒的活血止痛作用，所以对蚊虫咬伤有一定的缓解作用。

全蝎蜈蚣酒

【配料】全蝎25克，蜈蚣6条，金钱蛇15克，三七10克，75度白酒250克。

【制备】上药去杂，浸于酒中，密封8～11天（期间每天摇晃数次），开封后取澄清酒液药用。

【用法】本方为外用方，忌服。用时取酒适量，用药棉蘸之涂擦于患部，每天3次，每次5～10分钟。

【功效】活血消肿，解毒止痒。主要适用于夏季毒虫与蚊虫咬伤。

全蝎蜈蚣酒

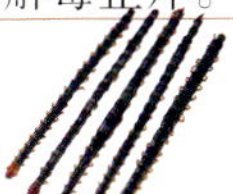
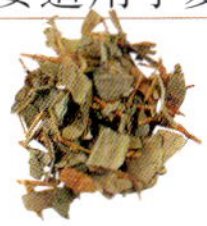
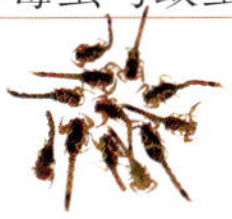

【简析】全蝎、蜈蚣、金钱蛇均是祛风镇痛、解毒消肿的药材，常用来治疗各种毒蛇、蚊虫咬伤之症；三七功善止血止痛、化瘀消肿。四药合浸，加上高度白酒具有较强的活血祛风通络功能，故可有效治疗蚊虫咬伤之痕痒。

脚气

本病是常见的由感染真菌而致的脚部皮肤病症。根据病症特点，可分为干性与湿性两种，一般春夏常发，而且长年反复发作难愈。治疗应以清热除湿止痒为主。

【症状表现】

干性：脚底皮肤干燥、粗糙、常增厚、冬季易脱皮、易破裂、奇痒不止等。

湿性：脚底皮肤湿润、泛白、搓去外皮有黄水渗出、脚趾间有水疱，甚至溃烂、瘙痒难止等。

【配方选用】

苦参黄柏酒

【配料】苦参、黄柏各100克，白酒500克。

【制备】上药去杂，研碎，浸于酒中，密封4～5天（期间每天摇晃2～3次），开封过滤除去药渣，澄清即可。

【用法】此酒外用，禁内服。用时取酒适量擦脚肿患部，每天2～4次。

【功效】消肿解毒。主要适用于热毒性脚气、脚胫肿痛等。

苦参黄柏酒

【简析】黄柏能清热解毒消肿，是治疗下焦湿热、湿疹、皮肤热毒的常用药材；苦参能清热燥湿、杀虫解毒。二药相合，药效互相渗透，并增强了解毒消肿的功能。

白藓皮苦参酒

【配料】蛇床子、苦参各35克，白藓皮、川椒各20克，50度白酒（或75%乙醇）750克。

【制备】上药洗净，研为细末，入纱布袋中，扎紧口，浸于酒中，密封约30天（期间需经常地摇动酒瓶），开封取出药袋，滤取酒液另装瓶即可。

【用法】此酒外用，不可内服。每天2～3次，取脱脂棉球蘸药酒液适量外涂患部即可。

【功效】杀虫止痒，祛湿解毒。适用于脚气、神经性皮炎、湿疹及癣症等皮肤病。

白藓皮苦参酒

【简析】方中白藓皮、苦参功能清热燥湿、杀虫解毒、止痒，为本酒的主药，特别是白藓皮善治湿热疮毒及疥癣等，其酒溶液对多种致病真菌有较强的抑制作用；蛇床子、川椒均有一定杀虫止痒之效。四药合用，对上述各症有显著的治疗效果。

大黄白蔹酒

【配料】大黄40克，白蔹30克，60度白酒（或75%乙醇）750克。

【制备】上药洗净去杂，制为粗末，浸于酒中，密封7～10天（期间每天摇动酒器1次），开封过滤除渣，滤取酒液另装新瓶即可。

【用法】本方为外用酒，禁服。每天2～3次，用脱脂棉球蘸酒液少许于皮肤患部即可。

【功效】泻火解毒，抗菌消炎，消肿止痒。主要适用于热毒性脚气、皮炎及疮癣等。

大黄白蔹酒

【简析】大黄能清热泻火、解毒祛瘀，药理表明，其具有较强抗菌消炎作用，可抑制多种寄生于皮肤的癣菌；白蔹为清热解毒药，单用即可消痈肿、治疮毒，其酒溶液能有效杀灭致病真菌。二药合用，抗菌止痒功效大增，用治脚气较宜。

斑秃

斑秃是头部局部毛发突发性的、斑块状的脱落现象，俗称“鬼剃头”，以青壮年最为常见。一般病程期较长（少数短期内可导致头发全部脱落，甚至连眉毛、腋毛等也会出现脱落），有一定的自愈倾向。

中医认为此病多由肝肾阴虚，体内气血不足或运行不畅，加上外感风邪乘机侵入肌体，使头部皮肤缺乏足够的滋养而致。

【症状表现】

头部毛发圆形或椭圆形脱落，脱落处皮肤光滑但没有炎症，周围头发一般较容易拔掉，有的头部会有轻微的麻木感与发痒感，一般一段时间内可以自行恢复正常。

【配方选用】

双子止脱酒

【配料】蔓荆子10克，附子3枚，白酒750克。

【制备】上药捣碎或研为粗末，浸于白酒中，密封15～18天（期间每天摇动1次），开封后过滤除渣，澄清液装瓶即可。

【用法】此方为外用方，不可内服。取酒适量，加入适量温水后用以洗头，每天1～2次。

【功效】祛风通经，养血。主要适用于斑秃、头痛等。

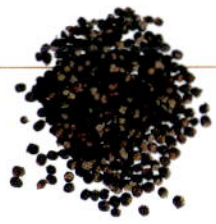

双子止脱酒

【简析】蔓荆子善疏风清热，是治疗外感风热头痛的常用药；附子祛风力较强，能有效通经活络、除痹止痛。二药以酒作引，酒活血行气、温经通脉，一定程度上可调畅血气运行，活血而能养血，故对血虚而致的斑秃等能有效缓解。

黑豆乌杞酒

【配料】生地黄、熟地黄、麦门冬、天门冬各40克，炙何首乌80克，黑豆48克，女贞子、枸杞子、牛膝、当归各28克，白酒2000克。

【制备】上药去杂，制为粗末，入纱布袋中，浸于酒中，密封13～15天（期间每天摇晃1次），开封后取澄清酒液饮用。

【饮服】每天3次，每次20～25毫升。

【功效】生发乌发，补肝益肾。主要适用于青年脱发、白发。

黑豆乌杞酒

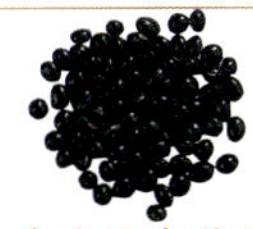

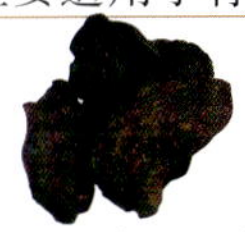

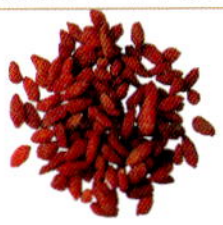

【简析】何首乌的主要功效为滋肝肾、益精血、乌须生发，为改善与治疗白发、脱发的主药；枸杞子与黑豆亦有较强的滋肝补肾、益精养血的功效；此外生地黄、熟地黄、天门冬、麦门冬、女贞子都能滋阴养肝，当归养血活血，牛膝能活血通经。诸药配合，使全酒达到肝肾同补的效用，故能有效止脱。

枸杞熟地沉香酒

【配料】沉香5克，枸杞子、熟地黄各45克，白酒750克。

【制备】上药去杂，制为细粉末，浸于酒中，密封8～10天（期间每天摇动1次），开封后过滤除去药渣，滤取酒液装瓶即可。

【饮服】每天3次，每次10～15毫升。

【功效】益精养血，滋肝补肾。适用于斑秃、脱发、白发、健忘等。

枸杞熟地沉香酒

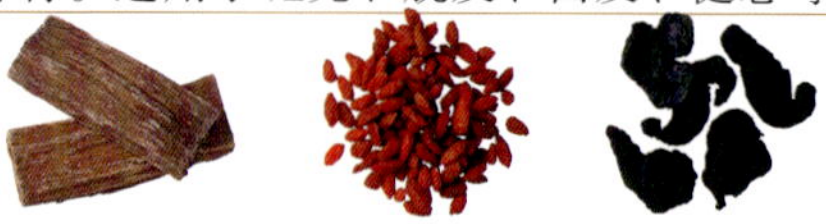

【简析】枸杞子是滋阴类药材中的良品，具有补肝肾、益精血的功效；熟地黄为补血的常品，善补血益精养肝。二者加上沉香温肾散寒，从而突出了此酒补肝肾、养精血的功能。

痔疮

痔疮是直肠末端黏膜下与肛管皮下的静脉扩大、曲张而成的柔性静脉团，是比较常见的肛门疾病。此病多发于成年人群，根据发病部位不同，可分为内痔、外痔和混合痔。

中医认为此病多由平时饮食过于辛辣食品引发，加上习惯性便秘、久蹲、久坐，使湿热之气聚于下焦，气血运行受阻，经络瘀滞而致。药酒治疗应以清热除湿、化瘀止血为主。

【症状表现】

早期一般无明显感觉，加重后肛门出现痒痛、时常便血、色鲜红且不与粪便相混，有时内痔脱出、肛门处触之有痔核等。

【配方选用】

地瓜藤酒

【配料】地瓜藤40克，55度白酒800克。

【制备】地瓜藤洗净，沥干水，切碎，入纱布袋，扎紧口，浸于酒中，密封7～8天，开封取出药袋，澄清即可。

【饮服】每天2～3次，每次20～30毫升。

【功效】除湿行气活血。主要适用于痔疮、腹泻、消化不良、黄疸等。

地瓜藤酒

【简析】地瓜藤主入脾、胃经，具有燥湿健脾、清热凉血、消肿解毒的功效，可有效改善痔疮便血及黄疸、浮肿等，浸于酒后，有效利用酒的行气通经活血功效，增强了原药改善脾胃功能的效用，对脾胃湿热引起的腹泻、饮食无欲等收效甚好。

茄子酒

【配料】成熟大茄子2个，黄酒1500克。

【制备】大茄子用湿纸包裹好，置火灰中煨熟，取出，去净外皮上的灰尘等杂质，浸于酒中，密封4～5天，开封除去药渣，澄清后饮用。

【饮服】温服。每天2～3次，每次20～30毫升。

【功效】清热祛风，活血通络。主要适用于久痔、便血。

茄子酒

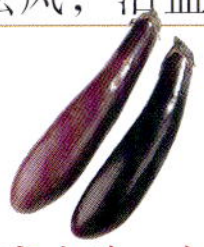

【简析】茄子性凉味甘，归脾、胃、大肠经，主要功效为清热止血、消肿止痛，对痔疮、便血者有较好的改善作用。浸于酒后，凭借酒的活血温经、祛风通络功能，使原药的疗效明显，故可有效改善久痔不愈之症。

蒲公英榆黄酒

【配料】生地榆100克，生大黄、土茯苓各50克，蒲公英70克，黄酒1000克。

【制备】上药去杂，置锅内，加水1500克，密封，文火煎至500克，加入黄酒，继续加热至沸，离火候凉，过滤除去药渣，澄清液装瓶即可。

【饮服】每天3次，每次100毫升。

【功效】清热解毒，止血化湿。主要适用于痔疮肿痛、便血。

蒲公英榆黄酒

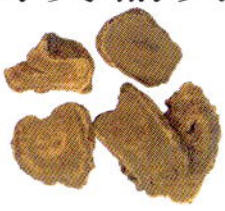

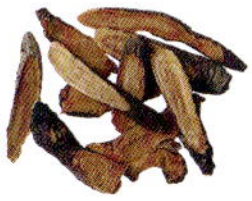

【简析】蒲公英专于清热解毒；生地榆以凉血止血见长，是治疗各种出血症如便血、痔血的必备之品；生大黄功效侧重于清热利湿；再配以土茯苓健脾渗湿，四药相合，止痛止血功效尤著。

苦参蒲公英酒

【配料】苦参、土茯苓、蒲公英各50克，黄酒500克。

【制备】上药去杂，置锅内，倒入黄酒，加入与黄酒等量的清水，密封，文火煎至半，离火候凉，过滤除去药渣，澄清液装瓶即可。

【饮服】每天3次，每次50～70毫升。

【功效】解毒除湿消肿。主要适用于痔疮肿痛。

苦参蒲公英酒

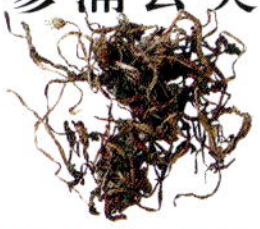

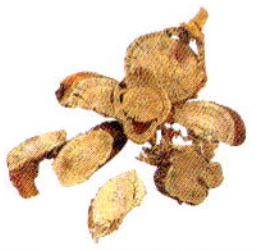

【简析】苦参性寒味苦，功能清热燥湿，可用治湿热之久痢、疮毒等；蒲公英善清热解毒、利湿消肿。二药相配，其除湿消肿止痛功效明显，另外土茯苓有健脾渗湿功能，以酒相助，故能有效治疗痔疮肿痛。

白癜风

白癜风是指位于表皮与真皮之间的色素细胞缺乏或功能丧失，不能产生足够的黑色素，使皮肤呈现白色的一种皮肤色素缺乏症。

中医认为此病是由于外感风湿侵袭肌体皮毛，使此处气血不能顺畅，肌肤失去滋养而致。另外与遗传、自身免疫力等也有一定关系。药酒治疗应以补气益血祛风为主。

【症状表现】

病灶常见于面部、颈项、手、背部与前臂等处，大小、形状各异，患处皮肤为白色，与周围皮肤界限明显，有时患处毛发也会变白，但皮肤的排泄、知觉等功能正常，夏季发病快而冬季慢，日光曝晒、手术后易扩散等。

【配方选用】

苦参蜂房酒

【配料】苦参600克，露蜂房30克，糯米1500克，酒曲150克。

【制备】糯米用适量清水浸泡半天，蒸成米饭，候至常温，拌入酒曲末，充分搅拌，置于坛内，密封23天，开封除去酒糟，提取酒液装瓶备用；前两药用凉开水洗净，晾干，制为细末，入纱布袋中，扎紧口，浸于上述酒液中，密封，隔水文火煮沸约6小时，离火，埋于地下4天，取出，开封取出药袋，澄清即可。

【饮服】每天3次，每次30～40毫升。

【功效】解毒祛风杀虫。适用于白癜风。

苦参蜂房酒

【简析】方中苦参用量较大为君药，有清热解毒、燥湿杀虫止痒的功效，善治各种皮肤病。蜂房的解毒祛风功效也较为明显，用以助苦参，糯米酿酒既可平缓药性药力，又可矫味，故本酒用来治疗白癜风效果较好。

白附雄黄酒

【配料】补骨脂、密陀僧各75克，前胡50克，白附子38克，防风25克，雄黄15克，70度白酒500克。

【制备】上药去杂，制为细粉末，入纱布袋，扎紧口，浸于酒中，密封12～17天（期间每天摇晃1～3次），开封后取出药袋，澄清即可。

【用法】本酒外用，禁内服。先取酒适量装于碗内，用药棉蘸酒涂擦于患部，涂擦3～5分钟，每天2～3次。

【功效】活血解毒祛风。主要适用于白癜风。

【注意】禁食辛辣之品。

白附雄黄酒

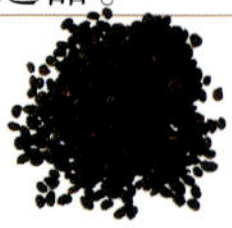
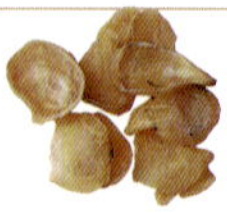
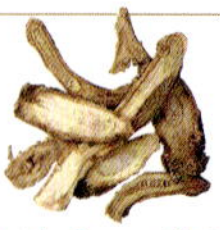

【简析】白附子功善祛风解毒止痛，雄黄能解毒止痒杀虫，前胡与防风能有效祛风，补骨脂外用能促使皮肤色素新生，有效治疗白癜风，密陀僧能消肿杀虫。合而浸酒，外用可奏祛风活血止痒之功。

荨麻疹

荨麻疹指皮肤突然出现的水肿性风团，一般是暂时性的，常一天之内自行消退。此病有急性与慢性两种，

饮食过腥或不卫生饮食，使湿热内生，加上外感风寒热邪，外邪与湿热互结，搏于皮肤腠理之间而引发荨麻疹；也有部分病者与药物的过敏性反应有关。

慢性荨麻疹则多由阴液的损耗导致，如情绪不调，使肝郁化火，郁热于内伤及阴血；或者身患慢性疾病如肾炎、肝炎等，使阴血不足、虚亏等使皮疹反复难愈。

【症状表现】

风热型：发病较急、风团鲜红、患处又热又痒、咽喉肿痛、时有腹痛呕吐等，治疗应以清热疏风为主。

风寒型：皮疹色白，天气变冷加重，一般不口渴，有时伴有腹泻等。治疗应以散寒解表为主。

阴血不足型：皮疹反复发作、难愈，午后或晚上病情加重，口渴、手足冒汗等，治疗应以滋阴养血为主。

【配方选用】

蝉蜕牛蒡酒

【配料】蝉蜕20克，牛蒡子330克，黄酒1000克。

【制备】牛蒡子去杂，捣碎；蝉蜕制为粗末。一起浸于酒中，密封8～10天，开封后取澄清酒液饮用。

【饮服】每天2～3次，每次20～30毫升。

【功效】清热解毒散风。主要适用于风热型荨麻疹。

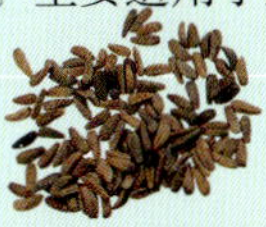

蝉蜕牛蒡酒

【简析】牛蒡子功效为清热解表、解毒消肿；蝉蜕功能祛风镇痛。两药相顾，药效互补，以黄酒行引，酒性较缓，不伤肺阴，故常用来改善与治疗急、慢性荨麻疹。

茄根酒

【配料】干品白茄子根125克（新鲜白茄子根250克），60度白酒250克。

【制备】白茄子根洗净去杂，捣碎，浸于酒中，密封5天，开封过滤除去药渣，澄清液装瓶即可。

【饮服】每天2次，每次15毫升。

【功效】清热消肿止痒。主要适用于过敏性荨麻疹。

【注意】凡酒精过敏引起的荨麻疹患者忌用。

茄根酒

【简析】白茄子根具有清热、消肿、止痛的功效，药理证实能有效抗过敏。白酒温经活血，使该酒在抗过敏性荨麻疹的预防与治疗上疗效明显。

芝麻黄酒

【配料】黑芝麻200克，白砂糖50克，黄酒250克。

【制备】黑芝麻去杂，文火炒至微焦，研细粉末，与黄酒一起装入碗或其他容器中，置蒸笼内，加热蒸沸20～30分钟，离火，加入白砂糖，充分搅拌即可。

【饮服】每天1次，每次10～20毫升。连续服用收效更佳。

【功效】补肝益肾，祛风止痒。主要适用于外感风邪或血虚引起的荨麻疹。

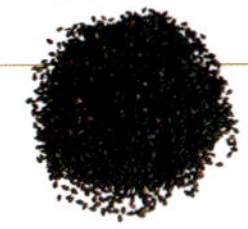

芝麻黄酒

【简析】黑芝麻即胡麻、巨胜子、乌麻，为滋肝补肾、养精益血的佳品，凡肝肾精血虚弱所致之症均适用。白糖甘温既可调味，又能改善脾胃；黄酒温经行气、散风活血，增强了本酒治疗外感风邪引起的荨麻疹的疗效。

手足癣

手足癣是手癣（鹅掌风）与足癣的合称，二者是目前最为常见的顽固性皮肤癣症，四季均发，以中青年男性为主。中医认为此病与外感湿热邪毒，平时饮食失节，体质素虚等因素关系密切。

【症状表现】

手癣：初起时患处有小水疱，继而蔓延至手掌、指端甚至甲板而引发甲癣（灰指甲），并有不规则斑片脱屑等。

足癣：初起时有水疱、瘙痒难止（天热增强，天冷减轻），继而皮屑角化甚至溃烂、肿胀疼痛等。

【配方选用】

羊蹄根酒

【配料】羊蹄根150克，75度白酒300克。

【制备】上药洗净去杂，晾干，切碎，入纱布袋中，包好，浸于酒中，密封6～9天（期间每天摇晃1～2次），开封后取出药袋，提取酒汁装瓶即可。

【用法】此酒外用，严禁内服。用时先取酒适量装于碗内，用药棉蘸酒涂擦于患部（直到皮肤红嫩为度），每天2～3次。也可把患部浸于酒中保持7分钟，每天1～2次。

【功效】杀虫止痒。适用于手癣、甲癣、体癣、干癣（神经性皮炎）。

【注意】使用本酒时忌食辛辣食物。

羊蹄根酒

【简析】羊蹄根的功效为杀虫止痒，常用来改善与治疗各种皮肤手足癣症，通过高度白酒的浸泡后，酒的温经通络与活血功能，令此药的疗癣作用得到加强。全酒治疗手癣、甲癣、体癣、干癣，有良好效果。

黄柏蛇床子酒

【配料】黄柏10克，蛇床子、土槿皮各15克，没食子、枯矾各8克，70度白酒500克。

【制备】上药去杂，制为粗末，入纱布袋，扎紧口，浸于酒中，密封10～15天，开封取出药袋，提取酒液装瓶即可。

【用法】此酒外用，禁内服。取酒适量，装于碗或其他敞口容器内，用药棉蘸酒液涂擦于患部，直至皮肤红嫩，每天2次。

【功效】燥湿，杀虫，除癣。主要适用于足癣。

【注意】使用本酒时严禁进食辛辣之品。

黄柏蛇床子酒

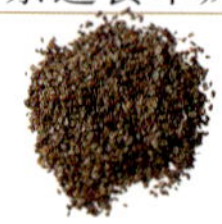

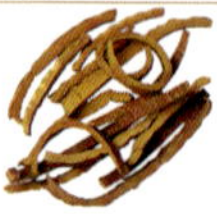

【简析】蛇床子又名野茴香、野胡萝卜子，具有祛风、杀虫、止痒的功效，黄柏主清热燥湿解毒，此外土槿皮可解毒清热，没食子能固气收敛，枯矾敛阴止痒。诸药合用，以酒运行药力，共达燥湿解毒、祛风止痒的功效。

射干除癣酒

【配料】土槿皮、藿香、大黄、紫草各 24 克，射干 20 克，枯矾、川椒各 16 克，70 度白酒 800 克。

【制备】上药去杂，制为粗末，入纱布袋，浸于酒中，密封 9 ~ 14 天（期间每天摇动 1 ~ 2 次），开封后取出药袋，提取酒液另装瓶即可。

【用法】本酒外用，不可内服。先取酒适量装于碗或坛内，用药棉蘸酒液涂擦于患部直至皮肤红嫩为止，每天 2 次。

【功效】杀虫止癣。主要适用于足癣。

【注意】使用此酒治疗时忌食辛辣之物及炙烤的食品。

射干除癣酒

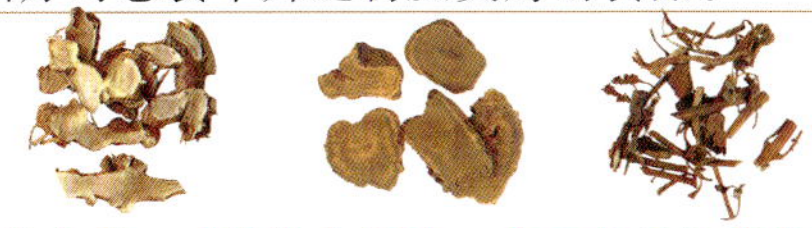

【简析】射干是本方的主药，功善清热消肿，药理表明此药外用时杀虫止痒力优，常用来改善皮肤癣症。配伍土槿皮清热解毒，枯矾敛湿止痒，川椒温行杀虫，藿香可解表除湿，大黄清热利湿，紫草凉血化斑止痒。诸药合用，使疗癣效果更加突出。

黄柏百椒酒

【配料】生百部、当归、木槿皮、川黄柏、白鲜皮各 12 克，川椒 10 克，70 度白酒 800 克。

【制备】上药去杂，制为粗末，入纱布袋，扎紧口，浸于酒中，密封，隔水文火煮 20 ~ 25 分钟，离火，静置 6 ~ 9 天，开封取出药袋，澄清即可。

【用法】本酒方为外用方，不可内服。治疗手癣时用药棉蘸酒液涂擦于患部，以皮肤出现红嫩为度，每天 2 ~ 3 次；治疗甲癣（灰指甲）时先取酒适量放于碗内，把患甲浸于酒液中保持 5 分钟，每天 2 ~ 3 次。

【功效】清热解毒，杀虫止痒。主要适用于手癣及甲癣。

【注意】使用此酒时忌食辛辣食物，另外患部不可浸冷水。

黄柏百椒酒

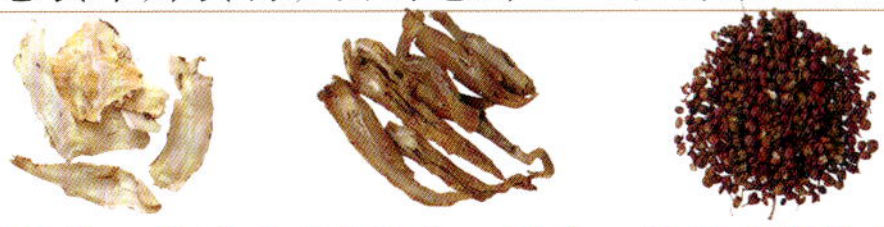

【简析】黄柏功善清热解毒，是治疗下焦湿热、湿毒、湿疹的常用药材，川椒与百部能有效杀虫，此外木槿皮、白鲜皮可增强黄柏的清热燥湿及川椒的杀虫止痒功效。故凡湿热之毒引起的手癣与甲癣，均可用此疗治。

疥疮

疥疮是由疥虫引发的可通过接触而传染的皮肤病症。本病在人群密集拥挤的地方最易传染，患病部位常见于手指、腋窝、乳晕、肚脐周围、阴部和大腿内侧等处。

【症状表现】

初起时为米粒大的红色丘疹、水疱、脓疱，继而因瘙痒难止（痒感晚上加重，白天减轻）而四处抓挠使皮肤出现苔癣化斑块或褐红色结痂，周围健康皮肤也不同程度受到损害等。

【配方选用】

丝瓜叶酒

【配料】新鲜丝瓜叶75克，白酒750克。

【制备】丝瓜叶洗净，晾干，切碎，浸于酒中，密封8～10天（期间经常性地摇晃），开封过滤除渣，澄清即可。

【用法】本酒外用，不可内服。用时取药酒适量，用药棉蘸之涂擦于患部，每天2～3次。

【功效】杀虫止痒。适用于疥疮。

丝瓜叶酒

【简析】丝瓜叶能清热解毒、杀虫止痒。自古在民间常用此药治疗疥疮，收效颇大，浸成药酒，借助于酒的温经通脉，使本酒疗效增强。

百部蛇床酒

【配料】百部130克，蛇床子80克，雄黄、硫黄各70克，密陀僧48克，冰片8克，95度乙醇1000克。

【制备】硫黄、雄黄、密陀僧三药研为细粉末，与其他药一起浸于酒精中，密封5～7天（期间每天摇晃1次），开封后取澄清酒液饮用。

【用法】本酒方为外用方，忌服。治疗时先用热水将患部洗净，除掉痂皮，然后用药棉蘸适量酒液涂擦于患处，每次涂擦3～5分钟，每天2次。

【功效】解毒止痒，活血治疮。适用于疥疮。

百部蛇床酒

【简析】百部和蛇床子均能杀虫止痒；雄黄和硫黄功效重在清热解毒消肿；另外冰片芳香清热止痛，密陀僧能杀虫消肿。诸药共制，令本方在治疗疥疮上疗效显著。

羌活蟒蛇酒

【配料】羌活20克，小蟒蛇1条，白酒500克。

【制备】上药制为粗末，入纱布袋，扎紧口，浸于酒中，密封8～10天（期间每天摇晃1～2次），开封后取出药袋，提取酒液装瓶即可。

【饮服】每天3次，每次15～20毫升。

【功效】通络除湿，祛风止痒。主要适用于风湿毒邪所致的疥疮

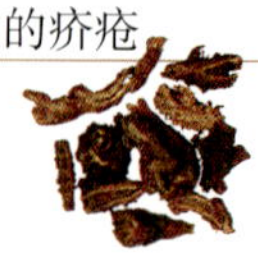

羌活蟒蛇酒

【简析】本方中羌活重在解表除湿、散寒止痛，主要适用于风湿在表的痹痛及皮肤瘙痒；蟒蛇具有较强的祛风通络、解毒消肿的功效。二药互相配合，加上酒的通经活血功能，故可治疗湿毒引起的疥疮。

冻疮

冻疮是冬季最为常见易发的皮肤病，病患部位易见于四肢末端如手背、脚趾等处，有时下肢、面部、耳廓也会出现。

中医认为此病多由外感寒邪侵入肌体皮肤，寒凝经脉，使气血瘀滞于肢体，加上身体素虚不耐寒，缺少应有的运动，或过度劳累等，使身体抵抗力下降，内外因素结合而致。

【症状表现】

患处皮肤为紫色或青紫的肿胀块、大小不一、奇痒难止，一般胀痛明显，遇热时瘙痒加重，皮肤溃烂后疼痛更加剧烈而有针刺或灼烧感，且易反复发作等。

【配方选用】

生姜酒

【配料】鲜生姜400克，白酒500克。

【制备】鲜生姜洗净去杂，捣碎，浸于酒中，密封6～8天（期间每天摇动1次），开封后取澄清酒液饮用。

【饮服】每天2次，每次15毫升。

【功效】通经温络。主要适用于冻疮及斑秃。

【注意】本酒亦可用于外擦：用药棉蘸酒液少许，涂擦于患部，每天3～5次，每次5～10分钟。

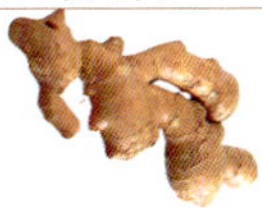

生姜酒

【简析】生姜能有效解表散寒、通经活络，是改善外感风寒引起的皮肤疮肿的常用之品。酒本身也有温经通络、活血行气之力，既可行药势，又能引药力上行，达头面部，姜酒结合，故本方可治冻疮，在改善斑秃上也有一定疗效。

干姜红花酒

【配料】干姜、红花各30克，徐长卿25克，制附子18克，肉桂15克，60度白酒1500克。

【制备】上药洗净去杂，制为粗末，浸于酒中，密封10天（期间每天摇晃1次），开封后取澄清酒液饮用。

【饮服】每天3次，每次15毫升。

【功效】散寒通络，活血温经。主要适用于冻疮的预防。

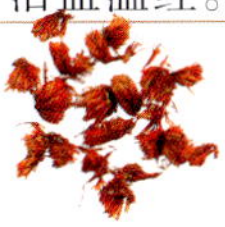

干姜红花酒

【简析】干姜能温里散寒，红花长于活血通经化瘀，二药为本方的主药。另外肉桂温经通脉、散寒止痛，制附子补阳温经、散寒通脉，徐长卿散寒止痛，使本酒突出了散寒温经的功效，对冻疮能起到良好的预防作用。

尖锐湿疣

尖锐湿疣是常见的性传播疾病，具有很高的传染性。此病集中于青壮年人群，常发于皮肤黏膜交界处较湿润部位，如外阴及肛门周围。

【症状表现】

初起时丘疹较小，但随即增大，有时互相叠加、皮肤表面凹凸不平，有鸡冠状、乳头状、菜花状等疣性赘生物，瘙痒难止；皮损部位初为淡红色，不久为白色或灰褐色，触之容易出血，溃烂后疼痛明显，有时乳头可分泌臭味液体等。

【配方选用】

板蓝根酒

【配料】板蓝根80克，野菊花40克，木贼、枯矾、地肤子各27克，莪术20克，60度白酒2000克。

【制备】上药去杂，制为粗末，入纱布袋中，包好，浸于酒中，密封17～22天（期间每天摇晃2～3次），开封后取出药袋，滤取酒液另装瓶即可。

【用法】此酒为外用方，不可内服。用时取药酒适量，用药棉蘸之涂擦于患部，每次10分钟，每天3次。

【功效】清热散结解毒。主要适用于尖锐湿疣。

【注意】用本酒治疗时不可同食辛辣之品。

板蓝根酒

【简析】板蓝根的功效为清热解毒散结，现代医学常用来治疗各种病毒性传染病，故为本酒起效的主药。此外调配以菊花、木贼、枯矾、地肤子、莪术的清热消肿止痛，以酒相助，活血温经，并行药走力，故对尖锐湿疣能起到较好的改善作用。

狂犬咬伤

狂犬咬伤是指被狂犬咬伤后，感染了狂犬病毒所致的神经系统疾病，不及时防疗，一段时间潜伏后可导致狂犬病，从而危及生命。药酒治疗应以清热解毒、消肿止痛为主。

【症状表现】

前驱期：患处红肿疼痛、低热头痛、食欲不振、伤口愈合后麻木、痛痒等。

潜伏期：烦躁不安、恐惧、怕水、感觉过敏、呼吸困难，严重时全身痉挛等。

麻痹期：安静，抽搐停止，全身麻痹，肌肉松弛，感觉、反射消失，呼吸衰竭。

【配方选用】

香附斑蝥酒

【配料】香附3克，斑蝥6个，白酒50克。

【制备】斑蝥去除足与翅，与香附一起研为细末，浸于酒中，调匀即可。

【饮服】每日1剂。

【功效】解毒消肿。主要适用于疯狗咬伤。

【注意】饮后如出现腹痛难忍症状，吃一两口猪肉汤。

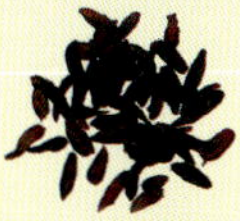

香附斑蝥酒

【简析】斑蝥的功效为疗毒散结、祛风止痛，是外科中常用的治疗狂犬咬伤及皮肤癣症之药；香附功善疏气解郁。二药配伍，可加强斑蝥解毒消肿的功效，并能缓解身体的疼痛，故此方用于疯狗咬伤的治疗，效果较为显著。

荔枝草酒

【配料】荔枝草25克，黄酒250克。

【制备】荔枝草洗净，切为碎末，置锅内，倒入黄酒，密封，文火煎至半，离火，过滤除渣，提取酒液装瓶即可。

【饮服】每天2～3次，每次30～40毫升，以出微汗为好。

【功效】凉血解毒杀虫。主要适用于狂犬咬伤、蛇伤及破伤风等。

荔枝草酒

【简析】荔枝草又名雪见草，性凉味苦辛，主要功效为清热、凉血、杀虫，常用来治疗各种炎症如扁桃体炎、支气管炎及乳腺炎等。与酒配合，酒本身能活血化瘀、消肿解毒，故能化解蛇伤、狂犬咬伤之毒。

阴虱病

阴虱病即阴虱疮，是由阴虱引起的皮肤病，以青壮年群体为主。常发于阴毛、肛门周围，少数在眉毛、腋毛、睫毛等处，又因瘙痒难止而继发毛囊炎、疖肿等病变。

【症状表现】

初起时患处有叮咬状的小红斑、丘疹，奇痒难止，通常由于抓挠而使皮肤出现溃烂、渗液、血痂，有时在腹股与腰部也会出现；不痒时患处青灰，压挤时不变色等。

【配方选用】

百部除虱灵酒

【配料】白鲜皮30克，龙胆草、车前子、地肤子、百部、黄芩各23克，滑石、云茯苓、泽泻各18克，生地黄36克，甘草14克，60度白酒1500克。

【制备】上药去杂，制为粗末，入纱布袋，扎紧口，浸于酒中，密封15～22天（期间每天摇晃2～3次），开封后取出药袋，提取酒液装瓶即可。

【用法】本酒既可内服，也可外用。内服时每天3次，每次15毫升；外用时取药酒适量，用药棉蘸之涂擦于患部，每天2～3次，每次5～10分钟。

【功效】清热杀虫止痒。适用于阴虱病。

【注意】忌食辛辣之物。

百部除虱灵酒

【简析】本方是治疗阴虱病的有效验方。药理表明百部和白鲜皮浸酒后能有效驱虫、杀虱子及虱卵，是本酒的主药。另外黄芩、滑石、泽泻等能清热利湿，车前子、地肤子、龙胆草、生地黄等清热利湿、凉血解毒，甘草能清热解毒、调和药性。各药配合，酒行药势，疗效更优。

黄褐斑

黄褐斑又叫肝斑，是指发生于面部的一种色素沉着性皮肤病。导致此病的原因有很多，如月经失调、妊娠、盆腔疾病、内服避孕药以及某些慢性疾病（如结核、肝炎、肿瘤、酒精中毒）等，平素情志不畅、肝火过旺也都能引发此病。

【症状表现】

常在面部（如额、鼻、唇等处）呈对称状出现，形状各异，患处颜色为深褐色，但表面光滑且无自觉症状，同周围皮肤界线明显，有时互相融合而形成蝴蝶状外观。

【配方选用】

龙眼桂花酒

【配料】龙眼肉75克，桂花30克，白砂糖60克，白酒1000克。

【制备】桂花去杂，与龙眼肉一起浸于酒中，加入白砂糖，充分搅拌，密封4～6个月，开封后过滤除去药渣，提取酒液装瓶即可。

【饮服】每天2次，每次20～30毫升。

【功效】补气益血，养心健脾。适用于黄褐斑、女性体虚和更年期综合征等。

【注意】凡目赤咽痛、口渴尿黄及牙龈肿痛者忌用。

龙眼桂花酒

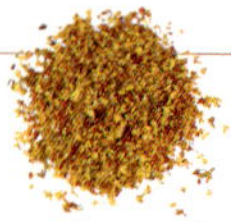

【简析】龙眼肉重在补心脾，具有补血益气、养心安神的功效；桂花辛温，芳香醒脾，有很好的散瘀化痰的作用。此外白砂糖味甘而主入脾经，补脾的同时兼可调味。以白酒通经利脉、行药走势，故对黄褐斑及女性体虚与更年期综合征能有效治疗。

玫瑰花橘槟酒

【配料】橘皮、槟榔各15克，青皮、玫瑰花各7克，砂仁4克，冰糖40克，黄酒1000克。

【制备】上药去杂，制为粗末，入纱布袋，扎紧口，浸于酒中，密封，置锅内隔水文火慢煮，沸腾20～30分钟，候凉，埋于地下3～4天（以去其火毒），取出药袋，提取酒液装瓶，加入冰糖，搅拌均匀，静置即可。

【饮服】每天2次，每次15～20毫升。

【功效】活血解郁，行气疏肝。适用于黄褐斑、痛经、胸胁胀痛、胃痛等。

玫瑰花橘槟酒

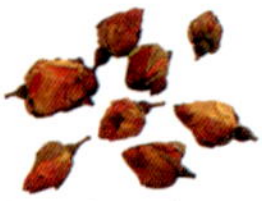

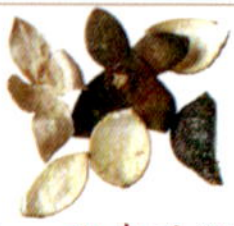

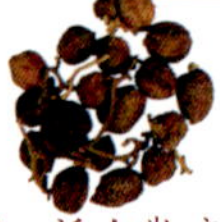

【简析】玫瑰花是理气药材中的常用之品，具有疏肝解郁、活血散瘀的功效，适用于女性痛经、胸胁胀痛、胃痛等，药理证实此药久服可养容养颜。另外橘皮、槟榔、青皮、砂仁具有行气导滞功能，故本酒对黄褐斑、痛经等能起到较好的治疗作用。

牛皮癣

本病又名银屑病（因患处有银白色鳞屑而得名），是比较常见的慢性皮肤炎症。此病易发于四肢与头面部，以青年人群居多。

中医认为此病由饮食过腥而使脾胃不和、内热蕴积，加上外感热毒、体内阴血损耗过多、气血运行不畅，肌肤失去充分滋养而致。

【症状表现】

血热型：疹初起迅速、色鲜红、心烦易怒、口渴等，治疗应以清热凉血为主。

血燥型：皮疹日久、色暗红、表面有鳞屑、舌淡等，治疗应以通络养血为主。

【配方选用】

葡萄干酒

【配料】葡萄干250克，糯米1250克，酒曲125克。

【制备】葡萄干洗净去杂，置锅内，加水适量，文火煮沸13分钟，离火备用；糯米用清水淘洗干净，煮成米饭，与葡萄干汁一起混合均匀，加入酒曲末，充分搅拌，密封10天，开封榨去酒糟，提取酒液装瓶即可。

【饮服】每天3次，每次50～70毫升。

【功效】滋阴活血通络。主要适用于阴血虚亏所致的牛皮癣。

葡萄干酒

【简析】葡萄干主要功效为补气益血，善于治疗气血虚弱或亏损之证；糯米甘温，具有健脾补中调胃的功效。故本方在改善阴血虚损的同时，还能有效健脾和胃，对牛皮癣起到了预防兼治疗的功效。本方亦可用新鲜葡萄绞汁制取。

蜈蚣地黄侧柏酒

【配料】何首乌45克，大蜈蚣2条，当归身38克，穿山甲30克，生地黄23克，蛤蟆20克，侧柏叶12克，黄酒1500克。

【制备】上药去杂，制为粗末，入纱布袋中，扎紧口，浸于黄酒中，密封8～10天（期间每天摇荡1次），开封取出药袋，澄清后饮用。

【饮服】温服。每天3次，每次30～50毫升。

【功效】祛风通络止血。主要适用于血虚引起的牛皮癣。

蜈蚣地黄侧柏酒

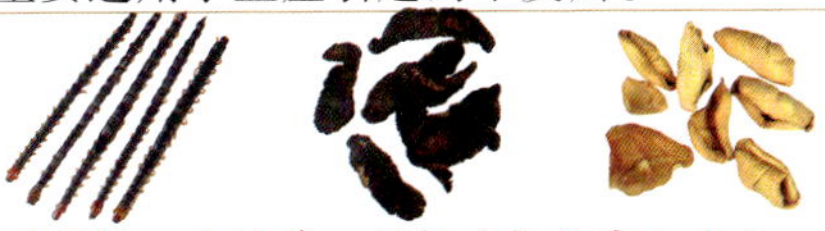

【简析】蜈蚣主要功效为祛风通络；生地黄、侧柏叶长于凉血止血。此外何首乌、当归身又可补血益精养阴，穿山甲、蛤蟆亦能驱风通络。各药共浸于酒，功效得到加强，可有效改善血虚引起的牛皮癣。

湿疹

湿疹是机体过敏人群最为易发而且反复发作的皮肤炎症。病患部位常呈对称状分布，一般有急性、亚急性和慢性三种类型。

中医认为该病属“浸淫症”或“湿疮”。主要由于素体脾弱或饮食不节伤脾，湿热内蕴，加之外感风毒邪气相搏于皮肤所致。治疗急性湿疹以清热利湿、凉血解毒、祛风止痒为主；治疗慢性湿疹以养血祛风、健脾利湿为主。

【症状表现】

急性：发病急促，患处有红斑、丘疹，水肿现象明显，瘙痒发热、口渴便干等。治疗应清热利湿解毒为主。

亚急性：皮肤炎症经初步治疗后消退，患处有暗红色小丘疹，全身没有明显症状。治疗应以健脾利湿为主。

慢性：皮肤粗糙增厚，表面有较明显的暗红色血痂与搔抓痕迹，瘙痒剧烈等。治疗应以养血润肤为主。

【配方选用】

丝瓜子酒

【配料】丝瓜子125克，50度白酒500克。

【制备】丝瓜子去杂洗净，稍干后捣碎，入纱布袋，扎紧口，浸于酒中，密封15～17天（期间每天摇晃2～3次），开封后取出药袋，滤取酒液装瓶即可。

【饮服】每天2～3次，每次15～30毫升。或随量，但勿醉。服酒后盖被取汗。

【功效】利湿除热。主要适用于阴囊湿疹。

【注意】服用本酒时忌食辛辣食品。

丝瓜子酒

【简析】丝瓜子味甘微苦，其性偏凉，主入肝、脾经，是清热解毒、燥湿止痒之品，常用来改善身体外感湿热而引起的疮疹肿毒。以白酒为药引，酒活血通经，并引药下行，使本方能起到有效改善阴囊湿疹的效果。

蛇床子祛风酒

【配料】蛇床子75克，苦参、威灵仙各25克，冰片1克，95%酒精250克。

【制备】上药制为粗末，浸于酒中，密封13～15天（期间每天摇动1次），开封后过滤除渣，滤取酒液装瓶即可。

【用法】本方外用，禁内服。取酒适量，用药棉蘸之涂擦于患部，每天3次，每次10分钟。

【功效】和血祛风止痒。适用于慢性湿疹、牛皮癣及脂溢性、神经性皮炎等。

蛇床子祛风酒

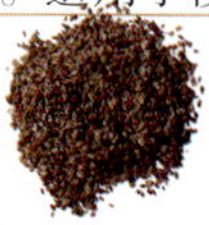

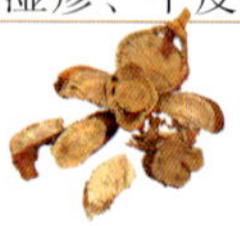

【简析】蛇床子具有杀虫止痒、祛风燥湿的功效，另外苦参清热燥湿、杀虫止痒，威灵仙也有一定的祛风通络止痒功能，令本酒祛风止痒之效大增。而冰片香气浓郁善清热透络，可增加以上三药的气血行运之势，合用共成和血祛风止痒之效。

甘草甘油酒

【配料】甘草 125 克，甘油 250 克，75 度白酒 250 克。

【制备】甘草去杂，制为粗末，浸于酒中，密封 4 ~ 5 天（期间每天摇晃 2 次），开封后过滤除渣，滤取酒液另装瓶，加入甘油，充分搅拌调匀，静置后即可。

【用法】此酒为外用方，忌服。取药酒适量，用药棉蘸之涂擦于患部，每次 10 分钟，每天 2 ~ 3 次。连用 10 天至痊愈为止。

【功效】调气和血，滋养皮肤。适用于慢性湿疹、接触性皮炎、手足癣、鱼鳞病等。

【注意】用本方治疗时不可同食辛辣与荤腥食品。

甘草甘油酒

【简析】甘草是补气的良药，与其他药材合用，善调心补气，缓急止痛，单用主要功效为清热解毒、消肿止痛；甘油质润味甘，可有效调和气血、滋润肌肤，还在一定程度上缓和了白酒辛烈之性，使药效以平缓之势较均匀渗透肌体。

脂溢性皮炎

本病是指皮脂丰富的皮肤部位（如鼻唇、眉、口、头皮、上胸、腋窝及耳后）出现皮脂溢出后，由于表面皮肤正常菌群大量繁殖而产生的慢性皮肤炎症。一般以青壮年群体较为多见，四季可发。

【症状表现】

皮肤红肿、瘙痒，轻者以患处皮肤有油腻性红斑、表面有淡黄色或淡白色鳞屑为主，重者在此基础上患处会出现肿胀、皮肤溃疡、渗液，甚至引发全身出现红皮等；发生于头部的皮炎还可引起脱发。

【配方选用】

芪苓薏乌酒

【配料】黄芪、何首乌、黑豆、云茯苓、薏苡仁、熟地黄、山药各 45 克，白芍 27 克，白术、黑芝麻、当归各 23 克，菊花、枸杞子各 15 克，扁豆 14 克，甘草、川芎、红参各 10 克，升麻 8 克，50 度白酒 1500 克。

【制备】诸药去杂，制为粗末，入纱布袋，扎紧口，浸于酒中，密封，于锅内隔水文火蒸 30 ~ 35 分钟，离火，静置 17 ~ 22 天（期间每天摇晃 1 ~ 2 次），开封后取出药袋，澄清即可。

【饮服】每天 3 次，每次 20 毫升。一般需坚持服用 2 个月。

【功效】补肾健脾，生发乌须。主要适用于脂溢性皮炎及脱发。

【注意】服用本酒时忌食辛辣及富油腻的食品。

芪苓薏乌酒

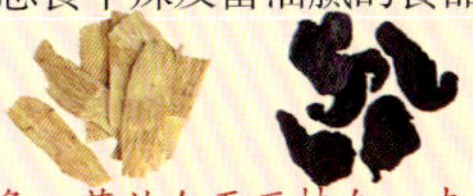

【简析】本方用药较多，药效全面而持久，专为脂溢性皮炎而设。黄芪、薏苡仁、云茯苓能补气健脾；何首乌可滋肾乌发、有效生发；黑豆、熟地黄、山药、枸杞子能滋阴益精；白芍、当归、川芎等可活血化瘀。各药配合，能有效养精血、乌须发。

疝气

疝气又叫“小肠气”，是指肌体内容物向外突出的现象。一般以疝肿、疼痛为主，年老体弱与孕妇产后气虚最易引发此病。本病一般分为寒湿型、肝气郁结型和气虚下陷型三种类型。

中医认为此病多由脾虚体弱，中气下陷，加之寒邪侵犯，肝脉寒湿，气血运行不畅而致。

【症状表现】

久站、过度劳累及剧烈的咳嗽后腹股沟有肿块出现，并伴有腹部胀痛、坠痛等。

【配方选用】

茴香止痛酒

【配料】小茴香60克，黄酒250克。

【制备】小茴香文火微炒至略黄，置锅内，倒入黄酒，文火煮2～3沸，离火静置，取澄清酒液饮用。

【饮服】温服。每天3次，每次15～20毫升。

【功效】散寒止痛，消食开胃。适用于寒疝、带下、饮食无欲、呕吐等。

【注意】服用本酒时不可同食生冷及油腻之物。

茴香止痛酒

【简析】小茴香重在散寒温中止痛，对寒疝引起的腹胀腹痛、女子痛经可有效治疗，另外本品气味芳香透络，又具有一定的健脾开胃消食功能，对食欲不振、胃寒恶呕等兼有改善作用。

荔核茴香酒

【配料】荔枝核45克，小茴香90克，白酒750克。

【制备】上药去杂，捣碎，浸于酒中，密封15～17天，开封后过滤除渣，提取酒液装瓶即可。

【饮服】温服。每天2次，每次25毫升。

【功效】散寒温中，理气止痛。适用于寒疝、腹胀、腹痛等。

荔核茴香酒

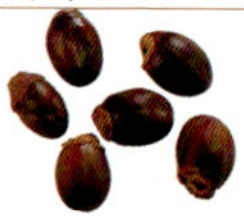

【简析】小茴香是常用的温里药材，功善理气止痛、温肝散寒；荔枝核行气散结、消瘀止痛。二药入酒，酒能散风寒，行药势，故对疝气尤其是寒疝起良好的治疗作用。

橘根酒

【配料】金橘根30克，小茴香根15克，枳壳8克，黄酒500克。

【制备】上药洗净，晾干，制为细末，置锅内，倒入黄酒，文火煮沸5分钟，离火，过滤除去药渣，提取酒液装瓶即可。

【饮服】每天2～3次，每次20～30毫升。

【功效】行气散结。主要适用于疝气频发、疼痛等。

橘根酒

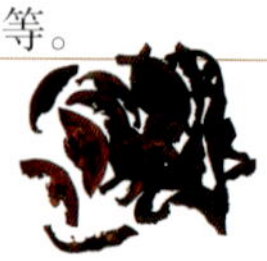

【简析】金橘根味苦性偏凉，主入肝经，具有理气散结止痛的功效，为疏肝解郁、散逆气、治寒疝之药。此外小茴香根与枳壳亦有一定的行气化积功能，而且善于导气下行，能有效改善腹胀、腹痛等。三药相配，以酒行势，对疝气久发不愈等疗效较为明显。

痤疮

痤疮俗名“粉刺”，是青春期人群常发的令人生厌的皮肤病，以面部、上胸及背部等皮脂腺发达的部位最为多见。大都认为此病是由于在青春期雄性激素分泌增加而毛囊中的上皮细胞角化过度，使皮脂腺中的皮脂无法正常排出而形成。

中医认为痤疮主要是由于素体肾阴不足，相火过盛，加之饮食失调或冲任不调，肺胃火热上攻头面而致。

【症状表现】

起初患处有水疱形成，继而形成脓疱，表现为皮肤红赤肿胀、内有脓血、大小不一（大如酸枣般，小如黄豆般）、颜色黄白（折粉刺）或黑（黑粉刺）等。

【配方选用】

黄柏大黄酒

【配料】大黄、栀子、赤芍、蝉蜕、黄柏各45克，双花（即金银花）、甘草各25克，板蓝根20克，40度白酒750克。

【制备】上药去杂，制为粗末，入纱布袋，扎紧口，浸于酒中，密封10～13天，开封后取出药袋，澄清即可。

【饮服】每天2次，每次10～15毫升。

【功效】清热活血解毒。主要适用于痤疮。

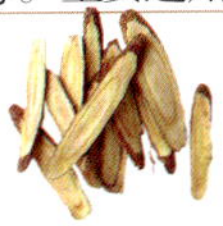

黄柏大黄酒

【简析】本方选料围绕清热活血解毒而展开，黄柏是清热降火、燥湿解毒的常用药材，大黄功在清热活血消肿，二者是本方的主药。另外栀子能清热利湿，赤芍、蝉蜕可活血化瘀、清热，金银花、甘草、板蓝根能清热解毒，故本酒能有效治疗湿热毒盛的痤疮。

赤石脂酒

【配料】赤石脂、密陀僧、樟脑、硫黄、天仙子、白果各17克，冰片5克，75度白酒500克。

【制备】上药去杂，制为粗末，浸于酒中，密封8～11天（期间每天摇晃2～3次），开封后取澄清酒液饮用。

【用法】本酒为外用方，不得内服。以脱脂棉球蘸酒适量，涂擦于患部，每天2次，每次10分钟，至皮肤红嫩为宜。

【功效】解毒除疮。主要适用于痤疮。

赤石脂酒

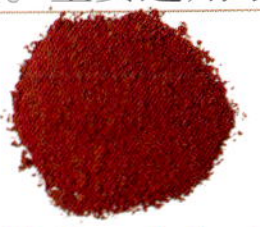

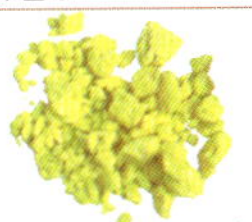

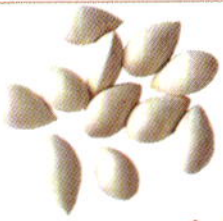

【简析】赤石脂、樟脑、硫黄三药均有燥湿解毒的功效，此外密陀僧能杀虫消肿，天仙子能活血行气、消肿利水，白果可除湿化浊，冰片芳香通络、清热止痛。诸药配合，酒行药势，能收到祛风止痒之功，外治其症，效果十分明显。

狐臭

狐臭的医学名叫臭汗症，因常见于腋窝处，故而又叫腋臭。本病大都是由革兰氏阳性细菌分解人体的大量汗液，产生的短链脂肪酸聚积于腋窝处，使之呈现出一股特殊的臭味，多数发生于发育期后，直到年老臭味逐渐减轻。

一般认为引发此病有一定的遗传基础，绝大部分患者均有家族病史。

【症状表现】

以青壮年为主，汗臭味难闻，天气热时汗臭味更加明显等。

【配方选用】

冰片除臭酒

【配料】冰片25克，75度白酒250克。

【制备】冰片装入一干净玻璃瓶中，倒入白酒，搅拌均匀，密封8~10天即可。

【用法】本酒为外用方，不可内服。先将患部擦洗干净，然后摇晃酒液，用药棉蘸适量酒液，涂擦于患部，每天1次，每次10分钟。连续用药10次以上，效果更佳。

【功效】清热解毒，除臭敛汗。主要适用于狐臭。

【注意】使用本酒治疗时忌食辛辣之品。

冰片除臭酒

【简析】冰片苦辛而寒，能开窍醒神、清热止痛，而且芳香浓郁，能有效除臭杀菌，是外科的常用药材。本品既可与其他药材配伍用，又可单独药用（本方即是一例）。高度白酒的活血通经功效，令除臭效果更为明显。

白芷丁香酒

【配料】白芷30克，公丁香、尖头小辣椒各25克，冰片5克，50度白酒500克。

【制备】辣椒洗净去柄，烘干，切碎，与其他各药一起浸于酒中，密封12~15天（期间每天摇晃1次），开封后过滤除去药渣，提取酒液装瓶即可。

【用法】此酒外用，忌服。先将患部擦洗干净，再用药棉蘸酒适量涂擦于患处，每次10分钟，每天3~4次（此病需长期治疗方可收效）。

【功效】疏风通络、燥湿除臭。主要适用于狐臭。

【注意】用本方时禁烟与辛辣之品。

白芷丁香酒

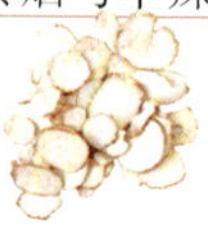

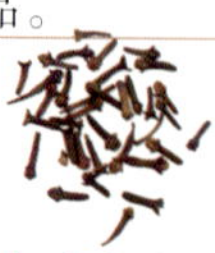

【简析】白芷具有祛风止痛、除湿通窍的效用；丁香芳香浓郁，可祛风止痒，药理表明能有效抗菌消炎；尖辣椒善活血通络；冰片香散通窍。各药配合，以酒行势，故此酒治疗狐臭效果较佳。

梅毒

梅毒即杨梅疮，是一种主要通过性接触而传染全身的慢性传染病。此病病程长，而且难愈，很容易进一步侵犯肌体内脏和神经系统，严重时可造成生命危险，一般以青壮年最为多见。

中医认为此病与外感湿热邪毒郁结于体内和母血不净而遗毒于子代有关，此外接吻、输血、接触患者的分泌物及日常用品等也可感染病毒。药酒治疗应以清热解毒、活血通络为主。

【症状表现】

初起时生殖器、肛门、口腔出现糜烂或浅溃疡，继而附近淋巴结肿大质硬但无痛感，接着皮肤黏膜多处出现各种皮疹（不痒），晚期皮肤甚至内脏出现橡胶样肿块即梅毒瘤，而且不断增大与皮肤粘连形成斑块、进而中心溃烂流出褐色胶样物质。

【配方选用】

茯苓蛤蟆酒

【配料】土茯苓75克，小蛤蟆1个，黄酒1250克。

【制备】蛤蟆宰杀，除去内脏，洗净，晾干；茯苓去杂，洗净晒干，与前药一起浸于酒中，密封，置锅内，隔水文火煮沸30～40分钟，离火，静置1天，开封后过滤除渣，滤取酒液装瓶即可。

【饮服】每天2～3次，每次15～20毫升；亦可随量，但勿醉。

【功效】消疮解毒。适用于梅毒。

茯苓蛤蟆酒

【简析】蛤蟆功善祛风清热、消肿解毒，茯苓能补中利湿，黄酒作引，活血通脉、运行药势，增强了二药消疮肿、解热毒的效用，故对杨梅疮能起到较好的改善作用。

海桐皮甘草酒

【配料】生地黄100克，海桐皮30克，牛膝、土茯苓、五加皮、杜仲、甘草、地骨皮、羌活、薏苡仁各15克，白酒1000克。

【制备】上药去杂，制为粗末，入纱布袋，扎紧口，浸于酒中，密封5～8天（期间每天摇动1次），开封后取出药袋，澄清即可。

【饮服】每天2～3次，每次15毫升。

【功效】祛风解毒。主要适用于梅毒及风毒腰痛。

海桐皮甘草酒

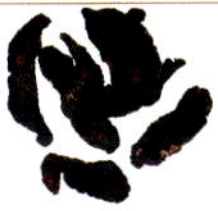

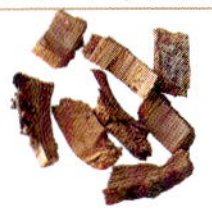

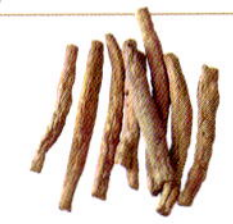

【简析】海桐皮善祛风通络，甘草善清热解毒，二药相合，祛风解毒的功效更加明显。此外生地黄能清热养阴，杜仲可补肾助阳，此二者可调补体内阴阳，五加皮、薏苡仁兼有祛风清热之效，牛膝能活血化瘀，羌活可散寒止痛，地骨皮能清热凉血，各药配合，共成祛风解毒消疮之效。

第四章　防治妇科疾病药酒

经量少

经量少是妇科疾病中常见的月经病症，一般指经量明显少于往常，有时点滴即净，行经时间持续性缩短，但月经周期没有改变。

中医认为此病有虚(即阴血不足)与实(即血行不畅)之分。根据病情特点分为血虚、血滞和肾虚三种，药酒治疗应以滋阴、补血、活血为主。

【症状表现】

经量少，经常与月经延后共同出现，经色异常且有小块，小腹常伴有胀痛等。

【配方选用】

橘红归元酒

【配料】橘红、当归、元胡各40克，黄酒1000克。

【制备】上药洗净去杂，研为粗末或捣烂，入纱布袋，扎紧口，浸于酒中，密封5～7天，去药袋，澄清即可。

【饮服】每天早晚各1次，每次40～70毫升。亦可随量，但勿醉。

【功效】活血，理气，通经。适用于经量少、经有血块、经期腹痛或月经不调等。

橘红归元酒

【简析】橘红为芸香科植物福橘或朱橘的果皮的外层红色部分，其理气、宽中、散结之功较强；当归、元胡均具有活血化瘀、养血通经的功效。三药配用，共达活血、调经、理气的作用，再借黄酒温经脉、走药势之力，引药直达病所。

益母草煮酒

【配料】益母草30克，泽兰叶20克，红砂糖30克，水、黄酒各200克。

【制备】益母草、泽兰叶洗净，置锅内，加入水和黄酒，文火煎至100克，离火，提取药酒液装瓶即可。

【饮服】温服。每日1剂。五天为一个疗程。

【功效】活血通经。主要适用于月经量过少、月经不下或痛经等症。

益母草煮酒

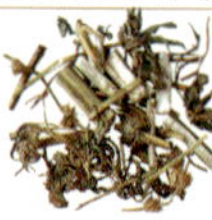

【简析】益母草是妇科常用的调经药材，具有活血调经、化瘀止痛的功效，主要适用于女性月经量少、经期腹痛、经闭等症，配合泽兰叶的活血化瘀、通经及红糖的缓味补中，凭借黄酒的活血温经、通络利脉之能，从而使本酒对月经量少、痛经的治疗效果良好。

月季花酒

【配料】月季花25朵，黄酒250克。

【制备】月季花晒干，烧存性，研末，再兑温黄酒适量冲服。

【饮服】温服。每天1次，每次50毫升。

【功效】活血行气调经。主要适用于经量少、月经色黑、小腹胀痛等。

月季花酒

【简析】月季花性温味甘，归肝、脾经，功能活血调经、疏肝止痛，是女性用来调经的良药之一，主要用于治疗妇女经量偏少、经痛及月经失调等症。以黄酒行引药势，可平缓药性，因而不伤阴精，十分适宜女性饮服。

红花益母酒

【配料】藏红花200克，益母草100克，白酒500克。

【制备】藏红花、益母草去杂，浸于酒中，密封12～14天，开封后取澄清酒液饮用。

【饮服】每天2～3次，每次10～15毫升。亦可随量，但勿醉。

【功效】活血化瘀散结。主要适用于经量少。

红花益母酒

【简析】藏红花是名贵的活血化瘀药材，常为女性调经所用，其活血化瘀之效优于川红花，还兼有解毒散结之功；益母草是女性调经的要药，功善活血调经。二药以酒行药势，使本酒对女子经量偏少之症的治疗，疗效显著。

闭经

闭经通常指发育正常的女性成年后仍没有月经来潮（原发性闭经），或者已经形成了规律的月经周期而突然出现90天以上没有来月经的现象（继发性闭经）。继发性闭经一般不包括怀孕期与哺乳期女性。

中医认为此病多与脾肾不足、肝肾阴虚有关，加上外感湿寒邪气侵入肌体使气血瘀滞不化、运行失调而致。

【症状表现】

脾肾不足型：腹胀、便溏、腰膝酸软、食少无力、面暗、气短、舌质淡等。

肝肾阴虚型：经少、阴部干涩、身瘦面黄、头晕脱发、性欲低下、多梦等。

气滞血瘀型：心烦易怒、胸胁胀满、腹部胀痛、刺痛、腹部拒按、舌黯苔白等。

气虚血弱型：头晕眼花、面色苍白、少言懒动、失眠、肢体无力、肌肤粗糙、毛发枯燥等。

【配方选用】

桃仁当归酒

【配料】桃仁、当归各50克，黄酒500克。

【制备】上药去杂，制为粗末，入纱布袋，扎紧口，浸于酒中，密封，置于锅内，隔水文火蒸煮40分钟，离火，静置3～5天，开封后取出药袋，滤取酒液装瓶即可。

【饮服】每天3次，每次20～30毫升。

【功效】化瘀破血、滑肠通便。适用于经闭、血燥便秘、跌打损伤等。

桃仁当归酒

【简析】当归是治疗女性经闭的常用药，功能养血活血通经，兼有改善血虚便秘之功；桃仁善活血化瘀、润燥滑肠。黄酒行药势，温经通脉。

丹参鹿茸补血酒

【配料】丹参24克，鹿茸5克，生地黄、当归、石菖蒲、白术、莲子肉、远志各12克，茯神、甘草、川芎、何首乌各10克，五味子、枸杞子、白豆蔻各8克，白砂糖200克，50度白酒2000克。

【制备】上药去杂，制为粗末，入纱布袋中，扎紧口，浸于酒中，加入白砂糖，密封，置锅内隔水文火加热，蒸煮2个小时，离火候凉，埋于土中2~3天（去其火毒），取出静置5~7天，开封取出药袋，滤取酒液装瓶即可。

【饮服】每天3次，每次15~25毫升。

【功效】补肾益精，活血通络。适用于肾阳虚及精血不足引起的经闭、崩漏、月经不调、带下、不孕等。

丹参鹿茸补血酒

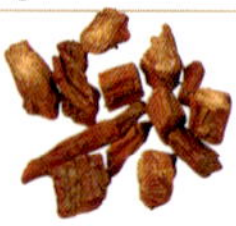

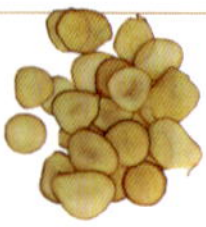

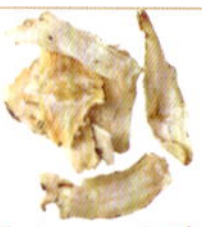

【简析】丹参具有活血化瘀、通经活络的功效，鹿茸善补肾阳、益精血；生地黄、枸杞子可养阴补肾；石菖蒲、远志、茯神等可清心安神；当归、川芎等能活血调经；白术、甘草等补气健脾。各药相配，重在综合调理，使药效更全面、更持久。

当归益母草酒

【配料】当归50克，益母草100克，50度白酒500克。

【制备】上药去杂，切碎，入纱布袋中，包好，浸于酒中，密封5~8天，开封后取出药袋，澄清即可。

【饮服】每天2次，每次15~20毫升。

【功效】养血调经。主要适用于血虚导致的经闭。

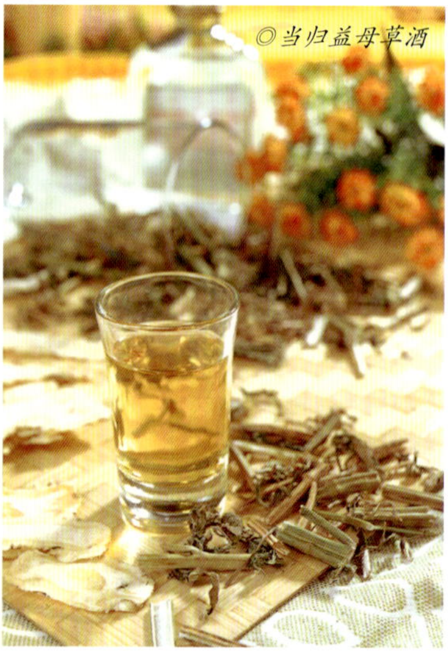

◎当归益母草酒

当归益母草酒

【简析】当归与益母草均为女性调经的良品，具有活血化瘀的功效。此外当归还能补血养血，改善血虚；益母草还能消肿止痛。二药配合，养血与调经兼宜，加上酒行药势，活血行气，故能有效调治经闭之症。

崩漏

崩漏是指女性非正常行经周期而出现的阴道流血现象。此病常集中于青春期与更年期女性群体，出血量大而猛者则为血崩；流血量少而又不止者为漏下症。由生殖器炎症、功能性子宫出血、肿瘤导致的阴道出血症亦属于崩漏的范围。

中医认为此病多与脾、肝、肾三脏有关；脾虚不能主运化，统血不足而失血；肝郁化热，使血液妄行以致流血不止；肾虚气不足而使阴血过多损耗。

【症状表现】

肝郁血热型：经多色深红、黏稠有块、经前胸胁胀痛、尿黄、便干等。

脾不统血型：量多色淡、质清稀、面色㿠白、头晕、食欲降低、便溏、失眠等。

肝肾阴虚型：腰酸腿软、头晕眼涩、潮热盗汗、手足心热、尿频、舌红、健忘等。

【配方选用】

生地川芎酒

【配料】生地黄30克，川芎15克，40度白酒1000克。

【制备】上药去杂，置锅内，倒入白酒，盖好盖，文火煎至500克，离火候凉，过滤除渣，滤取酒液装瓶即可。

【饮服】每天3次，每次20～30毫升。

【功效】清热止血止崩。主要适用于崩漏不止。

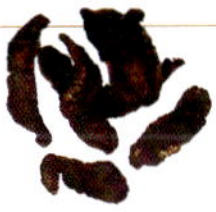

生地川芎酒

【简析】生地黄是本方的主药，功效重于养阴生津、清热凉血，常用来改善与治疗各种出血症如女性崩漏等。川芎活血行气、调经止痛，与生地黄为伍，既可清热凉血以止血，又能活血化瘀，使止血而不留瘀。加上酒行药力，故本方的功效更宏。

参归乌鸡酒

【配料】党参、当归各48克，嫩乌鸡1只，黄酒800克。

【制备】嫩乌鸡宰杀后去除毛和肠杂，洗净；上药研为粗末，入鸡腔内，浸于酒中，置锅内，加清水800克，文火煮至半，离火，取出鸡，过滤除去药渣，取酒汁装瓶即可。

【饮服】饮酒食鸡肉。每天2～3次，每次30～40毫升。

【功效】补虚养身，止漏。适用于虚劳所致的崩漏及带下等。

参归乌鸡酒

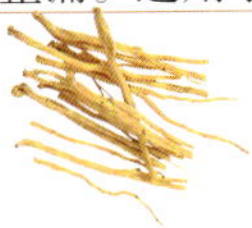

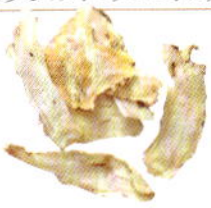

【简析】乌鸡又名乌骨鸡、药鸡、黑脚鸡等，肉味鲜美，是妇科补益药膳的圣品，主要功效为补肾益肝、滋阴清热，常用来治疗崩漏、带下、月经不调、产后身体虚损及不孕等症；党参善于补气养血，当归长于养血活血调经，使本方食疗与药疗集于一身，达到补虚健身、止崩治病的目的。

不孕症

不孕症一般指夫妻婚后生活 2～3 年，而女方没有妊娠的现象（性生活正常，没有采取避孕措施，经检查配偶生殖功能健全）。医学上常分为原发性不孕（女子从未受孕过）和继发性不孕（曾有过生育史或流产史，但 2 年以上再没有受孕过）。

中医认为导致不孕的原因主要是由于肾气不足使精血虚亏，加上肝气郁滞使气血失调、子宫寒冷而不孕。

【症状表现】

肾虚型：经少、带下色淡清稀、小便清长、性欲低下、面暗力乏等。

血虚型：经少色淡、头晕目眩、心悸失眠、舌淡、脉细、面色苍白等。

肝郁气滞型：经少、经期不定、经前乳房发胀、经期腹痛、胸胀等。

宫寒型：经少色紫有块、经期推迟、经期疼痛、小腹虚冷、舌淡脉细等。

【配方选用】

苁蓉灵脾酒

【配料】肉苁蓉、仙灵脾各 50 克，50 度白酒 750 克。

【制备】上药制为粗末，入纱布袋中，扎紧口，浸于酒中，密封 8～13 天，开封后取出药袋，滤取酒液装瓶即可。

【饮服】温服。每天 3 次，每次 15 毫升。

【功效】滋阴补肾壮阳。主要适用于肾阳虚所致的宫冷不孕及肢冷膝痛等。

苁蓉灵脾酒

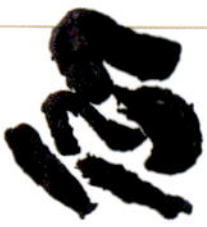

【简析】肉苁蓉与仙灵脾均为补肾助阳的药材，二药相合可增强补肾阳，有效改善肾阳虚损而致的宫冷不孕及身体畏冷不温、腰腿疼痛等症。其中肉苁蓉补而不燥，平补阴阳，使机体阴阳平调。

远志当归酒

【配料】远志、全当归各 75 克，米酒（甜酒）750 克。

【制备】全当归去杂捣碎，与远志和匀，入纱布袋中，扎紧口，浸于酒中，密封，置锅内，隔水文火蒸煮 20 分钟，离火，静置 4～5 天，开封后取出药袋，滤取酒液装瓶即可。

【饮服】温服。每天 1 次，每次 15～25 毫升。

【功效】调气和血通经。适用于气血不足引起的不孕。

远志当归酒

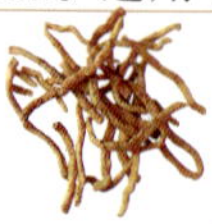

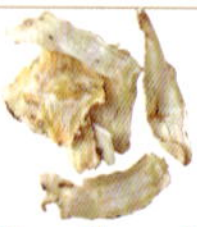

【简析】全当归集活血、补血、养血于一体，尤以补血为强，远志为清心宁神的药材，善安神通窍，配伍当归可调和身体气血的运行，增强了本方的调理之效，故对气血两虚导致的女子不孕症有较好的改善作用。

淫羊藿种子酒

【配料】淫羊藿125克，生地黄、核桃仁各60克，枸杞子、五加皮各30克，50度白酒1500克。

【制备】上药去杂，制为粗末，入纱布袋，扎紧口，浸于酒中，密封，置锅内，隔水文火煮40分钟，离火，静置10～12天，开封后取出药袋，滤取酒液装瓶备用。

【饮服】每天2～3次，每次15毫升。

【功效】壮肾阳，益精血。主要适用于肾阳虚损、肾精不足引起的不孕。

【注意】阴虚火旺者禁服。

淫羊藿种子酒

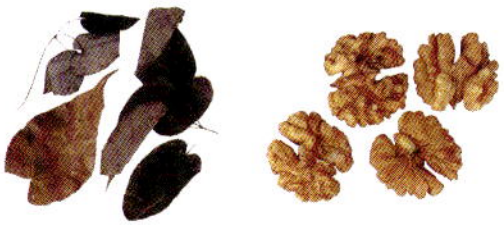

【简析】淫羊藿是补肾壮阳的良品，常用于改善肾阳虚损及肾阳元不足证；核桃仁亦有温肾阳、增强补阳的功效；生地黄、枸杞子能滋阴、益精血，使本酒在补阳的同时兼补阴，阴阳互补，加上五加皮的祛风通络，可使精血运行顺畅，精气与阳元充足，从而令本酒治疗效果更为显著。

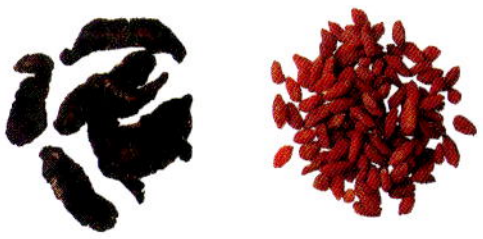

经量多

经量多亦是常见的月经病症，一般指月经量明显多于往常或超过正常量，而且经期比较长，但月经周期基本没有变化。

中医认为此病多由气虚或血热引起，气为血之帅，气虚不能统血，使血液妄行流量失常而致。邪热内传血分，使血热妄行，亦会导致经量增多。药酒治疗应以补气或凉血为主。

【症状表现】

经量多且常与月经提前同时出现，有时经色异常（暗红或深红）、口渴心烦、睡眠不佳、时常气短寡言、肢体疲倦无力等。

【配方选用】

猪皮药酒

【配料】猪皮1200克，红糖300克，黄酒300克。

【制备】猪皮除毛洗净，切成细小块状，加水适量，文火慢炖至烂透，倒入黄酒与红糖，充分搅拌调匀，离火，装瓶或装坛，候凉即可。

【饮服】每天2～3次，每次随量饮服。

【功效】滋阴养血止血。主要适用于血热性月经量多（血多色深红、质黏有小血块、尿黄、便秘等）。

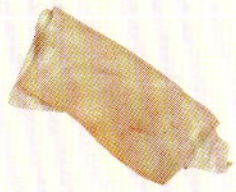

猪皮药酒

【简析】猪皮性微凉味甘，主入心、肺经，是平常膳食中的常食之物，作为药用主要利用其滋阴清热、润肤补虚、补血止血的功效。现常用来改善女性经量偏多、崩漏带下及其他出血性疾病与贫血病症，红糖味甘润燥，也有一定补阴清热的效用。

熟地龙骨酒

【配料】生地黄、熟地黄、煅龙骨各30克，菟丝子26克，白芍、白术各16克，艾叶、党参、阿胶各15克，当归身10克，升麻、甘草各7克，黄酒2000克。

【制备】上药研为粗末，入纱布袋，扎紧口，浸于酒中，密封，文火隔水煮沸，离火，置于阴风干燥处，静置18天（期间每天摇动1次），开封取出药袋，澄清后饮服。

【饮服】每天2～3次，每次30～50毫升。

【功效】滋阴养血，收敛止崩。主要适用于气血虚弱之月经量多。

熟地龙骨酒

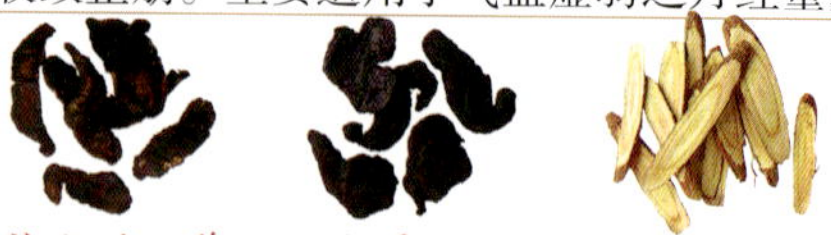

【简析】熟地黄功善补血滋阴养肝，龙骨煅用长于固涩收敛而止血，二药为本酒的主药。配白术、党参、甘草可补气健脾以摄血，配阿胶、当归身、白芍等以补血养肝止血，菟丝子助阳益精，升麻、生地黄能清热养阴。综观全方各药，功效配合紧密，相辅相成，从而有效治疗经量偏多之症。

丹参延胡酒

【配料】丹参、延胡索各60克，牛膝、红花、郁金各30克，50度白酒600克。

【制备】上药洗净去杂，制为粗末，入纱布袋，扎紧口，浸于酒中，密封17天，开封取出药袋，澄清液装瓶备用。

【饮服】每天3次，每次20毫升，连服4个月经周期为一个疗程。

【功效】活血散瘀，行气止痛。适用于血瘀气滞所致的月经量过多等症。

丹参延胡酒

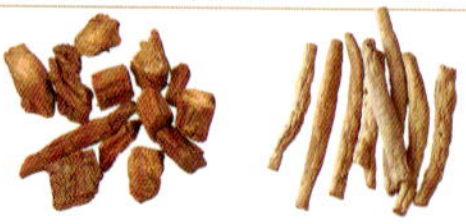

【简析】丹参的活血化瘀之功较强，是治疗各种血瘀血滞证的常用药材；延胡索味甘而辛，辛散苦降，既可活血散瘀，又可行气止痛。牛膝、红花、郁金均是活血祛瘀之品，白酒能温通经脉、活血行气，药借酒势，酒助药力，从而对气血双滞而致的经量过多之症有良好改善作用。

地榆酒

【配料】生地榆150克，米酒500克。

【制备】生地榆去杂，研为细末，备用。

【饮服】每天3次，每次取药末15克与米酒30毫升，调服。

【功效】清热止血。主要适用于血热之经量多且过期不止。

地榆酒

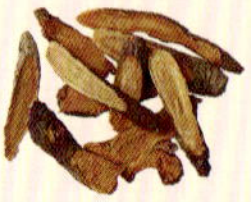

【简析】地榆主归肝经，为止血的良品，功效以清热凉血止血见长，特别善治下焦血热妄行出血如女子经量多、崩漏、尿血、痔血等。以米酒作引，米酒的清香味美能有效缓和药性，因而较适宜于女性饮服治病。

带下

正常白带是一种无色、质黏、无异臭味的分泌物，是女性进入青春期后的正常生理性反应。如果分泌物的色、质、味出现明显异常，则为病理性带下病或白带异常症，它常常是生殖器官疾病的先兆。

中医认为此病多与脾、肾、肝等内脏虚弱或郁结有关，加上外感湿毒侵入肌体而致。

【症状表现】

肾虚型：肾阴虚为带下量多、色黄或白兼有、阴痒、心烦、腰痛等；肾阳虚则为带多、质稀、终日不止、小腹冷痛等。

肝郁型：带色红白、质黏稠有臭味、月经先后不定、口苦舌红等。

脾虚型：带色白而稀薄、无臭味、面色萎黄、肢体无力、食少无欲、便溏、腹胀等。

湿热型：带多、色黄而稠、呈泡沫状、有臭味、阴痒、尿短赤、咽干等。

【配方选用】

冬瓜子酒

【配料】冬瓜子100克，黄酒250克。

【制备】冬瓜子洗净去杂，晾干，文火微炒至黄，捣碎，入纱布袋，扎紧口，浸于酒中，密封，置锅内，隔水文火煮沸15分钟，离火，静置3～5天，开封后取出药袋，澄清即可。

【饮服】每天3次，每次15～25毫升。

【功效】清热除湿止带。主要适用于湿热带下及尿浊。

冬瓜子酒

【简析】冬瓜性凉味甘淡，具有清热祛暑、解毒去湿的功效。既是夏季消暑除湿的食物，又是改善湿热而致的女子带下的药材，黄酒作药引，温经通脉。

蜈蚣益母草酒

【配料】蜈蚣8克，益母草 20克，50度白酒250克。

【制备】蜈蚣、益母草洗净晾干，捣碎，入纱布袋中，扎紧口，浸于酒中，密封5～7天，开封后取出药袋，澄清后饮用。

【饮服】每天2次，每次10毫升。

【功效】活血化瘀，祛风消肿，利湿利尿。适用于白带、淋症、风湿痛、跌打损伤等。

蜈蚣益母草酒

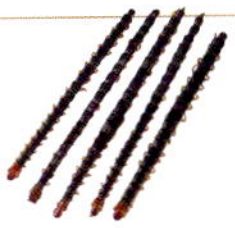

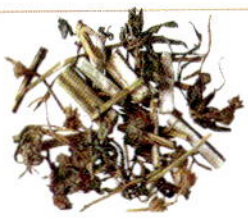

【简析】蜈蚣是祛风镇痛、疏肝通络、散结疗毒之品，主入肝经，是治疗女子肝郁所致的白带、风湿痹痛、皮肤跌打损伤的常用药材；益母草长于活血调经、消肿化瘀，常用于妇科疾病的治疗。酒活血行气、通经利脉。

乳腺炎

乳腺炎又叫乳痈，是常见的女性乳房疾病。本病易发于初产妇女，常在产后的3～4周内起病，如果炎症得不到及时的治疗，容易诱发乳房脓肿，甚至乳腺肿瘤（即乳腺癌）。

中医认为导致此病主要与肝郁（肝郁使情志不和，乳汁分泌与排泄不顺），和胃热（胃热使运化受挫，内热壅积）有关，加上外感湿热毒邪，使气血瘀滞不化，内外因互相影响进而发病。

【症状表现】

初起期：乳房肿胀硬痛、有较轻微的水肿、发热恶寒、口渴便干等。

脓肿期：乳房明显胀满且痛感加剧、皮红、发热较重、局部触摸有波动感。

脓溃期：热感与痛感逐减、有时肿块消失缓慢、脓液清稀、伤口难愈并伴有饮食无欲等。

【配方选用】

三橘消肿酒

【配料】青橘叶、青橘皮、橘核各30克，水、黄酒各300克。

【制备】上药洗净去杂，置锅内，加入水、黄酒，密封，文火煎煮至400克，离火，滤取酒液装瓶即可。

【饮服】温服。每天1～2次，每次50～70毫升。

【功效】疏肝理气，化痰通痈，止痛消结。主要适用于女性乳房结肿及乳痈初起之证。

三橘消肿酒

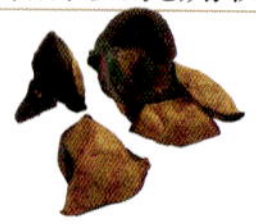

【简析】方中橘叶、橘皮、橘核均主入肝经，疏肝之效较为明显。其中，橘叶长于消肿散结，橘皮善于化痰通络，橘核专于理气止痛。三药功效力聚上焦，利用黄酒温经通脉之力，可有效引药上行至胸，故对女性的乳腺炎症能起到较好改善与治疗作用。

蒲公英金银花酒

【配料】蒲公英、金银花各20克，黄酒300克。

【制备】蒲公英、金银花洗净，晾干，置锅内，加入黄酒，文火煎至半，离火，提取药酒液装瓶即可。

【饮服】每天2次，每次40毫升。

【功效】清热，解毒，消痈。主要适用于乳腺炎结块后肿胀疼痛之证。

蒲公英金银花酒

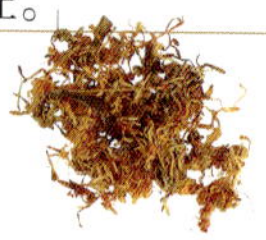

【简析】蒲公英与金银花均为清热药材，具有清热解毒功效，另外蒲公英还有较强的消痈散结功能，是治疗乳痈即乳腺炎的要药，与金银花配伍，利用其清热透表之力，有效清热散结止痛，达到治愈的目的。

蒲公英酒

【配料】蒲公英75克，50度白酒750克。

【制备】蒲公英洗净，稍干后切碎，入纱布袋中，扎紧口，浸于酒中，密封8～10天，开封后取出药袋，滤取酒液装瓶即可。

【饮服】每天3次，每次25～30毫升。

【功效】清热解毒散结。主要适用于急性乳腺炎及乳房肿痛。

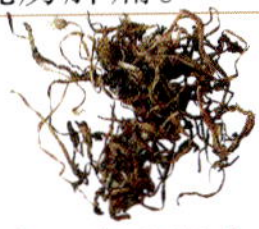

蒲公英酒

【简析】蒲公英善于清热解毒、散结消痈，是治疗乳痈的要药，此外对各种外感热毒引起的肿胀、疮毒等也有明显的治疗作用。白酒行气活血之力较强，可使原药材功效快速渗透机体，对急性乳腺炎症起到了积极疗治的效果。

鳝鱼皮酒

【配料】鳝鱼皮75克，50度白酒250克。

【制备】鳝鱼皮洗净，晾干，烧成灰，捣细为末，装瓶备用。

【饮服】温服。每天2次，每次取药末5克，置杯中或碗内，取白酒15克加热，倒入药末调匀，趁热服下。

【功效】清热解毒，消肿止痛。主要适用于乳房硬肿、肿胀疼痛。

鳝鱼皮酒

【简析】鳝鱼皮即黄鳝的外皮，性凉味甘，能祛风通络、消肿止痛，药理表明还具有一定的清热解毒功效，能治疗妇女由于过度劳累而损伤肝胃、内热积聚不化而形成的乳房胀痛等症。以白酒作引，可使原药功效得到更好的发挥。

天冬黄酒

【配料】新鲜天门冬60克，黄酒50克。

【制备】天门冬洗净，稍干，榨取药汁，装瓶备用。

【饮服】每日1剂。

【功效】养阴清热。主要适用于阴虚有热之乳腺结节及乳腺肿瘤（症状：乳头回缩、咽干口渴、咳嗽痰黏、大便燥结及舌质红等）。

【注意】寒痰瘀滞而成的乳腺肿瘤，不宜饮服此酒。另外也可将天门冬洗净去皮生吃，功效相似。

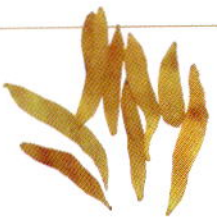

天冬黄酒

【简析】药理研究证实，天门冬含有天冬酰胺、β－谷甾醇、甾体皂甙、黏液质等成分，对乳腺肿瘤、恶性淋巴肿瘤等肿瘤细胞，有一定的抑制功能，从而提高机体细胞与体液细胞的免疫力，并能润肺止咳。

红糖酒

【配料】红糖100克，40度白酒70克。

【制备】糖与酒装于碗内，隔水文火煮成糊状（边煮边搅拌），离火装瓶即可。

【用法】本酒外用。每天2～3次，取糊酒外敷于乳头及患处周围。

【功效】和血止痛，润肤。主要适用于妇女产后乳头生疮及疼痛。

红糖酒

【简析】红糖色赤质润滑，性温味甘，能宁心健脾、和血润肤。以白酒作药引，药性燥而不烈，对改善女性乳头生疮及疼痛有较好的效果。

瓜蒌酒

【配料】全瓜蒌60克，黄酒200克。

【制备】瓜蒌洗净去杂，捣碎，置黄酒中，密封，文火隔水炖煮25分钟，离火，除去药渣，提取酒液另装瓶即可。

【饮服】温服。每天2～3次，每次15～20毫升。

【功效】化痰，散结，消痈。适用于乳腺炎初期乳房红肿、热痛。

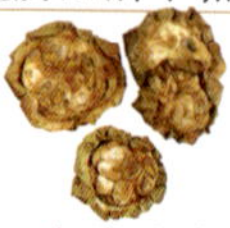

瓜蒌酒

【简析】瓜蒌即葫芦科草质藤本植物栝楼的干燥成熟果实，性寒味甘，质润而滑，主归肺、胃、大肠经，具有较好的清热化痰、宽中散结、润肠通便的功效。黄酒温通经脉、行药走势。

慢性盆腔炎

慢性盆腔炎是比较常见的女性生殖器官疾病，常集中于内生殖器官及其周围结缔组织和盆腔腹膜等处。此病一般以青壮年女性最为多发。

【症状表现】

病情初起时，下腹疼痛、发热较轻，继而出现高热且恶寒、头痛、饮食无欲等，常伴有腹胀腹泻、呕吐等，脓肿形成时，下腹膜包块常有压迫感，导致尿频、小便不利等。

【配方选用】

钟乳五加干姜酒

【配料】钟乳粉160克，地骨皮80克，五加皮、干姜、丹参、蛇床子、熟地黄、制杜仲各120克，天门冬40克，50度白酒2000克。

【制备】上药去杂，制为粗末，入纱布袋，扎紧口，浸于酒中，密封8～11天（期间每天摇动2～3次），开封后取出药袋澄清即可。

【饮服】温服。每天2次，每次20毫升。

【功效】祛风散寒，温经养血。主要适用于慢性盆腔炎。

钟乳五加干姜酒

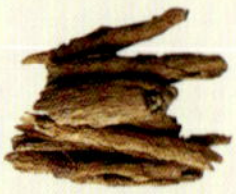

【简析】钟乳粉是一种天然矿物类药物，主要成分为碳酸钙，性温味甘，具有温肺气、壮元阳的功效，入酒后能温通经脉，补益下焦之气。此外五加皮、蛇床子能祛风除湿，干姜、丹参可活血化瘀散寒，熟地黄、天门冬等善养血益阴。各药配合，十分适用于女性盆腔炎症的治疗。

产后诸疾

产后诸疾是指女性在生产后由于身体气血虚弱（本身气血不足，加上脾胃虚弱使分娩时出血过多），又由于外感风寒湿热毒邪，邪侵袭肌体使身体抵抗力下降，出现不同程度的不适和疾病征象。常见的有产后缺乳、腹痛、便秘、风痉、血晕等。

【症状表现】

产后缺乳：产后2～3天乳房虽胀但乳汁很少（有时点滴即净）、面色苍白、气短无力、食少胸闷、便溏或便干等。

产后腹痛：腹脘或下腹肿胀疼痛、有时泛冷、恶露不止、色紫量少、有血块等。

产后便秘：大便干结艰涩难下，有时连续几日不解，并伴有面色萎黄、皮肤粗糙不润滑等症状。

产后血晕：头晕眼花、站起时有晕黑感、胸闷、恶心欲吐、心烦不宁、情况严重时不省人事等。

产后风痉：产后四肢抽搐不停、项背强硬发直、口眼歪斜、言语不利甚至失语等。

【配方选用】

苁蓉芍松酒

【配料】当归、白芍、松子仁、肉苁蓉各18克，川芎6克，黄酒300克。

【制备】上药去杂，制为粗末，置砂锅内，倒入黄酒，加清水600克，盖好盖，文火煎至300克，离火，过滤除渣，滤取酒液装瓶即可。

【饮服】每天2～3次，每次40～50毫升。

【功效】滋阴养血，润肠通便。主要适用于产后便秘。

苁蓉芍松酒

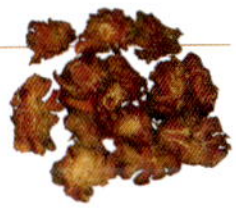

【简析】白芍功善养血和营，松子仁、肉苁蓉具有滑肠通便的功效。三药结合润肠通便力宏。此外，当归、川芎可活血补血、化瘀通经。诸药配合，对产后便秘的治疗效果明显。

涌泉酒

【配料】甘草、王不留行各20克，天花粉18克，当归14克，炙穿山甲10克，黄酒1000克。

【制备】上药去杂，制为细末，浸于酒中，置锅内，加盖，文火煮至半，离火候凉，过滤除渣，滤取酒液装瓶即可。

【饮服】每天2次，每次15～30毫升。

【功效】和血通经催乳。主要适用于产后乳汁不通或过少。

涌泉酒

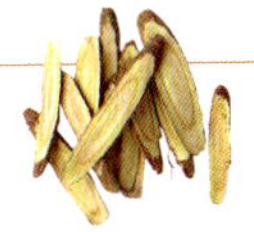

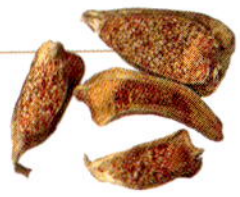

【简析】穿山甲与王不留行均是通经下乳的常用药材，上能通乳管，下能通经脉，主要用来治疗女性乳汁不下或过少、经闭不通等症。此外再配以当归的补血，甘草、天花粉的清热生津等。各药相互配合，能对产后无乳及乳汁不通等收到较好的治疗效果。

白术钩藤酒

【配料】白术300克，钩藤60克，葛根30克，桂枝20克，50度白酒1000克。

【制备】上药去杂，制为粗末，与酒同置锅内，盖好盖，文火煎至半，离火候凉，过滤除渣，滤取酒液装瓶即可。

【饮服】每天2~3次，每次15毫升。

【功效】健脾熄风止痉。主要适用于产后风痉。

白术钩藤酒

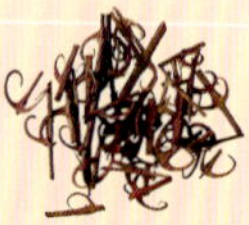

【简析】钩藤有较强的熄风清热、止痉的功效，白术可健脾补气，葛根和桂枝兼有祛风解表之效。各药结合，药效内外兼顾，酒行药力并引药外疏。

糯米酿酒

【配料】糯米2000克，酒曲适量，冰糖250克，黄酒1000克。

【制备】糯米淘洗干净，蒸熟，温度在25℃~30℃时拌入酒曲末，搅拌和匀，密封，置于较温暖的地方发酵4~5天，加入黄酒与冰糖，搅拌均匀，密封静置3~4天即可。

【饮服】每天1~2次，每次50~100毫升；亦可随量。

【功效】补气益血，温中养颜。主要适用于产后体虚（肢体少气无力、面色无华、自汗等）及平素体质较虚弱者。

糯米酿酒

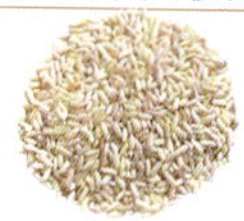

【简析】糯米甘温而主入心、脾经，能有效养血健脾、调中和胃，兼有一定润肤养颜的功效。冰糖宁心安神，配合黄酒的活血行气，故能有效改善体虚症状。

生地姜汁黑豆酒

【配料】生地黄200克，生姜汁20克，黑豆60克，50度白酒400克。

【制备】生地黄去杂，置锅内，加水1200克，文火煎取汁400克，加入生姜汁与酒，继续加热，煮沸2~3次，离火，过滤除渣，装瓶备用；黑豆洗净去杂，稍干，炒至略焦，置砂锅中，加水600克，文火煎沸，取汁300克，离火，过滤除渣，另装瓶。

【饮服】温服。每天3次，每次先服黑豆汁50~100毫升，再服药酒液15~20毫升。

【功效】清热养血。主要适用于产后血晕。

生地姜汁黑豆酒

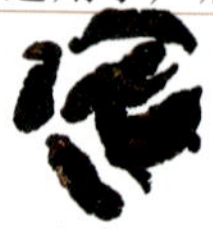

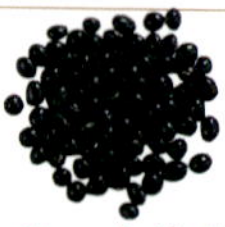

【简析】生地黄在此方中主要起清热养阴之效，生姜汁发挥散寒温中的作用，黑豆能滋阴补血，加上白酒较强的活血行气、温经通脉之功，故本酒在改善头晕眼花、胸闷等产后血晕引起的诸种不适上有着较为明显的作用。

鱼腥草酒

【配料】鱼腥草30克，黄酒150克。

【制备】鱼腥草去杂，切碎，与黄酒同置砂锅内，文火炖8分钟，离火，过滤除渣即可。

【饮服】每日1剂。

【功效】祛瘀清热解毒。主要适用于产后瘀热引起的小腹刺痛。

鱼腥草酒

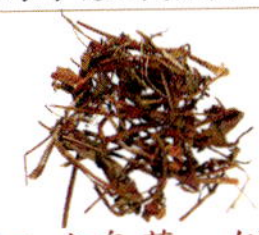

【简析】鱼腥草又名臭菜、侧耳根，性凉味辛，具有清热解毒、消肿排脓、利尿通淋的功效；黄酒温经通脉、活血行气。二者结合可使身体气血运行通畅，故对瘀热所致的产后腹痛有改善作用。

花生红糖酒

【配料】花生100克，红糖50克，黄酒50克。

【制备】花生洗净，置锅内，加水适量，文火煮至水色发白，加入红糖与黄酒，稍煮片刻，离火，趁温饮服。

【饮服】温服。每日1剂。

【功效】益气通乳。主要适用于产后缺乳。

花生红糖酒

【简析】花生具有补脾养血、止血增乳的功效，能改善女性产后乳汁缺乏症，此外对贫血及出血症也有缓解作用。红糖作辅药，主要起调味矫性的作用，兼有补心益气之功，以黄酒行药势，其益气通乳之效更强。

熟地归尾酒

【配料】熟地黄、当归尾各60克，黄酒600克。

【制备】上药洗净去杂，晾干，捣碎，浸于酒中，密封，置锅中，隔水文火煮沸5分钟，离火，过滤除渣，取液装瓶即可。

【饮服】每天2～3次，每次15～20毫升。

【功效】滋阴补血，止血。主要适用于产后血虚瘀滞之血崩不止。

熟地归尾酒

【简析】熟地黄功效重于滋阴补血，当归尾功能活血止血，酒温经通脉、助药势，故令全酒在止血中得以养血，在补血的同时兼滋阴，对女性产后血崩不止能起到较好的改善作用。

红枣黑豆酒

【配料】红枣25克，黑豆210克，黄酒500克。

【制备】红枣洗净晾干；黑豆去杂。一起文火炒熟，浸于酒中，密封6～9天，开封后取澄清酒液饮服。

【饮服】每天2次，每次20～25毫升。

【功效】补气养血，止痛。主要适用于产后痛风。

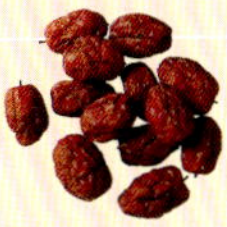

红枣黑豆酒

【简析】红枣具有补气养血的功效，黑豆具有祛风止痛的作用，二药相合，功效互补，并且令祛风镇痛之力又得以加强。酒行药势，故用来治疗女性产后痛风效果较佳。

月经不调

月经不调是典型的行经规律失常病症，以月经周期紊乱为主要特点（周期忽前忽后，或先后不定等），同时行经期经量、经色与经质出现异常，故又叫经血不调。

中医认为此病主要由肝郁和肾虚引起机体气血失和与运行不畅而致。

【症状表现】

肝郁型：经期先后不定、经量时多时少、色紫红或有血块，胸胁、乳房、腹部胀痛等。

肾虚型：月经提前、经量或多或少、经色红质稠或色黯质稀、腰软、尿多等。

【配方选用】

血藤参归酒

【配料】鸡血藤90克，丹参、当归各45克，冰糖90克，50度白酒750克。

【制备】上药去杂，制为粗末，入纱布袋中，扎紧口，浸于酒中，密封，置锅内，隔水文火煮35分钟，离火，置于通风阴凉处5～7天，开封后取出药袋，加入冰糖搅均匀，静置即可。

【饮服】每天2～3次，每次20毫升。

【功效】活血补血，通经。适用于月经失调、经闭、跌打损伤等。

血藤参归酒

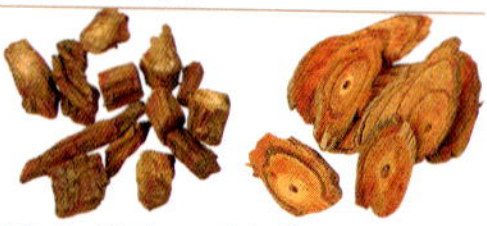

【简析】鸡血藤有活血补血、舒筋活络的功效；丹参能活血化瘀；当归善养血活血调经。三药结合，加上冰糖的宁心矫味，不仅可用来治疗女子月经不调、经闭等症，还能用治跌打损伤。

蒲黄双花酒

【配料】蒲黄20克，月季花50克（鲜品100克），玫瑰花50克，米酒500克。

【制备】上药去杂，置锅内，倒入米酒，加清水400克，盖好盖，文火煎沸30～35分钟，离火，过滤除渣，静置即可。

【饮服】每天2次，每次50毫升。

【功效】疏肝理脾，解郁调经。主要适用于肝郁犯脾所致的月经不定。

蒲黄双花酒

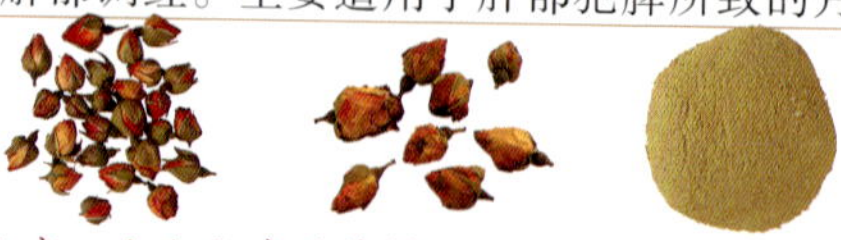

【简析】蒲黄为活血化瘀、止血止痛的药材，长于治疗血滞血瘀所致的胸胁闷痛、腹部胀痛等症；月季花长于活血调经、疏肝止痛；玫瑰花善于理气疏肝、解郁止痛。三药相配，米酒行药力，常用于改善和治疗女性月经不调、痛经等。

杜仲枸杞酒

【配料】杜仲90克，枸杞子90克，50度白酒750克。

【制备】上药去杂，捣碎，入纱布袋中，扎紧口，浸于酒中，密封8～9天，开封后取出药袋，澄清后饮用。

【饮服】每天3次，每次20毫升。

【功效】补肾调经。主要适用于肾气不足引起的月经忽前忽后、量少色淡、腰软头晕、小腹痛、尿多等。

杜仲枸杞酒

【简析】枸杞子是养阴的常用之药，善滋肝补肾、益精养血，能有效改善肾精血不足诸证；杜仲为助阳药材，善调补肾阳不足诸证。二者配伍，可强补肾气，白酒作引，通经调脉。全酒对女性月经失调之症有较好的治疗效果。

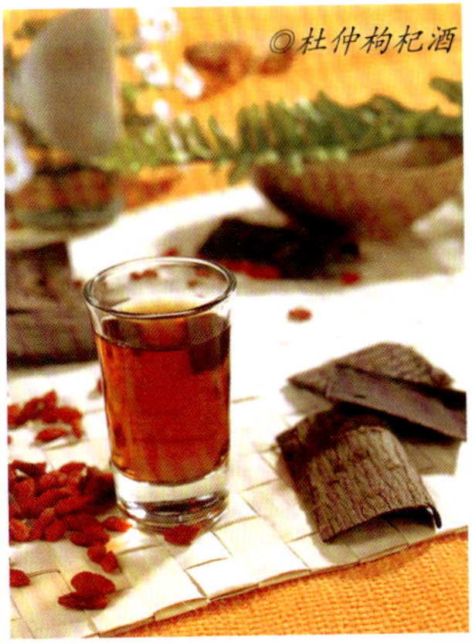
◎杜仲枸杞酒

月经后期

月经后期指月经周期无故延后（即经迟），常常错后8～9天，有时40～50天才来一次月经的月经失调病症。

中医认为此病主要是与体内阴血不足或气血行运不畅有关，有血寒、血虚与气郁三种类型。

【症状表现】

血寒型：经期延后、量少经色暗黑、常伴有小腹痛、面色苍白、畏寒等，治疗应以温经散寒补血为主。

血虚型：经期延后、量少色淡不鲜、小腹常隐隐作痛、面色萎黄等，治疗应以补血益精为主。

气郁型：经期延后、量少色紫红、小腹胀痛、气短、胸闷等，治疗应以疏肝解郁为主。

【配方选用】

红花党参酒

【配料】红花75克，党参45克，玫瑰花20克，红糖30克，白酒750克。

【制备】党参去杂，捣碎或切片，与红花、玫瑰花一起装入纱布袋中，扎紧口，浸于酒中，加入红糖，充分搅拌，密封31～35天（期间每天摇动1次），开封后取出药袋，滤取酒液饮用。

【饮服】温服。每天2次，每次10～15毫升。连续服用10天为一个疗程。

【功效】补气活血，化瘀调经。主要适用于气虚血滞所致的月经后期及经闭。

红花党参酒

【简析】方中红花具有活血化瘀、调经止痛的功效；党参为补气之品，重在补气养血；红糖具有一定调味与宁心的作用。酒行药势，活血而能补血行气，能有效改善气虚血瘀造成的月经延后、经闭等症。

当归参芪通经酒

【配料】茯苓、白芍、当归、川芎、熟地黄各36克，白参、黄芪、山药各25克，白酒2000克。

【制备】上药去杂，制为碎块，入纱布袋装好，扎紧口，浸于酒中，密封14天（期间经常地振摇酒瓶），开封后取出药袋，澄清后饮用。

【饮服】温服。每天早晚各1次，每次25～40毫升。

【功效】益气血，通经脉。适用于女性气血虚弱所致的月经延后、经量偏少色淡等症。

当归参芪通经酒

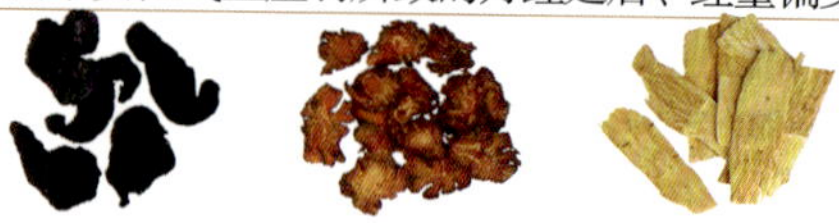

【简析】当归和白芍是治疗妇科诸症的常用药材，具有活血调经、补血养血的功效；白参、黄芪为调补元气的良药。另外，川芎能活血化瘀，山药、茯苓能健脾益气，熟地黄能补血益精。综合各药，其补血之效可力促通经；白酒载药走势，其效更强。

黄芪归地酒

【配料】黄芪、熟地黄、当归各24克，香附、党参各20克，赤芍、川芎各16克，肉桂7克，黄酒2000克。

【制备】上药去杂，制为粗末，入纱布袋中，包好，浸于酒中，密封，隔水文火煮沸，离火，静置13～15天(期间每天摇晃1次)，开封后取澄清酒液饮用。

【饮服】每天2～3次，每次10～15毫升。

【功效】补气养血、活血通络。主要适用于月经延后。

黄芪归地酒

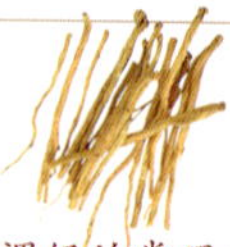

【简析】当归为女性调经的常用药材，具有补血活血的功效，黄芪为益气的良品，熟地黄侧重于养血滋阴，三者结合能有效调理阴血虚弱。另外再配以香附的益气调经之功、党参的益气补血之力、肉桂的散寒温中，以及赤芍、川芎的活血，综合调治效果极佳。

桂归温经酒

【配料】当归45克，肉桂10克，米酒或黄酒750克。

【制备】当归与肉桂洗净，晾干，制为粗末，入纱布袋，扎紧口，浸于酒中，密封，文火隔水煮60分钟，离火，静置6天，开封后取出药袋，澄清即可。

【饮服】每天3次，每次15～25毫升。

【功效】活血温经。适用于月经延后症。

桂归温经酒

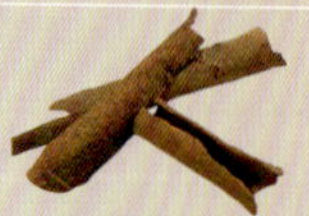

【简析】当归是极好的补血调经药材，既能活血通经，又能养血补血，故常用于妇科疾病的治疗；肉桂的散寒止痛、温中暖阳之力较好，有效配合当归，从而使全酒加强了温经的作用，米酒或黄酒味缓性柔，非常适合女性患者饮服治病。

痛经

痛经是常见的妇科疾病，以青春期少女和未婚女性最为多见。本病一般指月经周期前（一般经前1～2天），行经期内（多见于经期来潮数小时后）出现的腹部和腰部疼痛难受（痛感随经期结束而逐渐减轻、消失）的症状。

中医认为此病多由肝郁而引发，加上体质偏弱、机体气血不足、外感风寒邪气等因素，使气血运行受阻而致。

【症状表现】

肝气郁结型：经色紫黑、量少，胸闷与腹部胀痛，行经前乳房发胀，心烦易怒等。

气滞血瘀型：经少腹痛，有时痛如刀割、拒按，经中夹有血块、色紫黑，血块排出，痛感减轻等。

气血不足型：经少质稀色淡，经期中后期腹有隐痛、喜按，面色晄白，肢体无力，食少气短等。

【配方选用】

归芪调经酒

【配料】当归、黄芪各225克，50度白酒750克。

【制备】上药去杂，制为粗末，入纱布袋中，包好，浸于酒中，密封8～9天，开封取出药袋，澄清后饮用。

【饮服】每天3次，每次10～15毫升。一般于经前5日开始服用。

【功效】补气益血，调经止痛。适用于痛经、月经不调、崩漏等。

【注意】阴虚阳盛及血压较高者忌用。

归芪调经酒

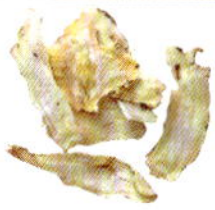

【简析】当归是治女性疾患的常用药材，具有补血活血、调经止痛的功效；黄芪为益气的良药，重在调补身体气血，使气旺血行，适用于气虚血瘀各症。酒行药力，助药行势。

益母双花酒

【配料】益母草、金钱草、月季花、红花、紫苏梗、水菖蒲各12克，茜草6克，白酒1000克。

【制备】上药去杂，制为粗末，入纱布袋，扎紧口，浸于酒中，密封25～30天（期间每天摇动1次），开封后取出药袋，澄清后饮用。

【饮服】每天2次，每次15毫升，于经前5～7天服用，用至本次经期结束。一般需连服3个月经周期。

【功效】活血调经止痛。主要适用于气血瘀滞所致的痛经及月经不调。

益母双花酒

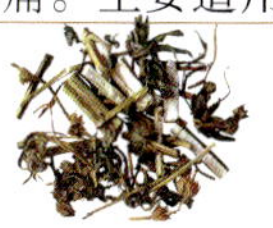

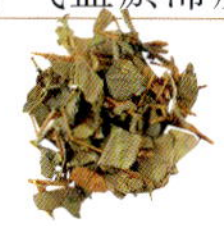

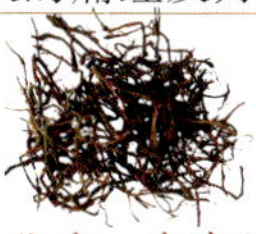

【简析】益母草、月季花、红花三药的主要功效为活血化瘀、消肿止痛，常用于治疗女性痛经、月经不调等症。此外金钱草清热解毒，茜草活血祛瘀，紫苏梗、水菖蒲行气调中。诸药配合，能有效调理全身气血运行，改善气滞血瘀所致的痛经、月经不调。

丹参红花止痛酒

【配料】红花、丹参各100克，50度白酒1000克。

【制备】丹参切片，与红花一起浸于酒中，密封8～10天，开封后过滤除去药渣，滤取酒液装瓶即可。

【饮服】每天3次，每次15～20毫升。于经前2天开始服用。

【功效】活血调经。主要适用于血瘀之痛经。

丹参红花止痛酒

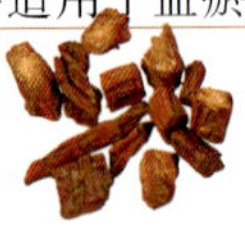

【简析】此方为女性痛经患者而专设。红花与丹参的主要功效均为活血化瘀、调经止痛，二药相配，使本酒功效具有鲜明的针对性，加上酒行药效，行运脏腑，对痛经病症的疗效也就较为显著。

桃仁红曲酒

【配料】桃仁15克，红曲18克，菜油少许，黄酒90克。

【制备】桃仁用温开水浸泡，剥去皮，备用；放少许菜油于锅内，加热将菜油烧熟，再倒入红曲并迅速翻炒，将桃仁、黄酒一同加入，煮5分钟，离火，趁温服酒液。

【饮服】温服。每日1剂。一般4剂为一个疗程，需坚持服用2～3个疗程。

【功效】活血通经。主要适用于肝郁血瘀导致的女性痛经、闭经。

桃仁红曲酒

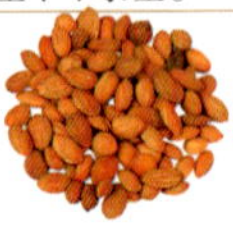

【简析】桃仁主入肝经，活血化瘀之力较强，常用于改善、治疗血瘀而致的女性痛经、经闭及胁痛等症；红曲是由紫色红曲霉寄生于粳米上形成的红曲米，具有一定的活血化瘀之功，可配合桃仁功效的发挥；黄酒温经通脉，行药走势。

苏红酒

【配料】苏木、红花、桂枝各35克，当归27克，川芎20克，黄酒500克。

【制备】上药去杂，置锅内，倒入黄酒与等量的水，加盖，文火煎40～50分钟，离火，过滤除渣，滤取酒液装瓶备用。

【饮服】温服。每天2～3次，每次15～20毫升。

【功效】活血通经，止痛。主要适用于女性痛经、月经困难。

苏红酒

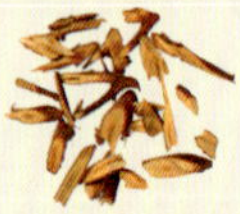

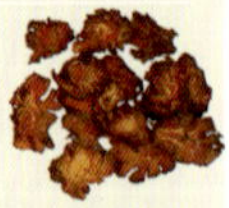

【简析】本方以苏木、红花二药为主，具有活血通经、消肿止痛的功效，是妇科、外科、骨伤科的主要用药，在妇科领域常用于女性血瘀而致的痛经等。此外，当归、川芎也具有活血消瘀功能，桂枝可通经止痛。各药配伍，黄酒载药行势，令全酒活血通经止痛的作用得到了明显加强。

第五章　防治骨科疾病药酒

骨折

骨折是比较多见且病情较重的骨科疾病，一般常由外伤导致（如摔、撞、扭和钝器击伤等）。医学上将骨折分为闭合性骨折与开放性骨折两种。现场急救以局部固定为主（用消毒纱布或干净布包扎伤口），防止病情急剧恶化，然后就近送入医院进行进一步治疗。

药酒治疗一般以轻微的骨关节扭伤、筋骨疼痛为主；骨折经手术治疗后的恢复期，也可以适当选用药酒加以辅助治疗。

【症状表现】

一般情况下，患处皮肤血瘀红肿胀痛，关节、筋骨疼痛剧烈，甚至有麻木感，伤势较重时，有缩短、旋转、成角畸形，活动时有假关节或骨擦音等，不同骨折部分有着不同的特征，应予以区别。

【配方选用】

鸡血酒

【配料】鸡血60克，白酒250克。

【制备】新鲜鸡血置碗内，倒入白酒，充分搅拌调匀，密封1天即可。

【饮服】每天2～3次，每次15～25毫升。

【功效】补血活血，祛风通络。主要适用于筋伤、骨折及跌打损伤。

鸡血酒

【简析】鸡血是平常膳食中补血的佳品，具有祛风、养血、通络的功效，加上白酒较强的温行之力，使本酒在改善与治疗筋伤骨折及跌打损伤等有较好效果。

舒活酒

【配料】血竭、三七各25克，红花18克，薄荷15克，樟脑、冰片各5克，麝香1克，白酒750克。

【制备】上药制为粗末，浸于酒中，密封11天（期间每天摇晃1～2次），开封后滤取澄清酒液饮用。

【用法】本酒为外用方，不可内服。用时取药酒适量，涂擦于患部，每天1～2次，每次10分钟。

【功效】活血化瘀，消肿止痛，舒筋活络。主要适用于各种新旧闭合性骨折。

舒活酒

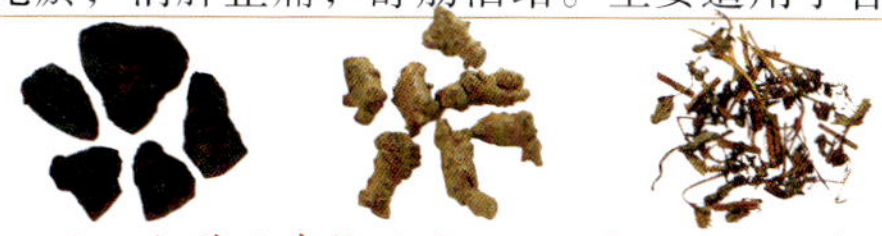

【简析】血竭、三七、红花具有较强的活血化瘀、止血止痛、通经消肿的作用；薄荷能芳香达表，樟脑、冰片、麝香三药芳香透络，既能通窍醒神，又能活血消肿散结，是骨科的常用之药。各药共用，治其病本，再借酒势，通行经络。

归红苏木酒

【配料】当归、苏木、红花各50克，红糖适量，白酒250克。

【制备】红花与苏木置锅内，加水适量，文火煎25分钟，加入当归、白酒，再煎25分钟，离火，除去药渣，提取酒药煎液装瓶，加入红糖，充分搅拌，静置即可。

【饮服】温服。每天早午晚各1次，每次15毫升，4周为一个疗程。

【功效】活血散瘀，通络疗伤。主要适用于骨折所致的血瘀肿痛以及女性血瘀痛经等。

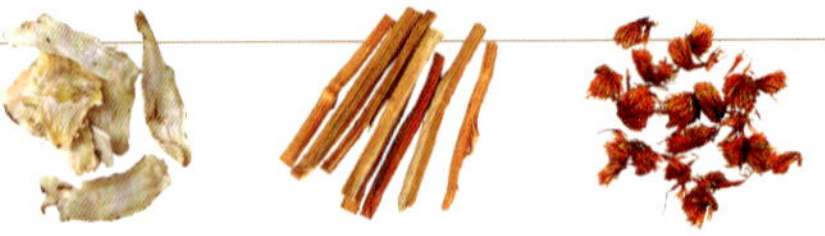

归红苏木酒

【简析】当归、红花、苏木均具有较强的活血化瘀、消肿止痛、温经的功效，既是妇科用于调经的常用药，更是骨伤科、外科常用的治创伤良药，加入适量红糖用于宁心补中，又可矫缓药性与酒性，故女性饮服此酒治疗痛经也适宜。

丹参川芎鱼骨酒

【配料】丹参、川芎各100克，鱼骨40克，红花30克，白酒500克。

【制备】鱼骨用菜油小火煎至色黄酥脆，与其余药材一起制为细末，入纱布袋，扎紧口，浸于酒中，密封8～10天，开封取出药袋，澄清后饮服。

【饮服】每天2～3次，每次15～20毫升。一般需连续服用半个月。

【功效】活血消肿，化瘀止痛。主要适用于骨折所致的局部肿胀疼痛。

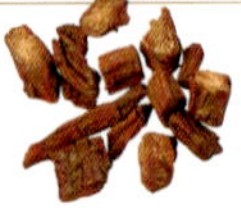

丹参川芎鱼骨酒

【简析】本方中丹参、川芎、红花均为活血的常用药材，其活血化瘀、消肿疗痛之功较强，另外加入鱼骨是利用其以骨补骨之力，加强此酒续骨疗伤的功能，再借白酒活血温经、通脉走势，更添消肿止痛的效力。

骨碎补酒

【配料】骨碎补30克，黄酒250克。

【制备】骨碎补浸于酒中，密封5～7天，开封后取澄清酒液饮用。

【用法】酒液内服，每天2次，每次15～30毫升；药渣研为细末外敷（直接敷于患部）。

【功效】补骨疗伤。主要适用于骨折及跌打损伤等。

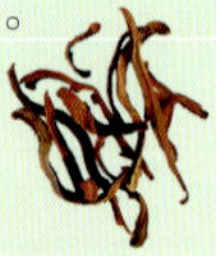

骨碎补酒

【简析】骨碎补性温味苦，归肝、肾经，主要功效为补益肝肾、强壮筋骨、活血疗伤，是疗伤续骨的骨科良药，对跌打损伤及外伤性筋骨折伤非常有效，另外对肾虚腰痛及耳鸣久泻等也有明显改善作用。本药单独浸酒，对较轻微骨折及跌打损伤有很好的改善作用。

接骨草酒

【配料】新鲜接骨草500克，45度白酒800克。

【制备】新鲜的接骨草洗净，捣烂，置锅内，加入白酒适量，文火炒至微黄，加入一定量的白酒，文火慢煮3个小时，离火，压榨提取药汁，倒入剩余的白酒中，搅拌均匀，密封即可。

【用法】此酒为外用酒方，不可内服。将骨折部位先用医用纱布包好，外面用小夹板或石膏固定，再取适量药酒滴入纱布中（以浸湿纱布为宜）。成人每天2～3次，每次30～50毫升；未成年人或年长者每天1～2次，每次20～30毫升。

【功效】活血化瘀，消肿止痛。主要适用于轻微的骨折。

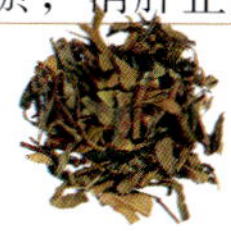

接骨草酒

【简析】接骨草即接骨木、暖骨树，为忍冬科植物接骨木的全株，性平味甘苦，具有良好的接骨续筋、活血止痛、祛风利湿的功效，常用于治疗骨折、跌打损伤、风湿性关节炎、痛风及急慢性肾炎等。白酒活血温经，载药行势。

骨碎补续断酒

【配料】骨碎补、川续断30克，枸杞子、杜仲各20克，白酒1000克。

【制备】上药去杂，浸泡于白酒中，密封17～20天（期间每天摇动1次），开封后滤取澄清酒液饮服。

【饮服】每天2～3次，每次15～20毫升。

【功效】补肝益肾，强筋利骨。主要适用于身体素虚、骨质疏松及年长骨折者。

骨碎补续断酒

【简析】骨碎补长于补肾强腰、活血疗伤，是治疗各种筋伤骨折及跌仆扭挫而伤的常用药材，常与补骨药材川续断配伍用，因其有补肝肾、强筋骨之力，可促骨碎补更好发挥续骨治断的作用。枸杞子、杜仲可补肝肾、益精血，从而使本方既突出了治疗性，又能有效补虚，故对年长者与身体素虚者也有很好的保健作用。

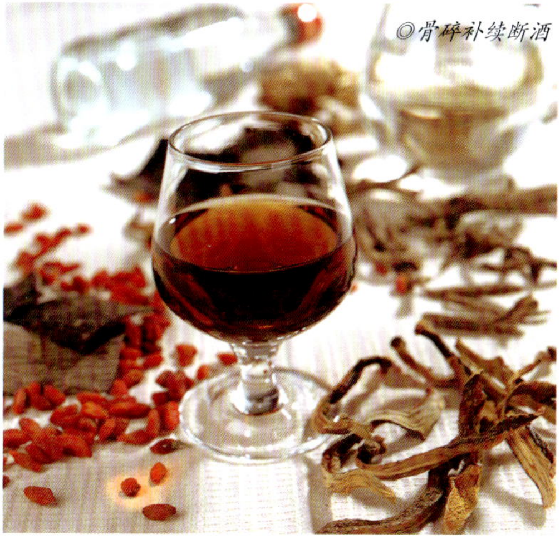

◎骨碎补续断酒

颈椎病

颈椎病又叫颈椎综合征，是指颈椎发生的病变，病变主要有颈椎骨质增生，颈神经根、脊髓、椎动脉与交感神经受压迫等。此病一般以中老年人为主，但随着生活节奏的加快和紧张的工作环境的影响，此病在中青年中发病率也越来越高，已成为一种威胁健康的骨疾病。

一般认为，此病外因为长期低头工作，使颈椎处于不恰当位置，日久造成颈椎受损；内因则为椎间盘的慢性退化，退化引起椎体增生等。

【症状表现】

颈椎肌肉不适、关节疼痛、活动不利，时常伴有头晕、恶心呕吐、手指麻木无力、便秘等。

【配方选用】

红藤双乌酒

【配料】草乌、川乌、牛膝各30克，红藤、葛根各40克，甘草25克，桑寄生15克，白酒1000克。

【制备】上药制为粗末，浸于酒中，密封17～20天（期间每天摇晃2～3次），开封后过滤除渣，提取酒液装瓶即可。

【饮服】温服。每天睡前1次，每次10～15毫升。

【功效】通经活络，活血止痛。主要适用于颈椎疼痛。

【注意】草乌和川乌均有一定的毒性，本酒不可久服，且每次不可过量。阴虚内热者忌用。

红藤双乌酒

【简析】草乌与川乌具有祛风通络、散寒止痛的功效，红藤功善通经活络、活血止痛。另外牛膝可活血化瘀，葛根能解肌发表，桑寄生能祛风强筋，甘草既能清热解毒，同时还能消减双乌的毒性，白酒活血行气通经。

狗脊三藤酒

【配料】狗脊125克，杜仲75克，黄芪、桑枝、桑寄生、姜黄、络石藤、海风藤、威灵仙、鸡血藤各38克，川芎、当归、桂枝各30克，穿山甲20克，60度白酒2500克。

【制备】上药去杂，制为粗末，入纱布袋，扎紧口，浸于酒中，密封15～17天（期间每天摇晃1次），开封后取出药袋，澄清即可。

【饮服】每天3次，每次15～20毫升。

【功效】补气血，通经络，除湿痛。主要适用于颈椎痛。

狗脊三藤酒

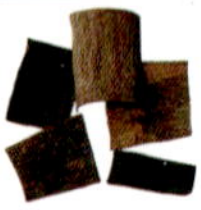

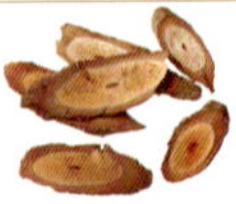

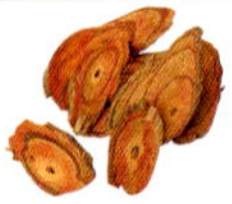

【简析】狗脊主要功效为祛风湿、补肝肾、强腰膝，对肾气虚弱而致的腰膝酸软疼痛、腰背疼痛不能俯仰等有良好的治疗效果。络石藤、海风藤、鸡血藤三者可补血养血、通经活络，此外黄芪能补气健脾，川芎、当归、桂枝等善活血祛风通经，故本酒能气血双补。

全蝎乌蛇酒

【配料】全蝎、当归各15克，葛根75克，乌蛇、姜黄、丹参各30克，甘草8克，白酒2000克。

【制备】上药捣碎，入纱布袋中，扎紧口，浸于酒中，密封10～15天（期间每天摇晃2～3次），开封后取出药袋，澄清即可。

【饮服】每天3次，每次15～25毫升。

【功效】祛风活络止痛。主要适用于颈椎病。

全蝎乌蛇酒

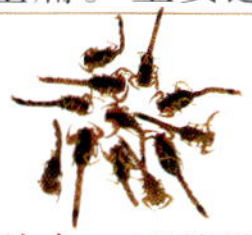
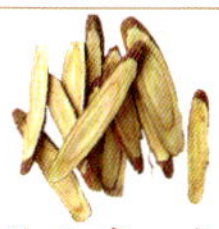
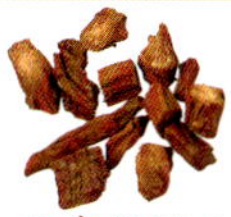

【简析】全蝎与乌蛇结合，可祛风通络止痛。当归、丹参能活血化瘀，葛根能解肌发表，姜黄可行气活血止痛，甘草既清热解毒，又可缓和全蝎的部分毒性，使药性偏缓。白酒行引药效。

跌打损伤

跌打损伤是一种由外力所伤（主要包括碰、磕、挤、压、擦、砸甚至钝器所伤等）导致的骨肌肉受损、关节不适、疼痛甚至出现骨折的病症。现场的救治一般以固定包扎、止痛止血为主，如情况较为严重应及时送医院处理，以免延误最佳治疗时机。

药酒治疗以消肿止痛、活血化瘀为主，主要针对轻微的肌肉挫伤或拉伤，以没有伤筋断骨为前提。

【症状表现】

损伤处皮肤血瘀红肿、胀痛明显，病状严重者行走困难或不能行走与坐立、皮肤出血、筋骨关节酸麻疼痛等。

【配方选用】

红花祛瘀酒

【配料】红花80克，当归、桂皮、赤芍各40克，45度白酒800克。

【制备】上药去杂，制为粗末，浸于酒中，密封12～15天（期间每天摇晃1次），开封后过滤除渣，滤取酒液装瓶即可。

【用法】酒液内服，亦可外用。内服时每天3次，每次10～15毫升；外用时取酒适量，用药棉蘸之涂擦于患部。

【功效】活血散瘀，通络。适用于跌打损伤及经闭腹痛。

红花祛瘀酒

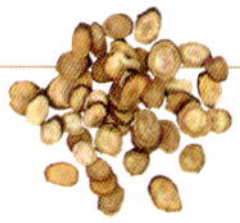

【简析】红花为活血的常药，能活血化瘀、通经止痛，再配伍当归、桂皮、赤芍的活血散瘀、清热凉血，借白酒行药势，促进血行，既突出了本方活血化瘀治疗跌打损伤的功用，又可调经止痛，故兼能改善经闭腹痛病症。

大黄杏仁酒

【配料】大黄30克，杏仁35粒，黄酒350克。

【制备】杏仁去皮尖，与大黄共研为细粉，置锅内，倒入黄酒，文火煎至200克，离火，去药渣，滤取酒液装瓶即可。

【饮服】温服。每天2次，每次50毫升。

【功效】活血化瘀。适用于木石压伤或高处坠落所致的胸胁血瘀红肿、肌肉疼痛、骨折等。

大黄杏仁酒

【简析】大黄为攻下药材，其功效为泄热通便、活血化瘀兼以止血。杏仁入肺而走胸膈，宽胸散结，兼引药上行，从而令全酒起到了较好的止血止痛的作用。以黄酒作引，温经利脉。

河蟹酒

【配料】中等大的活河蟹1对（雌雄各1只），陈年黄酒800克。

【制备】河蟹清洗干净，置锅内，加入黄酒，文火煮25～30分钟，离火，滤取酒液装瓶备用。

【饮服】每天1次，每次50毫升。服后盖被子睡2个小时；饮酒食蟹肉。

【功效】舒筋止痛。主要适用于跌打损伤所致的肌肉、筋骨疼痛。

河蟹酒

【简析】河蟹性寒味咸，主入肝、胃经，具有较强的清热解毒、散血、接骨续损的功能，主要用于治疗跌打所致的筋骨折伤、腰疮和烫伤等。陈年黄酒其活血温经、通络利脉之力较好，药借酒势令疗痛之功明显，而且味道醇和，不伤正气。

跌打损伤酒

【配料】柴胡、当归、川芎各24克，黄芩、五灵脂、苏木、续断、桃仁、赤芍、骨碎补、红花、三棱各12克，乳香、没药各4克，白酒2000克。

【制备】上药去杂，浸于酒中，密封30天（期间每天摇晃1～2次），开封后滤取澄清酒液饮服。

【饮服】温服。每天2～3次，每次15～25毫升。

【功效】活血化瘀，通络止痛。主要适用于跌打损伤、皮肉青紫及血瘀肿痛等。

跌打损伤酒

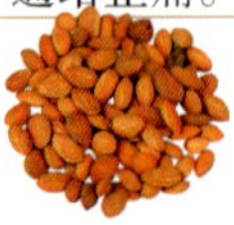

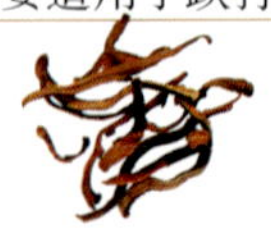

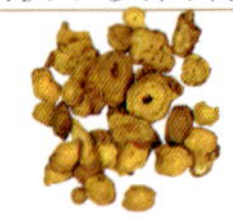

【简析】方中各药选料及用量均极为精当，其中当归、川芎、桃仁、赤芍、红花、三棱、苏木等为补血和活血药材中的常用之品，其活血消肿化瘀之功甚强，乳香、没药的活血通经之力较大，五灵脂、骨碎补、续断又是骨科常用药，柴胡、黄芩的清热解毒又全面配合了活血通络之需，故用于跌打损伤的治疗与改善效果明显。

活血通络酒

【配料】当归27克，柴胡、五灵脂、穿山甲各23克，制香附、松子各18克，甘草14克，赤芍、白芍各10克，白酒1500克。

【制备】上药去杂，研碎，浸于酒中，密封23天（期间每天振摇2次），开封后过滤除去药渣，滤取酒液装瓶即可。

【饮服】每天2～3次，每次20～30毫升。

【功效】活血化瘀，通络止痛。主要适用于新旧跌打损伤、胸胁瘀肿疼痛等证。

活血通络酒

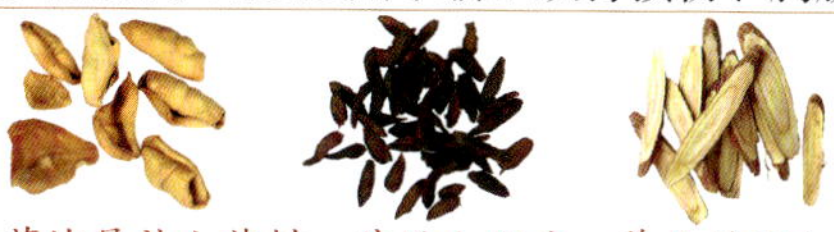

【简析】方中当归、白芍均属补血药材，其活血化瘀、养血补肝之功较强，而柴胡、五灵脂、穿山甲、香附、松子具有一定的祛风通络、调经活血、解郁止痛的功效，再借用甘草的缓急、清热解毒，各药齐奏活血通络、止痛之效。

没药鸡子酒

【配料】没药30克，生鸡蛋5枚，米酒1000克。

【制备】没药研为细粉；生鸡蛋打破取蛋清。没药粉与鸡蛋清一起混合均匀，倒入米酒中，充分搅拌，密封即可。

【饮服】温服。每天2～3次，每次40～50毫升。

【功效】活血止痛。主要适用于从高处坠落而下引起的肌肉损伤、筋骨疼痛之证。

没药鸡子酒

【简析】没药善于活血止痛、消肿生肌，是骨科跌打损伤病证的常用药材。鸡蛋清味甘而凉，具有较好的补血、滋阴、润燥的作用，加上米酒的清香柔和，能缓解损伤引起的疼痛。临床实践证明此酒对肌肉拉伤、碰伤及折伤而致的筋骨疼痛非常有效。

香脂肉桂酒

【配料】小茴香、补骨脂、肉桂各25克，黄酒40克。

【制备】上药洗净去杂，制为细末，混匀，装瓶备用。

【饮服】温服。每天2～3次，每次取药末5克，兑黄酒40克，调服而下。

【功效】益肾，活血理气。主要适用于跌打损伤及腰部疼痛等症。

香脂肉桂酒

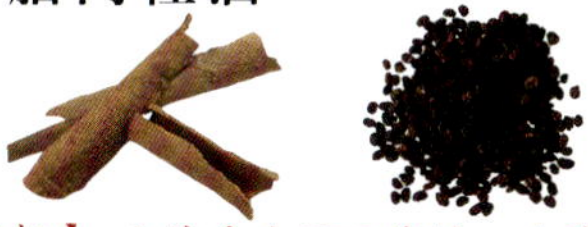

【简析】小茴香为温里药材，功善理气、温中、止痛，肉桂的散寒止痛、温中暖阳之力较为明显，而补骨脂长于补肾温阳，三药结合，其益肾理气的功效更为突出。此外黄酒能温经通脉、活血行气，从而使本酒可以较快消肿止痛，故为治跌打损伤的常用药剂。

风仙花红花酒

【配料】凤仙花45克，红花15克，白矾1克，60度白酒500克。

【制备】凤仙花洗净，晾干，切碎，与白矾、红花同装入纱布袋中，扎紧口，浸于酒中，密封17～20天（期间每天摇动1～2次），开封后取出药袋，静置即可。

【用法】此方为外用酒，不可内服。将干净纱布浸于药酒中25分钟左右，取出后外敷于患处（纱布干后滴酒淋湿）。每次保持10～20分钟，每天1次，或隔天1次。

【功效】活血祛瘀，消肿止痛。适用于跌打损伤及风湿关节疼痛。

【注意】本方中将白矾改为当归15克，同法制备，药效一样，且可内服。每天2～3次，每次20～30毫升。

凤仙花红花酒

【简析】凤仙花又名透骨草、指甲草、金凤花等。《本草纲目》载凤仙花可“活血化积，治蛇伤、腰胁引痛”。配伍红花的活血散瘀，白矾的祛风止痛，再以白酒行药势，疏通经脉，增强消肿除痛，故对跌打损伤及风湿关节疼痛疗效明显。

生地黄桃仁酒

【配料】生地黄500克，桃仁60克，白酒1000克。

【制备】桃仁去掉皮和核尖，捣为泥状，装好备用；生地黄置锅内，加水1500克，文火煎取药汁1000克，倒入白酒，加入桃仁泥继续加热至沸腾3分钟，离火，过滤除渣，提取酒液装瓶即可。

【饮服】温服。每天2～3次，每次25～30毫升。

【功效】通经活络，活血化瘀。适用于跌打损伤所致的筋骨肿痛。

生地黄桃仁酒

【简析】生地黄为清热药材中的常用之品，功效侧重于清热凉血，而桃仁善于活血化瘀。二药浸酒，酒善行走窜，能通经活络，故对跌打损伤所致的血瘀血肿、筋骨肿痛收到较好的缓解作用。

当归威灵舒筋酒

【配料】当归12克，川芎6克，红花、茜草、威灵仙各4克，白酒120克。

【制备】上药去杂，置锅内，倒入白酒，盖好盖，文火煮至沸，离火，过滤除渣，滤取酒液装瓶即可。

【用法】温服。每天2次，每次20毫升。药渣外敷患部。

【功效】舒筋活血。主要适用于挫伤及肌肉皮下组织、软组织等拉伤肿痛等。

当归威灵舒筋酒

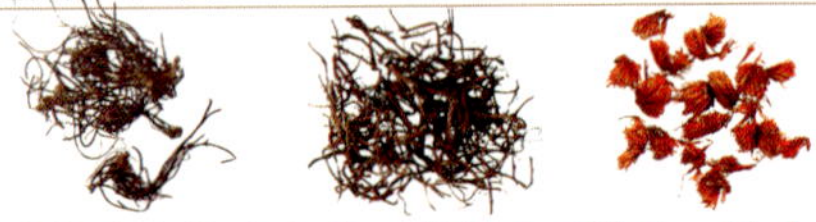

【简析】当归、川芎、红花均能活血化瘀止痛，当归亦可补血，使去瘀而不伤正。配合威灵仙的舒筋通络、止痛；茜草的凉血止血，共达养血活血，舒筋络之效。

化瘀止痛酒

【配料】生地黄汁400克，丹皮、桃仁、肉桂各48克，白酒800克。

【制备】丹皮、桃仁、肉桂洗净，制为细粉末，与生地黄汁、白酒一起文火煎沸数次，离火候凉，去药渣，滤取酒液装瓶即可。

【饮服】每天2～3次，每次20～30毫升。

【功效】清热活血，凉血止血。主要适用于外伤性出血或胸腹瘀痛等。

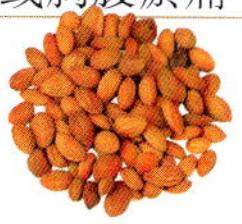

化瘀止痛酒

【简析】生地黄汁为新鲜生地黄经压榨而得（也可用生地黄加水适量浓煎取药汁），具有清热凉血、养阴止血的功效，桃仁、丹皮活血化瘀，既去除瘀痛，亦使该方止血而不留瘀。肉桂通行血脉，以助去瘀，又可防生地黄寒凉伤阳。四药配合，凉血止痛、清热活血的作用得以突显。

山茶花酒

【配料】山茶花30克，黄酒100克。

【制备】山茶花洗净去杂，置锅内，倒入黄酒，加清水适量，盖好盖，文火煮沸1～2次，离火，过滤除渣，滤取酒液装瓶即可。

【饮服】温服。每天2次，每次15毫升。

【功效】凉血止血，消肿止痛。主要适用于跌打损伤所致的血瘀肿痛。

山茶花酒

【简析】山茶花又名曼陀罗、玉茗花、耐冬等，具有很好的清热凉血、止血止痛的功效，常用来改善与治疗各种出血及跌打损伤所致的血滞血瘀肿痛等症。入酒后，酒行药效并通达于皮肤患处。然而山茶花有毒，用量不宜过大，亦不可久服。

肩周炎

肩周炎是肩部关节中的关节囊与关节周围的软组织、韧带等出现的非细菌性的慢性退化性炎症。此病在临床上也较为常见。

中医称之为“五十肩”、“漏肩风”。认为此病主要由外在的风寒湿热之邪侵入肌体，加上年老体弱、肝肾不足、气血虚亏等，体内正气虚弱，不足以抵抗外邪而致。

【症状表现】

肩部肌肉筋骨疼痛，且晚上痛感明显加重，痛感以右侧肩为多，关节屈伸不利，有时出现僵硬感，恶寒较重，病情严重时患者甚至不能摸裤带、摸背和洗脸等。

【配方选用】

血藤川芎酒

【配料】鸡血藤、路路通、川芎各65克，白酒800克。

【制备】上药去杂，切碎，浸于酒中，密封8～11天（期间每天摇晃1～2次），开封后取澄清酒液饮服。

【饮服】每天1～2次，每次15～30毫升。

【功效】散寒祛湿，温经活血。适用于肩周炎、腰腿痛、坐骨神经痛等。

血藤川芎酒

【简析】本方中的鸡血藤功善化瘀血、活经络；川芎侧重活血化瘀、祛风止痛；路路通为金缕梅科植物枫香树的干燥成熟果序，具有活血止痛、通经活络的功效。三药结合，既可祛除风寒，又能温通经血，故可有效治疗肩周炎、腰腿痛、坐骨神经痛等症。

关节炎

关节炎是最为常见的骨关节疾病之一，多发于双膝关节与双肘关节，发作时以关节疼痛为主要特点，以中老年人群为主，一般女性多于男性。临床上常见的有风湿性关节炎与类风湿性关节炎。此病日久不愈，可诱发驼背、关节畸型及风湿性心脏瓣膜病。

中医认为此病主要是体外的风、寒、湿三邪共同侵犯于肌体，加上体弱或年老体虚，身体正气不足而邪气旺盛，使经络不通，关节气血运行不畅综合而致。

【症状表现】

风湿性关节炎：关节、筋骨、肌肉疼痛明显，并有肿胀（天冷与夜晚痛感加重），有时肢体伴有麻木沉重感、关节活动不利等。

类风湿性关节炎：以中青年女性为多，早期有游走性关节疼痛与部分功能障碍；晚期关节僵硬、畸形、功能丧失，伴有骨和骨胳肌萎缩，一般病程较长。

【配方选用】

独活除湿酒

【配料】独活、川芎、熟地黄各5克，丹参10克，当归、炒杜仲各8克，黄酒1000克。

【制备】上药去杂，共研为末，入纱布袋中，扎紧口，浸于酒中，密封5~7天，开封后取出药袋，澄清后饮用。

【饮服】温服。每天2次，每次15~20毫升。

【功效】温经散寒，祛风胜湿。主要适用于寒湿性关节炎。

独活除湿酒

【简析】独活为祛风通络、散寒止痛的要药，善于下行，以治疗腰以下寒性关节炎见长。与当归、川芎、丹参等配合，能有效扩大治疗范围，凡寒性风湿在表者，上下兼可改善，而熟地黄的补血滋阴和杜仲的强壮筋骨，则增强了本酒治寒性关节炎的疗效。

威灵仙通络酒

【配料】威灵仙30克，当归、鸡血藤、桑枝、乌梢蛇各15克，木瓜10克，白酒1000克。

【制备】上药制为粗末，入纱布袋中,扎紧口，浸于酒中，密封8~10天（期间每天摇晃1次），开封后取出药袋，澄清后饮用。

【饮服】每天2~3次，每次15毫升。

【功效】活血通经，祛湿消肿，止痛。主要适用于风湿性关节炎。

威灵仙通络酒

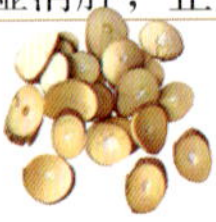
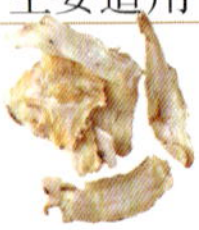
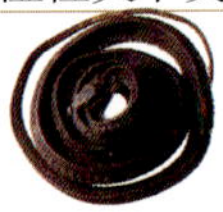

【简析】威灵仙为防治风湿疾病的要药，其祛风除湿、通经活络、止痛之功甚强，故为本酒的主要用药。此外鸡血藤、乌梢蛇、桑枝、木瓜也有良好的祛风活络的作用，当归则可养血活血以止痛。各药相互配合，药效在酒的行运之下，通达筋骨关节等处，从而达到治疗作用。

双皮活风酒

【配料】牛膝、海桐皮、枳壳、杜仲、防风、五加皮、独活各75克，生地黄90克，白术50克，薏苡仁38克，蜈蚣3条，白酒2500克。

【制备】上药去杂，制为粗末，入纱布袋中，包好，浸于酒中，密封11～13天，取出药袋，澄清后饮用。

【饮服】每天3次，每次15毫升。

【功效】祛风除湿，活血止痛。适用于风湿关节疼痛及筋骨疼痛等。

双皮活风酒

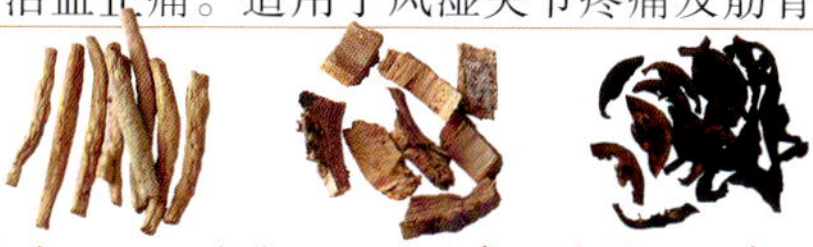

【简析】海桐皮、五加皮、独活均为祛风湿的常用药材，具有祛风胜湿、通经止痛的功效，主治风湿关节筋骨疼痛。此外，枳壳可行气化滞，生地黄可清热凉血，白术与薏苡仁能燥湿除痹，蜈蚣能祛风通络，故此酒的祛风止痛功效力宏而持久，药效作用全面。

雪莲花蜈蚣酒

【配料】大雪莲花1株，蜈蚣6条，白酒750克。

【制备】上药去杂，浸于酒中，密封8～10天（期间每天摇晃2～3次），开封后取澄清酒液饮用。

【饮服】温服。每天1～2次，每次15～25毫升。

【功效】祛风散寒，活血通经。主要适用于风湿性关节炎。

雪莲花蜈蚣酒

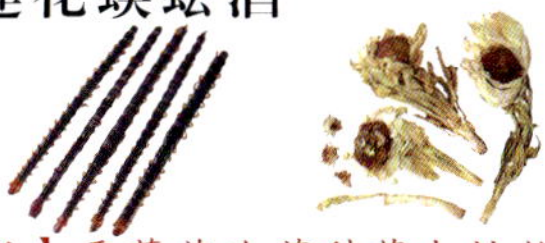

【简析】雪莲花为菊科草本植物雪莲花的干燥带根全草，温甘微苦，具有祛风除湿、活血止血的功效；蜈蚣具有较强的祛风通络、镇痛止痉的功效。二药相合，酒行药势，温经通脉。

五加皮酒

【配料】五加皮125克，白酒1250克。

【制备】五加皮切碎，浸于酒中，密封8～10天（期间每天摇动1次），开封后取澄清酒液饮用。

【饮服】温服。每天2～3次，每次15毫升。

【功效】祛风除湿，强筋壮骨。主要适用于风湿性关节炎。

五加皮酒

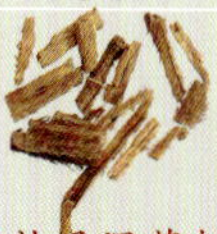

【简析】五加皮是祛风湿药材中的要品，功效为祛风胜湿、强筋壮骨。自古有“宁要五加一把，不要金玉满堂”之说。药理表明对风寒性关节炎、关节肿痛等疗效甚佳。

骨质增生

骨质增生又叫骨刺，是骨或关节软骨与关节由于慢性老化而导致关节面的结构与功能发生病变，压迫周围神经、血管与肌肉而产生的。此病常发于颈椎、腰椎、膝关节、肩关节及肘关节等处。

中医认为导致此病的原因主要是由肾虚引起的。因为肾主骨，肾气不足，精血虚少，则骨关节不能得到充分的精血滋养而致。

【症状表现】

患处部位关节活动不便，肌肉筋骨时有酸麻、肿胀疼痛，行走或运动时痛感加重等。

【配方选用】

辣椒酒

【配料】尖辣椒100克，白酒500克。

【制备】尖辣椒去柄，切碎，浸于酒中，密封8～10天，开封后取澄清酒液饮用。

【用法】此酒外用。每天3次，用时取酒适量，用药棉蘸之，外擦患部。

【功效】散寒祛湿通络。适用于骨质增生、风湿痛、冻疮、斑秃。

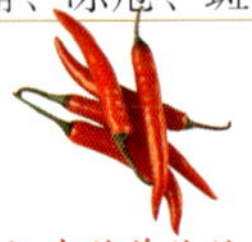

辣椒酒

【简析】尖辣椒极有营养价值，富含胡萝卜素及维生素B、维生素C、维生素D等，性热味辛，具有温里散寒、活血消肿、驱风通络的功效。白酒作引，可温经通脉，行走药效，用以增强通络散湿的功效，故对骨质增生及风湿痹痛等有较好改善作用。

骨刺消酒

【配料】伸筋草、透骨草、赤芍、海带、桑寄生、杜仲、落得打各17克，防己、秦艽、茯苓、千年健、钻地风、党参、白术、黄芪、佛手、陈皮、牛膝、红药、川芎、当归各10克，枸杞子7克，细辛、甘草各4克，白酒2000克。

【制备】上药去杂，制为粗末，入纱布袋中，扎紧口，浸于酒中，密封17天（期间每天摇晃1～2次），开封后取出药袋，澄清后饮用。

【饮服】每天2～3次，每次10～15毫升。

【功效】活血通络，祛瘀止痛。主要适用于颈椎及腰椎骨质增生。

【注意】阴虚内热者及孕妇忌用。

骨刺消酒

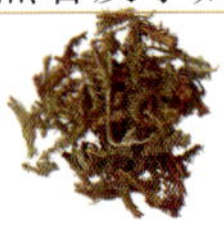

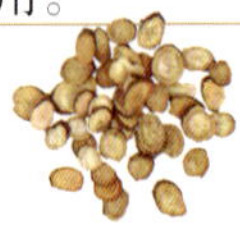

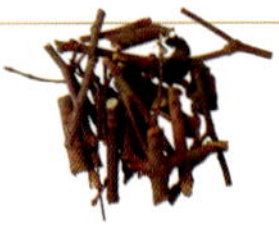

【简析】本酒为骨质增生的特设配方。其中伸筋草、透骨草有较强的祛风通络、散瘀止痛之功，赤芍、川芎、当归能活血化瘀，桑寄生、千年健等可祛风湿、强筋骨，党参、白术、黄芪、甘草等能补气健脾，陈皮、佛手能理气止痛，枸杞子滋阴益精。各药相互配合，令此酒药效全面而持久。

腰腿痛

腰腿痛是临床上较为常见易发的骨关节疼痛病症。病痛主要集中于腰部一侧或两侧、大腿及腿膝关节等处，以肌肉疼痛、关节酸麻、筋骨痹痛为主要特征。常发于中老年、体质素虚及病后体虚者。

中医认为腰为肾之府，腰腿痛与肾脏的关系紧密。其致病原因以内伤（主要是肾虚亏损）为主，加上外感寒湿邪气，使气血行运失调而致。另外腰肌劳损、腰椎骨质增生、腰部组织挫伤等也可引发腰腿痛。

【症状表现】

湿寒型：腰腿部寒冷酸痛（天冷时痛感加重、遇热时减轻）、关节活动不利、恶寒较重、发热较轻、舌白、脉沉缓等。

肾虚型：腰膝酸软无力、下肢行走困难、劳累过后疲倦感增强。偏阳虚者面色苍白、手足不温、舌淡脉细；偏阴虚者面色潮红、手足心热、心烦，口干、舌红等。

血瘀型：疼痛如针刺，不能翻转，痛处有瘀斑、拒按，舌紫暗脉弦等。

【配方选用】

首乌薏苡仁酒

【配料】炙何首乌145克，生薏苡仁96克，白酒800克。

【制备】上药捣碎，浸于酒中，密封13～15天（期间每天摇动1次），开封后过滤除去药渣，滤取酒液装瓶即可。

【饮服】温服。每天2次，每次15～20毫升。

【功效】祛风除湿，养血。主要适用于肾虚而致的风寒腰痛。

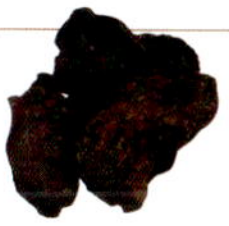

首乌薏苡仁酒

【简析】何首乌主入肾、肝经，功效长于滋肝补肾、益精养血；薏苡仁长于利湿祛风。白酒和血通脉、驱风散湿，更助何首乌与薏苡仁功效的发挥，故本酒能适用肾虚而致的风寒腰痛。

丹参川芎酒

【配料】丹参、杜仲各60克，川芎40克，黄酒1000克。

【制备】上药制为粗颗粒，浸于酒中，密封8～10天（期间每天摇晃1次），开封后过滤除渣，取澄清酒液饮用。

【饮服】温服。每天2～3次，每次15～25毫升。

【功效】活血化瘀，止痛。主要适用于陈伤性或劳累所致的腰腿痛。

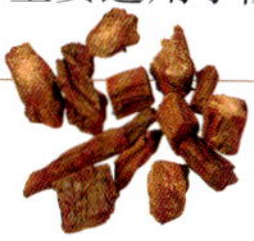

丹参川芎酒

【简析】丹参功善活血化瘀，川芎长于活血行气、止痛，此二者为本酒用以治疗腰腿痛的主要组成药材；此外杜仲可补肾强筋。三药合用，治病求本问源，再借酒势，通行经络，对陈伤性及过度劳累所致的腰腿痛，既能治又能调养强壮。

黑豆续断酒

【配料】黑大豆25克，川续断15克，黄酒50克。

【制备】川续断洗净，稍干后切细；黑豆文火炒熟。共同浸于盛有酒的杯中，小火隔水蒸煮至半，离火，候凉后饮服。

【饮服】温服。每日1剂。

【功效】补肾强筋，活血止痛。主要适用于慢性腰痛及妊娠腰痛。

【注意】本酒用来治疗妊娠腰痛时量不可过多；另外此酒有较强活血作用，怀孕初期及胎动不安者忌服。

黑豆续断酒

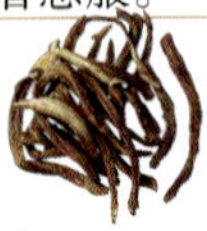

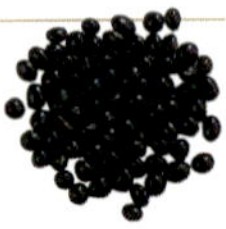

【简析】《本草纲目》记载黑大豆能润肾燥，治肾虚遗尿，是治肾病的良药，其功效为滋阴补血、活血祛风、解毒利水。川续断味甘苦辛，主归肝肾经，具有补肝肾、续筋骨、安胎气的作用，自古便是骨伤科、妇科、内科与外科的常用药材。二药浸酒，其补肾强筋、活血止痛的作用更强。

双子酒

【配料】菟丝子、五味子各40克，白酒700克。

【制备】上药去杂，浸于酒中，密封8～10天（期间每天摇晃1次），开封后取澄清酒液饮用。

【饮服】每天2～3次，每次15～20毫升。

【功效】补肝肾，养心神，敛精气。适用于肝肾虚损引起的腰腿痛、眩晕、失眠、多尿等。

双子酒

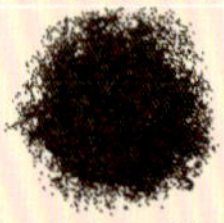

【简析】菟丝子是补阳药材之一，善补肾阳，又兼敛精气之功；五味子为收涩类的常用药材，既可敛心气，又能固肾敛精。二药浸酒，酒行药势，故本方可用以改善肝肾虚损、肾精不固之证如腰腿痛、失眠、多尿等。

通阳除湿酒

【配料】白术、茯苓各35克，肉桂20克，甘草10克，白酒60克。

【制备】上药洗净去杂，稍干，制为细粉状，装瓶备用。

【饮服】热服。每天2～3次，每次取药末5克，兑白酒60克，文火煮沸数次，趁热服下。

【功效】通阳除湿。主要适用于肾阳虚弱、外感寒湿凝滞腰部经脉导致的腰部冷痛、有肿块感、肢体沉重等证。

通阳除湿酒

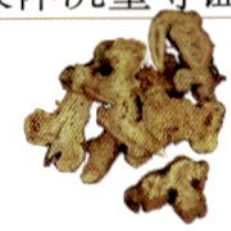

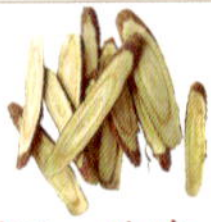

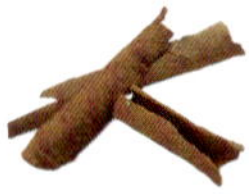

【简析】白术、茯苓二药功善益气、利湿、健脾；肉桂功善散寒止痛、温中暖阳；甘草功善补心润肺、清热解毒。四药合用，气机行运顺畅，身体心肾脾之阳气能通达无阻；白酒活血温经，又增强了散寒止痛的功能。

伸筋草药酒

【配料】伸筋草40克，牛膝30克，制川乌24克，鸡矢藤18克，制草乌12克，白酒1000克。

【制备】上药洗净去杂，捣为粗颗粒，浸于酒中，密封18天（期间经常地摇晃酒瓶），开封后滤去药渣，提取酒液装瓶即可。

【饮服】每天1～2次，每次15～20毫升。

【功效】祛风湿，散寒邪，通筋络。主要适用于腰腿疼痛、腰膝酸软、四肢麻木及关节活动不利等。

【注意】本方中川乌、草乌均有一定毒性，故每次不可饮服过量；阴虚内热者忌服。

伸筋草药酒

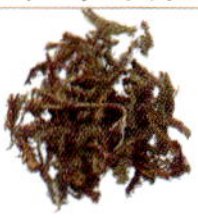
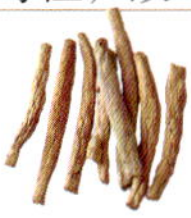
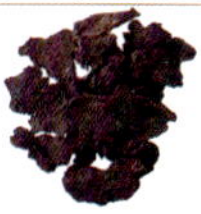

【简析】伸筋草性温味辛，具有祛风通络、散瘀止痛的功效，是骨伤科常用的祛风通络药材，也为本方的主药。配伍牛膝则活血通络，可有效疏通经络，起到镇痛的作用，另外鸡矢藤、川乌、草乌也具有一定的祛风散寒、除湿消肿的功能；白酒活血温经、行引药势。

双活五加酒

【配料】羌活、生地黄各100克，独活40克，五加皮60克，黑豆130克，米酒1000克。

【制备】黑豆炒熟，与生地黄置锅内，加水适量，文火煎取汁130～150克。羌活、独活与五加皮加工成粗颗粒，各药浸于酒中，加入药汁文火煮沸2～3次，离火，过滤除渣，滤取酒液装瓶即可。

【饮服】温服。每天2次，每次20～30毫升。

【功效】祛风除湿。适用于风湿腰痛。

双活五加酒

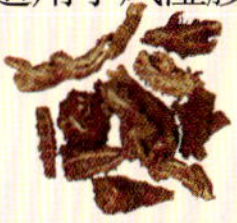

【简析】独活与五加皮功效侧重于祛风通络，羌活善于解表散寒、除湿止痛，再辅以养阴清热的生地黄，祛风活血的黑豆，使药酒在着重治疗风湿性腰痛时，兼能滋阴活血，有良好的预防效果。

狗脊独活酒

【配料】狗脊、丹参、黄芪、防风、牛膝、川芎、独活各40克，制附子27克，白酒2000克。

【制备】上药去杂，制为粗粒，入纱布袋中，扎紧口，浸于酒中，密封，文火隔水煮2～3个小时，离火，静置6天，开封后取出药袋，澄清后饮用。

【饮服】温服。每天2～3次，每次15～20毫升。

【功效】祛风除湿，壮腰强膝。主要适用于腰痛日久、强直难以舒展。

狗脊独活酒

【简析】本方功效以狗脊与独活为胜。狗脊具有较强的祛风除湿、补益肝肾、强筋壮腰的作用，独活的祛风湿、通经络、止痹痛的功能较强，另外防风、丹参、牛膝、川芎可加强活血散瘀、祛风胜湿之力，附子可温阳散寒止痛，黄芪可加强补气作用。合而为方，共达祛风除湿、壮腰健肾之功。

骨脂苍仲酒

【配料】杜仲24克，补骨脂16克，苍术、鹿角霜各12克，白酒800克。

【制备】上药制为粗粒，入纱布袋，扎紧口，浸于酒中，密封5～7天，开封后去药袋，静置一段时间即可。

【饮服】温服。每天2次，每次15～20毫升。

【功效】温肾散寒，祛风胜湿。主要适用于经久不愈之风湿腰腿疼痛。

骨脂苍仲酒

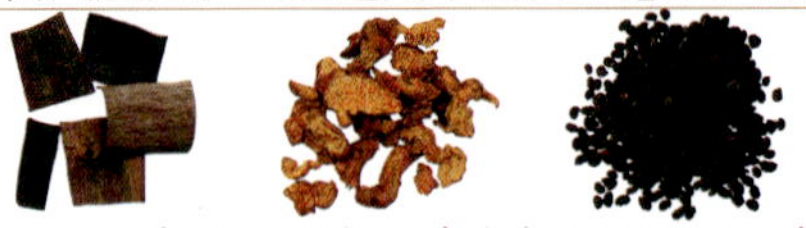

【简析】苍术芳香燥烈，内可解湿浊之郁，外能散风湿之邪，其燥湿健脾、祛风除湿之力较强；杜仲、补骨脂、鹿角霜同具温肾补阳、强壮筋骨的功效。四药配伍，酒行经脉，使本酒对经久不愈之风湿疼痛，有较佳的改善治疗效果。

续断疗伤酒

【配料】川续断、杜仲各135克，枸杞根皮200克，白酒2000克。

【制备】上药洗净去杂，制为粗末，入纱布袋，扎紧口，浸于酒中，密封，置锅内，文火隔水煮2个小时，离火，静置4天，开封后取出药袋，静置即可。

【饮服】温服。每天3次，每次25毫升。亦可随量饮服，但勿醉。

【功效】祛风湿，强腰膝，疗伤痛。适于风湿腰痛、风湿痹痛经久不愈者。

续断疗伤酒

【简析】续断是祛风除湿的常用药材，善于祛风湿、通经络、消肿痛，为本酒起效的关键；杜仲为补阳类药材，其补肾助阳、益精强筋的功效也甚为显著；枸杞根皮善清热凉血、退热强筋。三药相配，用白酒活血通络，可有效治疗风湿腰痛。

狗脊黑豆酒

【配料】狗脊120克，黑豆96克，白酒800克。

【制备】狗脊与黑豆共研为粗粒，浸于白酒中，密封好，文火煮沸约4分钟，离火，静置6天，开封后过滤除渣，滤取澄清液装瓶即可。

【饮服】温服。每天2～3次，每次20毫升。

【功效】祛风胜湿，补肾强腰。主要适用于腰腿无力、筋骨疼痛、下肢行走不利等。

狗脊黑豆酒

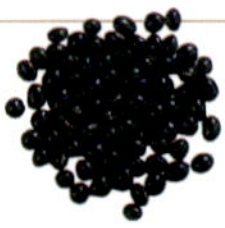

【简析】黑豆具有较好的祛风活血、利水除湿、补血养肾的功效，常用于肾虚而致的腰痛。狗脊性温味甘而苦，主入肝、肾经，有滋肝补肾、壮腰强膝、祛风胜湿之功，主要用于腰痛强直、筋骨疼痛、足膝软弱行走无力等证。

第六章　防治儿科疾病药酒

百日咳

百日咳是幼儿（多集中于5岁左右儿童）比较常见的急性呼吸道传染病，年龄越小，病情越重。此病一般是感染了嗜酸性百日咳杆菌而引发，四季都可发生，以冬春两季为多,具有较强的传染性（一般通过患者的飞沫传播）。

中医称之为顿咳，认为此病主要由感受外邪，邪犯于肺，气机不宣，肺气上逆，故而产生痉挛性、阵发性咳喘。

【症状表现】

初起时如同感冒流鼻涕、发热、流泪、轻微咳嗽，继而出现阵发性或痉挛性咳嗽，咳嗽时面部潮红，伴有吸气性鸡鸣样的吼声，吼声反复直至黏稠痰液吐出为止，咳喘夜晚重白天轻，时常伴有呕吐、咯血、鼻出血、抽搐等。

【配方选用】

猪肠葱头酒

【配料】猪小肠1节（85克），洋葱头40克，黄酒250克。

【制备】猪小肠洗净，切细段；葱头洗净，捣碎。一起置锅内，加热炒香，加入黄酒与淘米水400克，煮熟，取汁装瓶即可。

【饮服】温服。每天2次，每次10毫升。

【功效】润燥止咳化痰。适用于百日咳日久不愈、遗尿、气喘等。

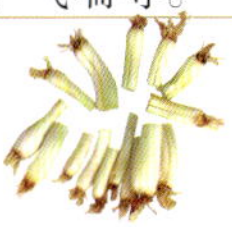

猪肠葱头酒

【简析】猪小肠富含钙质，具有祛火养嗓、祛湿化热、补肝健脾的功效。洋葱，具有清肺化痰、理气宽中、镇咳的功效，适用于咳嗽痰多、小便不利等症。二药共浸于黄酒中，黄酒味缓可矫药性，故对百日咳长久不愈及遗尿等症有较好的改善作用。

百部参皮酒

【配料】大枣30克，人参、茯苓、白术、地骨皮、炙百部、炙枇杷叶、百合各20克，五味子10克，甘草6克，50度白酒750克。

【制备】上药去杂，制为粗末，入纱布袋中，浸于酒中，密封22～25天，开封后取出药袋，澄清即可。

【饮服】每天1～2次，每次5毫升。

【功效】健脾补气，润肺止咳。主要适用于百日咳。

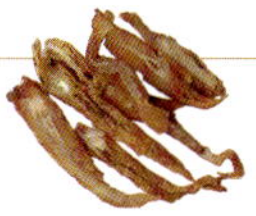

百部参皮酒

【简析】人参有补气健脾的功效，百部有润肺化痰止咳的作用，地骨皮能清肺退热止咳。此外，大枣、白术能补气调中益血，茯苓、百合可安神润燥，枇杷叶能止咳化痰，五味子、甘草可收敛润肺止咳等。酒行药势，强效镇咳。

水痘

水痘是儿科中常见的急性出疹性传染病。本病一般是由水痘疱疹病毒而引发，常发于冬春两季，以1~4岁的儿童最为多见。

中医认为此病由外感与内蕴湿热综合而致。湿毒与外邪经由口鼻而入肺脾，随之病邪郁结于肺脾，发生相搏，外达于肌表，则发为水痘。

此病愈后一般可获终身免疫。

【症状表现】

起病较急、传染性较强、身体发热、皮肤患处部位有丘疹与红斑出现，继而形成疱疹甚至结痂，痂脱落后一般无色素沉着与疤痕。

【配方选用】

荸荠酒

【配料】新鲜荸荠15个，米酒150克。

【制备】荸荠洗净，削去外皮，置锅内，加入米酒与适量清水，盖好盖，文火煮至荸荠熟，离火即可。

【饮服】每日1剂。

【功效】清热解毒。适用于水痘、小儿风热感冒、麻疹等。

荸荠酒

【简析】荸荠即马蹄，性凉味甘而淡，具有极好的食用与药用价值，作药用时有清热解毒、凉血生津的功效，对小儿水痘、麻疹、感冒等有较好的改善与治疗效果。米酒味甘清香，使药效平缓渗透。

小儿呕吐

小儿呕吐是儿科中比较常见多发的病症。此病大多是由外感寒湿之邪侵入肌体，加上饮食失节，使脾胃失和（脾虚胃弱而功能失常）而致。

【症状表现】

反胃呕吐，常伴有发热、腹胀、腹痛、惊风、便溏等症。

【配方选用】

两姜酒

【配料】生姜、干姜各30克，红糖40克，40度白酒100克。

【制备】前二药去杂，洗净，切薄片，浸于酒中，密封8~10天，开封后过滤除渣，滤取酒液装瓶，加入红糖充分搅拌，静置即可。

【用法】本酒既可内服，亦可外用。内服时每天2次，每次5~10毫升；外用时取酒适量，用药棉蘸之涂擦于肚脐处，每天2~3次。

【功效】温中止呕。主要适用于呕吐（各年龄段人群均适宜）。

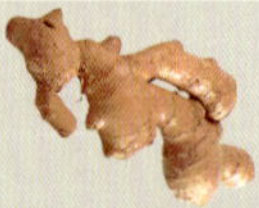

两姜酒

【简析】生姜与干姜是居家解表散寒、温中止呕的良品，作药用时常用来缓解和治疗胃寒恶呕、风寒感冒、咳嗽等症。此酒添进适量红糖，一则缓和二药偏燥的药性，二则调和药味，同时起着宁心的作用，故对各年龄段呕吐者均适用。

吴茱萸止呕酒

【配料】白术、吴茱萸、党参各17克，丁香、干姜、炙甘草、砂仁、陈皮、半夏各8克，50度白酒500克。

【制备】上药去杂，制为粗末，入纱布袋中，包好，浸于酒中，密封8～11天（期间每天摇晃2～3次），开封后取出药袋，静置即可。

【饮服】温服。每天2～3次，每次5毫升。

【功效】散寒温中，止呕。主要适用于胃寒呕吐、腹部隐隐作痛、便溏、四肢不温无力、痰液清稀等。

吴茱萸止呕酒

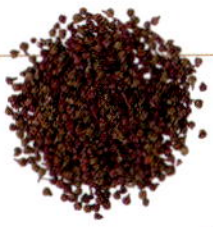
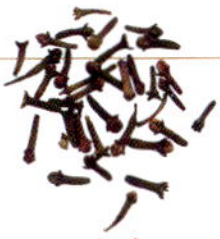
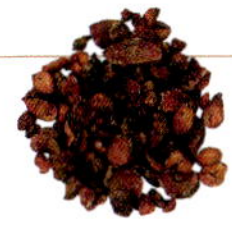

【简析】吴茱萸的功效为散寒止痛、温中止呕，为本酒的主药。此外，丁香与干姜亦能温中散寒、降逆止呕，半夏能降逆、和胃止呕，砂仁、陈皮可行气和中止呕，甘草能调药和中，白术和党参功于补气健脾。诸药共伍，令本酒具有良好的温中止呕的作用。

流行性腮腺炎

流行性腮腺炎又名“痄腮”、“蛤蟆瘟”等，是由腮腺炎病毒引起的一种急性呼吸道传染病。

此病四季都有发生，主要多发于冬春两季，以4～12岁年龄段的儿童常见。此病主要通过唾液、鼻咽分泌的飞沫、食物及用具进行传播，治愈后很少复发。

【症状表现】

发病较急，发热，头痛，咽喉肿痛，呕吐，继而腮腺肿大，肿块以耳垂为中心形如梨状，表面皮肤无异常，但按压时有痛感，咀嚼或饮食酸性食物时胀痛感明显。

【配方选用】

解毒散结酒

【配料】金银花、板蓝根各45克，连翘25克，柴胡18克，夏枯草、黄连、薄荷、僵蚕、生栀子各15克，黄芩、龙胆草各14克。50度白酒750克。

【制备】上药制为粗末，入纱布袋中，扎紧口，浸于酒中，密封15～17天（期间每天摇动2～3次），开封后取出药袋，澄清即可。

【用法】此酒既可内服，亦可外用。内服时每天2次，每次5～10毫升；外用时用药棉蘸酒适量，外擦于患部，每天4次。

【功效】解毒散结消肿。适用于流行性腮腺炎。

【注意】使用本方时忌食辛辣之品。

解毒散结酒

【简析】板蓝根与金银花均是清热解毒、散结消肿的良药，善解各种热毒如咽喉肿痛等，特别是板蓝根对腮腺炎有很好的治疗作用。此外，连翘、黄连、龙胆草、黄芩也有清热解毒功能，栀子清泻三焦热毒，薄荷具有疏风消肿、清热利咽之效。合而用之，以酒为引，共达解毒消肿之效。

小儿麻痹症

小儿麻痹症又叫脊髓灰质炎，是儿科中比较常见的神经系统急性传染病。此病主要是由脊髓灰质炎病毒引发，以神经系统受损为主要特征。一般以6个月至2岁的婴幼儿较为多见，多发于夏季。

随着医学的发展，有了口服的脊髓灰质炎疫苗，本病的发病率已逐年降低。

【症状表现】

初起时发热、咳嗽、咽部红肿、头痛、全身肌肉不适、痛感明显，时常伴有腹泻、呕吐、厌食等。

病情加重时走路不便、出现肢体瘫软、语言低沉无力甚至呼吸困难等。

【配方选用】

土元桂枝酒

【配料】土元、桂枝各25克，黄酒250克。

【制备】上药共研为细粉末，装瓶备用。

【饮服】温服。每天2～3次，1～2岁，每次取药末1克；3～5岁，每次取药末2～3克。兑热黄酒适量。

【功效】通经活络，除痹。主要适用于初起时病情较轻的小儿麻痹症。

土元桂枝酒

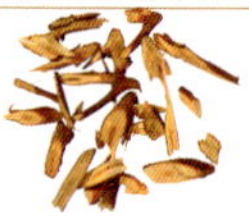

【简析】土元即土鳖虫，具有化瘀止痛、破积通络的功效；桂枝具有祛风通经、止痹散寒的功效。二药相合，加上黄酒的温经通脉之功，可使活络除痹之效充分发挥，故对小儿麻痹症初起者有较好改善作用。

牛膝两桑酒

【配料】牛膝38克，桑枝、桑寄生、当归、川芎各19克，65度白酒500克，黄酒320克。

【制备】上药去杂，制为粗末，入纱布袋中，扎紧口，浸于酒中，密封，隔水文火煮50分钟，离火，静置5～7天，开封后取出药袋，静置即可。

【用法】此酒外用，忌服。每天2～3次。用时先取酒液适量加热，然后用药棉蘸之涂擦于患部，至皮肤微红为宜。

【功效】养血活血，舒筋通络。主要适用于小儿麻痹症。

【注意】用此酒治疗时应尽量避免风寒。

牛膝两桑酒

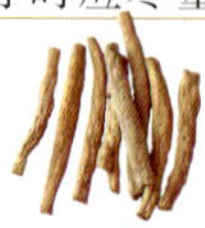

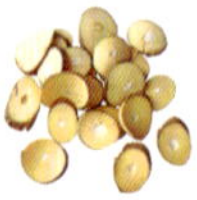

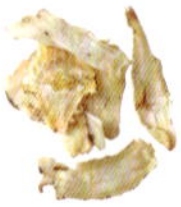

【简析】方中牛膝活血化瘀、强壮筋骨，桑枝祛风通络，桑寄生补益肝肾、强壮筋骨。加上当归、川芎均可活血消瘀。诸药配伍，白酒与黄酒相参，使药性药味减缓，并引药行运于肌体，故能有效改善小儿麻痹的肢体痿软。

小儿感冒

小儿感冒也叫小儿伤风，是儿科中较为常见的上呼吸道感染病症。此病一般是由病毒或细菌侵染人的鼻、咽喉部分而产生的急性炎症。主要发生在冬春两季。

中医认为小儿脏腑娇嫩，气血、营卫不坚固，外感寒热湿等邪气极易侵入机体，从而发病。

【症状表现】

婴幼儿： 高热，鼻塞流涕，烦躁不安，轻咳，食欲不振，呕吐腹泻等。

少年： 无热或轻度发热，头痛，全身不适，鼻塞，咳嗽，有时肚脐有阵发性疼痛等。

【配方选用】

葱白生姜酒方

【配料】葱白、生姜各40克，食盐8克，白酒25克。

【制备】前三者置碗中，捣为泥状，加入白酒，调匀，纱布包好即可。

【用法】此酒外用，不可内服。用纱布包擦拭胸、背、手心、脚心、腋与肘窝等部位，静卧即可。

【功效】祛风散寒。适用于小儿风寒感冒。

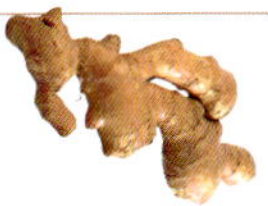

葱白生姜酒方

【简析】葱白与生姜均是辛温散寒的药材，具有解表散寒、发汗止咳的功效，常用来治疗风寒性感冒。加入适量的食盐调味，酒行药势，可将体内风寒驱散，以达到治愈的效果。

小贴士

明矾酒饼

【配料】明矾15克，面粉10克，白酒25克。

【制备】明矾置碗内，倒入白酒，充分浸透，加入面粉，一起搅拌均匀，做成饼即可。

【用法】此酒外用，忌内服。每天1～2次，每次将药饼外敷于脚心处，连续3天。

【功效】祛风化痰燥湿。主要适用于小儿风痰阻滞所致的感冒。

【简析】明矾即白矾、生矾，是矿物质类药物。据《本草纲目》所记“明矾，吐下痰涎饮癖，燥湿解毒，追涎”，意即此药功效能化痰燥湿、解毒催吐。面粉温甘质润，善补虚调中；白酒行药效，故对风痰阻滞所致的感冒有较好治疗效果。

小儿哮喘

小儿哮喘是儿科中比较常见的呼吸道慢性炎症。此病病程较长且反复发作，日久不愈可严重影响身体的发育，成为终身性疾病。一般多发于春冬两季。

中医认为此病病因内外兼有。内因归于小儿脏腑功能不全，特别是脾、肺、肾三脏娇嫩虚弱、卫外不固而痰郁气滞；外因归于感受六淫邪气，或过于喜食酸、甜、腥、辣之物而诱发。

【症状表现】

发病前鼻痒、流清涕、打喷嚏、咳嗽等，发作时有阵发性的哮鸣声（以晚上或早晨较为多见）、呼气延长、不能平卧、面赤发热、痰液黏稠而黄，有时便干、小便黄赤等。

【配方选用】

苏子姜桂酒

【配料】苏子、杏仁、半夏、白芍、白芥子、莱菔子各15克，麻黄、桂枝、甘草各8克，干姜、五味子各4克，细辛3克，40度白酒750克。

【制备】上药制为粗末，入纱布袋，浸于酒中，密封，隔水文火煮40分钟，离火，静置8～10天，开封后取出药袋，静置即可。

【饮服】温服。每天2次，每次5～10毫升。

【功效】温肺散寒，化痰定喘。主要适用于寒性哮喘（症状：咳喘哮鸣、痰清且有泡沫、口不渴、流鼻涕、无汗等）。

苏子姜桂酒

【简析】方中苏子具有温肺平喘、止咳化痰的功效，常与半夏、杏仁等化痰平喘药配合治疗咳喘病症，干姜温肺化饮以平喘，桂枝性热功善散寒温中。此外，白芥子、莱菔子可化痰平喘，白芍能滋阴润燥，五味子等可敛肺止咳。

桑白皮黄芪定喘酒

【配料】桑白皮25克，黄芪18克，杏仁、白果、苏子、葶苈子各15克，半夏14克，炙麻黄、甘草各10克，40度白酒750克。

【制备】上药去杂，制为粗末，入纱布袋中，包好，浸于酒中，密封，隔水文火煮45分钟，离火，静置5～7天，开封后取出药袋，澄清即可。

【饮服】温服。每天2次，每次5～10毫升。

【功效】清热化痰平喘。主要适用于热性哮喘（症状：咳喘时有鸣响声、呼气长、痰黏而黄、发热面红、口渴、大便干、小便黄等）。

桑白皮黄芪定喘酒

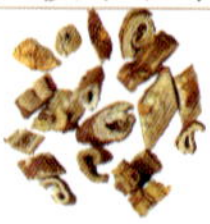

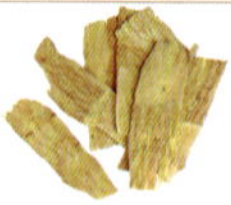

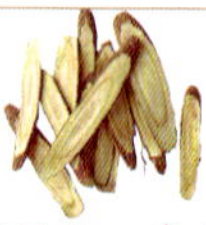

【简析】桑白皮是常用的清热止咳、平喘的药材，善清肺热、泻肺火，常与甘草合用治疗热性咳嗽与哮喘。黄芪能补气调中，固表以助祛邪，此外杏仁、白果、苏子、半夏、葶苈子等亦有止咳定喘的功能。诸药合用，清热化痰平喘之力优。

黄芪参术酒

【配料】黄芪 45 克，白术、党参各 23 克，防风、茯苓、半夏各 15 克，大枣、陈皮各 14 克，甘草 9 克，五味子 4 克，40 度白酒 750 克。

【制备】上药去杂，制为粗末，入纱布袋，浸于酒中，密封，隔水文火煮 45 分钟，离火，静置 8 ~ 11 天，开封后取出药袋，静置即可。

【饮服】温服。每天 2 ~ 3 次，每次 5 ~ 10 毫升。

【功效】健脾，固表，化痰。主要适用于缓解期哮喘（症状：哮喘基本消失、气短无力、面色无华，有时伴有咳嗽，痰多，食少等）。

黄芪参术酒

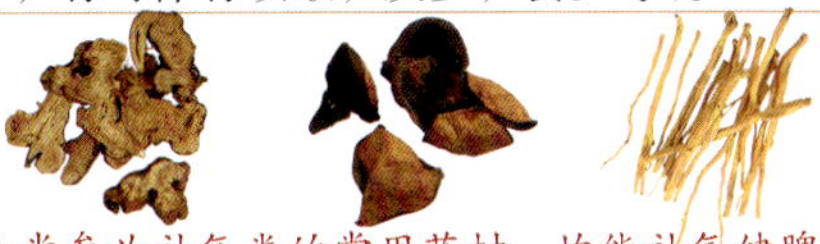

【简析】黄芪、白术和党参为补气类的常用药材，均能补气健脾，此外党参还兼有补虚养血之能，配上大枣、陈皮、甘草的行气调中功效，可收到固本的作用；防风能祛风解表，半夏和茯苓可燥湿健脾，五味子能敛肺止咳。各药一起浸酒，对哮喘后期的缓和调理尤为适宜。

麦冬沙参酒

【配料】麦门冬 60 克，沙参、天花粉、白茅根各 45 克，玉竹、桑叶各 23 克，生扁豆 15 克，生甘草 10 克，冰糖 150 克，40 度白酒 900 克。

【制备】上药洗净去杂，制为粗末，入纱布袋，扎紧口，浸于酒中，密封，文火隔水煮 30 ~ 45 分钟，离火，静置 5 ~ 7 天，取出药袋，静置即可。

【饮服】温服。每天 2 ~ 3 次，每次 5 ~ 10 毫升。

【功效】养阴清热，润燥生津，宣肺止咳，定喘。主要适用于肺阴虚燥咳气喘（症状：干咳无痰或少痰，午后或夜晚咳喘明显加重，面色潮红、五心烦热等）。

【注意】服用本酒时忌食辛辣食物；同时要避免身体感受风寒。

麦冬沙参酒

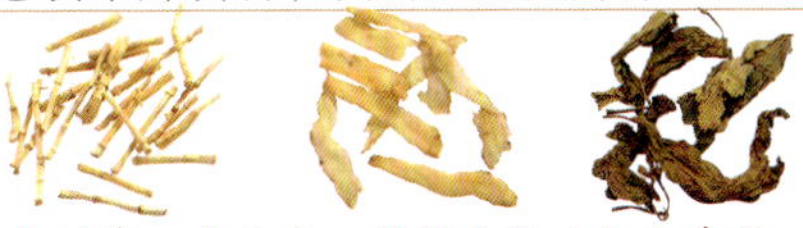

【简析】本酒以麦门冬与沙参二药为主，前药主要功效为养阴、清热、止咳，后药功效长于润肺止咳、养阴生津，二药结合能有效缓解肺虚燥咳、津伤干咳、气喘等。另外，白茅根清热利水生津，花粉、玉竹等能养阴润燥、止咳，桑叶能解表清热，甘草能调补中气。各药共浸，力在调治阴虚，冰糖宁心缓味，适宜小儿哮喘患者饮服。

小儿低热

小儿低热是指小儿的体温连续较长时间(一般持续半个月以上)维持在37℃~38℃的病症。此病较为多见易发，一般是由外感风寒湿热之邪侵入肌体，留而不去、内热壅滞不化而致。

【症状表现】

有较微的咳嗽、自汗盗汗、手足潮热、食少无欲、身体消瘦、面色无华、精神状态低沉、心烦意躁不安等。

【配方选用】

苏叶大枣酒

【配料】陈皮70克，紫苏叶250克，大枣15枚，米酒1000克。

【制备】紫苏叶、陈皮洗净，晾干，研细；大枣去杂捣碎。三药一起浸于米酒中，盖好盖，隔水煮至约600克，离火，过滤除掉药渣，酒液另装瓶即可。

【饮服】温服。每天2次，每次5~10毫升。

【功效】解表止咳，补气健脾，养血安神。主要适用于小儿感受寒邪而咳嗽、盗汗、食欲减退及心烦不安等。

苏叶大枣酒

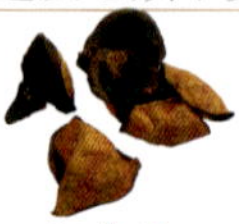

【简析】紫苏叶为辛温解表药，功能解表散寒、行气和中；陈皮为行气药，功能理气燥湿、健脾调中；大枣为补气药，功能益气调中，兼能养血。三药合浸能驱走寒湿之邪，有止咳、开胃和除烦之效；米酒作引，甘甜清爽，适合小儿饮服。

麻疹

麻疹是幼儿常见易发的一种急性出疹性传染病。此病主要是由于感染了麻疹病毒而致，常集中于1~5岁的幼儿，四季都可引发，以冬春两季为多，而且具有一定的流行性。病毒主要通过呼吸道飞沫、被污染的日用品、衣物等传播，患者是唯一的传染源。

【症状表现】

初起时发热、咳嗽、流鼻涕、目赤、容易流泪，继而在口腔两颊黏膜处出现灰白色或淡黄色，大小如针尖样的疹点，随之病情加重，全身透发红色丘疹，疹退后出现糠麸样脱屑及棕色色素沉着。

【配方选用】

糯米酒

【配料】糯米酒125克。

【制备】糯米酒置碗内，密封，隔水文火炖50分钟即可。

【饮服】温服。每天1次，每次10毫升。

【功效】透疹。主要适用于麻疹初起。

糯米酒

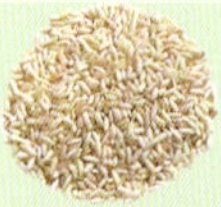

【简析】糯米酒性温味甘微酸，酒精含量较低，富含糖类及维生素等营养物质，对身体的滋补性较强，具有运行气血、透疹的功效，常用于小儿麻疹初起及病后体虚的调养。

地龙荸荠酒

【配料】生地龙 10 条，荸荠 40 克，米酒 300 克。

【制备】生地龙洗净去杂，与荸荠一起捣碎，取汁 40 克，倒入米酒中，密封，隔水文火煮沸 10 分钟，离火，过滤除渣，滤取酒液装瓶即可。

【饮服】每天 2 次，每次 10 毫升。

【功效】解毒，凉血，透疹。主要适用于麻疹黑陷不透属血热毒盛者。

地龙荸荠酒

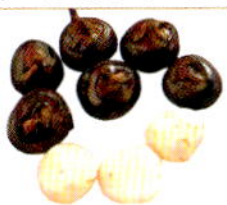

【简析】荸荠富含磷质，可有效促进体内脂肪、蛋白质及糖的代谢，促进生长发育等，非常适合儿童食用，作药用时，可发挥清热生津、凉血解毒的功效；地龙主要功效为清热熄风、活络止痉。二者结合，米酒行药势，故能有效改善上述之症。

疳积

疳积即疳证，是指小儿出现的慢性全身性虚弱病症，也就是现代医学常说的小儿营养不良（缺乏）症。主要分为热量与蛋白质供应不足两种类型，一般以 3 岁以下的幼儿最为常见。

中医认为引发此病主要有先天与后天两个方面：先天肾气虚弱（如早产、双胞胎、怀孕期不慎用药等）导致脾胃不健，出生后生长发育不良；后天喂养不当，如喂养过多或过于肥腻甘甜、生冷之物，造成饮食不化；喂养不足则使机体营养摄入过少，脾胃生化乏源、不能滋养全身气血。另外后天疾病对此症的产生也有一定的影响。

【症状表现】

身体消瘦，疲倦无力，体重减轻，精神萎靡不振，食少无欲，毛发焦枯无华，生长发育停滞，浮肿，皮下脂肪减少等。

【配方选用】

山楂斛竹酒

【配料】干山楂片 75 克，白术、苍术、玉竹、石斛、木瓜、神曲各 15 克，大黄 5 克，40 度白酒 500 克。

【制备】上药去杂，制为粗末，入纱布袋中，包好，浸于酒中，密封 5～7 天（期间每天摇晃 1 次），开封取出药袋，澄清即可。

【饮服】温服。每天 2 次，每次 5～10 毫升。

【功效】健脾开胃，化滞消积。主要适用于小儿疳积。

山楂斛竹酒

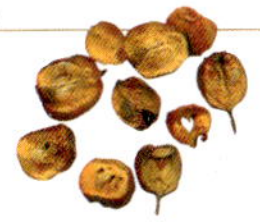

【简析】山楂是开胃助食的佳品，具有健脾和胃、消食化积的功效；石斛与玉竹长于养阴生津、退疳热；白术、苍术、木瓜、神曲能醒脾和胃，大黄能清热通便。酒行药势，故对疳积的改善较为明显。

急惊风

急惊风又叫抽风，是小儿惊厥之一，是一种来势较为凶猛（不及时救治常会出现生命危险）、病程较长、常反复发作的脑功能障碍症，与痘、疳、疹合称儿科四大证。此病一般以2岁左右儿童较为多发，而且年龄越小发病率越高。

中医认为此病主要与外感风热邪毒及大病久病之后导致的脾虚肝旺、肝肾阴亏有关。

急惊风不及时治疗，加上脾肾虚弱，可引发脏腑、气血、阴阳失衡，产生慢惊风而延长病程。

【症状表现】

起病急快，来势较猛，短时间内（几秒到数分钟）四肢不停抽搐，神志昏迷或意识丧失，眼球上翻或斜视，常伴有发热头痛、恶心呕吐、腹痛、气粗、舌红等症状。

【配方选用】

天竺黄熄风酒

【配料】栀子20克，天竺黄30克，蝉衣12克，羚羊角2克，米酒300克。

【制备】前三药去杂，置锅内，加水600克，文火煎至200克，倒入米酒，再煮沸1～2次，离火，过滤除渣，滤取酒液装瓶备用；羚羊角研为细粉，装瓶备用。

【饮服】温服。每天2次，每次取羚羊角药粉0.5克，兑热酒20～30毫升。

【功效】清热熄风止痉。主要适用于小儿急惊风。

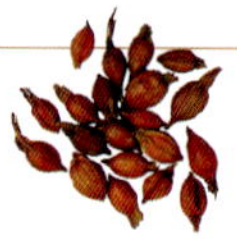

天竺黄熄风酒

【简析】天竺黄主要功效为清热豁痰、宁心镇惊，常用于治疗小儿惊风、抽搐等症，为本酒的主药。此外，栀子具有清热泻火作用，蝉衣、羚羊角有疏熄风清热、解痉的功效。以上各药相互调配，其熄风定惊之效较强。

镇惊安神酒

【配料】党参、当归、炒枣仁、茯苓神、龙齿各15克，白术10克，五味子6克，远志3克，朱砂2克，米酒750克。

【制备】前八味药材去杂，浸于酒中，置锅内，文火煮至300克，离火，过滤除渣，滤取酒液装瓶备用；朱砂研为细粉，装瓶备用。

【饮服】温服。每天2～3次，每次取朱砂末0.5克，兑热酒5～10毫升。

【功效】补气镇惊，养心安神。主要适用于小儿急惊风。

镇惊安神酒

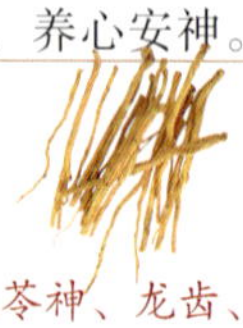

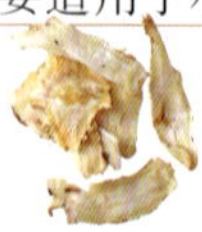

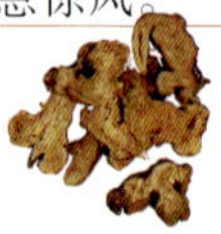

【简析】酸枣仁、茯苓神、龙齿、远志、朱砂均有安神功效，其中龙齿、朱砂重在镇惊安神，其余则侧重于养心安神。另外，党参、白术可补气健脾，当归活血养血，五味子收涩心气。各药同浸，米酒味缓清香，非常适宜治疗小儿急惊风病症。

保健养生药酒

此类配方侧重于保健强身。一般药力较为平和，适宜居家常服和久饮。此类药酒通过综合补益气血、调养脏腑、扶正补虚、平衡阴阳、提高抵抗力、增强生命活力，从而达到保健养生的目的，因此特别适合处于亚健康状态（即身体常感不适却无明显病症）的人群。

第一章　五脏调养类药酒

养心药酒

心脏是人体内脏中极为重要的器官。中医认为心脏主要有两个方面的功能。

一主血脉。心脏及其网状血管构成了血液循环的管道，通过有规律地收缩运动，推动血液在其中流动，把生命活动所需的氧气、营养物质及其他酶、激素等供给各组织器官，同时带走其代谢产物，以维持正常新陈代谢。

二主神明。心脏功能健全者则神清气爽、精神状态好、注意力集中、智力水平较高、记忆力强等。

养心药酒通过补气益血，达到养心安神的目的，并兼有延年的功能。对心悸心慌、心神难宁、健忘头晕、精神欠佳、肢体无力等有很好的改善与调养功能，对血液循环失于调养者非常适宜。

丹参竹叶酒

【配料】丹参90克，淡竹叶50克，白酒1300克。

【制备】上药去杂，切薄片，入纱布包好，浸于酒中，密封16～18天，取出药袋，静置即可。

【饮服】冷服。每天2～3次，每次15毫升。

【功效】活血通脉，养心宁神。凡气血虚弱、身体疲倦无力、心神难安，以及心绞痛、月经不调、脉管炎等均适宜。

丹参竹叶酒

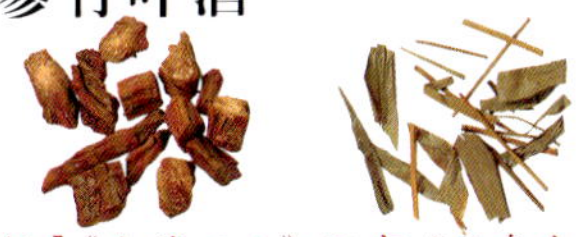

【简析】《本草正义》记有"丹参专入血分，功在活血行血，内达脏腑而化瘀滞，外利关节而通经脉"，是安神宁志、养心除烦、活血化瘀的良品；淡竹叶性凉入心，具有清心除烦宁神的作用。两药入酒，酒能行气通经，可使身体气血行运畅通，故能有效改善气血瘀滞和虚弱所致的心悸、胸痛等症。

大枣杞龙药酒

【配料】大枣100克，枸杞子、龙眼肉、生地黄、当归身各24克，金银花、牛膝、杜仲、五加皮各18克，红花、甘草各6克，白糖、蜂蜜各200克，30度白酒1500克。

【制备】前11味药材去杂，制为细末或粗粒，入纱布袋，扎紧口，浸于酒中，加入白糖与蜂蜜搅拌，密封，隔水文火煮沸，离火，静置3～4天即可。

【饮服】冷服。每天1～2次，每次15～20毫升。

【功效】补肝益肾，益精安神。凡肝肾精血不足、腰膝酸软、肢体易倦无力、心神不宁、头晕目眩、失眠及肝肾虚弱而处于亚健康状态者均适宜。

大枣杞龙药酒

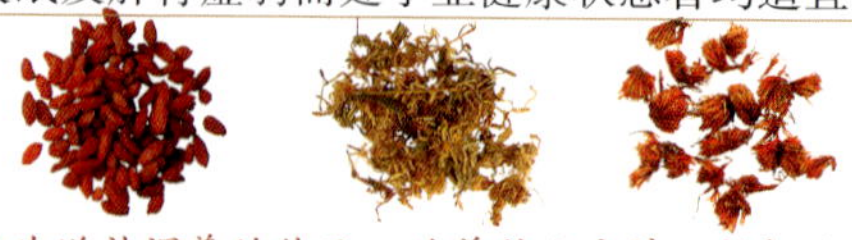

【简析】大枣、龙眼肉均为滋补调养的佳品，功善补血安神，枸杞子具有滋肝补肾、益精血的功效。此外，当归身能补血养血，生地黄、牛膝、杜仲可补肝养肾，五加皮可祛风散湿，甘草补中调药，红花活血散瘀，白糖与蜂蜜能宁心润燥。诸药合用共奏肝肾同补之功效。

养神酒

【配料】桂圆肉500克，熟地黄180克，枸杞子、白茯苓、山药、当归身各120克，薏苡仁、酸枣仁、续断、麦门冬各60克，木香、大茴香各30克，丁香、莲子各12克，白酒2000克。

【制备】茯苓、山药、薏苡仁、莲子去杂，制为细粉末，其他各药去杂，与上述药粉一起装入纱布袋中，扎紧口，浸于酒中，密封，隔水文火煮沸，离火，静置3天即可。

【饮服】冷服。每天2～3次，每次30～40毫升；亦可随量，但勿醉。

【功效】养心安神定志。凡心脾两虚、心神不安、精神欠佳、失眠及平素身体气血不足者均适宜。

养神酒

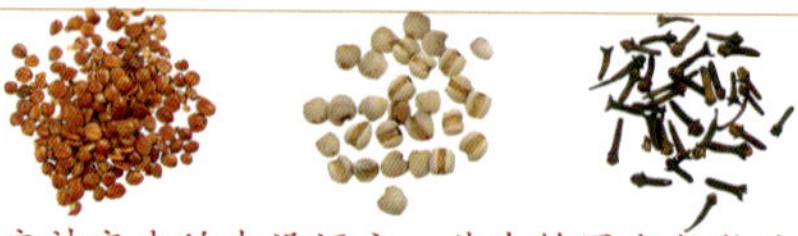

【简析】本酒为安神定志的专设酒方。其中桂圆肉与熟地黄为主药，前药功效为养心安神、益气补血，熟地黄侧重于补血滋阴。此外，酸枣仁可安神宁心，麦门冬、山药、枸杞子能养阴益精，木香、茴香与丁香可理气健脾，莲子能补益心脾，薏苡仁健脾利湿，当归身补血养血。诸药同浸，酒行药势，调运气血，行运脏腑。

桂圆宁心酒

【配料】桂圆肉100克，白糖50克，桂花25克，白酒1000克。

【制备】上药直接浸于酒中，充分搅拌，密封20天（密封时间越久，酒味越香，酒效越佳）即可饮用。

【饮服】冷服。每天2次，每次10～15毫升。

【功效】宁心安神，养颜。凡神经衰弱、精神低沉、面色失华、憔悴、失眠健忘、心慌等均适宜。

桂圆宁心酒

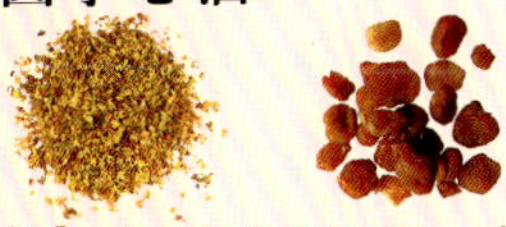

【简析】桂圆肉是补气益血、养心安神的良品，桂花辛温，芳香醒脾，化痰利窍，有效配合桂圆肉的药效发挥；白糖甘温，主入脾经，既可调味，又能宁心，加上酒通血脉，运行药势，可载药通达于所病之脏腑。

复方参七酒

【配料】三七24克，丹参40克，冰片2克，白酒800克。

【制备】前二药去杂，制为粗末，入纱布袋中，扎紧口，浸于酒中，密封12～14天，取出药袋后压榨取液并倒入酒液中，加入冰片搅拌均匀，静置2天，过滤除渣澄清即可。

【饮服】冷服。每天2～3次，每次15毫升。

【功效】活血通窍止痛。凡气血不畅、胸有闷感、心翳痛等均适宜。

复方参七酒

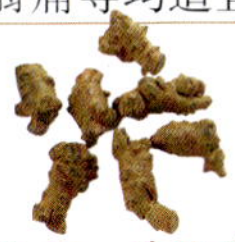

【简析】丹参善活血化瘀，兼能养血安神，三七善化瘀止痛，冰片芳香浓郁，可通窍醒神，同时还可清热止痛。三药结合，活血之功甚强，而血为气之母，血旺则气行，气血顺畅无阻，故心痛、胸闷等不适感均可有效缓解。

龙眼安神酒

【配料】麦门冬15克，生地黄12克，枸杞子、白茯苓、当归身、龙眼肉各8克，米酒1250克。

【制备】上药去杂，捣碎，入纱布袋中，扎紧口，浸于酒中，密封5～7天，开封后取出药袋，静置即可。

【饮服】冷服。每天2～3次，每次30～50毫升。

【功效】养心，安神，定志。凡心血不足而致心慌心悸、头晕健忘、失眠多梦等均适宜。

龙眼安神酒

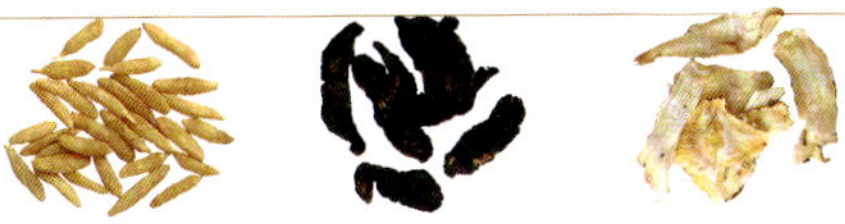

【简析】龙眼肉甘平而质润，能补益脾气、营养心血，对心脾两虚所致的各症尤为适宜，故为本方的主药。此外，麦门冬、生地黄能养阴清热，枸杞子能益精补血，白茯苓善宁心安神，当归身补血养血。各药配合，使机体血液充盈，营血足则收安神之效。

党参桂圆酒

【配料】党参、桂圆肉各40克，五味子、丹参、栀子各27克，白酒2000克。

【制备】上药去杂，制为粗末，入纱布袋中，扎紧口，浸于酒中，密封15～17天，开封后取出药袋，静置即可。

【饮服】冷服。每天2～3次，每次10～15毫升。

【功效】补气益血，养心安神。凡身体虚弱、肢体易倦无力、少气懒言、心神不宁、心烦意躁、心悸健忘等均适宜。

党参桂圆酒

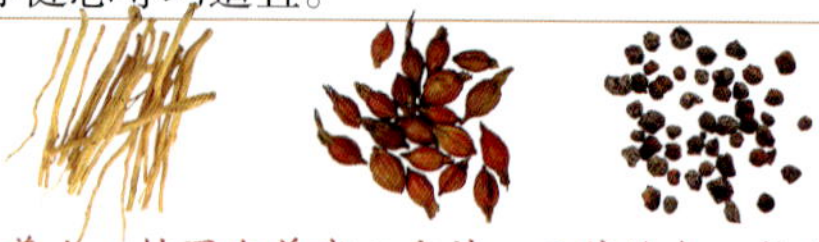

【简析】党参善补气养血，桂圆肉善宁心安神，二药结合，气血并调以达养心安神的作用。另外，丹参能养血安神、清热除烦，五味子能敛心气、安心神，栀子可清热除烦。各药合用，其安神功效相得益彰。白酒行引药势，通经利脉，可载药效通达于脏腑所需处。

两叶提神酒

【配料】竹叶38克，松叶75克，蜂蜜45克，白酒750克。

【制备】前二药洗净去杂，晒干，切碎，装入酒中，加入蜂蜜搅拌均匀，密封25～30天，开封后取澄清酒液饮服。

【饮服】冷服。每天2～3次，每次15～20毫升。

【功效】提神，除疲，醒脑。凡神经衰弱、情绪低沉、肢体无力易倦、脚软等均适宜。

两叶提神酒

【简析】松叶性温味苦，具有安神、乌须的功效；竹叶性寒味甘淡，清热透心，两叶配伍，能有效清心利窍、提神醒脑，让人身轻体健。此外蜂蜜质润气香、润燥调中，能很好地缓和酒性药味，又可补虚强中，增加了本酒消疲、提劲的功效。

吴茱萸酒

【配料】吴茱萸30克，肉桂6克，白酒250克。

【制备】上药去杂，置锅内，倒入白酒，盖好盖，文火煮至半，离火，过滤除去药渣，滤取酒液装瓶即可。

【饮服】温服。每天2～3次，每次15毫升。

【功效】温中散寒。凡身体畏寒、反胃呕恶及突发性的心绞痛均适宜。

吴茱萸酒

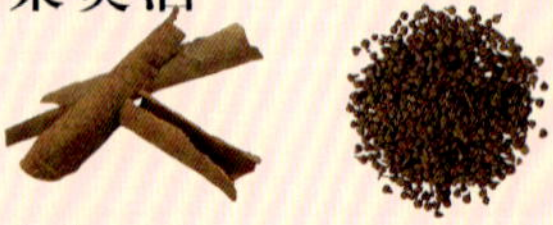

【简析】吴茱萸性热味苦辛，归肝、脾、胃、肾经，主要功效为散寒止痛、温中回阳，对胃寒呕吐能有效改善；肉桂性热而入心经，能温心暖阳、散寒止痛，有效改善心阳不足的心绞痛。二药同浸，酒走药力，起效明显。

龙眼肉酒

【配料】龙眼肉125克，白酒750克。

【制备】龙眼肉直接浸于酒中，密封20～25天（期间每隔4天摇晃1次），开封后取澄清酒液饮用。

【饮服】冷服。每天2～3次，每次15～20毫升。

【功效】益心安神。凡身体过度劳累而致的体虚乏力、精神不佳、心神不宁、健忘等均适宜。

龙眼肉酒

【简析】龙眼肉是治心脾两虚、补气血双亏的滋补圣品，常用来改善心神不宁、失眠健忘或过度劳累而造成的气血虚损、身体虚弱、精神不佳等不适症状。白酒行势，通经利脉，故此酒常服有较好保健功能。

安神养心酒

【配料】麦门冬、龙眼肉各24克，生地黄18克，茯苓、柏子仁、当归身各12克，淡竹叶10克，酸枣仁6克，白酒1200克。

【制备】上药（除龙眼肉外）制为粗末，与龙眼肉一起装入纱布袋中，扎紧口，浸于酒中，密封22～25天（期间加温3次），开封后取出药袋，静置即可。

【饮服】冷服。每天2次，每次20～30毫升。

【功效】养心安神。凡身体疲倦无力、面色无华、失眠多梦和心悸心慌者均适宜。

【注意】凡脾胃湿盛之腹泻、肠鸣者均应忌用。

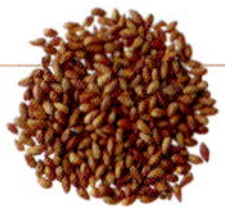

安神养心酒

【简析】柏子仁、酸枣仁均为养心安神的良药；茯苓能宁心安神；淡竹叶可清心安神；龙眼肉可补气益血安神；麦门冬、生地黄长于养阴清热；当归身善补血安神。各药配合，既安神志，又兼补气血，借酒行药势，通达心脑。

养心通络酒

【配料】当归、冬虫夏草各27克，人参、红花、川芎、橘络、薤白各23克，白糖225克，白酒1500克。

【制备】上药去杂，制为粗末，入纱布袋，扎紧口，浸于酒中，密封18～20天，开封后取出药袋，加入白糖充分搅拌，静置即可。

【饮服】冷服。每天1～2次，每次5～10毫升。

【功效】益气养心，活血通络。凡胸部不适（隐隐作痛或胸闷）、气短、心悸、心慌及气血瘀滞的冠心病等均适宜。

养心通络酒

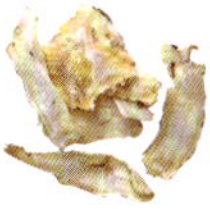

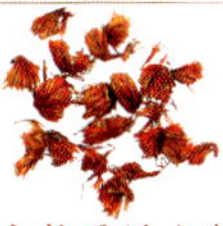

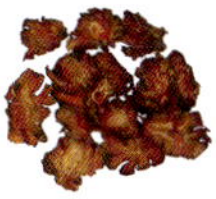

【简析】当归、红花、川芎、橘络、薤白长于活血行血、通经化瘀，人参重于调补元气、安神益智，冬虫夏草能补益脾肾、助阳醒脑，白糖矫味又有一定宁心作用。各药相和，其养心通络的功效十分明显，其他药效相互配合，渗透肌体，使本酒保健与治疗兼顾。

枣仁枸杞芝芪酒

【配料】枸杞子、黄芪各30克，蜂蜜300克，人参、酸枣仁、灵芝各15克，鹿茸、五味子各8克，白酒1500克。

【制备】上药去杂，制为粗末，入纱布袋中，扎紧口，浸于酒中，密封15～18天，开封后取出药袋，压榨提取压榨液倒入酒液中，加入蜂蜜充分搅拌，过滤静置即可。

【饮服】冷服。每天2～3次，每次10～15毫升。

【功效】补气血，安心神。凡形体消瘦、易倦无力、面色无华、神情低落、心神难安、失眠多梦、目眩、梦遗、舌淡白、脉象细弱等均适宜。

【注意】实热证患者忌用。

枣仁枸杞芝芪酒

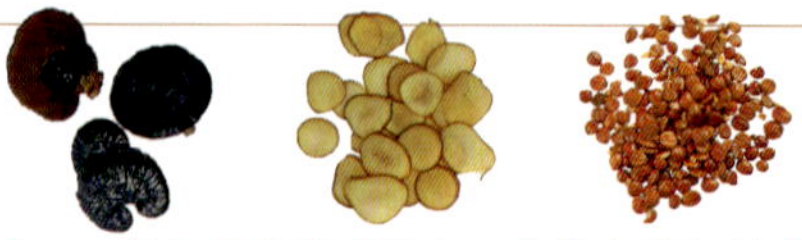

【简析】酸枣仁、灵芝主安神宁心，枸杞子主补益精血，黄芪主补气调中；此外，人参可配合黄芪补气益中的作用，鹿茸补肾阳、强精血，五味子敛心安神，蜂蜜质润宁心调味。各药同制药酒，滋而不腻，温而不燥，最适用于以上之症患者饮服。

茯苓参芪安神酒

【配料】天麻25克，黄芪、党参、何首乌、五味子、枸杞子、茯苓各15克，白酒1500克。

【制备】上药去杂，制为粗末，入纱布袋中，包好，浸于酒中，密封15～18天，开封后取出药袋，压榨取液再倒入酒液中，静置澄清即可。

【饮服】温服。每天3次，每次20～30毫升。

【功效】安神益气，健脑宁心。凡神情恍惚、心神不安、肢体疲倦、腰膝酸软、舌苔薄白、脉象细弱、失眠、心慌等均适宜。

【注意】凡阴虚火旺之人及感冒者忌用。

茯苓参芪安神酒

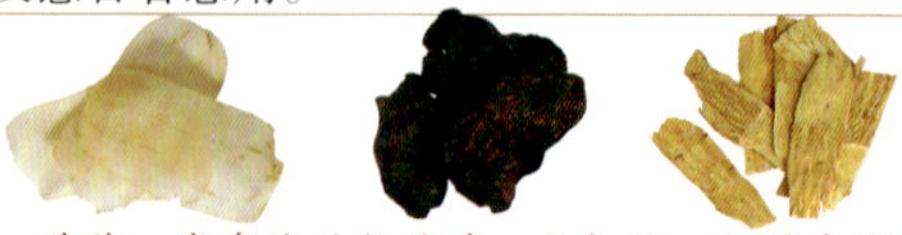

【简析】茯苓功善宁心安神，黄芪、党参能益气健脾，枸杞子、何首乌能滋肝肾、益精血，五味子可敛心气、安心神；此外天麻长于熄风定惊，可配合以上各药安神宁心的需要。酒通经利脉，使气血运行更通畅，气机和顺，七窍通利，自然收到健脑宁神的效果，故能有效改善以上诸症。

五味子人参酒

【配料】五味子75克，人参4克（小支或半支），西洋参17克，白酒2500克。

【制备】五味子去杂，捣碎；西洋参切成薄片状。二者浸于酒中，加入人参，密封15～20天（期间每天摇晃1次），开封后取澄清酒液饮用。

【饮服】冷服。每天2～3次，每次20～25毫升。

【功效】补心养阴，益气安神。凡身体劳累过度而致的体倦无力、神经衰弱、面色无华泛白、头晕、汗多、睡眠不佳、舌淡而白、脉象细微等均适宜。

【注意】实热病者忌用，感冒者不宜。

五味子人参酒

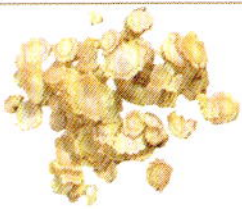

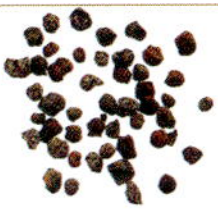

【简析】人参与西洋参均为补气之品，具有补心益气、安神益智的功效；五味子善收涩，功能敛心气、安心神。诸药合用，气阴齐补，而且补中有敛，故对气阴虚弱导致的神经衰弱、面色无华、身体无力、多汗等症状可有效改善。

柏仁菖志酒

【配料】补骨脂、熟地黄、生地黄、天门冬、麦门冬、人参、当归、川芎、白芍、云茯苓、柏子仁、砂仁、远志、石菖蒲各38克，木香20克，白酒2500克。

【制备】上药去杂，制为粗末，入纱布袋中，扎紧口，浸于酒中，密封，文火煮沸，离火，静置5～7天，开封后取出药袋，静置即可。

【饮服】温服。每天2～3次，每次15～20毫升。

【功效】补心脾，安神志。凡心脾两虚、神情低迷、肢体易倦无力、心悸、眩晕等均适宜。

柏仁菖志酒

【简析】柏子仁、远志、石菖蒲均能养心安神，三药同浸可强化安神定志的效果。此外，生熟地黄、天麦两冬又增强了养阴清热除烦之功效，人参补脾益气、宁神益智，补骨脂温阳补肾，当归、白芍、川芎善活血行气、养血敛阴，木香长于理气行滞，云茯苓利湿健脾、宁心安神。诸药同浸，使本酒既突出了安神这一作用，又兼顾脏腑的调养。

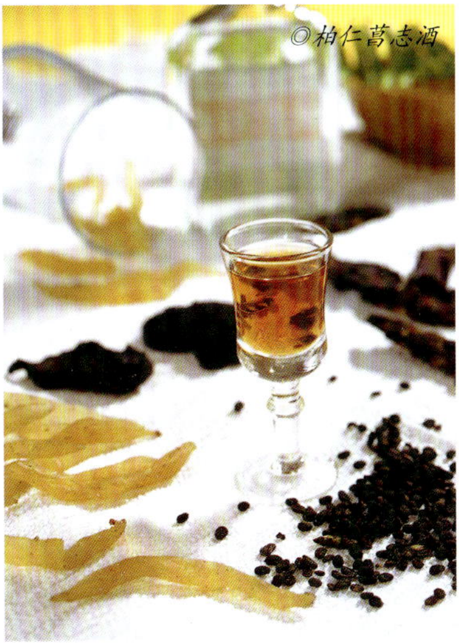

◎柏仁菖志酒

益肝药酒

肝是人体的解毒器官与最大的消化腺。中医认为肝主藏血、主疏泄。

血为阴的重要组成部分，肝血不足或肝不藏血，则肝阳上亢，从而导致视力下降、眼花、肢体时有麻木、关节活动不利、经量异常、经闭、崩漏等症状；如情志不畅（易恼易怒或郁闷）、肝气内郁也会使肝脏功能失常、气机不畅、气血不调，又进而影响脾胃运化功能，从而引发胸胁胀痛、心烦意躁、失眠、便秘等。

因肝肾同源，肝血与肾精均为阴液，所以此类药酒一般加入了补肾的药材，益肝的同时还有补肾益精的功能，可改善腰膝酸软、便秘及遗精等。肝肾同补，滋养精血，从而使益肝效果更明显。

首乌益肝酒

【配料】何首乌300克，白酒750克。

【制备】何首乌去杂，制为粗末，浸于酒中，密封10～12天（期间每天摇晃2～3次），过滤除渣，澄清后装瓶即可。

【饮服】温服。每天2～3次，每次10～20毫升。

【功效】益肝，养精，延年。凡腰腿筋骨酸软无力、肢体易倦、头晕耳鸣、发早白或易脱发及带下等肝肾精血不足引起的不适均适宜。

【注意】胸闷而腹胀、食少欲差者不宜。

首乌益肝酒

【简析】何首乌的主要功效为滋肝肾、益精血、乌须发，是治肝肾精血不足所致的腰软无力、须发早白、头晕耳鸣及女子带下、崩漏等的常用药材。药理表明此药还可抗衰安神，故本酒常服有延年之效，尤适宜早衰或年老之人作为平常调补之用。

桑寄生酒

【配料】桑寄生20克，菊花（九月菊为佳）、鲜石菖蒲、鲜木瓜各15克，小茴香7克，白酒1000克。

【制备】上药去杂，制为粗末，入纱布袋中，扎紧口，浸于酒中，密封8～13天（期间每天摇晃1～2次），开封后取澄清酒液饮用。

【饮服】温服。每天早晨1次，每次15毫升。

【功效】滋补肝肾，益精补血。凡肝肾精血虚亏而致的身体疲软无力、腰腿酸软、头晕、眼花、耳鸣及腓肠肌挛痛等均适宜。

桑寄生酒

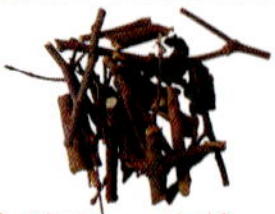
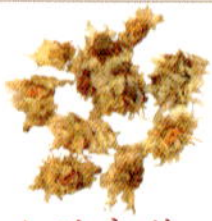
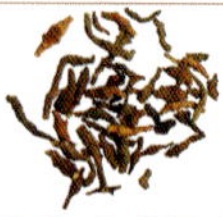

【简析】桑寄生是滋肝、补肾、养血的良药，常用于治疗肝肾虚损所致的腰膝酸软等，是本酒的主药。菊花能清肝明目，可有效改善眼花等不适；石菖蒲善安神通窍，适用于耳鸣、头晕之症；木瓜归肝、脾经，亦能和胃祛湿、舒筋缓急；小茴香功在理气止痛，配合木瓜可有效缓解腓肠肌挛痛症状。各药相和，功效全面。

枸杞芝麻益肝酒

【配料】生地黄400克，枸杞子670克，火麻仁200克，黑芝麻400克，糯米2000克，酒曲160克。

【制备】黑芝麻文火炒熟，与上述前三药一起研为细粉，置锅内，加水4000克，盖好盖，文火煮至2500克，离火，过滤提取药汁备用；糯米淘洗干净，蒸熟并摊凉，装入一较大容器内，加入药汁与酒曲末，充分搅拌，置于较温暖的地方，密封发酵15～16天，开封后压榨除去酒糟，提取酒液装瓶即可。

【饮服】温服。每天2～3次，每次40～50毫升。

【功效】滋肝补肾，填精养血。凡肝血不足、腰腿酸软无力、身体疲倦、视物不清、头发早白、遗精等均宜。

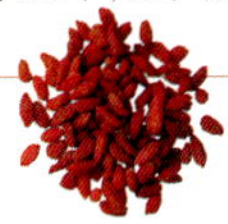
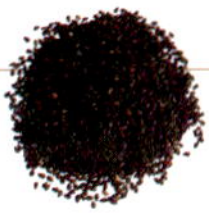
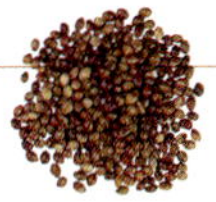

枸杞芝麻益肝酒

【简析】枸杞子为此方的君药，功效以滋肝补肾、益精养血为长；臣药又以黑芝麻为胜，可有效填精益血、滋阴润燥。此外生地黄能补阴生津，火麻仁质润滑肠，亦兼滋阴之功。四药配伍，可滋补精血，改善肝血不足所致的诸症；糯米酿酒，味缓清香更适合常饮。

杜仲木瓜药酒

【配料】杜仲75克，木瓜45克，白酒750克。

【制备】杜仲制为粗末；木瓜切碎块。共同浸于酒中，密封8～10天（期间每天摇晃2次），开封后过滤除渣，澄清后装瓶即可。

【饮服】温服。每天2～3次，每次10～20毫升。亦可随量，但勿醉。

【功效】补肝益肾，强腰固膝。凡肝肾精血不足与阳气虚损所致之腰腿酸痛、下肢疲软无力、行走困难、关节活动不利，甚至有轻微的麻木感等均适宜。

杜仲木瓜药酒

【简析】杜仲是补阳的常用药材，具有补肾壮阳、强筋壮骨的功效；木瓜性温味酸，主入肝经，可和中去湿、舒筋活络，适用于肝旺筋急之症。二药合用，既能强补肝肾阴精不足，又突出了对肾阳的填补，而且白酒通血脉、行药势之功较强。

枸杞养肝酒

【配料】枸杞子70克，麦门冬40克，杜仲20克，菊花15克，白酒2000克。

【制备】上药去杂，制为粗末，浸于酒中，密封22～25天（期间隔天摇晃1～2次），开封后取澄清酒液饮服。

【饮服】温服。每天于饭前2次，每次15~20毫升。

【功效】养肝补肾，益精明目。凡腰酸背痛、腰腿疼痛无力、视力不明、头晕、阳痿、遗精等均适宜。

枸杞养肝酒

【简析】枸杞子功善滋肝补肾、养精明目，常用来改善头晕眼花、须发早白等，药理表明还有一定的强筋壮骨的功效，故亦能适用腰酸背痛、腰腿酸痛无力等症。此外，麦门冬养阴清热，杜仲助阳强筋，菊花清热明目。各药同浸既强化了养肝明目的功效，又可兼及补肾之需。

杞菊生地酒

【配料】生地黄135克，白术100克，枸杞子80克，五加皮70克，菊花50克，甘草40克，糯米2000克，酒曲160克。

【制备】上药去杂，制为粗末，置锅中，加水适量，文火煮至2500克，离火，过滤除渣装瓶备用；糯米淘洗干净，蒸熟，候凉，装入一较大容器内，加入药汁和酒曲末，搅拌均匀，密封发酵18～20天，开封后榨去酒糟，滤取酒液装瓶即可。

【饮服】温服。每天2～3次，每次20～30毫升。

【功效】养肝明目，健脾调胃。凡肝肾阴虚所引起的腰膝酸软、肢体易疲无力、时有麻木、头晕眼花、视力不明、易流泪，以及脾胃气虚而饮食无欲、胸闷、腹泻便溏等均适宜。

【注意】凡感冒引起的面红目赤和实热引起的视力不明均不宜服用本酒。

杞菊生地酒

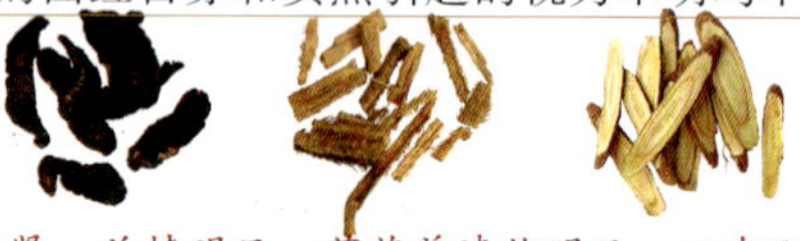

【简析】枸杞子滋肝补肾、益精明目，菊花善清热明目，二者配伍可增强其养肝明目之效；白术重在补气健脾、调胃和中，生地黄重在养阴生津，此二药能加强本方补虚的效果；此外五加皮祛风强筋，甘草能补心气。各药相佐，气阴双补，而糯米所酿之酒清香醇和。

大枣枸杞药酒

【配料】大枣125克，枸杞子、当归身、生地黄各30克，桂圆肉25克，杜仲、淮牛膝各23克，南五加皮20克，金银花15克，红花8克，蜂蜜、冰糖各250克，白酒2000克。

【制备】前十药去杂，制为粗末，入纱布袋中，扎紧口，浸于酒中，加入蜂蜜与冰糖，密封，隔水加热20分钟，离火，静置7～10天（期间每天摇晃2～3次），开封后取出药袋，静置即可。

【饮服】温服。每天2～3次，每次15毫升。

【功效】补肝益肾，行血安神。凡肝肾血虚引起的肢体无力、筋骨关节运动不便、神疲易倦、心悸、心烦易躁、健忘等均适宜。

大枣枸杞药酒

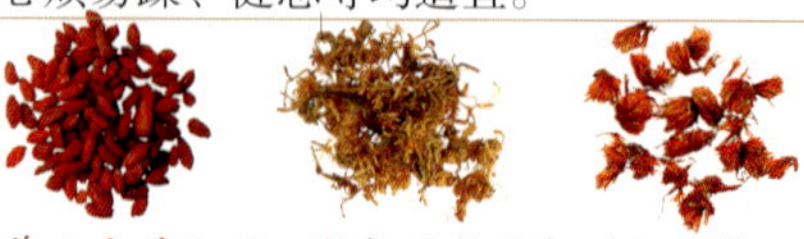

【简析】方中大枣主要起养血安神之效，枸杞子主要起滋肝补肾之功，二药合用常用来改善神疲力倦、心悸心烦、健忘等症。此外，配当归能补血养血，配生地黄可清热养阴，配桂圆肉可增强安神之效，配牛膝、五加皮可增祛风强筋之功；另外红花能活血，杜仲可兴阳，金银花可清热透表，蜂蜜与冰糖则可调缓药性药味。

枸杞参地酒

【配料】枸杞子100克，熟地黄75克，人参50克，冰糖250克，白酒1500克。

【制备】人参蒸软，切薄片，与其他两药一起装入纱布袋中，扎紧口，浸于酒中，密封8～10天（期间每天摇晃2～3次），开封后取出药袋，压榨提取压榨液倒入酒液中；冰糖加水适量，文火煮至溶化，汁液倒入酒液中，搅拌静置即可。

【饮服】温服。每天2～3次，每次15毫升。

【功效】益肝滋阴，补气益血。凡气血虚弱、阴精不足引起的身体消瘦虚弱、神疲无力、面色无华、腰膝酸软、神经衰弱、贫血及营养不良而头晕眼花、健忘、易汗、发白等均适宜。

枸杞参地酒

【简析】枸杞子能滋肝肾、益精血，熟地黄能补血滋阴，人参补气调中，此外冰糖调味缓性，白酒通经达脉，可激活药效并增强药力。

黑豆独芎酒

【配料】独活、羌活、川芎各20克，火麻仁30克，黑豆50克，白酒1000克。

【制备】各药去杂；黑豆炒熟。制为粗末，浸于酒中，密封8～13天（期间每天摇晃1～2次），开封后过滤除渣，澄清后饮服。

【饮服】温服。每天2~3次，每次15毫升。

【功效】益肝补肾，祛风除痹。凡腰腿酸软、筋骨关节酸痛、肩背与颈项活动不利等肝肾阴精虚损者和中风后言语不利、关节麻木等均适宜。

黑豆独芎酒

【简析】黑豆具有补肾祛风、滋阴补血的功效，特别善于滋肝肾之阴；独活善于祛风通络、止痹痛；川芎长于活血行气、祛风止痛；此外配羌活可加强解表散寒、止痛之力，配火麻仁加强黑豆的滋阴之效，白酒具有较强的活血通络的功能。

益肝固精酒

【配料】石菖蒲、茯苓神、桑螵蛸各80克，酸枣仁、远志、龟板各60克，麦门冬50克，莲子48克，黄连20克，龙骨8克，白酒2000克。

【制备】上药去杂，浸于酒中，密封2～3个月（期间每天摇晃1次），开封后取澄清酒液饮用。

【饮服】温服。每天临睡前1次，每次10～15毫升。

【功效】益肝宁神，补肾固精。凡肝血虚弱导致的身体易倦无力，神情低落、神经衰弱、多梦、遗精等均适宜。

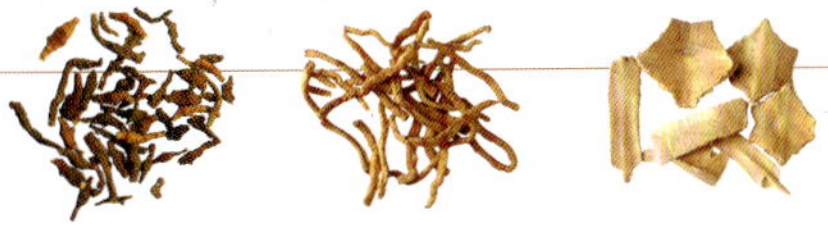

益肝固精酒

【简析】石菖蒲、茯苓神、酸枣仁、远志主起安神宁心之效；桑螵蛸、莲子功善补肾助阳固精，常用于身倦无力、遗精等症；龙骨亦有平肝潜阳涩精之效；龟板主归肝、肾经，善滋阴潜阳、养血补肾；麦门冬养阴清热，黄连清热除烦。诸药配合，加上酒行药效，通达于肝肾等处。

补肝益阴酒

【配料】女贞子、枸杞子、胡麻仁各30克，生地黄15克，冰糖50克，白酒1000克。

【制备】胡麻仁洗净去杂，加热捣烂，与枸杞子、生地黄、女贞子一起装入纱布袋，扎紧口；冰糖加水适量文火煮化，趁热过滤药袋1次。药袋浸于酒中，密封，文火煮至沸，离火，静置10～14天（期间隔天摇晃1次），开封后取出药袋，加入冰糖汁，再加入凉开水250克，搅拌后澄清即可。

【饮服】温服。每天2～3次，每次15～20毫升。

【功效】补肝益肾，益阴补血。凡肝肾阴血不足引起的腰膝无力、头晕眼花、视力减弱、耳鸣、发白及老年便秘等均适宜。

【注意】凡脾胃阳虚、便溏、腹胀者忌用。

补肝益阴酒

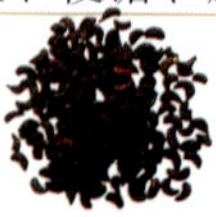

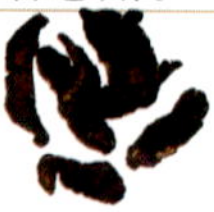

【简析】枸杞子是常用的滋肝补肾、养阴益血的良品，尤适于改善肝肾阴血不足诸症；胡麻仁富含脂肪油，善补肝肾、润养五脏，也为肝肾不足的常用之品。此外，女贞子、生地黄长于益阴清热，冰糖缓味矫性，可使药效在白酒行引下平缓渗透，作用于肌体所需之处，因而适合年老者服用。

山茱萸枸杞酒

【配料】山茱萸、枸杞子各135克，白酒750克。

【制备】上药去杂，捣碎，浸于白酒中，密封14～17天（期间每天摇晃1～2次），开封后过滤除渣，澄清后饮服。

【饮服】温服。每天2～3次，每次15毫升。

【功效】养肝补肾，益精明目。凡肝肾阴精不足引起的腰膝疲软无力、头晕目痛、视力不同程度减低、眼干易流泪、精液清稀、阳痿、遗精等均适宜。

【注意】由发热感冒引起的目赤肿痛者忌用。本酒若用于眼睛视力下降，可再配制菊花适量，并与猪肝一同饮食，效果较佳；若用于年老抗衰则于睡前饮服更好。

山茱萸枸杞酒

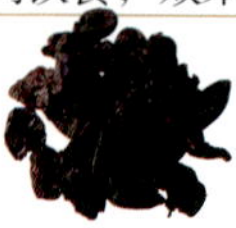

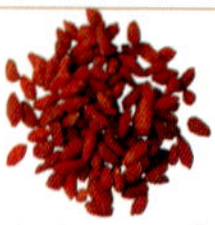

【简析】枸杞子具有滋肝补肾、益精明目的功效，药用与食用兼宜，常用来改善肝肾阴精不足所致的视力下降、腰软无力等；山茱萸的功效为补肾涩精，适用于阳痿、遗精及精液清稀等肾精不足之症。二药配合，肝肾共补，白酒行引，利血通脉，故而收效甚佳。

枸杞菊花养肝酒

【配料】枸杞子、菊花各27克，生地黄、麦门冬各20克，冰糖40克，白酒1000克。

【制备】上药去杂，研为粗末或捣碎，入纱布袋中，扎紧口，备用；冰糖加水适量煮化，趁热过滤药袋1次。药袋浸于酒中，密封12～14天（期间每天摇晃1～2次），开封后取出药袋，加入冰糖汁与凉开水500克，搅拌均匀，澄清即可。

【饮服】温服。每天2～3次，每次15～20毫升。

【功效】养肝补肾，滋阴明目。凡肝肾两阴虚而致的腰腿酸软无力、眼干、眼花、视力下降、易泪、精液清稀、便秘等均适宜。

【注意】凡外感风热而引起的眼睛肿痛、流泪、视物不清均忌服。

枸杞菊花养肝酒

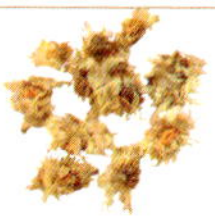

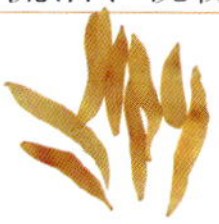

【简析】枸杞子与菊花配伍浸酒能加强滋肝补肾、益精明目的功效，故为本方的主要部分。生地黄与麦门冬善于清热养阴，可同补肝肾阴虚；配冰糖用以调缓药味，用白酒为溶媒，有较好的补肝明目之功。

天冬五加归酒

【配料】天门冬、当归各12克，五加皮、麦门冬、牛膝、川芎、熟地黄、生地黄、秦艽各6克，桂枝4克，蜂蜜、红糖、米醋各100克，白酒1500克。

【制备】上药去杂，制为粗末，入纱布袋中，扎紧口，浸于酒中，加入蜂蜜、红糖与米醋，搅拌均匀，密封，置锅内，隔水文火煮30分钟，离火，埋入土中4～6天（去其火毒），开封后取出药袋，澄清即可。

【饮服】温服。每天2～3次，每次15～20毫升。

【功效】补肝益肾，祛风强骨。凡肝肾阴血不足而致的身体无力、腰腿酸麻、手足抽风、筋骨关节疼痛、活动不利、行走困难等均适宜。

【注意】身体局部红肿发热疼痛及外感湿热邪气而致的关节肿痛均不宜。

天冬五加归酒

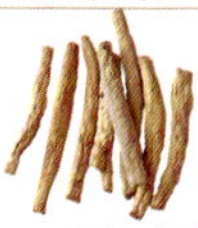

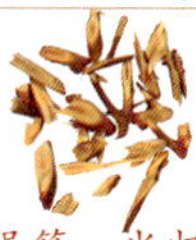

【简析】天门冬养阴补肾，五加皮祛风强筋，当归活血养肝，三药功效相辅相成，为本酒主要组成部分。此外，麦门冬、生地黄、熟地黄善清热补阴，川芎、牛膝、秦艽可增强其活血化瘀、祛除风湿之效，桂枝可通经祛风、止痹，蜂蜜、红糖、米醋因其质润，可使阴血运行更畅。白酒行药势，载药通达于筋骨关节等处。

淫羊温肝酒

【配料】淫羊藿80克，鸡血藤40克，白酒800克。

【制备】上药去杂，制为粗末，浸于酒中，密封8～13天（期间每天摇晃1～2次），开封过滤除渣，澄清后饮服。

【饮服】温服。每天2~3次，每次15~20毫升。

【功效】温肝肾，通筋络。凡腰酸背冷、腰膝关节疲软无力、肢体轻微麻木、活动不利以及手足、小腹等处泛冷不温等肝肾阳虚不适均适宜。

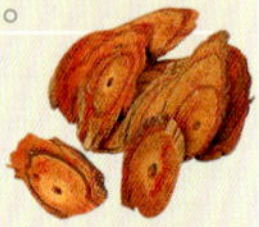

淫羊温肝酒

【简析】淫羊藿主入肝、肾经，是补肝肾之阳的良药，还能祛风通络；鸡血藤善于活血补血、舒筋活络。二药配伍，补肾阳的同时，兼补精血。

熟地黄酿酒

【配料】熟地黄1200克，糯米2000克，酒曲145克。

【制备】熟地黄略蒸，制为细末；糯米淘洗干净，蒸熟，凉至30℃左右，装入容器中，加入药末与酒曲末，充分搅拌，置于较暖和的地方，密封发酵17～19天，开封后榨去酒糟，滤取酒液装瓶即可。

【饮服】温服。每天3次，每次20～30毫升。亦可随量，但以勿醉为度。

【功效】滋肝肾，养阴血，乌须发。凡肝肾阴血不足而致的腰膝酸软、面色无华、身体消瘦、气短易倦、头晕目眩、发早白、经量少、老年体质虚弱等均适宜。

【注意】服用本酒忌食萝卜与贝母。

熟地黄酿酒

【简析】熟地黄主入肝、肾经，功效善于补肝肾、滋阴血，常用于肝肾亏损、阴血不足所致各症；糯米温甘，可健脾补中，所酿之酒清香醇和，尤其适合年老体虚者及女性群体。常服此酒还能轻身乌发养颜。

牛膝丹参通络酒

【配料】牛膝80克，杜仲、生地黄、石斛、丹参各40克，白酒1000克。

【制备】上药去杂，制为粗末，浸于酒中，密封8～14天（期间每天摇晃2次），过滤除渣，澄清后饮用。

【饮服】饭前温服。每天2～3次，每次15～20毫升。

【功效】补肝活血，通经活络。凡肝肾阴精不足而致的腰腿酸软、隐隐作痛、下肢疲软无力、筋骨关节活动不利、疼痛等不适均宜。

牛膝丹参通络酒

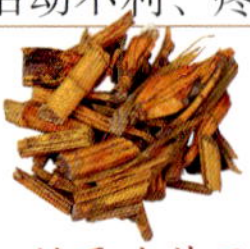

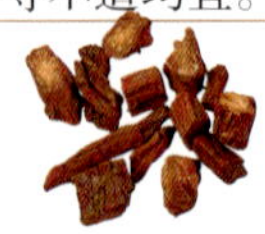

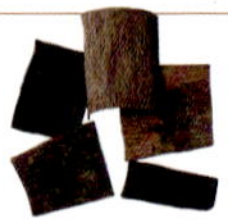

【简析】牛膝主入肝、肾经，性平味苦而酸，为活血类中的常用药材，尤善活血化瘀，兼补肝肾，常用来改善与治疗肾虚血瘀引起的腰腿酸软、肌肉筋骨活动不利等症。此外，丹参亦有活血化瘀之能，石斛、生地黄能清热养阴，杜仲可助阳强筋。合而浸酒，其补肝肾、强腰膝力胜。

润肺药酒

肺是人体呼吸系统的重要组成部分。中医认为肺主呼吸、主气。

肺气是体内所需之气的一部分，它的主要功能有二：一方面吸入周围环境中的清新之气，另一方面呼出体内的废气。以维持肌体生命活动的需求。

肺为娇脏，极易受到外邪（风、寒、湿、热、燥、毒）的侵袭，加上体虚、情志失调等会使肺功能失常，出现肺寒或肺热感冒、咳嗽、哮喘、口咽肿痛、甚至久咳不愈等，进而影响到其他脏器（如脾胃功能失和、消化减退、腹泻等）的正常运转。

润肺药酒主要选用止咳药材，配以清热、散寒和补气药材等，综合补肺，既可以清肺气、润肺燥，又可以散肺寒、降肺火等，同时还能改善其他脏器功能。

雪梨药酒

【配料】新鲜雪梨250克，白酒500克。

【制备】雪梨洗净，去掉外皮与内核，切小块，浸于酒中，密封5～7天（期间每天摇晃1～2次），开封后取澄清酒液饮服。

【饮服】温服。每天2～3次，每次20～30毫升。

【功效】润肺生津化痰。凡经常性咳嗽、口渴、痰黏而少、心惊易躁、便秘等均适宜。

【注意】凡脾胃素虚寒者不宜。

雪梨药酒

【简析】雪梨又名梨、玉乳、蜜父等，性凉味甘微酸，归肺、胃经，具有清热生津、润燥化痰的功效，主要用于改善热病或阴虚所致的口渴、干咳、便秘及燥热而致的咳嗽、痰黏而少等症。白酒作引，行药走势于脏腑间，故改善以上各症收效颇大。

百部洋参酒

【配料】百部15克，西洋参、麦门冬各5克，川贝母8克，黄酒1000克。

【制备】上药去杂，置锅内，加清水500克，文火煎至半，倒入黄酒，再煮沸，离火，密封2～3天，开封后过滤除渣，滤取酒液装瓶即可。

【饮服】温服。每天1～2次，每次15～25毫升（不可多饮或过量）。

【功效】润肺生津，滋阴抗痨。主要适用于肺痨日久而咯血、痰多、痰中夹血等。

【注意】凡阴虚火旺者可在配料中加入玄参8克。

百部洋参酒

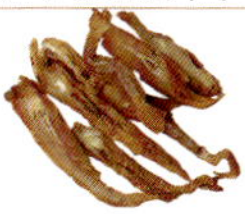

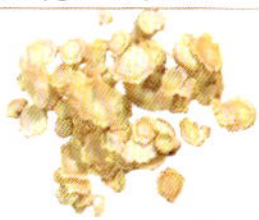

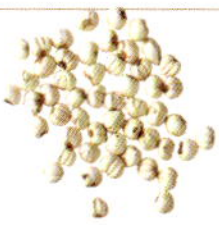

【简析】百部是常用的润肺止咳药材，其酒溶液具有很好的抗痨虫功效，主要适用于久咳肺痨等病症；西洋参具有补气养阴生津的良好作用；配麦门冬增强养阴清热的效果，配川贝母加强润肺化痰的功能，使本酒对咯血、痰血等也能起到改善的效果。

山药蜂蜜酒

【配料】新鲜山药175克，蜂蜜50克，黄酒1000克。

【制备】山药洗净去皮，切片，置锅内，倒入黄酒300克，盖好盖，文火煮沸，离火，连着药渣一起倒入剩余黄酒中，密封3天，开封后过滤除去药渣，加入蜂蜜充分搅拌，静置即可。

【饮服】温服。每天2～3次，每次20～30毫升。

【功效】润肺止咳，平补三阴。凡身体虚弱而咳嗽日久不愈，痰少而黏，口干咽燥，以及脾肺两虚之食少、气短、便秘、尿多等均适宜。

【注意】凡外感湿寒而咳嗽者不宜。

山药蜂蜜酒

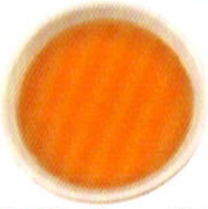

【简析】山药为补气类药材，其性平和，主入上中下肺、脾、肾三经，功能平补三焦气阴，兼能健脾固肾涩精；蜂蜜质润善滑，能益气补中、润肺止咳、滑肠通便；黄酒味缓，使药效药力平缓作用机体。

绿豆山药酒

【配料】绿豆、山药90克，黄柏、牛膝、玄参、沙参、白芍、栀子、天门冬、麦门冬、天花粉、蜂蜜各68克，当归54克，甘草15克，黄酒1500克。

【制备】上药（除蜂蜜外）去杂，制为粗末，入纱布袋中，扎紧口，浸于酒中，密封8～10天（期间每天摇晃2～3次），开封后取出药袋，加入蜂蜜充分搅拌，静置1天即可。

【饮服】温服。每天2～3次，每次15～30毫升。亦可随量，但以勿醉为度。

【功效】清热润肺，养阴生津。凡肺津不足及肺内蕴热而咳嗽痰少、口干、心情易烦等均适宜。

【注意】凡鼻出血及咯血者均不宜饮服本酒。

绿豆山药酒

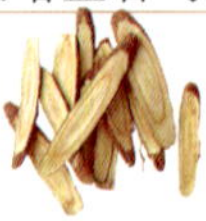

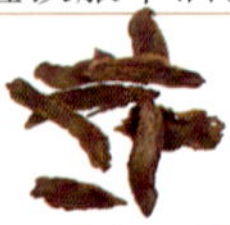

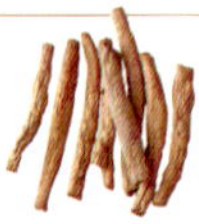

【简析】绿豆善清热、消暑、解渴，山药长于养阴益肺、补气生津，二药为本方的主药。此外，配天门冬、麦门冬加强其养阴之效，配天花粉增进清热生津、化痰之功，配牛膝、白芍、当归加强其养血活血之力，配黄柏、玄参、沙参增其清热降火之能。诸药同浸，既清热又补阴津之损耗，其中蜂蜜调缓药味，黄酒平缓药性。

两仁红枣酒

【配料】杏仁30克，核桃仁、红枣各60克，蜂蜜50克，酥油30克，白酒2000克。

【制备】核桃仁与红枣捣烂；杏仁去掉皮尖。三者共置锅内，加水适量，文火煮沸2～3次，晒干，制为粗末，浸于酒中，加入酥油与蜂蜜，搅拌均匀，密封5～7天，开封后过滤除渣，澄清后饮用。

【饮服】温服。每天2次，每次30～50毫升。

【功效】补肺益肾，止咳平喘。凡腰腿酸软无力、经常咳嗽、声音低沉、气短（呼气长而吸气短）、痰多等肺肾两虚而造成的不适及年老便秘、皮肤粗糙无华、头发早白等均适宜。

两仁红枣酒

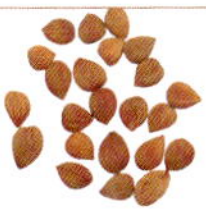

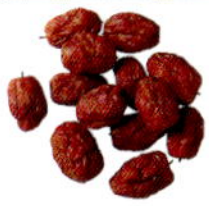

【简析】杏仁功主止咳平喘、化痰，核桃仁功善补肺定喘、温肾纳气，二者配伍，既可滋肺肾，又能定咳喘；红枣补气益中、养血安神，可调补身体气血，又能增强以上二药止喘功效；蜂蜜、酥油质润能润养肺肾；白酒通经脉，促长药势。

两仁人参酒

【配料】核桃仁60克，杏仁40克，人参20克，黄酒1000克。

【制备】前二药制为粗末；人参切薄片。浸于酒中，密封17～20天（期间每天摇晃2～3次），开封后取出药袋，澄清后饮用。

【饮服】温服。每天1～2次，每次15~30毫升。

【功效】润肺平喘。主要适宜于日久咳嗽而不愈者。

两仁人参酒

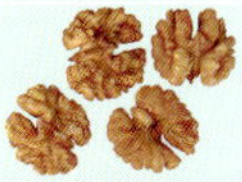

【简析】核桃仁与杏仁均能止咳平喘、润肺，二者配伍可加强其定喘之功；此外，人参调补元气、益肺健脾、生津止渴，从而使以上二药润肺止咳之效更强，药效能持久渗透于肺脏之处。

双皮酒

【配料】桑白皮125克，吴茱萸根皮75克，黄酒750克。

【制备】上药去杂，切碎，置锅内，倒入黄酒，文火煮至250克，离火，过滤除渣装瓶即可。

【饮服】温服。每天1～2次，每次30～40毫升。

【功效】降肺火，定喘理气。主要适宜于肺内热而咳嗽、痰多、痰黄及身体发热而口渴等不适。

双皮酒

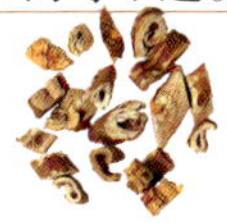

【简析】桑白皮甘寒固守肺经，善清肺火、平肺喘，是肺热肺咳的常用药材；吴茱萸根皮功效重在理气解郁、化痰止咳。二药配合，可有效加强肺脏的主气功能，固气而卫表。黄酒行势，活血行气，亦助药材宣散肺热之功。

杏仁桑皮酒

【配料】杏仁、桑白皮各200克，米酒1000克。

【制备】上药洗净去杂，切碎，浸于酒中，密封8～10天（期间每天摇晃2次），开封后取澄清酒液饮用。

【饮服】温服。每天2～3次，每次10～25毫升。

【功效】清肺化痰止咳。凡由于肺热引起的咳嗽、痰多、咽痛、口干等均适宜。

【注意】凡肺寒咳嗽者禁服。

杏仁桑皮酒

【简析】杏仁与桑白皮均能改善肺脏功能，前药长于降气止咳化痰，后药专于泻火平喘，二药相合，其降肺火、化痰咳之功甚强。用米酒作引，酒味清香醇和，可有效缓和药性，常服可有效改善肺部功能，起到较好的预防作用。

豆豉葱白酒

【配料】豆豉25克，葱白5克，白酒500克。

【制备】上药去杂，置锅内，倒入白酒，盖好盖，文火煎至半，离火，过滤除渣装瓶即可。

【饮服】温服。每天2次，每次30～40毫升。

【功效】散寒宣肺解表。凡身体恶寒较重、发热较轻、无汗、鼻涕不止、头痛、身体微痛、易烦躁、脉浮紧等均宜。

【注意】饮用本酒时应避免再感风寒和忌食生冷的食品。

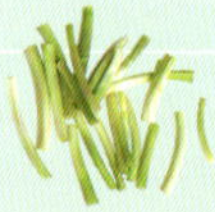

豆豉葱白酒

【简析】豆豉性寒，味甘辛微苦，归肺、胃经，具有解表疏郁的功效，凡外感风寒或风热而致的恶寒、头痛、胸闷、心烦不眠等症均能有效治疗与改善；葱白属辛温散寒药，可有效宣肺散寒、解表通窍。白酒行势，温经活血，其散寒解表之效大增。

复方蛤蚧人参酒

【配料】蛤蚧2只，人参20克，甘蔗汁70克，黄酒1000克。

【制备】蛤蚧捣为细块；人参制为粗末。入纱布袋中，扎紧口，浸于酒中，加入甘蔗汁，密封10～14天，开封后取出药袋，滤取酒液装瓶即可。

【饮服】温服。每天2～3次，每次15～20毫升。

【功效】补肺平喘，补肾助阳，强身壮体。凡身体元气虚损或病后体质虚弱、咳嗽气喘、肢体无力、失眠健忘、耳鸣眩晕、气短等均适宜。

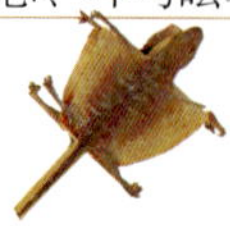

复方蛤蚧人参酒

【简析】蛤蚧主入肺、肾经，具有定气平喘、益精助阳的功效；人参为调补元气之最佳药品。二药相和，既定气喘、补气虚，又强肾阳。甘蔗汁温甘质润而入心脾，黄酒载药平缓渗透肌体脏腑所需之处。本酒常服能有效强身健体，对病后及身体素虚者较为适宜。

黑豆羌防酒

【配料】黑豆 120 克，防风、羌活各 60 克，白酒 750 克。

【制备】上药去杂，制为粗末，浸于酒中，密封 20 ~ 25 天（直接浸于酒中需 40 ~ 45 天，期间每天摇晃 2 次），开封后过滤除渣，澄清液装瓶即可。

【饮服】温服。每天 2 ~ 3 次，每次 15 ~ 20 毫升。

【功效】解表祛风散寒。凡身体体质素虚而经常感冒、肢体酸痛、汗出不利和外感风寒感冒等均适宜。

黑豆羌防酒

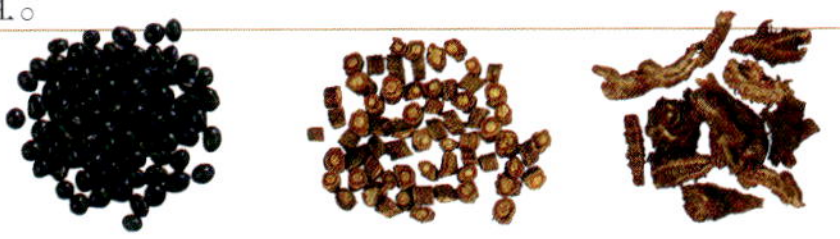

【简析】方中黑豆重在祛风养血，防风可祛风解表、止痛，羌活善散寒解表、除湿止痛，三药合用，既可养血补虚，又能解表散寒，从而有效预防与改善风寒感冒之不适。

健脾药酒

脾为后天之本，与胃关系紧密，二者同是中气的重要化生之源。中医认为脾的功能有两个：

一主运化。即先把食物分解得更为精细微小便于肌体消化和吸收，之后将其运送到全身的组织器官等处，维持生命活动的正常需要。

二主气机升发。即将水谷运化之气上达心肺等脏器以营养全身。

肝的疏泄（肝郁克脾）与肾的元阳（肾阳虚弱可致脾阳虚寒）均可影响脾的运化功能，导致脾胃（胃主气机降沉、主受纳）失和、饮食失调等，此外外感寒热等也可以导致脾的营运功能失调。

此类药酒以健脾胃为主，兼顾化寒湿、散肿结、补中气。脾胃健康、营运协调，则饮食正常、消化力强；全身营养供应充足，气血顺畅，则身强体壮。

白术健脾酒

【配料】白术 145 克，白酒 500 克。

【制备】白术捣碎，置锅内，加水 500 克，加盖，文火煎至半，离火，提取药汁，倒入酒中，充分搅拌，密封 8 ~ 10 天，开封后过滤除渣，滤取酒液装瓶即可。

【饮服】温服。每天 2 ~ 3 次，每次 15 ~ 30 毫升。

【功效】健脾补气。凡饮食无欲、食量减少、胸腹部有胀闷感、时有便溏等脾胃虚弱所致的不适均适宜。

【注意】饮服本酒期间不可食桃子、李子和麻雀肉。

白术健脾酒

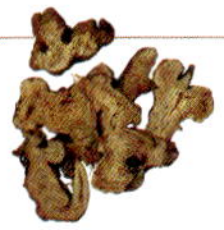

【简析】白术善益气健脾燥湿，为健脾调胃的佳药，既适用于脾胃虚弱或脾胃不和，又兼治脾虚内湿诸症。以白酒行势，可改善行气作用，增加活血功能，气行血旺，则脾胃失和、虚弱、胸闷胀痛等均能有效缓解。本酒常服，其保健之效亦明显。

党参术苓酒

【配料】党参、山药各23克，白术、茯苓、薏苡仁各15克，炙甘草、砂仁各12克，黄酒1000克。

【制备】上药去杂，制为粗末，入纱布袋，扎紧口，浸于酒中，密封15～18天（期间每天摇晃1次），开封后取出药袋，静置即可。

【饮服】温服。每天早晚各1次，每次15～20毫升。

【功效】健脾胃，补中气。凡饮食减少、消化不佳、脾胃气虚、身体消瘦、便溏、脉弱等不适均适宜。

党参术苓酒

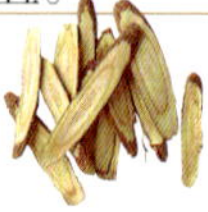

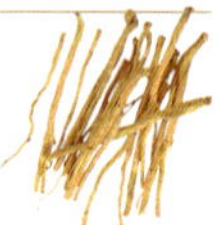

【简析】方中党参、山药、白术、甘草均为补气之药，然健脾益气之功较突出者为党参与白术。此外，茯苓能健脾渗湿安神，薏苡仁可健脾去湿止泻。诸药配合，既突出了健脾补气的功用，又兼顾调补心脑与肺肾等脏器。黄酒行药势，平缓通达于肌体所需之处。

山楂丁香酒

【配料】山楂10克，丁香3颗，黄酒75克。

【制备】上药去杂，浸于酒中，密封，置锅内，隔水文火煮15分钟，离火，除渣过滤即可。

【饮服】热服。每天1～2剂。

【功效】温脾止痛。凡脾胃寒滞而致的腹部作痛、腹部有胀感，甚至出现呕吐、腹泻等不良反应均适宜。

山楂丁香酒

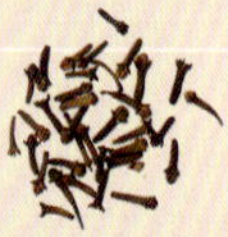

【简析】山楂是主要的健胃消食的药材，常用来改善腹部不适与消化不良；丁香辛温而入脾、胃经，具有温中散寒之效，二药结合可有效增强温脾止痛的效果。以黄酒行引，通经利脉，载药行运于腹脘等处而发挥作用。

姜附温脾散寒酒

【配料】人参、制附子各30克，甘草、大黄、干姜各45克，黄酒750克。

【制备】人参与干姜切薄片；其余药材制为粗粒。浸于酒中，密封5～7天，开封除渣即可。亦可浸于酒中，隔水文火煮沸，再静置3天。

【饮服】温服。每天1~2次，每次10~15毫升。

【功效】温脾散寒、通便止痛。凡因脾胃虚寒而致的脘腹不温并隐隐作痛、大便秘结、四肢不虚等不适均适宜。

姜附温脾散寒酒

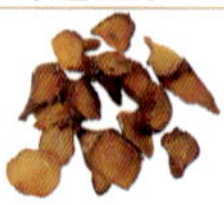

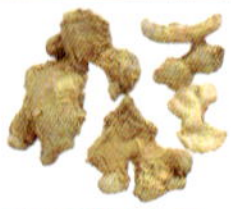

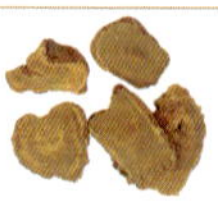

【简析】干姜主要功效为温中散寒，附子长于温补脾阳、散寒止痛，二者均入脾经，能起到温脾散寒的效果，故本酒能有效改善脾胃虚寒所致诸症。配大黄泻下积滞；配上人参以调补脾气，增强其补益保健的作用；配甘草一则调味，二则缓和药性。本方在治疗的同时亦能起到保健作用。

健脾和胃酒

【配料】白术25克，人参、山药各20克，五味子、山茱萸、山楂各15克，生姜10克，白酒1250克。

【制备】上药制为粗粒或粗末，入纱布袋，扎紧口，浸于酒中，密封18～20天（期间每天摇晃1次），开封后取出药袋，静置即可。

【饮服】温服。每天2～3次，每次15毫升。

【功效】补脾肾，益气血，促消化。凡饮食无欲、食量减退、身体畏寒怕冷、腹泻等脾胃虚弱不适及肾虚遗精均适宜。

健脾和胃酒

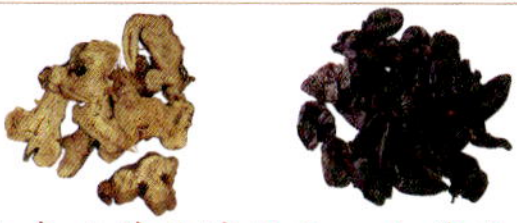

【简析】方中白术、人参功善补脾益气，山药重在益气养阴、固肾涩精，山楂长于消食化积，生姜可散寒温中，五味子、山茱萸长于收涩固精，通观全方，其益气健脾的功效较为明显。本方兼顾补肾之需，可进行全方位的调理。

淫羊藿肉桂酒

【配料】淫羊藿80克，肉桂、豆豉、黑豆皮各24克，陈皮12克，连皮大槟榔2颗，生姜2片，葱白2根，黄酒800克。

【制备】上药去杂，捣为粗末，入纱布袋，扎紧口，浸于酒中，密封，文火煮数小时，离火，过滤除渣，静置后饮用。

【饮服】温服。每天2～3次，每次15～20毫升。

【功效】健脾补肾，温阳化湿。凡脾肾两虚之腹脘泛冷并隐隐作痛、腰腿酸软、肢体无力易倦、饮食减退、身体消瘦等均适宜。

【注意】凡阴虚内热者忌用。

淫羊藿肉桂酒

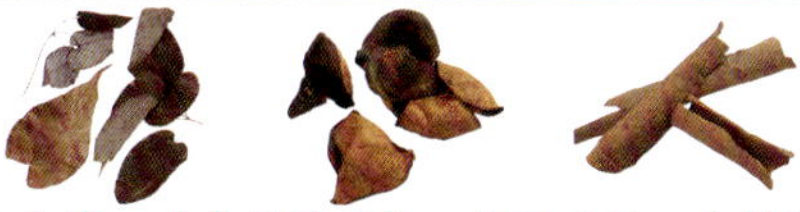

【简析】淫羊藿是本酒之主药，功善补肾助阳、祛风胜湿；肉桂性大热而入脾经，具有较强的温脾散寒、暖阳止痛的功效；此外豆豉、生姜、葱白可解表散寒，陈皮、槟榔能增进行气之效，黑豆皮能滋阴补血。各药相合，黄酒行引，故令本酒能治脾肾两虚，改善脾胃虚寒诸证。

龙眼山楂酒

【配料】龙眼肉、山楂各250克，红枣、红糖各30克，米酒1000克。

【制备】前三味药材去杂，制为粗粒，浸于酒中，加入红糖充分搅拌，密封10～15天，开封后过滤除渣，滤取澄清酒液饮用。

【饮服】温服。每天2~3次，每次15~20毫升。

【功效】益脾开胃，消食化积。凡脾胃不和、饮食不化、食少欲差、腹脘胀满并隐隐作痛、面色萎黄等均适宜。

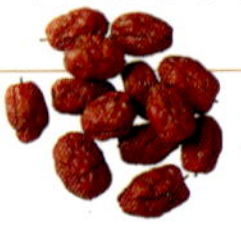

龙眼山楂酒

【简析】山楂是健胃消食的食药佳品，具有良好的健脾开胃、消食导滞之功，常用于改善脾胃功能，促食化积；龙眼肉入脾、心经，具有健脾气、补心血的功效，可配合山楂的益脾之效。另外红枣、红糖既能缓味调性，同时兼有补气调中之能。以米酒行引药势，故药效能平稳渗透。

茯苓白术酒

【配料】茯苓125克，白术250克，黄酒（米酒）1250克。

【制备】上药去杂，浸于酒中，密封7～9天（期间每天摇晃1次），开封后过滤除渣，滤取酒液装瓶即可。

【饮服】温服。每天2～3次，每次20～30毫升。

【功效】健脾胃，燥湿浊。凡饮食无味、食少无欲、食积不化、腹部有胀感、时有腹泻、小便不利、水肿、咳嗽痰多等不适均适宜。

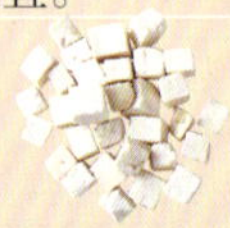

茯苓白术酒

【简析】茯苓与白术均是健脾祛湿的良药，特别是白术除健脾之外，还具燥湿利水之效，常用于改善脾胃虚弱而致的食欲不振、腹泻和气虚内湿所致的水肿、多痰、小便不利等。黄酒或米酒可调缓药性与药味，自然强化了本酒的保健作用。

参附茴香酒

【配料】人参24克，制附子、砂仁、白术各16克，小茴香12克，白酒800克。

【制备】人参切薄片；其余药材制为粗末。入纱布袋中，扎紧口，浸于酒中，密封11～14天（期间每天摇晃1次），开封后取出药袋，提取酒液装瓶即可。

【饮服】温服。每天3次，每次10～15毫升。

【功效】补脾开胃，益气散寒，止痛。凡身体泛冷不温、畏寒、饮食减少、口中泛酸、时吐清水、腹部冷痛、便溏等不适症状均适宜。

参附茴香酒

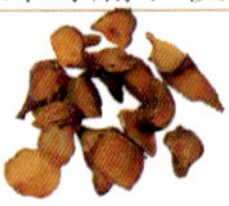

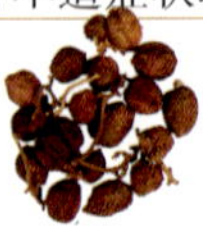

【简析】人参是应用极为广泛的元气滋补药材，本方中功效重在补脾益气；制附子能助阳散寒、温中止痛；小茴香可温脾肾、理气止痛。此四药的配合既满足了补脾的需要，又达到散寒止痛的效果。此外砂仁温中行气止呕，白术助人参补气健脾。酒行药势，载药通行于经脉之间而起效。

两术助消酒

【配料】苍术、白术各210克，白酒700克。

【制备】上药去杂，制为碎末，置锅内，加清水700克，文火煎至半，离火，连渣一起浸于酒中，密封8～10天，过滤除渣，滤取酒液饮用。

【饮服】温服。每天2～3次，每次40～50毫升。亦可随量，但以勿醉为度。

【功效】补脾益胃，燥湿止泻。凡脾虚引起的饮食无欲、食量减少、食积不化、腹部胀满、胸闷体倦、时有腹泻等不适均适宜。

两术助消酒

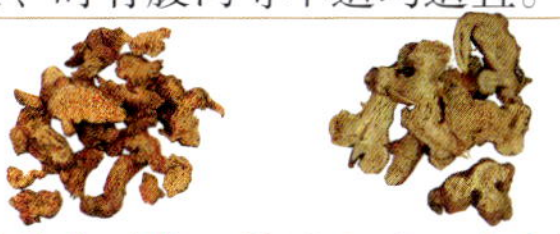

【简析】白术的功效为健脾益气、燥湿止泻，为改善脾胃功能的常用药材，主要适用于脾胃失和导致的食欲减少、腹泻等；苍术温辛主散，芳香醒脾，具有燥湿运脾、消胀止泻的功效，因而能有效改善食积不化、腹胀、胸闷等不适感。二药合浸，酒走药效，通经利脉。

金橘蜂蜜酒

【配料】新鲜金橘300克，蜂蜜60克，白酒750克。

【制备】金橘洗净，稍干，切成瓣，浸于酒中，加入蜂蜜搅拌均匀，密封50天，取澄清酒液饮用。

【饮服】温服。每天2~3次，每次15毫升。

【功效】益脾开胃，理气解郁。凡饮食减少、胃口降低、食滞不化、咳嗽、痰液清稀而白等不适症状均适宜。

金橘蜂蜜酒

【简析】金橘味甘而酸，主入胃、肺经，具有开胃理气、化痰止咳的功效，常用来改善胃口差、食少不化等脾胃不适和痰湿咳嗽之证。配上蜂蜜益气补中、润肺健脾的效果，同时又起到较好的缓和药性与酒味的作用。

复方生姜酒

【配料】生姜100克，葡萄酒1000克。

【制备】生姜洗净去杂，稍干，捣成泥状，浸于酒中，密封3～5天（期间每天摇晃1次），开封后过滤除去姜渣，滤取酒液装瓶即可。

【饮服】温服。每天2～3次，每次30～45毫升。

【功效】和中降逆，散寒止呕。凡平时嗳声连连、打嗝、腹部泛寒、有痛感等均适宜。

【注意】凡热性打嗝者不宜。

复方生姜酒

【简析】生姜是常用的散寒解表药材，主入脾、胃经，具有健脾降逆、和胃止痛的功效，对胃部寒痛、呕吐等有很好的改善作用。葡萄酒既能发挥酒活血行气散寒的功能，其本身又富含多种氨基酸、维生素、糖类、甘油等，具有延年抗衰的作用，故本酒保健功效较为突出。

半夏参姜酒

【配料】半夏、黄芩各40克，炙甘草、人参、干姜各27克，大枣15克，黄连8克，白酒1000克。

【制备】上药去杂，捣为碎末，入纱布袋，扎紧口，浸于酒中，密封6～8天，之后加入凉开水600克，搅拌均匀，静置数小时，过滤除渣，滤取酒液装瓶即可。

【饮服】温服。每天早晚各1次，每次15～20毫升。

【功效】化痰、散结和胃、止逆。凡脾胃寒热不和、身体易倦无力、反胃恶呕、饮食减少、肠鸣、腹泻等均适宜。

半夏参姜酒

【简析】半夏具有和胃化痰、散结止呕的功效，为本方的主药。加人参可加强补脾之功，加甘草、黄芩、黄连以补充其清热降逆之效；此外，干姜能散寒温中，大枣则可调和药性及补气益血，令本酒在治疗疾病的同时，其保健作用也得以体现。

茜草三香酒

【配料】茜草120克，木香18克，丁香、檀香各12克，砂仁30克，红曲60克，白酒1000克。

【制备】上药去杂，制为细末，入纱布袋中，扎紧口，浸于酒中，密封5～7天（期间每天摇晃1次），开封后取出药袋，静置即可。

【饮服】温服。每天2～3次，每次15毫升。

【功效】益脾消食，理气化胀。凡食少欲差、消化力减弱、食积不化、腹脘胀满、嗳声连连、打嗝等不适均适宜。

【注意】阴虚火旺者忌用。

茜草三香酒

【简析】此方以茜草为主药，能活血化瘀、疏气解郁、消积化胀。木香、丁香、檀香三药，香气浓郁，其醒脾开胃、通窍之力就非常鲜明。另外，砂仁具降逆止呕、和中消胀之功，红曲则能矫色缓味。

苁蓉豆蔻酒

【配料】肉苁蓉60克，肉豆蔻、山茱萸各30克，白酒1500克。

【制备】肉苁蓉、肉豆蔻、山茱萸捣碎，入纱布袋中，扎紧口，浸于酒中，密封8～10天（期间每天摇晃1次），开封取出药袋，滤取澄清酒液饮服。

【饮服】温服。每天2次，每次10～15毫升。

【功效】温脾补肾，益精血。适用于脾胃虚寒之脘腹疼痛、便溏、泄泻、食欲不振，以及肾阳不足之腰酸、遗精等。

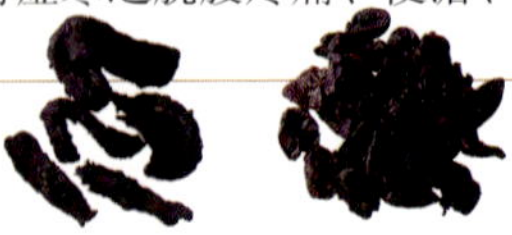

苁蓉豆蔻酒

【简析】肉苁蓉性温，主入中焦脾、胃经，具温中健脾、行气止痛之效，可治疗脾胃虚寒之脘腹疼痛、食少无欲等；肉苁蓉与山茱萸均为助阳之药，补肾、壮阳、固精的功效较为明显，适用于肾阳不足之遗精、腰酸等。三药合浸，白酒行引药势，其效大增，故以上患者饮服较宜。

术苓酒

【配料】炒白术、白茯苓各60克，人参、生姜各30克，炙甘草、红枣各45克，黄酒1500克。

【制备】上药去杂，制为粗末，浸于酒中，密封5～7天（期间每天摇晃1次），开封后过滤除去药渣，滤取酒液装瓶即可。

【饮服】冷服。每天2～3次，每次10毫升。

【功效】补脾益气。凡脾胃气虚而致的肢体易倦无力、饮食无欲、食量减退、懒言少动、气短音低、面色无华不适症状均适宜。

【注意】凡风寒感冒、咳嗽及腹满邪实者忌用。

术苓酒

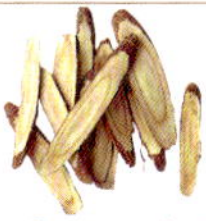

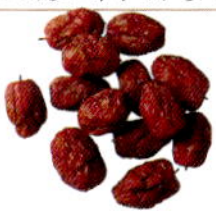

【简析】白术主要功效为健脾补气，茯苓主要功效为利湿补脾，二药可有效补脾益气。配人参、红枣既可加强健脾补气之效，又能强化保健作用；甘草能清热解毒，又可缓和药性；生姜能解表散寒。各药共浸，黄酒走行药势，令药效平缓渗透。

木香理气酒

【配料】木香、陈皮、川贝母、砂仁各10克，白砂糖450克，白酒750克。

【制备】上药去杂，捣为粗颗粒，浸于酒中，密封，置锅内，隔水文火煮40分钟，离火，过滤除渣，静置1天即可。

【饮服】温服。每天早晨饭前1次，每次30～40毫升。

【功效】理气健脾开胃。凡饮食无欲、食少不化腹满、吞咽时不畅、有异物堵塞感、舌苔白等均适宜。

【注意】凡身体燥热者不宜。

木香理气酒

【简析】木香主入脾、胃、肝三经，主要功效为理气止痛，为此酒的主药。此外配陈皮、砂仁可加强行气开胃的作用，配川贝母增补润肺化痰止咳之能，而白砂糖的用意在于调和药味、减缓药性，让酒更易入口，使各药功效平稳作用于肌体。

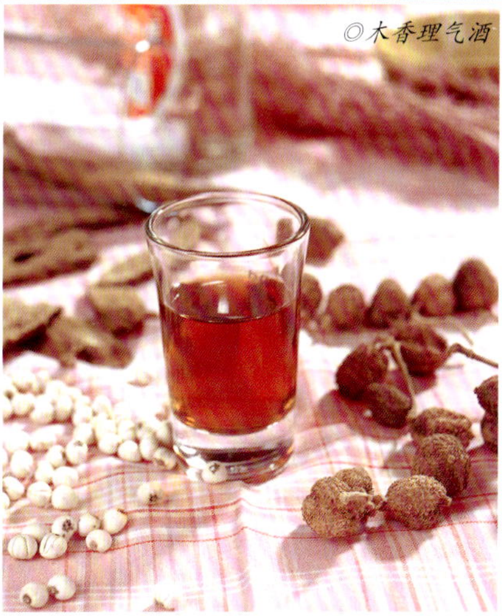

◎木香理气酒

半夏姜香酒

【配料】紫苏子100克，半夏60克，丁香、生姜各20克，红糖100克，白酒1000克。

【制备】生姜洗净，切薄片；其余药材制为粗末。浸于酒中，密封8～10天，开封后过滤除渣，提取酒液装瓶即可。

【饮服】温服。每天2～3次，每次20毫升。

【功效】温脾散寒止呕。凡肢体怕冷畏寒、反胃恶心、呕吐、打嗝并伴有嗳声、脘腹胀满等均适宜。

【注意】凡外感风热而致的呃逆者不宜。

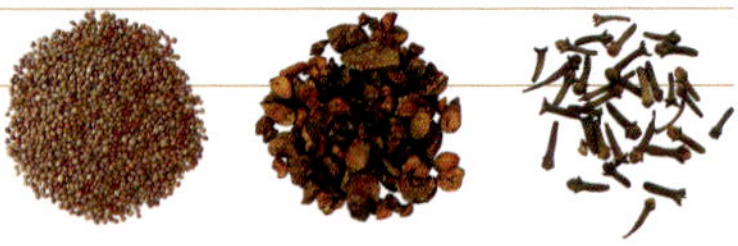

半夏姜香酒

【简析】半夏具有燥湿和胃、散结止呕的功效，丁香与生姜能温中散寒，配合半夏可增强降逆止呕止呃的作用；重用紫苏子，功在止咳平喘、宣肺理气，可改善咳嗽气喘、胸闷等不适感；红糖可矫味宁心；白酒引药主要行运于中上焦，综合调理肺脾等脏腑的功能。

补肾药酒

中医认为肾为先天之本、生命之根。肾主藏精、主纳气、主骨髓。内有命门之火，是五脏之首。

中医之“肾”，不仅仅是形态上的肾脏，更是功能上的“肾”，它的好坏直接或间接影响与制约着泌尿、内分泌、生殖、呼吸、神经、循环等诸系统的功能。

肾虚即肾精气不足或虚损、肾功能失调或不同程度衰弱。肾虚为致病之源，肾有虚状则百病由此而生。

肾虚有三种：肾阳虚即肾气虚，如肢体怕冷、阳痿、尿频等；肾阴虚即肾精虚，如心烦潮热、盗汗、遗精等；肾阴阳两虚，如身体既发热、口干，同时又肢体不温等。

肾虚者男性常伴有遗精、阳痿、早泄、不育、性功能减退、尿频、尿多等；女性伴有月经不调、提早绝经、性欲淡漠、腰膝酸软、面色失华、不孕等症状。

“冬不固精，来年病瘟”，冬季是补肾的最佳季节，宜养精壮阳、固本培元。

锁阳药酒

【配料】锁阳45克，白酒750克。

【制备】锁阳制为粗末，浸于酒中，密封8～10天，开封过滤除去药渣，滤取酒液装瓶即可。

【饮服】温服。每天1～2次，每次20毫升。

【功效】壮肾阳，强筋血。凡腰膝酸软、肢体易倦无力、面色无华粗糙、精血虚弱、阳痿、遗精等均适宜。

锁阳药酒

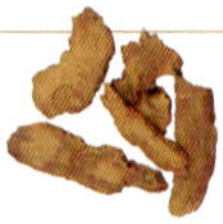

【简析】锁阳是补肾助阳的常用药材，功效为壮肾阳、益精血，主要适用于肾阳虚弱之阳痿、遗精，以及精血不足之腰腿无力、面色少华等。药理表明，锁阳能有效补充人体骨骼所需之钙质，故兼有强筋健骨之效，可改善筋骨软弱无力等症。

桑椹党参酒

【配料】玉竹、桑椹子各245克，制何首乌90克，白芍、茯苓、党参、菊花各60克，当归46克，炙甘草、陈皮各16克，蔗糖1500克，白酒2500克。

【制备】上述前十味中药去杂，制为粗末或捣碎，浸于酒中，密封8～12天（期间每天摇晃1～2次），开封时将蔗糖熬成糖浆，趁热倒入酒瓶中，充分搅拌后静置数小时，过滤除渣，滤取酒液装瓶即可。

【饮服】温服。每天2～3次，每次20～45毫升。

【功效】补益肾脾，益精养血。凡饮食无欲、身体消瘦、精神困乏易倦、面色萎黄、气短少言、肢体畏寒等脾肾两虚、气血虚亏者均适宜。

桑椹党参酒

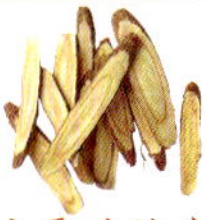
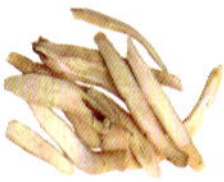
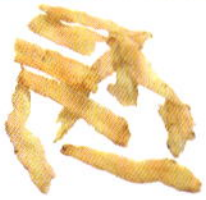

【简析】方中桑椹子主要功效为补肾益血、养阴生津，党参功善益气健脾，故而此方重在补肾脾，同时兼顾益气养阴。此外，玉竹、白芍能养阴生津，何首乌能补肾益精，茯苓能健脾安神，菊花可清热，甘草、陈皮加强行气之功，当归强化补血养血之力。诸药共奏补肾阴之效，蔗糖平缓药性，白酒行引药势。

鹿仁黄精酒

【配料】鹿茸1克，蛤蚧（酒炙）9克，海狗鞭（酒炙）5克，黄精100克，枸杞子50克，松子仁25克，柏子仁（去油）35克，蜂蜜125克，白酒1000克。

【制备】上药制为粗粒，浸于酒中，密封5～7天，开封时蜂蜜经加热趁温倒入酒瓶中，充分搅拌，静置2～3天，取澄清酒液饮用。

【饮服】温服。每天2～3次，每次30～40毫升。

【功效】补肾阳，强筋骨，宁心神，定气喘。凡腰腿厥冷、酸软无力、面色苍白、心神不宁、气短气粗、肢体易汗畏冷、咳嗽日久、健忘失眠、阳痿、遗精、早泄等均适宜。

【注意】阴虚火旺者忌用；孕妇慎用；感冒者不宜。

鹿仁黄精酒

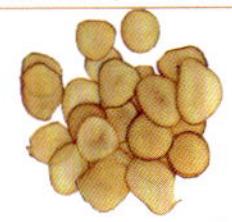
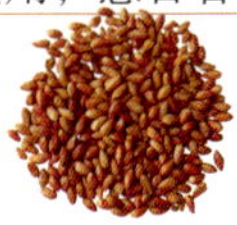
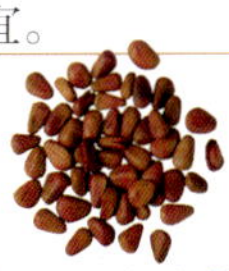

【简析】本方以补肾为主。鹿茸是补肾的圣品，其功效为补肾阳、强筋骨、益精血，柏子仁功善宁心安神，黄精功主补气、润肺化痰，三药为本方的主要组成部分。此外，蛤蚧温肾纳气定喘，狗鞭温肾壮阳，枸杞子能加强其补肾益精之功效，松子仁能养阴润肺，蜂蜜缓性调味。各药同制，白酒行势，使全酒集治疗和保健于一体。

苁蓉麻雀酒

【配料】肉苁蓉24克，麻雀3只，菟丝子16克，白酒800克。

【制备】麻雀宰杀后去内脏，洗净，切小块；肉苁蓉切成薄片。与菟丝子一起浸于酒中，密封14～17天（期间经常性地摇动酒瓶），开封后取澄清酒液饮用。

【饮服】温服。每天早晚各1次，每次15毫升。

【功效】补肾助阳。凡腰部酸软怕冷、下肢无力、小便频多、阳痿、早泄等均适宜。

苁蓉麻雀酒

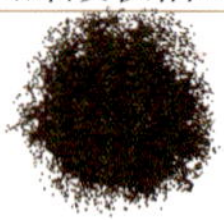

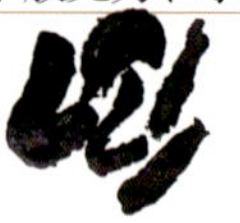

【简析】麻雀为文鸟科动物麻雀的肉或全体，性温味甘，主归肾经，具有壮阳补肾、益精强腰的功效，可治疗肾虚阳痿、腰腿酸软、尿频等症。此外菟丝子与肉苁蓉均为助阳的药材，可力补肾阳。共同浸酒，酒行药力，使本方补肾助阳之效更强。

黄精菟丝酒

【配料】黄芪、黄精、熟地黄、党参、杜仲、枸杞子各16克，当归8克，川芎6克，何首乌、菟丝子各10克，红枣20克，白酒1000克。

【制备】上药去杂，制为粗末或粗粒，入纱布袋，扎紧口，浸于酒中，密封15～18天（期间每天摇晃1次），开封后取出药袋，静置即可。

【饮服】温服。每天2~3次，每次15~30毫升。

【功效】补肾脾，壮元阳。凡身体疲倦无力、腰膝酸软、背部有痛感、气短、喘急及小便淋漓不尽等均适宜。

黄精菟丝酒

【简析】黄精与菟丝子均主入肾、脾二经，能补肾益脾、益精壮阳，为本酒的主药。黄芪、党参功善益气健脾，杜仲长于助阳，枸杞子、何首乌长于益精，当归、川芎专于活血，而红枣主要是益中补气，兼能缓味。各药配合令本酒既壮肾阳，又调元气，其补益效果甚佳。

鹿茸酒

【配料】红参（人参）16克，鹿茸8克，红糖120克，白酒800克。

【制备】前两药制为粗末，入纱布袋，扎紧口，浸于酒中，密封6～8天，开封后取出药袋，榨汁，倒入酒液中，加入红糖，搅拌均匀，过滤除渣静置即可。

【饮服】温服。每天2～3次，每次15毫升。

【功效】补肾阳，益精血。凡肾阳不足、肾精虚亏、气血虚弱、阳痿及更年期综合征等均适宜。

【注意】阴虚火旺者及高血压者忌用。

鹿茸酒

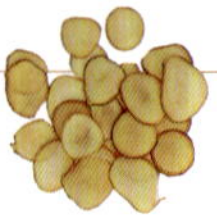

【简析】鹿茸为补肾的良药，其功效为补肾壮阳、益精养血，主要适用于肾阳、肾精虚损导致的阳痿等症。人参为元气调补之药，适用各种气虚证，红糖一可调和药味，二能缓和酒性，故本酒有病可以疗病，无病亦可满足强身之需。

鹿茸菟丝酒

【配料】鹿茸、红参（人参）、当归、龙骨、五味子、山药、茯苓、远志、制附子各5克，菟丝子15克，牛膝、肉苁蓉、黄芪、熟地黄各10克，红曲3克，蔗糖200克，白酒2150克。

【制备】前14味药材制粗末，与红曲调匀，浸于酒中，密封20天（期间每天摇晃1～2次），开封后加入蔗糖，充分搅拌，静置2天，过滤除渣澄清后饮用。

【饮服】温服。每天2～3次，每次10毫升。

【功效】壮肾阳，益精血。凡面色苍白、腰膝酸软、肢体畏寒、体倦无力、精神不佳、头痛、阳痿、遗精、舌淡苔白、脉象细弱，以及女子宫冷不孕等均适宜。

【注意】阴虚火旺者忌用，感冒者不宜。

鹿茸菟丝酒

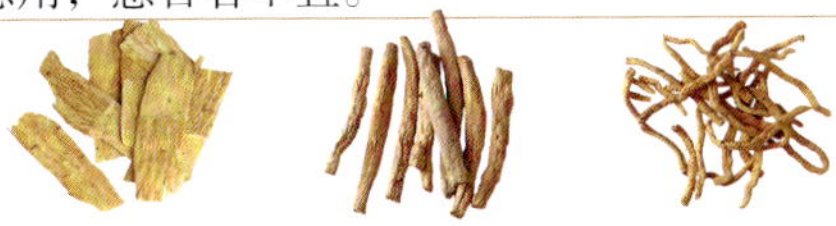

【简析】菟丝子、鹿茸、肉苁蓉均是补阳的药材，能补肾阳、益精血，特别是鹿茸为强补肾阳的血肉有情之药。此外，人参、黄芪能加强益气，当归、牛膝能活血补虚，山药、熟地黄可加强固肾益阴之效，五味子、远志能养心定神，制附子温肾助阳，龙骨能潜阳，配红曲与蔗糖则意在平缓酒性与药味。

杜仲参麻酒

【配料】天麻45克，人参23克，杜仲30克，三七15克，白酒1500克。

【制备】上药去杂，制为粗末或捣碎，入纱布袋，扎紧口，浸于酒中，密封35～40天（期间每天摇晃1～2次），开封后取出药袋，压榨取液，倒入酒液中搅拌均匀，澄清后饮用。

【饮服】温服。每天2次，每次15～20毫升。

【功效】补肾益血，活血熄风。凡肾虚腰膝酸软泛痛、肢体关节活动不利、筋骨时有麻木感、头晕、目眩等均适宜。

杜仲参麻酒

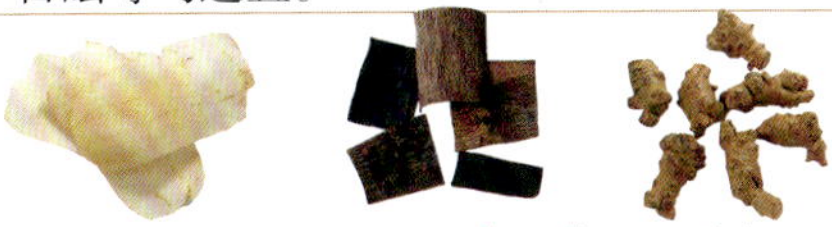

【简析】杜仲具有补肾助阳、强筋的功效；人参重在调元补气，是滋补的佳品；天麻功在平肝熄风；配伍三七的活血散瘀之功。各药共浸，白酒行势，通经利脉、活血行气之效较强，从而加强了全酒的补肾助阳之力，故可有效改善肾虚导致的上述各症。

枸杞虫草酒

【配料】枸杞子90克，冬虫夏草15克，白酒750克。

【制备】上药去杂、洗净，晾干，浸于酒中，密封17～20天（期间每天摇晃1次），开封后取澄清酒液饮用。

【饮服】温服。每天2～3次，每次20毫升。

【功效】补虚填精助阳。凡肾虚引发的咳嗽、咳声低沉、腰腿酸软、下肢行走不利及遗精等均适宜。

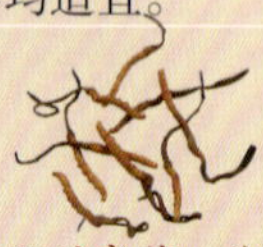

枸杞虫草酒

【简析】枸杞子是滋阴的良药，能补肾益精；冬虫夏草能强补肾阳，同时又能滋阴润肺。二药同用，能有效改善肾虚而致的遗精、腰腿酸软无力等，兼有润肺功能，又可缓解咳嗽等症。

菟丝山茱萸酒

【配料】菟丝子80克，生芡实、山茱萸、山药、熟地黄各60克，莲子肉40克，35度白酒1200克。

【制备】上药去杂，制为粗末，浸于酒中，密封6～9天（期间每天摇晃1次），过滤除去药渣，取酒液装瓶即可。

【饮服】每天3次，每次15～30毫升。

【功效】补肾固精。主要适用于慢性前列腺炎。

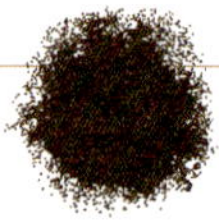

菟丝山茱萸酒

【简析】菟丝子与山茱萸的主要功效为补肾助阳益精，本酒当以此二药为主；芡实与莲子肉是收涩类药材，善于固肾涩精；山药、熟地黄主要起补肾益阴之效。通观各药，其固精益肾的功效非常明显，白酒行势，故而对上述之症起到较好的改善作用。

参菟双地酒

【配料】人参、牛膝、菟丝子、当归各15克，杜仲10克，生地黄、熟地黄、枸杞子、柏子仁、石菖蒲、地骨皮各8克，白酒1500克。

【制备】上药去杂，制为粗末，入纱布袋中，扎紧口，浸于酒中，密封12～14天，开封取出药袋，榨取汁，倒入酒液中，静置即可。

【饮服】温服。每天2～3次，每次10～15毫升。

【功效】温肾滋阴补气。凡神疲力倦、腰腿酸软、心悸心慌、失眠健忘、耳鸣等肾精亏损之证均宜。

参菟双地酒

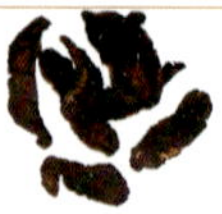

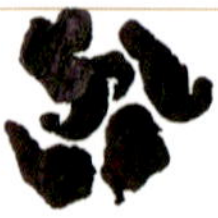

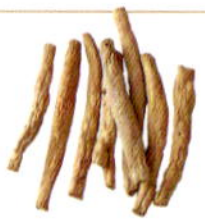

【简析】人参主调补元气；菟丝子善补肾温阳、益精，同时还有养阴之效；生地黄、熟地黄二药为滋阴的良药。四药配伍既补肾阳，又补气阴，加上枸杞子、当归益精血，柏子仁、石菖蒲养心安神，杜仲助肾阳，牛膝活血，地骨皮清热养阴，借助酒行药势，可多脏同补。

枸杞核仁桂圆酒

【配料】枸杞子、核桃仁、桂圆肉各 50 克，白酒 1400 克，米酒 100 克。

【制备】上药去杂，制为粗末，入纱布袋，浸于白酒中，加入米酒，密封 14 ~ 17 天（期间每天摇晃 1 次），开封后过滤除去药渣，澄清后饮用。

【饮服】温服。每天 2 ~ 3 次，每次 20 ~ 40 毫升。

【功效】补肾益脾，养血抗衰。凡面色无华泛黄、精神萎靡不振、腰膝酸软、下肢行走不利、身体消瘦、阳痿、早泄、精冷不育等肾脾两虚证均适宜。

枸杞核仁桂圆酒

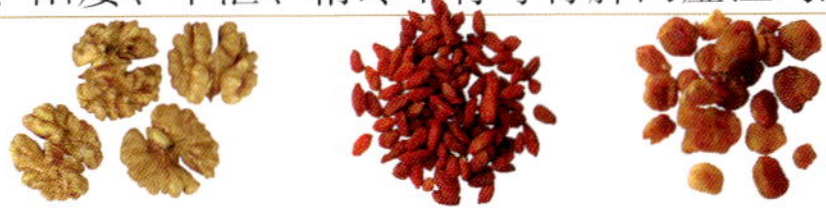

【简析】枸杞子补肾益精，核桃仁温肾暖阳，桂圆肉健脾益气、补血安神，三药同浸重在补肾，又兼顾调补脾心。米酒清香醇，和可缓和白酒偏烈之性，使全酒滋而不腻，温不而燥，常服还有抗衰延年之效。

女贞桑椹酒

【配料】女贞子 53 克，桑椹子、旱莲草各 40 克，黄酒 1000 克。

【制备】上药捣碎，入纱布袋，扎紧口，浸于酒中，密封 12 ~ 14 天（期间每天摇晃 1 次），开封后取出药袋，澄清即可。

【饮服】温服。每天 2~3 次，每次 10 毫升。

【功效】滋肾补肝，养血乌发。凡肝肾阴虚而致的腰膝酸软疼痛、潮热盗汗、心烦不安、失眠、头晕目眩、耳鸣、口干、发早白等均适宜。

【注意】阳虚而身体畏寒怕冷者忌用。

女贞桑椹酒

【简析】女贞子、桑椹子、旱莲草均主入肝、肾经，其滋肾补肝之效较明显，另外还能清热生津、补血养阴，三药组合能加强对肝肾阴精的调补，主要适用于肝肾阴虚而虚火内扰之腰膝酸痛、头晕眼花、盗汗心烦等，还能改善发早白之症。

山药海马酒

【配料】山药 75 克，海马 2 具，人参 23 克，白酒 1500 克。

【制备】海马洗净，经酒浸软，切成片，与其余两药一起浸于酒中，密封 28 ~ 30 天（期间每天摇晃 2 次），开封后取澄清酒液饮用。

【饮服】温服。每天 2~3 次，每次 15~20 毫升。

【功效】强补肾阳，益精养血。凡肾阳虚损及精血虚亏而致的腰膝酸软无力、身体易倦、面色无华、阳痿、早泄等均适宜。

山药海马酒

【简析】海马为补阳的常用药材，主要功效为补肾壮阳、活血；山药除了益气养阴之外，也有一定的益肾固精功效；人参为调补元气之品。三药配合，其补肾壮阳的效果更宏。此酒常服可有效改善肾阳虚损、精血不足诸证。

狗鞭蛤蚧酒

【配料】狗鞭1具，蛤蚧1只，山茱萸60克，巴戟天、肉苁蓉、枸杞子各15克，沉香2克，蜂蜜50克，白酒1250克。

【制备】狗鞭用酒微炙，捣碎；蛤蚧去掉头与足，捣碎；其余各药（除蜂蜜外）制为粗末。入纱布袋，包好，浸于酒中，密封17～20天（期间每天摇晃1～2次），开封后取出药袋，加入蜂蜜，搅拌均匀，澄清后饮用。

【饮服】温服。每天2～3次，每次15毫升。

【功效】补肾壮阳。凡腰膝酸软、下肢易倦无力、四肢泛冷、腹冷、精神不振、面色无华、阳痿、早泄等均适宜。

狗鞭蛤蚧酒

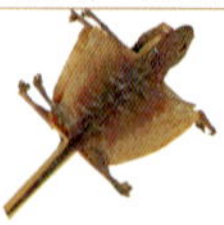
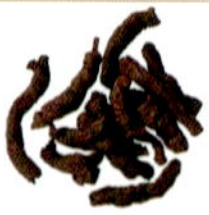
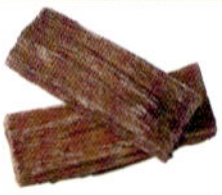

【简析】狗鞭即犬科动物犬的干燥阴茎和睾丸，是补阳的常用药材，主要功效为壮阳、益精，适用于肾虚阳痿、遗精及腰膝酸软等病症；蛤蚧补气的同时具有较好的益精功效，而山茱萸、巴戟天、肉苁蓉均可发挥补肾阳的作用；另外，枸杞子可益精补肾，沉香能行气温肾，蜂蜜缓味调性，又兼补气之功。全酒壮阳强肾之效较为明显。

狗肾壮阳酒

【配料】海狗肾（黄狗肾）、蛤蚧各3只，肉苁蓉60克，山茱萸45克，菟丝子、狗脊、枸杞子、人参各30克，当归23克，白酒1500克。

【制备】海狗肾用酒浸软，切薄片；其余各药制为粗末。入纱布袋中，扎紧口，浸于酒中，密封15～18天，开封后取出药袋，压榨取液倒入酒液中，静置后饮用。

【饮服】温服。每天2次，每次15～20毫升。

【功效】补肾益精壮阳。凡四肢无力易倦、腰膝酸软、身体畏寒惧冷、阳痿、早泄、遗精等均适宜。

【注意】阴虚而阳亢者忌用。

狗肾壮阳酒

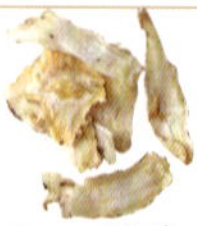
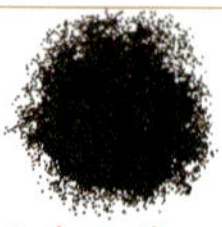

【简析】海狗肾的主要功效为补肾、壮阳、固精，为方中主药。配伍枸杞子、肉苁蓉、菟丝子、狗脊、山茱萸益精助阳之能，蛤蚧、人参加强益气补肾之效，当归养血补血又兼活血之功，故本酒常服能有效改善以上肾虚各证。

芝麻核桃仁酒

【配料】黑芝麻、核桃仁各38克，黄酒750克。

【制备】上药捣碎，浸于酒中，密封14～17天（期间每天摇晃1次），开封后过滤除渣，滤取酒液装瓶即可。

【饮服】温服。每天2~3次，每次15~20毫升。

【功效】补肾，定喘。凡肾虚而引起的咳嗽气喘、腰膝酸软、下肢易倦无力、阳痿、遗精、便秘等均适宜。

芝麻核桃仁酒

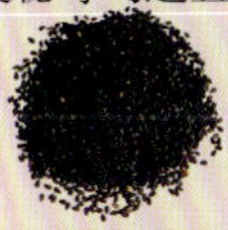

【简析】黑芝麻可润燥滑肠、益精养血，核桃仁能补肾温阳、润肺定喘，二药相配，重在补肾阳，故而对遗精、阳痿、腰腿酸软等起到较好的改善作用；同时润肺之功可适用咳嗽，滑肠之效能适用便秘。黄酒引领药势，令药效平缓通达。

灵芝茱萸酒

【配料】灵芝、五味子、山药、山茱萸各38克，米酒1500克。

【制备】上药去杂，捣碎或制为粗末，浸于酒中，密封6～9天（期间每天摇晃1次），开封后过滤除渣，酒液装瓶即可。

【饮服】温服。每天2～3次，每次15毫升。

【功效】补肝肾，养心神。凡神经衰弱、心神不宁、失眠心烦、尿频、女子带多、男子遗精等肝肾虚亏者均适宜。

灵芝茱萸酒

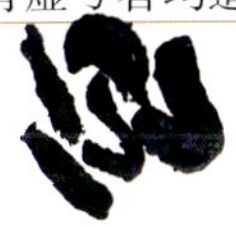

【简析】灵芝为养心安神的常用药材，山茱萸主入肝、肾两经，其补肾益肝、助阳益精之效较强，兼能涩精；另外，五味子能加强养心收涩的功能，山药使补肾益气之效更强。各药合用，令本酒对肾阳不足之阳痿、遗精、带多的改善较明显，同时又兼顾对心神不宁、神经衰弱、心烦等的调理。

补肾五子酒

【配料】枸杞子、覆盆子各150克，五味子、车前子、菟丝子各75克，白酒1500克。

【制备】上药去杂，制为细末，入纱布袋，扎紧口，浸于酒中，密封30～35天（期间每天摇晃1次），开封后取出药袋，澄清后饮用。

【饮服】每天1次，每次15～20毫升。

【功效】补肾固精。凡肾虚而致的精少、精冷、遗精、阳痿、早泄、不育、头发早白、小便不利等均适宜。

补肾五子酒

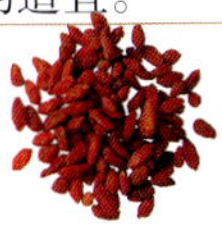

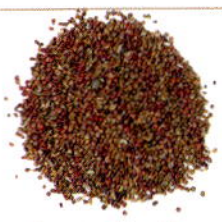

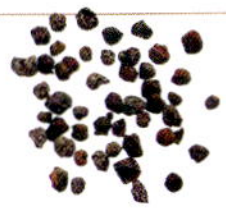

【简析】枸杞子长于补肾益精血，车前子能渗湿止泻，五味子可补肾收涩，菟丝子能助阳益精，覆盆子长于益肾固精。通观全方，五子均具有一定的补肾之效，配伍在一起令补肾强精更加突出，为专补肾虚的良方。坚持服用，可有效改善肾脏功能。

核仁四花酒

【配料】玫瑰花、蔷薇花、梅花、韭菜花、沉香各 12 克，核桃仁 1000 克，米酒、白酒各 1000 克。

【制备】沉香与核桃仁制为粗末，与其余四药一起装入纱布袋中，扎紧口，浸于白酒中，密封 20 ~ 25 天，开封后取出药袋，加入米酒，搅拌均匀，静置一天即可。

【饮服】温服。每天 2 ~ 3 次，每次 20 ~ 30 毫升。亦可随量，但勿醉。

【功效】益肾固精壮阳。凡肝肾不足之阳痿、小便频数，以及阳元虚弱之不育、不孕等均适宜。

核仁四花酒

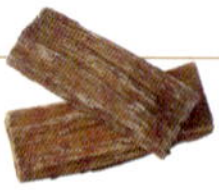
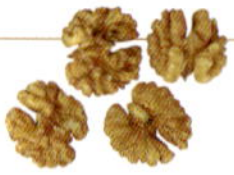
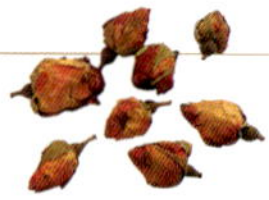

【简析】方中梅花、韭菜花的主要功效为壮阳固精、暖腰膝；玫瑰花、蔷薇花疏肝理气解郁；核桃仁的主要功效为温肾暖阳，重用以强化本酒的固精益肾的效果；沉香行气温肾，也有力配合了各药的发挥；酒行药力，令补肾壮阳力更优。

益母参杜酒

【配料】益母草、丹参各 100 克，杜仲 60 克，黄酒 600 克。

【制备】上药去杂，切碎或制为粗末，置锅内，倒入黄酒，加水 600 克，文火煮 90 分钟，离火，过滤除渣，取液装瓶即可。

【饮服】温服。每天2~3次，每次40~50毫升。

【功效】补肾活血。凡肾虚血滞引起的月经不调、行经腹痛、经色较暗，甚至有血块等均适宜。

【注意】孕妇忌用。

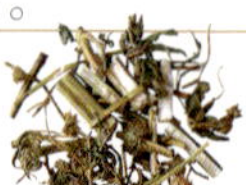

益母参杜酒

【简析】益母草为女性活血调经的良药，常用来改善月经失调、痛经等妇科病症，丹参功善活血化瘀，杜仲长于补肾助阳，后二药能有力配合益母草功效的发挥，同时增强了本酒补肾的功能。黄酒作药引，缓和药性，更适合女性群体常饮保健。

魏国公酒

【配料】龙眼肉、莲子肉、松子仁、白果仁各 20 克，白酒 1000 克。

【制备】上药去杂，制为粗末，浸于酒中，密封 15 ~ 17 天（期间每天摇晃1次），开封后过滤除渣，滤取酒液装瓶即可。

【饮服】温服。每天 2 ~ 3 次，每次 30 ~ 40 毫升。

【功效】补肾润肺。凡身体消瘦易倦、神疲力乏、失眠心悸、咳喘便秘等均适宜。

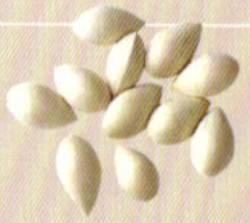

魏国公酒

【简析】龙眼肉重在益血补气、安心宁神，莲子肉善补肾固精，又兼养心神，松子仁与白果仁功在养阴润肺、滑肠敛咳。四药结合，既可补肾阳，又能滋肺肾之阴，常服能收到强身健体的效果。

固精安神酒

【配料】茯苓神、龙骨、桑螵蛸、菖蒲各50克，龟甲、远志各40克，麦门冬35克，莲子30克，酸枣仁27克，黄连15克，白酒2000克。

【制备】上药去杂,制为粗末，浸于酒中,密封15～27天（期间每天摇晃1～2次），开封后过滤除去药渣,澄清后饮用。

【饮服】温服。每天1次，每次10毫升。

【功效】补肾固精，安神宁心。凡肢体倦怠无力、神经衰弱、心神不宁、健忘、眩晕、多梦、耳鸣及遗精等肾精不足证均适宜。

固精安神酒

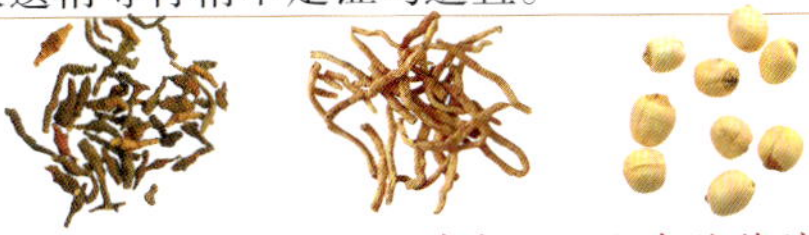

【简析】本方的功效有两个重点：其一为安神宁心，方中茯苓神、龙骨、菖蒲、远志、酸枣仁均为养心安神的常用药材；其二为补肾固精，方中桑螵蛸、龟甲、莲子是发挥这一功效的中药。此外，黄连能清热安神，麦门冬能养阴生津，亦能加强本方功效。

苁蓉茱萸酒

【配料】肉苁蓉72克，山茱萸36克，肉豆蔻12克，朱砂1克，白酒800克。

【制备】朱砂研为细末，其余各药捣碎，与朱砂一起浸于酒中，密封4～6天（期间每天摇晃1次），开封后过滤除去药渣，澄清即可。

【饮服】温服。每天2～3次，每次15～20毫升。

【功效】滋肾补肝，安神宁心。凡神情恍惚、腰酸腿软、肢体疲倦无力、头晕眼花、心神不宁、多梦、遗精等肝肾虚损证均适宜。

【注意】因朱砂有小毒，本酒不可过量饮服或久饮。

苁蓉茱萸酒

【简析】肉苁蓉、山茱萸同属助阳药材，补肾壮阳之效较强，后者还兼入肝经，有补肝益精的作用；朱砂主要能安神宁心，肉豆蔻能收敛止泻、温中行气，常和补肾药材同用，用治肾虚便溏、尿频。白酒活血通经、利脉行气，载药通达于病所。

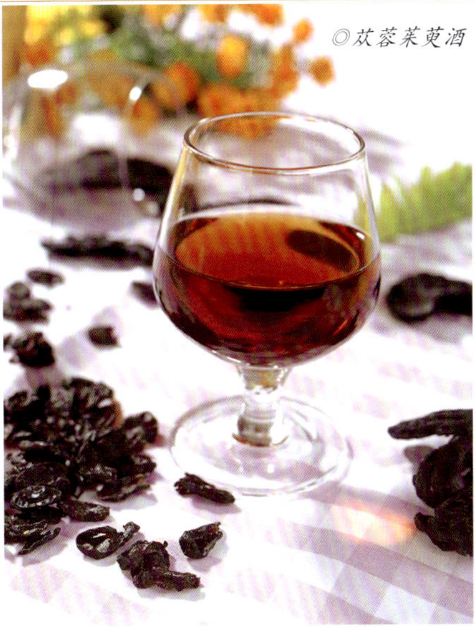
◎苁蓉茱萸酒

杞芪酒

【配料】玉竹、枸杞子、熟地黄、炙黄芪各330克，生炒白术130克，白酒2000克。

【制备】上药去杂，研为细末，入纱布袋中,置锅内，倒入白酒，盖好盖，文火煮50分钟，离火，取出药袋，滤取酒液装瓶即可。

【饮服】温服。每天2~3次，每次10~15毫升。

【功效】补肾养肝，益气健脾。凡脾虚、肝肾阴虚而致的身体衰弱、腰膝酸软无力、饮食无欲、食量减少、头晕目眩、月经不调、带下崩漏、阳痿、早泄等均适宜。

杞芪酒

【简析】枸杞子可补肾益精，黄芪能益气健脾，二者为主药。此外玉竹、熟地黄可加强滋阴生津之效，白术可配合黄芪加强健脾补气的功能。各药相配，其补肾健脾作用较为明显，加上白酒通脉，行引药势，其效更佳。

首乌熟地竹参酒

【配料】炙何首乌、玉竹各100克，熟地黄60克，红参7克，麦门冬40克，炙甘草、红花各20克，白砂糖130克，白酒2000克。

【制备】上药去杂，制为粗末或捣碎，浸于酒中，密封8~11天，开封后过滤除渣，滤取酒液装瓶，加入白砂糖，搅拌均匀，静置即可。

【饮服】温服。每天2~3次，每次15~25毫升。

【功效】补肾益肝，养阴益气，黑发。凡面色㿠白、气短易汗、头晕目眩、失眠健忘、心神不宁、头发早白、舌淡、脉细弱等肝肾虚弱证均适宜。

首乌熟地竹参酒

【简析】何首乌的功效为滋肝肾、益精血、乌须发，为本方的君药。玉竹、熟地黄的功效为养阴生津，红参为益气调中。此外，麦门冬能增强其滋阴效果，甘草可加强补气作用，红花活血行气，白砂糖能宁心调味。各药综合，令本酒补益肝肾力更优。

七仙酒

【配料】茯苓60克，当归、生地黄、枸杞子、杜仲、牛膝、五加皮各30克，白酒1250克。

【制备】上药去杂，制为粗末，入纱布袋，扎紧口，浸于酒中，密封10~14天（期间每天摇晃1次），开封后取出药袋，澄清后饮用。

【饮服】温服。每天2~3次，每次20~30毫升。

【功效】补益肾肝，强壮腰膝。凡腰膝酸软、筋骨酸痛、形体消瘦、面色无华、容颜早衰、年老气血不足、肝肾虚弱等均适宜。

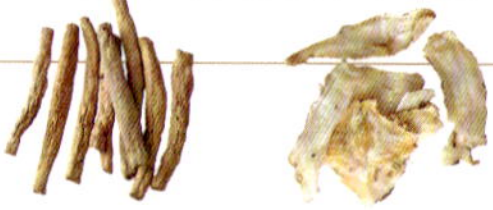

七仙酒

【简析】本方七药均是常用的滋补良品。枸杞子能滋补肾肝、益精血，茯苓能健脾宁心，当归、牛膝善补血、活血，生地黄长于补肾养阴，杜仲功于补肾助阳，五加皮功主祛风强腰；各药相互配合，白酒行气活血、通经利脉。常服具有益寿延年的作用，故名为七仙酒。

淫羊枸杞酒

【配料】淫羊藿125克，核桃仁、熟地黄各60克，枸杞子、五加皮各30克，白酒1000克。

【制备】上药洗净去杂，制为粗末，浸于酒中，密封，隔水文火煮沸，离火，静置于通风阴凉处8～10天（期间每天摇晃2次），开封后取澄清酒液饮用。

【饮服】温服。每天2～3次，每次10～15毫升。

【功效】益肾填精，助阳补血。凡肾阳不足、精血虚亏之腰膝酸软无力、精少、阳痿、女性小腹部怕冷不温、经少色淡及不孕等均适宜。

【注意】阴虚火旺者忌用。

淫羊枸杞酒

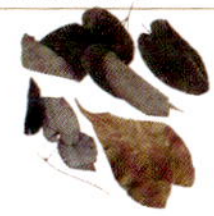

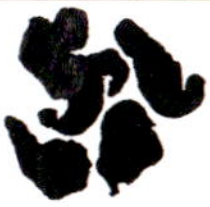

【简析】淫羊藿为补肾阳的良品，主要适用于肾阳虚；枸杞子是益阴的要药，具有补肾、益精血的功效。此外，熟地黄能滋阴血，核桃仁可补肾阳，五加皮能祛风强筋。各药配合，既填补精血，又祛风强筋，从而达到壮肾阳的效果。男女阳虚者均适宜。

木香仙归酒

【配料】仙灵脾50克，当归、五加皮、茯苓、地骨皮、苍术各12克，熟地黄、杜仲、生地黄、天门冬、红花、牛膝各6克，肉苁蓉、制附子、甘草、川椒各3克，丁香、木香各2克，小麦粉200克，糯米18克，蔗糖240克，白酒2000克。

【制备】木香与丁香研为细末；其他16味药材加工成粗末。糯米与小麦粉混匀，加热蒸熟，与药末一起置于酒中，密封30天，开封后文火煮沸，离火，静置7～10天，过滤除渣，滤取酒液装瓶，加入蔗糖，搅拌，澄清即可。

【饮服】温服。每天2～3次，每次15～25毫升。

【功效】补肾壮阳，培元固本，益气养血。凡神情低下、精神萎靡、腰膝酸软、肢体易倦无力、饮食无欲、阳痿、精冷及病后体质虚弱等均适宜。

木香仙归酒

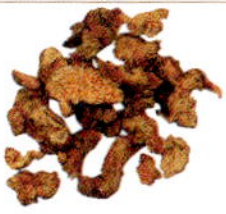

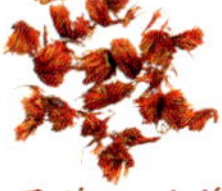

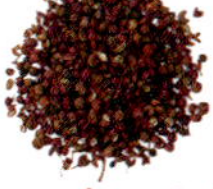

【简析】本方选药精当，首药当推仙灵脾，功善壮阳固本；当归既可活血，更能养肝补血；木香功善理气健脾，可充分调理气血运行。此外，红花、牛膝能加强活血功能，生地黄、熟地黄、天门冬可滋阴，丁香能温肾壮阳，五加皮能祛风利湿，地骨皮养阴退热，茯苓可健脾宁心，甘草调中和药；糯米与蔗糖能平缓药性，白酒行引药势和缓通达于肌体所需处。

金樱杜灵酒

【配料】金樱子100克，淫羊藿24克，当归、菟丝子、补骨脂各12克，巴戟天、小茴香、牛膝、川芎、肉桂、杜仲各6克，沉香3克，白酒2000克。

【制备】上药制为粗末，入纱布袋中，扎紧口，浸于酒中，密封，隔水文火煮20分钟，离火，静置4～7天，开封后取出药袋，澄清即可。

【饮服】温服。每天2～3次，每次15～25毫升。

【功效】补肾固精，养血强筋。凡腰膝酸软、下肢怕冷无力、行走困难、阳痿、遗精等均适宜。

金樱杜灵酒

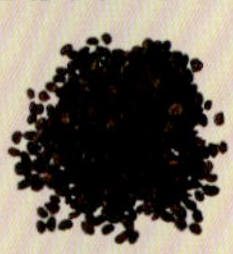

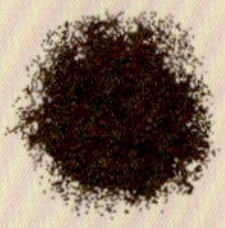

【简析】金樱子、淫羊藿主要功效为补肾助阳、益精，杜仲能强筋健骨；此外，菟丝子、补骨脂、巴戟天能补肾益精，当归补血养血，小茴香、肉桂、沉香能温阳理气，川芎、牛膝活血消瘀。各药配合，功效全面，白酒行引药势，通达机体，满足保健之需。

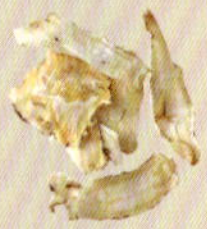

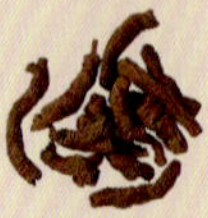

五脏兼养药酒

五脏即心、肺、肝、脾、肾脏。是人体内诸脏器的重中之重，很大程度上影响甚至决定着生命的质量。

五脏功能健全且相互协调，则全身气血运行顺畅、肌体的新陈代谢旺盛、免疫力与抗病力强、正气旺盛、邪气难侵。

若身体素虚，加上劳累、长久或经常性患病就会使元气大损、五脏运转失常，身体就会有消瘦、易倦无力、面色苍白、心神难宁、消化力减弱、心慌失眠等不良症状出现。

此类药酒能兼补五脏之虚损、补气益血、增强营养供给，以达到强身健体、明目安神、饮食开胃、壮阳起性等目的。

还丹药酒

【配料】补骨脂、熟地黄、远志、地骨皮、石菖蒲，牛膝各12克，白酒2000克。

【制备】上药去杂，制为粗末或细粉末，浸于酒中，密封3~5天（期间每天摇晃1次），开封后取澄清酒液饮用。

【饮服】温服。每天2~3次，每次10~15毫升。

【功效】安心神，理气血，聪耳目。主要适用于年老者五脏虚弱、精神萎靡、心神不宁、多梦失眠、饮食无味及耳鸣、眼花等。

还丹药酒

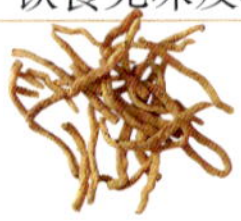

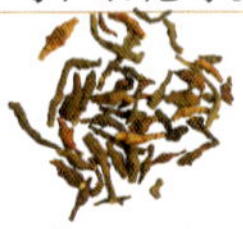

【简析】远志、石菖蒲能宁心安神、通窍聪耳，地骨皮可清肺止咳、养阴凉血，补骨脂能补肾暖阳、温中健脾，熟地黄能补血滋阴、养肝明目，牛膝能活血化瘀、利尿通淋。各药相互配合，能兼顾五脏的调补；酒载药效通达于脏腑所需之处。

杞黄茯参酒

【配料】枸杞子、生地黄各130克，麦门冬80克，白茯苓40克，人参27克，杏仁14克，白酒2000克。

【制备】枸杞子、生地黄与麦门冬去杂，置锅内，加水适量（以浸过药面3厘米为宜），文火煮沸数次，离火，滤取煎液，装瓶备用；杏仁去掉皮尖，与人参、白茯苓一起制为粗末，或捣碎，浸于酒中，倒入煎液，充分搅拌，密封8～10天，过滤除渣，提取酒液装瓶即可。

【饮服】温服。每天2～3次，每次50～100毫升。

【功效】调润五脏，滋阴，益精髓，延年。主要适用于身体面色无华、腰腿酸软无力、耳鸣、眼花及肾虚精弱而致的阳痿等。

杞黄茯参酒

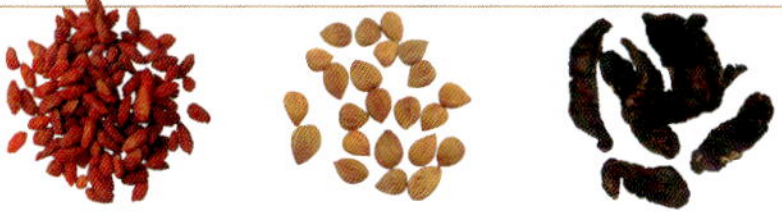

【简析】枸杞子具有滋补肝肾、补益精血的功效，生地黄、麦门冬善养阴生津、清热凉血，茯苓可利湿健脾、宁心安神，人参功在调补脾肺元气、生津止渴、安神益智，杏仁主要能润肺滑肠；诸药同浸，可充分滋润五脏之阴，同时又填精益髓，故坚持服用能收到轻身延年的效果。

加味八珍酒

【配料】龙眼肉、木樨花各40克，党参、茯苓、生地黄各15克，白术、白芍、当归、红曲各10克，川芎5克，白酒2500克。

【制备】上药洗净，拣去杂质，制为粗末，入纱布袋，扎紧口，浸于酒中，密封4天（期间每天摇晃2次），开封后取走药袋，澄清即可。

【饮服】每天2～3次，每次20～30毫升。亦可随量，长期服用。

【功效】通经活络，益精养血，调补五脏。主要适用于气血不足引起的月经失调、食少腹满、气少无力、筋骨疼痛、面色失华、失眠伤神等。

【注意】糖尿病患者饮服此酒不可加冰糖。

加味八珍酒

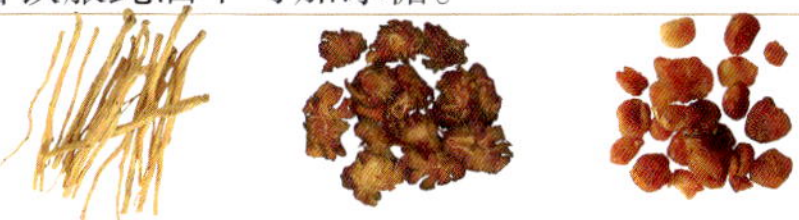

【简析】本酒是在古代《瑞竹堂经验方》中之“八珍散”的基础上加上龙眼肉而成。八珍散功效重在调畅身体营卫、滋养气血，主要适用于脏腑的虚弱、脾胃虚损所致的食少、少气无力及月经不调等。龙眼肉质润甘平，既能补心脾之虚，又可滋气血之养，与八珍散结合，增强了本方补气养血之效，利用白酒温经通脉，行走药势。

首乌杞地酒

【配料】红参23克，枸杞子、熟地黄各120克，何首乌75克，茯苓30克，优质白酒1500克。

【制备】上药研为粗末，浸于酒中，密封15～18天（期间经常摇晃酒瓶），开封后滤取澄清酒液饮用。

【饮服】每天2～3次，每次10～20毫升。

【功效】调补五脏，益精养血，延年增寿。主要适用于五脏失和而未老先衰、面色无华、身体消瘦无力、眼花耳鸣及肾阳虚弱之阳痿等。

首乌杞地酒

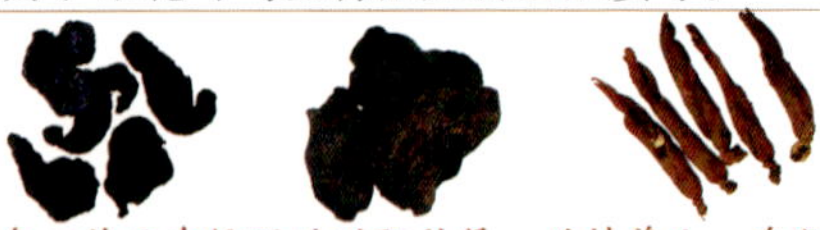

【简析】枸杞子、何首乌二药具有较强的滋肝补肾、益精养血、乌须黑发之效，红参能补气益脾肺、养心安神智，熟地黄能补血滋阴养肝，茯苓善利湿健脾、安心宁神。通观各药，能兼顾五脏之需，故此酒特别适合未老先衰或年老体虚者，作为保健方长期服用。

松子仁酒

【配料】松子仁140克，黄酒750克。

【制备】松子仁去杂，文火炒香，捣成泥，浸于酒中，密封，文火煮沸，离火，静置4～6天，开封后过滤除渣，滤取酒液装瓶即可。

【饮服】温服。每天2~3次，每次15~25毫升。

【功效】润养五脏，补气益血，止咳润燥。主要适用于身体素虚、消瘦无力、皮肤干燥、产后身体虚弱、口干、头晕眼花、便秘、心悸、自汗盗汗、咳嗽等。

【注意】便溏、滑精及痰湿者忌服。

松子仁酒

【简析】松子仁又名松子、海松子，是松科植物红松的种子。性温味甘，主归肝、肺、大肠经。含有丰富的脂肪油(多为亚油酸酯和油酸酯)、蛋白质及挥发油等，内可润肺止咳、滑肠通便，外可泽肤荣毛。黄酒益血行气，载药通筋利节，行运于脏腑间，使之滋养和顺。

四药补酒

【配料】何首乌、肉苁蓉、柏子仁、牛膝各45克，白酒1500克。

【制备】上药去杂，制为粗末或捣碎，浸于酒中，密封25天（期间每天摇晃2次），开封后过滤除渣，滤取酒液装瓶即可。

【饮服】温服。每天2～3次，每次15～20毫升。

【功效】滋补五脏，补气益血，养颜悦色。主要适用于身体气血虚损、五脏不和、面色无华、心慌气短、气虚无力等。

四药补酒

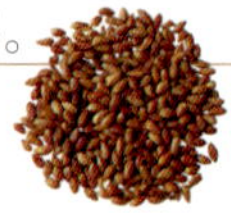

【简析】何首乌具有滋肝肾、益精血、乌须发的良好功效，肉苁蓉能补肾壮阳，柏子仁可养心安神，同时肉苁蓉与柏子仁又能润肠利便，牛膝善活血行气、化瘀止痛；由此观之，四药合用可补益气血。酒载药势通经利脉、调补五脏；长久服用，兼具养颜美容之效。

诸脏调养酒

【配料】茯苓100克，黄芪（蜜炙）60克，大红枣、白术、当归、川芎、炒白芍、生地黄、熟地黄、枸杞子各50克，覆盆子40克，核桃仁36克，人参30克，陈皮、沉香、木香各15克，肉桂、砂仁、乳香、没药、北五味子、小茴香各12克，甘草9克，蜂蜜600克，白酒2000克，糯米酒1000克。

【制备】红枣去除外皮与内核，与茯苓和核桃仁制为细末，备用；蜂蜜倒入锅内，文火熬沸，加入前述药末调匀，熬成糊状，离火，倒入白酒中，搅拌均匀。剩余的各药去杂，制为细末，浸于酒中，加入糯米酒，搅拌，密封，大火煮30～40分钟，离火，埋于土中2～3天，取出，开封滤取澄清酒液饮用。

【饮服】温服。每天2～3次，每次20～30毫升。亦可酌情增减，但勿醉。

【功效】补虚滋阴培元，益气填精调经。主要适用于女性诸脏衰弱、性欲淡漠、性功能低下等。

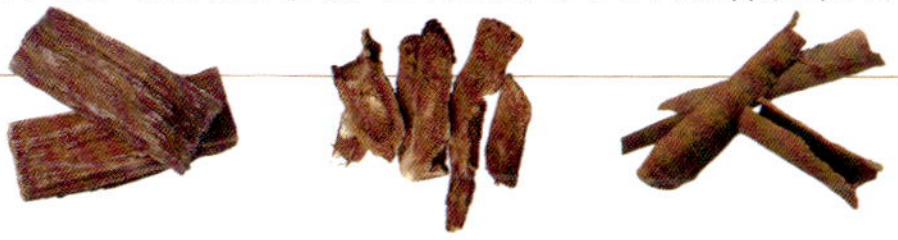

诸脏调养酒

【简析】此方功效重在补虚滋阴、益气调经，适用于女性的诸脏不和或者身体虚弱。方中茯苓、大红枣、当归、川芎、白芍、生地黄、熟地黄、枸杞子、人参、乳香、甘草等药材均是女性常用的益气调经、益精滋阴之品，砂仁、肉桂、覆盆子、核桃仁等又加强了本方培元固阳的效果，木香、沉香、小茴香能行气温中，诸药齐奏调脏润腑之效。

羊藿知母归酒

【配料】淫羊藿85克，当归70克，杜仲（或肉苁蓉）、仙茅各35克，雄黄、黄柏、知母各18克，白酒2000克。

【制备】上药去杂，制为粗末，浸于酒中，密封，武火煮4个小时，离火，埋于地下2～3天，取出静置5～7天，开封后取出药渣晒干，用稻米面制成丸子备用。

【饮服】酒与丸药同食，每天2～3次。每次饮酒20～30毫升，食丸15颗。

【功效】滋阴助阳，益精生血，强身健体。主要适用于身体诸脏虚弱、五劳七伤、尿多、遗精、滑精、阳痿、带下、月经失调、腹冷、不孕等症。

【注意】服用本酒期间忌食牛肉。

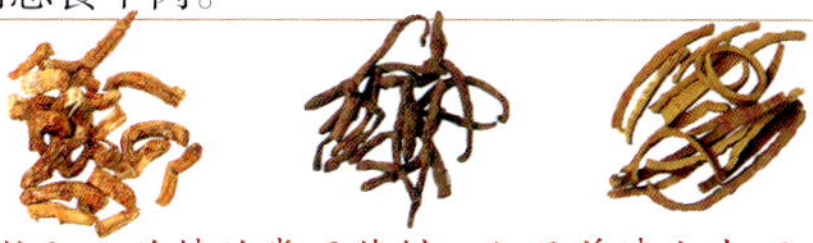

羊藿知母归酒

【简析】淫羊藿是补肾壮阳、益精的常用药材；知母善清上中下三焦之热而滋阴润燥，当归重在补血。另外，杜仲、仙茅可增强其补阳强筋、利湿散寒之功，雄黄温肾壮阳，黄柏意在清热泻火；白酒行引药势，通达经络脏腑。常饮此酒能起到强身健体的作用。

五脏安养酒

【配料】龙眼肉48克，枸杞子24克，当归、菊花各6克，白酒1000克。

【制备】当归用适量酒浸洗；菊花去掉花蒂；另两药捣烂。入纱布袋，扎紧口，浸于酒中，密封30~35天（期间每天摇晃1次），开封后取出药袋，澄清即可。

【饮服】温服。每天2~3次，每次15~20毫升。

【功效】安五脏，补心肾，调气血，益精髓，强筋骨。主要适用于五脏不和、气血虚亏、面容憔悴、神情低落、精神不振、心神不宁、头晕眼花、失眠健忘等。

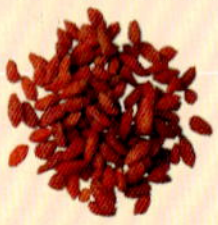

五脏安养酒

【简析】龙眼肉主补心脾之虚，具有补血益气、安神的功效，枸杞子重在滋肝肾之虚，具有益精养血、滋肝补肾的功效，菊花主入肝经，善清热养肝，而当归既可活血又能补血；白酒通筋利脉、行气活血。故各药浸酒可使身体精血、气机通顺，五脏安和。

圆椹补虚酒

【配料】桂圆肉、桑椹子各75克，烧酒1500克。

【制备】上药洗净去杂，浸于酒中，密封6天，开封取澄清酒液饮服。

【饮服】每天2~3次，每次15~20毫升。

【功效】益气血，安神志，补诸虚，美容发，强五脏。主要适用于肝肾阴虚及气血不足、羸瘦虚劳引起的失眠健忘、耳鸣目暗、心悸、瘰疬、便秘、消渴等。

圆椹补虚酒

【简析】古人认为桑椹子能通血气、利五脏关节，可使人聪明。桑椹子富含芸香甙、胡萝卜素、维生素及亚油酸等成分，具有补肝益肾、滋阴养血的功效，能调节和促进免疫系统功能、防病抗病、延缓衰老；桂圆肉能补心脾之虚、益气血，从而收到较好的安神作用，与桑椹合浸，共奏补虚益损、美容延年之功。

丹参芝麻调补五脏酒

【配料】丹参150克，黑芝麻100克，白酒1500克。

【制备】丹参洗净，晾干，制为粗末；黑芝麻去杂。入纱布袋中，扎紧口，浸于酒中，密封4天，开封取出药袋，澄清后饮用。

【饮服】每天2~3次，每次15~20毫升。

【功效】养血活血，通利九窍，调补五脏。主要适用于五脏不和、九窍不通、血脉不利引起的诸种病证。

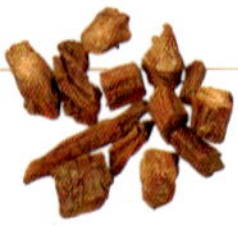

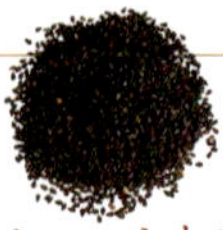

丹参芝麻调补五脏酒

【简析】本酒药性平缓，是家庭常备的保健养生药酒之一。方中丹参具有清热活血、安神宁志的功效，是妇科的要药。据本草医书所记丹参活血行血之功内可达诸脏腑，外可通关节经络；黑芝麻是滋补佳药，功善补益精液、润养五脏、养血舒筋等。二药以酒相浸，能使身体血液行运更顺畅，气机和顺、填精补髓，从而能五脏调和、九窍通畅。

第二章　补益类药酒

补气药酒

中医认为，气是构成人体与维持肌体生命活动的最基本的物质之一。

人体之气主要有三部分：肾所含先天之精气（即肾气或下焦之气）、脾胃运化水谷之气（即中气）、肺所吸环境之清气（即肺气）。

气在身体内时刻运转不停，气行生力，三气运行顺畅与否与脏腑（特别是肺脾两脏）协调好坏密不可分。若年老体弱脾肺功能减退或饮食失调损害脾胃，会使气机运行受阻，从而使身体表现出各种不适症状如气短气急、四肢易倦无力、言少声低、脉细无象、神疲力乏、易汗等。

此类药酒主要选用补气药材如人参、黄芪、党参、黄精、白术等配伍而成，主要针对脾肺气虚而进行调补。

党参黄芪益气酒

【配料】党参、黄芪各70克，白酒1200克。

【制备】上药去杂，切薄片，浸于酒中，密封15～18天（期间每天摇晃1次），开封后取澄清酒液饮用。

【饮服】温服。每天2~3次，每次10~15毫升。

【功效】益气固表，健脾开肺。凡身体易倦无力、气短、肢体易汗、畏风怕冷等不适症状均适宜。

党参黄芪益气酒

【简析】党参与黄芪均为补气调中的良药，其中党参功善补气养血、健脾益肺，黄芪重在补中升阳、固表止汗。二药结合，内补脾肺之气虚，外达益气固表之效，可谓天作之合。白酒作引，加强行气之力，故本酒坚持服用能有效改善以上诸证。

桂圆酒

【配料】桂圆肉60克，人参、生地黄、白茯苓、白术、白芍、当归各15克，川芎8克，冰糖125克，高粱酒1000克。

【制备】前八味药材去杂，制为粗末或粗粒，入纱布袋中，扎紧口，浸于酒中，密封3～6天，开封后取出药袋，加入冰糖汁（冰糖先加水适量加热煮溶），静置后饮用。

【饮服】温服。每天3次，每次20～30毫升。

【功效】补气益血，健运脾胃。凡身体消瘦、面色萎黄、气血不足、脾胃虚弱等不适均宜。

桂圆酒

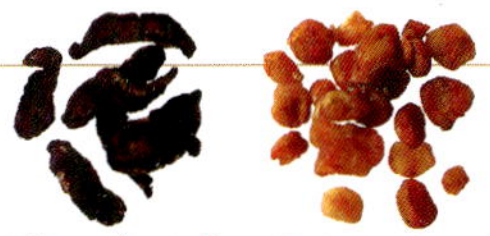

【简析】桂圆肉主心脾两虚、气血双亏，是本方的主药。此外，人参、白术可增强补气健脾之功，当归、白芍、川芎能加强活血养血之力，茯苓可健脾安心，生地黄可滋阴清热，冰糖可宁心缓味。本酒适宜于脾胃气虚者长久饮服，有保健之用。

参麦五味子酒

【配料】麦门冬100克，五味子60克，人参36克，白酒1000克。

【制备】麦门冬去心，与其他两药一起浸于酒中，密封15～18天（期间每天摇晃1次），开封后过滤除渣，滤取酒液装瓶即可。

【饮服】温服。每天1次，每次20～30毫升。

【功效】补气养阴，生津收汗。凡身疲体倦、肢体易汗多汗、气短、动则气粗、痰少久喘、口渴、脉象细弱等不适均适宜。

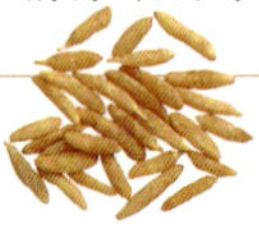

参麦五味子酒

【简析】人参调元补气，适于气虚所致的气短、气粗、身疲体倦之症；麦门冬养阴清热、生津止咳，可改善咳喘、口渴等症；五味子既可止咳，又能收汗，有效缓解肢体易汗、多汗等不适。合而为用，集补、养、饮于一方，共达补气养阴止汗通脉之效。

黄芪药酒

【配料】黄芪45克，黄酒750克。

【制备】黄芪去杂，切薄片，浸于酒中，密封8～10天（期间每天摇晃1次），开封后取澄清酒液饮服。

【饮服】温服。每天2~3次，每次15~20毫升。

【功效】补气固表收汗。凡肢体倦怠无力、体虚易汗、脾胃气虚而饮食减少、气短、心悸等不适均适宜。

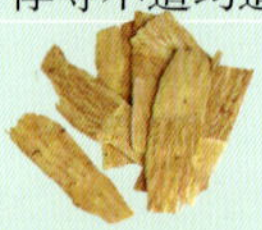

黄芪药酒

【简析】黄芪有"小人参"之誉，具有较强的益气健脾、补中升阳、固表止汗的功效，常用来治疗脾胃气虚所致的食少无欲、自汗、易汗及身体元气素虚而致的体虚无力易倦、气短、心悸等。黄酒行药势，可强化其补气之功，同时黄酒味缓，能有效保护胃气。

益气药酒

【配料】黄芪、熟地黄、茯苓各50克，党参、白术、当归各40克，甘草、升麻各30克，柴胡27克，白酒2000克。

【制备】上药洗净去杂，制为粗末，纱布袋包好，浸于酒中，密封2个月，开封后取出药袋榨取汁，倒入酒液中，静置即可。

【饮服】温服。每天1～2次，每次30～40毫升。

【功效】益气升阳，调脾理胃。凡老年人体虚怕冷畏寒、少言懒动、饮食减少、精神萎靡不振、身体倦怠无力、久泻、脱肛及慢性结肠炎等症均适宜。

益气药酒

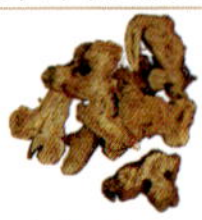

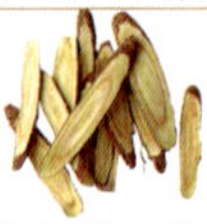

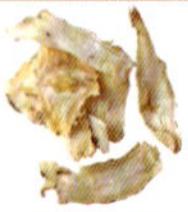

【简析】黄芪功善益气升阳、健脾和胃，常用来改善脾胃气虚所致的食少无力、身体畏冷、懒动等症，为此方之主药。另外，党参、白术、甘草、升麻能补气健脾调中，柴胡可升举阳气，此五药能有力配合黄芪的药效发挥；茯苓能利湿健脾、宁心安神，可适用于精神不振、食少体倦之疾，熟地黄、当归能补血滋阴，使气血齐补。

十全大补酒

【配料】当归、熟地黄各240克，党参、炒白术、炒白芍、炙黄芪、白茯苓各160克，炙甘草、川芎各80克，肉桂40克，蔗糖340克，白酒3440克。

【制备】前十味中药去杂，制为粗末，浸泡于酒中，密封2～3天，按照渗漉法（以每分钟3毫升的速度进行渗漉），收集到的渗漉液装入瓶中，加入蔗糖，充分搅拌，静置即可。

【饮服】温服。每天2～3次，每次15～25毫升。

【功效】补气益血。凡肢体疲倦无力、面色苍白、身体怕冷畏寒、多汗、头晕、气短气粗、经量多等气血虚弱者均适宜。

【注意】阴虚阳盛及外感寒热者忌用。

十全大补酒

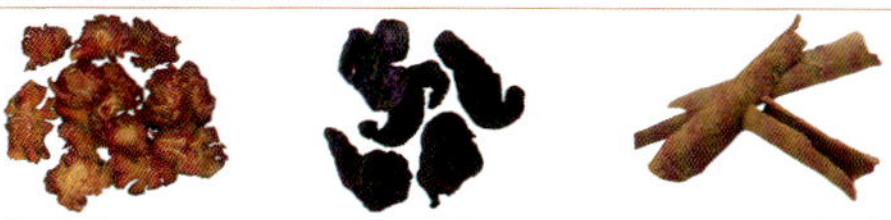

【简析】本方为传统药酒中的保健名方，一直延用至今。方中党参、白术、茯苓、甘草功善健脾补气，主要适用于脾虚气弱而致的食少无欲、神疲力乏等；熟地黄、当归、川芎、白芍功主补血养营，可适用身体营血亏损、经血不调之证；黄芪、肉桂长于益气温阳、固表；蔗糖能宁心缓味。通观全酒，气血同补、固表温阳。

两参酒

【配料】党参60克，人参15克，白酒750克。

【制备】上药切薄片或切成细段，浸于酒中，密封8～10天（期间每天摇晃1次），开封后取澄清酒液饮用。

【饮服】温服。每天2～3次，每次15毫升。

【功效】益气补脾。凡脾胃虚弱导致的身体易倦无力、饮食减少、消化不良、形体消瘦、面色萎黄、气喘、心悸、眩晕及佝偻症等症均适宜。

【注意】本酒中党参以老党参为好，坚持服用收效更佳。

两参酒

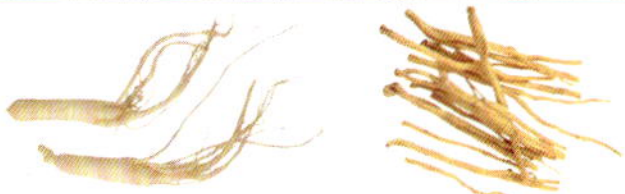

【简析】党参与人参均为调补气虚的常用之品，配合在一起其益气补脾、生津止渴的功效更优。药理表明党参还能养血生血，对营养不良或缺铁所致的贫血可大为改善，全酒药力和缓，不损阴阳正气，适合久服。

参枝当归酒

【配料】桂枝80克，黄芪、白芍、人参、炙甘草、当归各40克，白酒2000克。

【制备】上药洗净，加水3000克，浸泡3天，置锅内，文火煮60分钟，离火，连渣一起浸于酒中，密封2个月，过滤除渣，取酒液装瓶即可。

【饮服】温服。每天2～3次，每次15～20毫升。

【功效】补气益血调卫。凡气血不足而致的身体体质虚弱、无力、精神状态不佳、睡眠不宁、胸闷烦热、身体营卫失和、小便不利、腹部不适及老年人前列腺肥大等症均适宜。

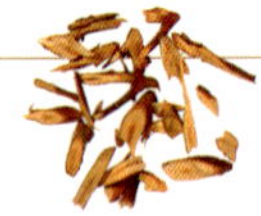
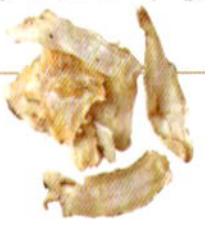
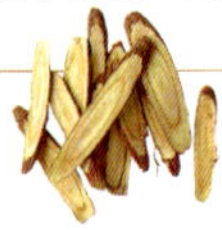

参枝当归酒

【简析】气血运行通畅，则身体营卫坚强。人参、黄芪补中益气，相互结合令补气效果更强，主补脾肺气虚，同时兼收安神益智之效；桂枝能解表发汗、散寒止痹、通经祛风，能起到较好的固卫作用；白芍敛阴和营，与桂枝相配以调和营卫；当归可活血补血，故全酒能充分滋补气血。

党参芪术酒

【配料】党参、黄芪、大枣各40克，白术、山药、茯苓、甘草、扁豆各27克，白酒2000克。

【制备】上药去杂，制为粗末或捣碎，入纱布袋中，扎紧口，浸于酒中，密封15～18天（期间每天摇动2次），开封后取出药袋，澄清即可。

【饮服】温服。每天2~3次，每次10~15毫升。

【功效】补气益脾。凡面色萎黄、身体消瘦、肢体无力、气短等不适均适宜。

【注意】凡外感而致的发热患者不宜。

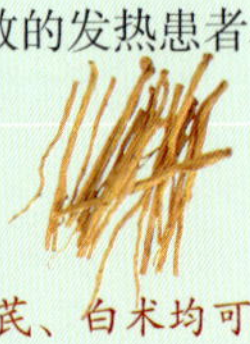

党参芪术酒

【简析】党参、黄芪、白术均可补气健脾、益血升阳；大枣、甘草可补气益中、养血；山药、扁豆能益气健脾；茯苓可健脾宁心。诸药配合，能有效改善气虚所致的不适。

参术甘草酒

【配料】人参15克，白术、茯苓、当归各75克，炙甘草68克，白芍、山药各60克，白酒1500克。

【制备】上药洗净，制为粗末，浸于酒中，密封25～30天，过滤除渣，取酒液装瓶即可。

【饮服】温服。每天2～3次，每次15～20毫升。

【功效】补中气，健脾胃。凡身体消瘦、面色萎黄、消化不良、饮食减弱、言语声音低沉无力、舌苔淡白、脉搏细弱及老年人肠胃不适等脾胃气虚证均适宜。

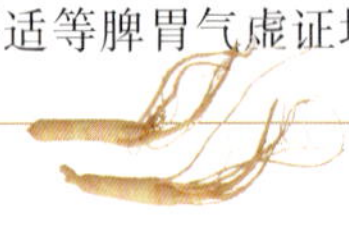

参术甘草酒

【简析】人参为大补元气之药，功效重在健脾、润肺、安神，白术、甘草均入脾、胃经，重在补气调中、健脾和胃，此三药同属补气的常用药材。白芍、当归能活血养血，茯苓可补气健脾安心神，山药善补气固肾。纵观全酒，以补脾胃之气见长，故对脾胃虚弱者及年老气虚者特别适用。

长生益气酒

【配料】枸杞子、山药、五味子、人参、天门冬、生地黄、熟地黄各 40 克，白酒 1000 克。

【制备】上药去杂，制为粗末或捣碎，入纱布袋中，扎紧口，浸于酒中，密封，置锅内，隔水文火煮20～30分钟，离火，静置3～4天，开封后取出药袋，澄清后饮用。

【饮服】温服。每天 2～3 次，每次 10～15 毫升。

【功效】益气滋阴固本。凡肢体易倦无力、身体疲劳、腰酸腿软、心烦不宁、心悸失眠、多梦、头发早白、口干等气阴两虚之证均适宜。

长生益气酒

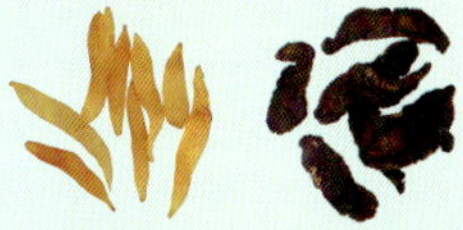

【简析】人参主要功效为调补身体元气；山药补气健脾，令益气之效更突出；枸杞子、天门冬、生地黄、熟地黄功善滋阴；五味子力主收涩，具有敛心安神、止汗的功能。各药相互配合，益气滋阴固本的功效非常鲜明。长久服用能起到改善气阴两虚的良好作用。

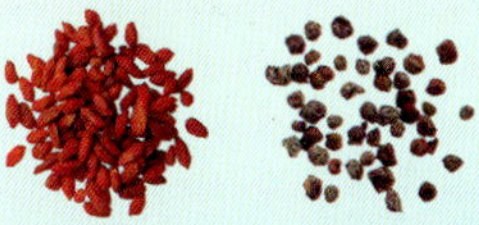

理血药酒

血液也是构成与维持生命活动的基本物质之一。人体血液既含肝所藏之血，又有脾胃运化水谷化生之血。

血液的显著功能是通过遍布于全身的血脉网络，把正常生命所需的氧气与营养物质送达脏腑组织、皮肤及毛发等部位，以使肌体濡养充足。

中医认为气为血之帅，气旺则血行；血为气之母，血虚则气弱。

身体血虚就会出现头晕眼花、身瘦无力、肢体时有麻木、面色苍白、失眠多梦、女性经少、经闭、脉细弱等症状。

理血主要包括补血、养血、活血等方面，以调养身体阴血。补血同时兼益气（增加一些补气药材如黄芪、人参等），气血两补使益血功效更突出。

养血补气酒

【配料】当归 115 克，熟地黄、白芍、黄芪各 75 克，川芎 60 克，白酒 1500 克。

【制备】上药去杂，制为粗末，入纱布袋，扎紧口，浸于酒中，密封 20～24 天（期间每天摇晃 1 次），开封后取出药袋，澄清后饮用。

【饮服】温服。每天2～3次，每次20～30毫升。

【功效】养血理气。凡身体气力不支、面色苍白、头晕目眩、舌淡脉弱、月经不调、腹痛等血气虚弱者均适宜。

养血补气酒

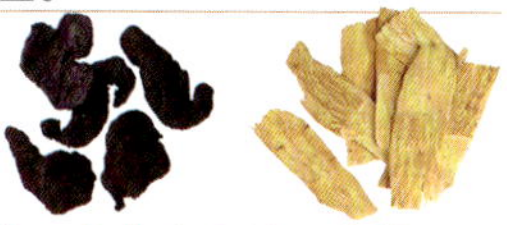

【简析】当归、熟地黄、白芍均为补血药材，适用于阴血虚损之面色苍白、头晕眼花等；黄芪是使用非常广泛的补气之品，功善补气升阳，能有效改善身体元气不足所致的气力不支、月经失调。各药共浸，血气同补。

十四味药酒

【配料】大枣40克，熟地黄、川续断各30克，黄芪、牛膝各25克，炙何首乌23克，党参、杜仲、茯苓各20克，山药18克，龙眼肉、当归各15克，红花、甘草各5克，冰糖400克，白酒4000克。

【制备】诸药去杂，制为粗末，浸于酒中，密封15～20天，开封倒入冰糖汁（冰糖加水适量加热煮化成汁），搅拌均匀，再静置5天，过滤除渣，取酒液装瓶即可。

【饮服】温服。每天2～3次，每次20毫升。

【功效】补气血，益脾肾。凡气血不足而致的身体消瘦、面色萎黄、神疲气短、腰酸腿软、头晕眼花、筋骨关节活动不利、时有麻木感、饮食减弱、头发早白等均适宜。

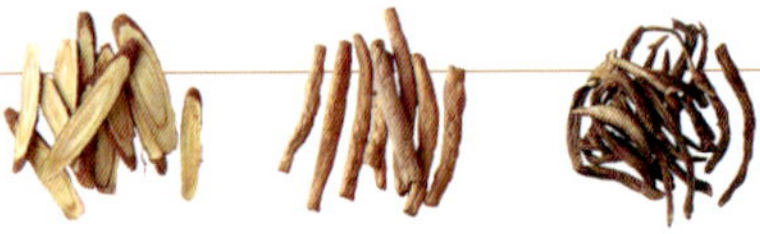

十四味药酒

【简析】本方为气血同补、脾肾共益的良剂。何首乌、当归、熟地黄均为补血药材，功善益精养血；黄芪、党参、山药、甘草为补气之品，功主健脾益气；龙眼肉、大枣既可补血，又能补气；杜仲、续断可加强补肾之力。十四味药材共浸，同奏益血补气之功。

枣核当归酒

【配料】五加皮20克，小红枣、核桃肉各10克，全当归8克，白芍5克，炙甘草4克，米酒1500克。

【制备】上药洗净去杂，切薄片，入纱布袋，扎紧口，浸于酒中，密封，置锅内，隔水文火煮30～40分钟，离火，埋于土中4～5天，取出静置15～17天，开封后取出药袋，澄清后饮用。

【饮服】温服。每天2～3次，每次15～20毫升。

【功效】补血益气。凡身体易倦无力，面色苍白、腰酸腿软、行走不利、气短气虚、头晕眼花、女子经少、色淡等均适宜。

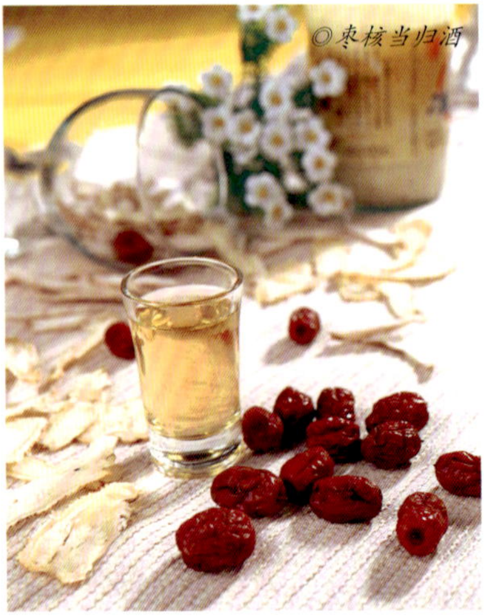
◎枣核当归酒

枣核当归酒

【简析】红枣功善养血补气、安神，核桃肉功主养血润燥、益命门之火，全当归既可活血调经，又能补血养血，此三药为本方起效要药。配五加皮利用其较强的祛风强筋之效，配白芍能增强养血敛阴的效果，配甘草可加强补中气的作用。

黑枣虫草酒

【配料】黑枣、冬虫夏草各30克，白酒500克。

【制备】上药去杂捣碎，浸于酒中，密封40～50天（期间每天摇晃1次），开封后取澄清酒液饮用。

【饮服】温服。每天2~3次，每次15~20毫升。

【功效】补虚健体，养精强身。凡身体素虚、病后体虚无力、易倦、饮食无欲、贫血等均适宜。

【注意】凡感冒发热者忌用。

黑枣虫草酒

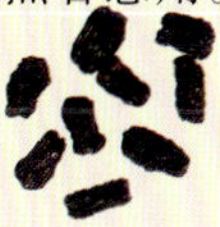

【简析】黑枣是红枣采收后用低温烘焙至果肉呈黑色而成，药效与红枣相近，可养血、益气、安神，且药力较缓和，滋补性较强；冬虫夏草有较强的壮阳益阴之效。坚持服用此酒，能强身健体、补虚延年。

补血药酒

【配料】当归135克，枸杞子115克，何首乌75克，大枣75颗，白酒750克。

【制备】大枣洗净，去核；其他三药制为粗末。浸于酒中，密封7～10天，开封后取澄清酒液饮用。

【饮服】温服。每天1～2次，每次20～30毫升。

【功效】补血养血。凡身体消瘦羸弱、面色苍白、肢体易倦无力等血气不足或虚损之证均适宜。

补血药酒

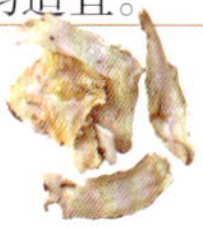

【简析】当归与何首乌均是补血的常用药材，当归重在活血养血，何首乌力在益精养血。此外，枸杞子为滋阴的良品，具有较强的滋补阴血的作用；大枣既是食补佳品，又极具药用价值，可养血益中。四药同浸，使全酒的补血养血功效发挥到最佳。

活血药酒

【配料】杜仲20克，独活、生地黄、丹参、川芎、当归各10克，白酒800克。

【制备】上药去杂，制为粗末或捣碎，入纱布袋，扎紧口，浸于酒中，密封4～6天，开封后取出药袋，澄清后饮用。

【饮服】温服。每天2～3次，每次20～35毫升。

【功效】活血补肾。凡腰酸腿痛、筋骨关节活动不利等不适均适宜。

【注意】服用本酒期间忌食芜荑（即山榆子或山榆仁）。

活血药酒

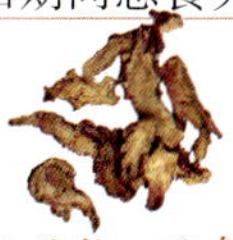

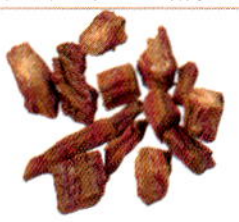

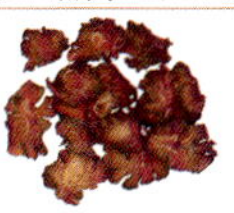

【简析】本酒以活血见长：丹参、当归、川芎均具有较强的活血散瘀、调经的功效；独活祛风通络、除痹止痛；杜仲功善补肾助阳，同时还兼有强筋之能。各药配伍，白酒行势，使活血与补肾相辅相成。

益血甘露酒

【配料】枸杞子、龙眼肉、熟地黄、葡萄干、红枣肉、桃仁、当归、杜仲各10克，白酒750克。

【制备】上药洗净，稍干后一起捣碎或研为粗末状，纱布袋装好，扎紧口，浸于酒中，密封15～18天（期间每天摇晃2～3次），开封后取出药袋，澄清后饮用。

【饮服】温服。每天2～3次，每次15毫升。

【功效】益精养血，补肝滋肾，安神宁心。凡肢体疲倦无力、心神不宁、精神不振、腰膝酸软、行走不利、面色无华、形容憔悴、失眠、健忘等均适宜。

益血甘露酒

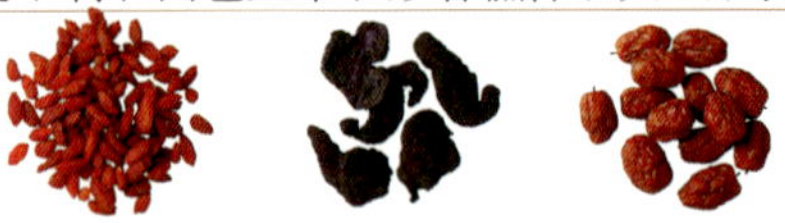

【简析】枸杞子、熟地黄、红枣肉、当归皆可益精养血、补血养阴；龙眼肉既能健脾补肾，又可养心安神；杜仲、葡萄干能益精强筋；桃仁能活血化瘀。诸药同浸，加上白酒善温经通络，可令益血之功充分发挥。

补血养阴酒

【配料】桑椹子、枸杞子、龙眼肉、红枣各50克，白酒800克。

【制备】上药洗净去杂，制为粗末或捣碎，浸于酒中，密封15～18天（期间每天摇晃1～2次），开封后过滤除渣，滤取酒液装瓶即可。

【饮服】温服。每天2～3次，每次15～20毫升。

【功效】补血养阴。凡肢体无力易倦、腰酸腿软、神经衰弱、气短、头晕眼花及贫血等均适宜。

补血养阴酒

【简析】桑椹子的主要功效为滋阴补血，可适用于肝肾阴虚及精血不足之头晕眼花等症；枸杞子具有养肝肾、益精血的功效，常用于改善腰膝酸软等症；龙眼肉、红枣功善气血双补，可益血补气、养心安神，对改善气短无力等疾很有效。四药相和，其补血养阴之效更为突出。

何首乌熟地黄酒

【配料】何首乌、熟地黄各150克，牛膝135克，赤芍70克，白酒750克。

【制备】上药去杂，浸于酒中，密封30～35天（期间每天摇晃1次），开封后取澄清酒液饮用。

【饮服】每天1～2次，每次15～20毫升。

【功效】养血滋阴，强筋骨。凡阴血虚弱、年老筋骨酸软、关节活动不利等均适宜。

何首乌熟地黄酒

【简析】何首乌长于益精补血，熟地黄专于补血滋阴，本方以这二药为主。此外，牛膝、赤芍均具有较强的活血化瘀之力，使该方补血而不滞。阴血充足则肝肾受益，故能有利筋骨的强健，对年老骨软及阴血不足者尤为适宜。

滋阴药酒

阴是指身体精血、津液的总称。是维持生命活动的基础物质之一。

阴与阳相对，代表着物质的存储。健康肌体大体阴阳平衡。阴虚即精血与津液虚损或消耗过多，阴虚则阳亢，出现阴阳失调。

阴不能维阳，即阴所藏物质与功能不能充分保证阳活动的需要，就会有心烦易躁、眩晕头痛、五心潮热（心、双手与双足心）、易汗、口干、便秘、两颧发红发热、失眠、舌红等阴虚阳亢症状。

具体来讲，阴虚可分为肺阴虚（干咳等）、肾阴虚（耳鸣等）、胃阴虚（口渴呕吐等）、心阴虚（失眠等）、肝阴虚（眼干涩痛等）等类型。

此类药酒重在养阴。滋阴之外又潜阳，阴阳互协，从而使补阴效果更持久，更明显。

天冬药酒

【配料】天门冬60克，高粱酒750克。

【制备】天门冬去心，置锅内，加水450克，文火煎30分钟，连渣一起浸于酒中，密封30天（期间每天摇晃1次），开封后取澄清酒液饮用。

【饮服】温服。每天1～2次，每次15～20毫升。

【功效】滋阴润肺，调血。凡身体因肺肾两阴虚导致的肢体酸软泛痛、时有麻木感、容易上火、盗汗潮热、平咳等均适宜。

天冬药酒

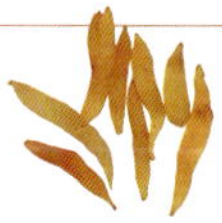

【简析】《神农本草经》将天门冬列为上品，是因为其具有较强的养阴补肾、清热润肺之力，能补五脏六腑之阴津不足，具轻身、益寿、延年之力，是抗衰的要药；高粱酒作引，香气清醇，能养胃补身。常饮本酒，可延年寿、强身体。

菊花当归杞黄酒

【配料】菊花53克，生地黄、当归各45克，枸杞子38克，米酒1500克。

【制备】各药去杂洗净，置锅中，加水750克，文火煎40分钟，离火，连渣一起浸于酒中，密封20～23天（期间每天摇晃1次），开封后取澄清酒液饮用。

【饮服】每天于早晨漱前1次，每次15～25毫升。

【功效】养肝补血通脉，明目清头。凡阴血不足而致的头晕眼花、眼涩干痛、身体易倦无力、嗜睡少动及夜晚多梦等均适宜。

菊花当归杞黄酒

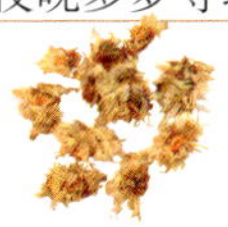

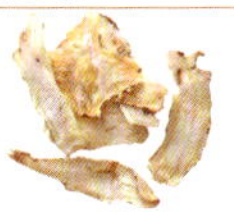

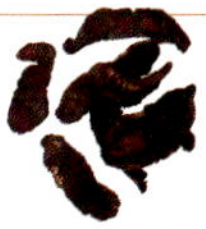

【简析】菊花能养肝清热、明目利头，当归重在活血消瘀、养血调经，生地黄、枸杞子具有养阴清热、益精补血的功效；米酒味缓性平，清香醇正，行引药势。本方对阴血不足所致的以上各疾均能改善调补。

补阴长生酒

【配料】枸杞子、熟地黄、山茱萸各15克，生地黄、石菖蒲、远志、五加皮、茯苓神、地骨皮、牛膝各10克，白酒1250克。

【制备】上药去杂，制为细末或捣碎，入纱布袋，扎紧口，浸于酒中，密封25～30天（期间每天摇晃2～3次），开封后取出药袋，澄清即可。

【饮服】温服。每天2～3次，每次15～20毫升。

【功效】益精血，补肝肾，定心神。凡肝肾两虚引起的腰腿易软无力、关节筋骨活动不利、时有麻木感、心神不宁、头发早白、记忆力减弱等不适均适宜。

【注意】服用本酒时忌食萝卜。

补阴长生酒

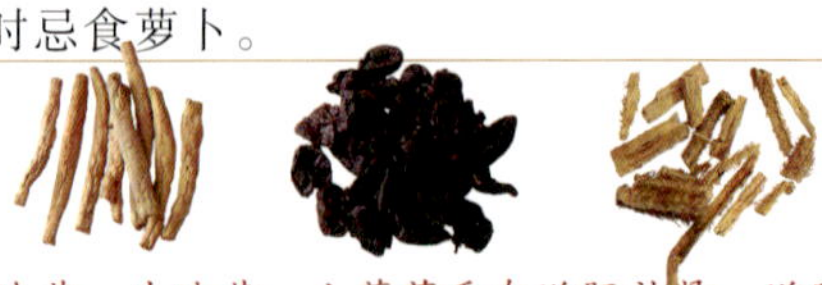

【简析】枸杞子、熟地黄、生地黄、山茱萸重在滋肝补肾、滋阴益精、养血明目，常用来改善肝肾两虚病症；五加皮、牛膝能活血祛风强筋，适用于腰腿酸软无力、关节筋骨活动不利、时有麻木感等；石菖蒲、远志、茯苓神重在宁心安神，增加了全酒对心神不宁、记忆力下降等症的适用性。

益阴药酒

【配料】女贞子、芝麻仁、枸杞子各30克，生地黄16克，冰糖50克，白开水250克，白酒1000克。

【制备】前四药去杂，捣碎，入纱布袋中，扎紧口，浸于酒中，密封，文火煮沸，离火，静置15～18天，开封后取出药袋，加入冰糖与白开水，充分搅拌，澄清后饮用。

【饮服】温服。每天2～3次，每次15～20毫升。

【功效】补气血，滋肝肾，乌须发。凡身体腰酸腿软、头晕眼花、头发早白、便秘、遗精等均适宜。

益阴药酒

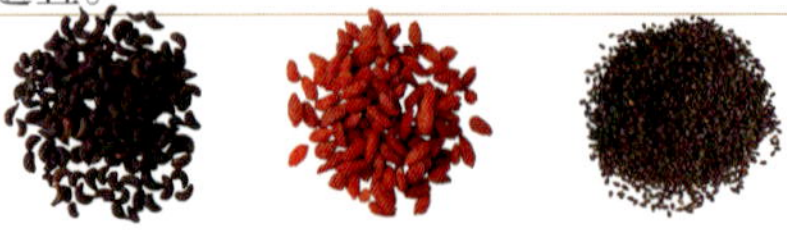

【简析】枸杞子、芝麻仁、女贞子均主入肝、肾经，功效强于滋肝补肾、益精养血，同时女贞子还有清热明目的作用，能配合生地黄养阴生津、清热凉血功能的发挥；冰糖作用在于宁心和缓和药性酒味，白开水在于冲淡白酒偏辛之味。肝肾阴精足则可使须发得到充分濡养，这正是本方要旨所在。

滋阴大补酒

【配料】熟地黄、生地黄、炙何首乌、枸杞子、沙苑子、鹿角胶各25克，当归、核桃肉、桂圆肉各20克，肉苁蓉、白芍、人参、牛膝、白术、玉竹、龟板胶、白菊花、五加皮各15克，黄芪、锁阳、杜仲、地骨皮、丹皮、知母各12克，黄柏、肉桂各10克，白酒3500克。

【制备】上药去杂，捣碎或制为粗末，浸于酒中，搅拌均匀，密封20～27天（期间每天摇晃2～3次），开封后取澄清酒液饮用。

【饮服】温服。每天2～3次，每次15～25毫升。亦可随量随时，但以勿醉为度。

【功效】补气血，调阴阳，益筋骨。凡身体消瘦、面无血色、神疲力倦、精神不振、肢体筋骨活动不利，甚至麻木、腰酸腿软、行走不便、心神不宁、午后潮热出虚汗、耳鸣、阳痿、早泄、遗精等肾阴阳两虚和身体气血虚弱者均适宜。长服可延年健体。

滋阴大补酒

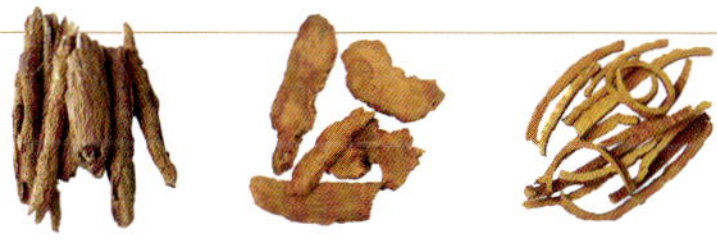

【简析】本方专为滋阴而配，堪称调补身体阴阳、气血的良药。熟地黄、生地黄、何首乌、枸杞子、鹿角胶、龟板胶、桂圆肉等均能滋阴补血益精；沙苑子、核桃肉、肉苁蓉、锁阳、杜仲、肉桂均为助阳益精之品；人参、白术、玉竹、黄芪等能大力调理元气；地骨皮、丹皮、知母善清热润燥。诸药同浸，功效相互配合，相得益彰。

首乌养精酒

【配料】何首乌48克，生地黄32克，当归、黑芝麻仁各24克，白酒1000克。

【制备】上药去杂，制为粗末，入纱布袋中，扎紧口，浸于酒中，密封，置锅内，隔水文火煮沸1～2次，离火，静置8～10天，开封后取出药袋，澄清即可。

【饮服】温服。每天2～3次，每次15～20毫升。

【功效】养精益血，补肝滋肾，清热乌发。凡体内阴血虚损、腰酸腿软、肢体疲倦无力、须发易白或早白、遗精、带下等均适宜。

【注意】凡便溏者忌用。

首乌养精酒

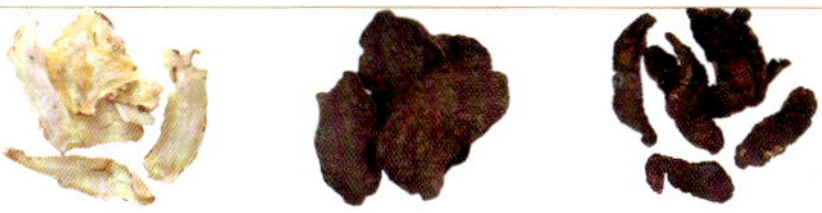

【简析】何首乌能滋肝肾、益精血、乌须发，此方以此为主药。配伍生地黄除了增强养阴之外，还能增加清热之效，当归能活血养血，黑芝麻质润化燥，同时兼益精血之功。各药同浸令养精效果十分明显，常服本酒能有效改善肝肾功能，增强体内阴液与精血。

山药茱萸酒

【配料】灵芝、五味子、山药、山茱萸各12克，白酒800克。

【制备】上药去杂，制为粗末，入纱布袋中，扎紧口，浸于酒中，密封25~30天（期间每天摇晃1~2次），开封后取出药袋，澄清后饮用。

【饮服】温服。每天2~3次，每次10毫升。

【功效】养阴生津。凡津液稀少或虚损、易出虚汗、口渴咽干、咳嗽、遗精等肺肾阴虚者均宜。

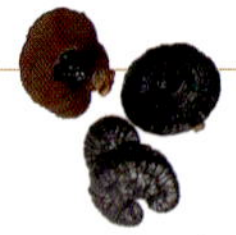
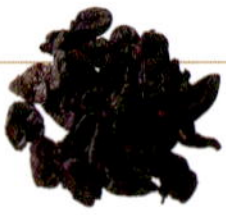
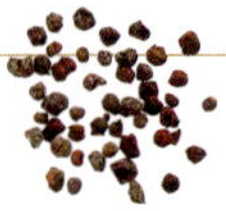

山药茱萸酒

【简析】山药具有健脾益阴、润肺固肾的功效，主要适用于肺阴虚之津液不足、口渴咽干、咳嗽之症；山茱萸功善助阳益精，配合山药的补肾之力，可有效改善肾阴虚之遗精；另外灵芝、五味子亦能益肺止咳，可大为提高本酒补肺阴的功效。

养阴和血酒

【配料】枸杞子、龙眼肉、核桃仁各100克，白酒1500克，米酒1000克。

【制备】上药捣碎，入纱布袋中，包好，浸于白酒中，倒入米酒，搅拌均匀，密封22~25天，开封后取出药袋，澄清后饮用。

【饮服】温服。每天2~3次，每次35~50毫升。

【功效】养阴血，补脾肾，延年。凡身体面色萎黄、精神不振、神情低下、腰腿酸软、精少不育、阳痿、早泄等脾肾两虚者均适宜。久服可抗衰老。

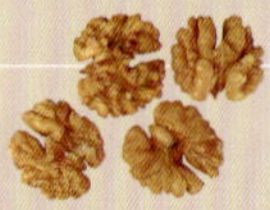

养阴和血酒

【简析】枸杞子能滋肝补肾、益精养血；龙眼肉可补心脾之虚、健脾养心安神，同时又可益血；核桃仁能温肾阳，而本身质润善滑，可润燥通便。用米酒作引能缓和白酒偏燥之性，可保体内阴阳不损，故久服还能延年抗衰。

双地双冬养阴酒

【配料】生地黄、熟地黄、山药、莲子肉、天门冬、麦门冬、红枣各15克，白酒1500克。

【制备】红枣去核，与其他药材一起捣碎，入纱布袋中，扎紧口，浸于酒中，密封，文火加沸4~5次，离火，静置15~20天，开封后取出药袋，澄清即可。

【饮服】温服。每天2~3次，每次15~30毫升。亦可随量随时饮服。

【功效】养阴，补肾健脾。凡身体易倦无力、神情萎靡、饮食无味、食量减少及头发易白等脾肾不足证均适宜。

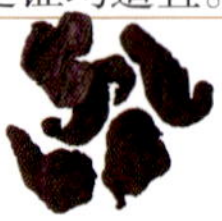

双地双冬养阴酒

【简析】双黄、双冬功效长于滋阴，而其中的双黄主入肝、肾经，其滋阴功能集中于肝肾脏腑，对肝肾阴虚引起的诸症状可有效改善；此外，山药能益气补阴，莲子肉可补肾健脾，红枣作用在于益中补气、安神，而且还能调缓药性。

天冬酿酒

【配料】天门冬1000克，糯米1500克，酒曲100克。

【制备】天门冬去杂，置锅内，加水适量，文火煎取浓汁，备用；糯米淘洗干净，蒸至半熟，离火，用凉开水过滤一遍，与酒曲末、药汁一起混合，搅拌均匀，置于较温暖之处，密封发酵7～8天，开封后压榨去酒糟，滤取酒液装瓶即可。

【饮服】温服。每天2～3次，每次15～20毫升。

【功效】滋阴润肺，止咳。凡身体肌肉时有麻木感、潮热盗汗、咽干口燥、咳嗽日久（甚或咳血）等肺肾阴虚者均适宜。

【注意】有寒性病及腹泻者不宜。

天冬酿酒

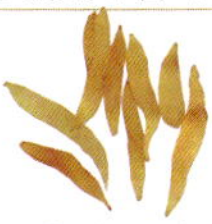

【简析】天门冬的主要功效为养阴清热、润肺补肾。现代医学证实还有抗菌消炎、抗肿瘤的功能，是一味理想的防病抗衰药材。糯米酿酒，其性平和，其药效成分经酒运载，通达人体经脉，从而能收到补肾润肺、固精强阴的效果，常服此酒能轻身益寿。

生地滋阴酒

【配料】地骨皮、生地黄、菊花各70克，糯米2000克，酒曲适量。

【制备】上药去杂，置锅内，加水适量，文火煎取浓汁；糯米淘洗干净，入锅内，倒入药汁，煮熟，离火候凉，拌入酒曲末，充分搅拌，置于温暖之处，密封发酵3～5天，开封后榨去酒糟与药渣，滤取酒液装瓶即可。

【饮服】温服。每天2～3次，每次20～30毫升。

【功效】养阴补血，延年。凡身体素虚、口渴、视力减退等均适宜。

【注意】凡肢体畏寒怕冷及水肿者不宜。

生地滋阴酒

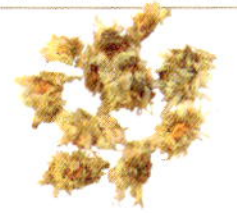

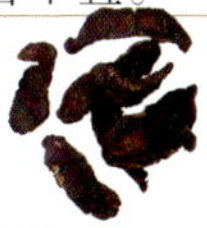

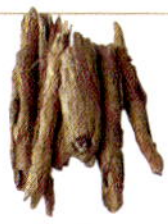

【简析】生地黄为清热凉血的常用药材，功效以养阴生津、清热凉血为主，配伍地骨皮与菊花用意在于：前者能清热养阴，后者可养肝明目。三药共浸，其清热养阴之力较强，可保身体阴血不失。另外糯米酿酒清香醇和，更有利于养阴的发挥，经常服用，能轻身不老。

助阳药酒

相对于阴来说，阳代表着肌体的功能运动。是机体外在的、向上的、兴奋的、亢盛的显现。

阳能温养全身脏腑组织及肢体，起着卫外而防邪内侵的作用。阳气充足，则营卫坚固，肌体活力强，生命力旺盛。

阳虚即阴过于内盛，身体常会出现下列症状，如肢体畏冷不温、腹痛便溏、口淡多延、小便清长、面色泛白或者黯淡无华、脉细等。

阳虚主要有肾阳虚（腰冷酸痛等）与脾阳虚（腹冷便溏等）两种。

此类药酒以回阳、助阳、壮阳为主，但补阳同时兼能滋阴、益气血，使阴阳平衡、气血顺畅，达到综合调理目的。

鹿茸补阳酒

【配料】红参16克，鹿茸5克，白酒800克。

【制备】上药去杂，置蒸笼内蒸软，切成薄片或捣碎，浸于酒中，密封12～14天（期间每天摇晃1次），开封后取澄清酒液饮用。

【饮服】温服。每天2～3次，每次10～15毫升。

【功效】补阳益气。主要适宜于老年人冬季肾阳虚弱而肢体畏冷、腰腿酸软、小便清长等。

【注意】夏季不宜；身体容易上火者忌用。

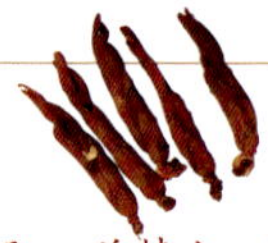

鹿茸补阳酒

【简析】鹿茸是补肾阳、益精血、强筋健骨的血肉有情之药，主要适用于肾阳虚弱、精血亏损所致的腰膝酸软、肢体泛冷、遗精、带下等症的治疗与改善；红参能调补元气之虚，气旺则血足，有力配合鹿茸补精血之需。白酒行势并引药下行。

杜仲猪肾酒

【配料】杜仲30克，猪肾1具，肉桂10克，白酒1000克。

【制备】猪肾洗净，用花椒盐水除去腥味，切小块；其余两药制为粗末。同入纱布袋中，扎紧口，浸于酒中，密封12～14天（期间每天摇晃1次），开封后取出药袋，澄清即可。

【饮服】温服。每天2～3次，每次15毫升。

【功效】壮阳补肾。凡肾阳虚弱而身体易倦无力、神情低落、腰腿酸软泛痛、下肢行走不利、遗精、耳鸣等均适宜。

【注意】阴虚而内热者不宜。

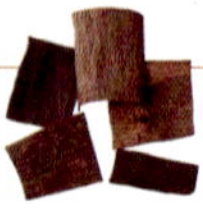

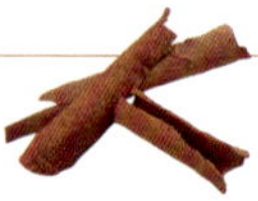

杜仲猪肾酒

【简析】猪肾即猪腰子，性平味咸微甘，主入肾经，主要功效为补肾固精，凡肾虚腰痛、肢软无力、遗精、耳鸣等均可用之加以改善；杜仲功在助阳强筋，肉桂善于温中暖阳。三者合在一起，加上白酒的温经通脉，其补肾壮阳之力大增。

雪莲虫草酒

【配料】雪莲（以锦头莲与水母莲为佳）90克，冬虫夏草30克，白酒750克。

【制备】雪莲去杂，切碎，入纱布袋中，扎紧口，与冬虫夏草共浸酒中，密封8～10天（期间每天摇晃1～2次），开封后取出药袋，澄清后饮用。

【饮服】温服。每天2～3次，每次10～15毫升。

【功效】温经壮阳，散寒止痛。凡肾阳不足而致的腰腿酸软无力、肢体畏冷不温、腹部冷痛、关节疼痛、阳痿精少、经迟、经闭、经痛、带下等症均适宜。

【注意】孕妇忌用。

雪莲虫草酒 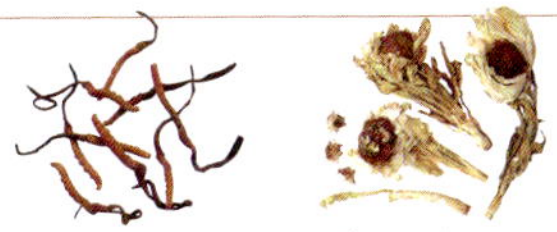

【简析】雪莲花性温味甘苦，主入肝、脾、肾经，具有补肾壮阳、温经止痛、散寒的功效；冬虫夏草的主要功效在于补肾益阳、养阴。二药结合制成药酒后，可力补肾阳不足所致阳痿、精少及女性经闭、月经失调等，同时又有良好的祛风湿止疼痛的作用。

枸杞丁香酒

【配料】党参、熟地黄、枸杞子、丁香各23克，沙苑子、淫羊藿各15克，荔枝肉11颗，远志、沉香各6克，白酒1500克。

【制备】上药去杂，制为粗末，入纱布袋中，扎紧口，浸于酒中，密封4天，置于文火上煮20分钟，离火，入冷水中或埋于地中22天（除去火毒），取出后取走药袋，澄清即可。

【饮服】温服。每天2～3次，每次15～20毫升。

【功效】补肾益肝，助阳益精，健脾胃。凡腰腿酸软无力、面色无华、形容早衰、饮食无欲、食量减退、头晕眼花、阳痿、早泄、便溏、心悸、心慌等均适宜。

【注意】阴虚火旺者不宜。

枸杞丁香酒 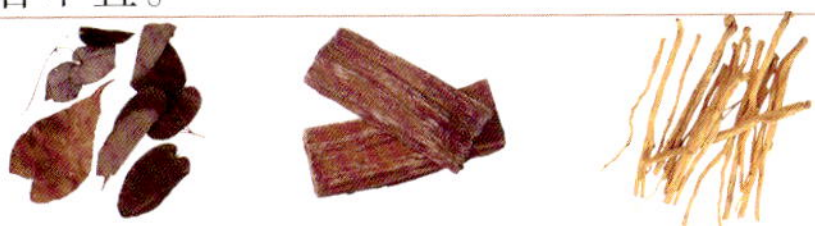

【简析】枸杞子具有滋肝补肾、益精养血的功效，丁香主要起助阳温中、健脾和胃的作用，二药相配，其功效已涉及全酒。此外，沙苑子、淫羊藿能加强补肾阳之力，党参补气健脾，沉香能增强温肾行气之功，熟地黄能滋阴，远志可安神。全酒以补阳为中心，兼顾气阴、心胃的调理。

补骨脂酒

【配料】补骨脂90克，白酒800克。

【制备】补骨脂制为末，浸于酒中，密封5~7天，开封后取澄清酒液饮用。

【饮服】温服。每天1~2次，每次15~25毫升。

【功效】补肾壮阳。凡身体平素虚弱、疲倦无力、腰酸泛痛、失眠及房室不节之肾虚阳痿、尿频等均适宜。

【注意】阴虚火旺者忌服。

补骨脂酒

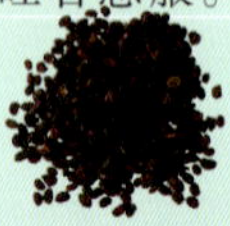

【简析】补骨脂主入肾经，具有补肾壮阳、固精的功效，常用来改善肾阳元不足之腰膝酸软、体倦乏力、肢冷畏寒、失眠等。白酒活血之功较强，载药通经利脉，故非常适合肾阳虚损及平素身体虚弱者饮服。

杞菊温阳酒

【配料】枸杞子、菊花各45克，巴戟天50克，肉苁蓉40克，白酒1250克。

【制备】上药去杂，制为粗末，入纱布袋，扎紧口，浸于酒中，密封8~10天（期间每天摇动1~2次），开封后取出药袋，加入凉开水500克，搅拌均匀，澄清后饮用。

【饮服】温服。每天2~3次，每次15毫升。

【功效】温肾补阳，调元益血。凡身体消瘦、畏寒怕冷、肢体泛冷不温、眼花易泪、视力下降等肾阳不足、肝血虚弱者均适宜。

杞菊温阳酒

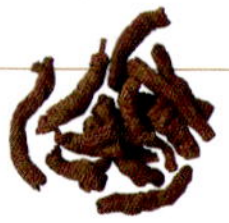

【简析】枸杞子具有滋肝肾、益精血的功效；菊花的功效重在清热养肝；巴戟天、肉苁蓉同为补阳的药材，其补肾益精壮阳之力较强。故本酒既可养肝血，又能调补肾阳元，对肝肾阳虚引起的诸疾均适用。

牛膝枸杞益精酒

【配料】牛膝180克，枸杞子60克，熟地黄、山茱萸各45克，山药36克，鹿角、龟板各30克，白酒1500克。

【制备】上药去杂，制为粗末或捣碎，入纱布袋，扎紧口，浸于酒中，密封30~35天（期间每天摇晃1次），开封后取出药袋，澄清后饮用。

【饮服】温服。每天1次，每次20~30毫升。

【功效】补肝肾，益精血。凡年老精血不足、身体虚弱、久病后身体虚亏、面色无华、腰膝酸软、眼花、耳鸣、口干、遗尿等均适宜。

牛膝枸杞益精酒

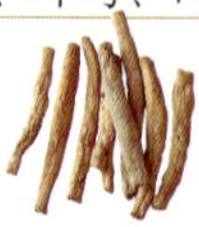

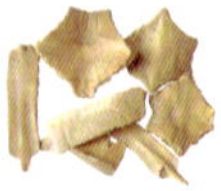

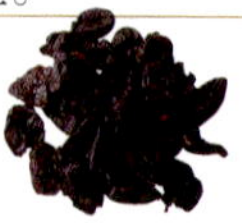

【简析】牛膝善补益肝肾、活血化瘀，枸杞子长于益精养血，二药同入肝肾经，合用则其滋肝补肾的效果更优；山茱萸、鹿角、龟板能增强补肾助阳益精之力；熟地黄、山药的作用在于补肾健脾，固精养阴。综合各药，既可补肾阳、益精血，又兼顾了养肝阴之需。

当归杞萸酒

【配料】当归180克，枸杞子115克，山茱萸、桂枝各105克，菟丝子85克，茯苓75克，炮附子、鹿角各45克，白酒1500克。

【制备】上药去杂，制为粗末，浸于酒中，密封30天（期间每天振摇2～3次），开封后取澄清酒液饮用。

【饮服】温服。每天2～3次，每次15～20毫升。

【功效】补肾阳，益精血。凡老年人下身不温、腰腿酸软无力、小便频多、遗尿、舌淡；中青年人脾肾虚寒、饮食无欲、腹胀腹泻、恶呕、水肿、阳痿、遗精等均适宜。

当归杞萸酒

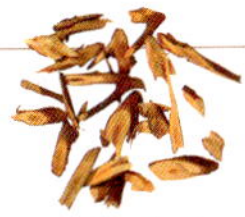
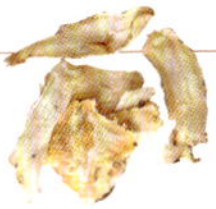
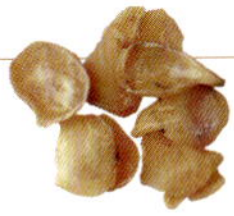

【简析】当归既可活血又能养血，枸杞子重在补肝阴益精血，山茱萸善于固肾收敛、助阳益精，三药配合，其补肾阳、益精血的功效更强。配上菟丝子、附子、鹿角可强化补肾阳的力量，配茯苓增加利湿健脾之力，配桂枝祛风散寒通络，使本酒补阳之外，兼能滋阴散寒，特别适合肾阳虚和阴虚内寒者饮服。

参茸酒

【配料】杜仲20克，人参10克，鹿茸6克，牛膝、石斛各14克，白酒1000克。

【制备】上药去杂，制为粗末，浸于酒中，密封15～17天（每天摇动1～2次），开封后取澄清酒液饮用。

【饮服】温服。每天2～3次，每次15毫升。

【功效】益精补肾。凡身体易倦无力、神情萎靡、肢体酸软等精气不足者均适宜。

参茸酒

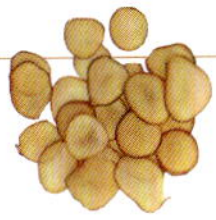

【简析】鹿茸功效为补肾阳、益精血，是肾阳不足、精血亏损引起的肢体易倦无力、腰腿酸软等症的首选之药。此外人参能调补元气，可改善精气不足之症；而杜仲可助阳强筋，牛膝能补肾活血，石斛可养阴，均是本方不可缺少的药材。各药一起，共奏益精补肾之功。

茱萸生姜酒

【配料】吴茱萸50克，生姜60克，豆豉30克，黄酒1000克。

【制备】生姜切薄片，与另外二药一起浸于酒中，密封，文火煮90分钟，离火，候凉后取澄清酒液饮用。

【饮服】温服。每天2~3次，每次50~100毫升。

【功效】温中阳，散风寒。凡肢体不温、心烦不宁、腹脘冷痛、反胃恶呕、腹泻等均适宜。

茱萸生姜酒

【简析】吴茱萸是本方的主药，可温中暖阳、散寒止痛，降逆止呕，常用来改善胃寒而呕、腹冷、腹泻、肢冷不温等症；生姜、豆豉能解表驱寒；黄酒行引，温经通脉，一定程度上既平缓了药味，又加强了温阳散寒之力。

固本遐龄酒

【配料】大枣30克，山药、淫羊藿、炼蜜各12克，枸杞子、神曲、鹿骨、生姜各6克，菟丝子5克，当归、巴戟天、肉苁蓉、杜仲、人参、沉香、小茴香、补骨脂、石菖蒲、青盐、木通、山茱萸、石斛、天冬、熟地黄、陈皮、狗脊、牛膝、酸枣仁、覆盆子、远志各3克，木香、川椒、益智仁、乳香、砂仁各2克，大茴香、白豆蔻各1克，糯米50克，白酒1500克。

【制备】糯米蒸熟，大枣去核，同生姜、山药、炼蜜调匀成团状，绢布袋包好,扎紧口；其余各药研为细粉状，绢布袋装好。两绢袋一起浸于酒中，密封30天（期间每天摇动1～2次），开封后取出药袋，澄清即可。

【饮服】每天早、晚各1次，每次15～20毫升。亦可随量，但勿醉。

【功效】补肝肾，理气血，益脾胃，强腰膝，添精髓，壮精神，明耳目，泽肌肤，悦颜色，延年益寿。适于气血不足、肝肾虚弱而引起的面黄肌瘦、肢体无力、饮食不振、精神不佳、腰腿酸软、下肢行走不利、阳痿、失眠多梦、健忘、耳鸣等。

固本遐龄酒

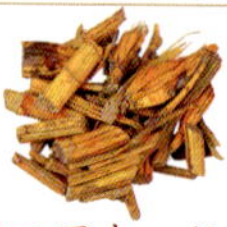
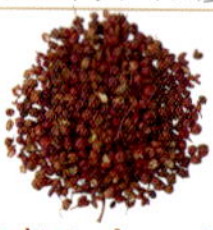
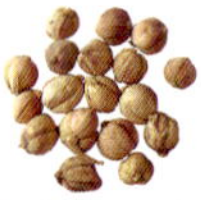

【简析】固本遐龄即扶正固本、抗衰延年之意。方中肉苁蓉、补骨脂、枸杞子、益智仁等功善温肾壮阳、填精益智；人参、山药等大补元气之虚，同时健脾和胃、调补气血；熟地、当归养血和营；远志、枣仁安神；狗脊、杜仲等补肾强腰、祛风除痹；沉香、木香等理气温肾、止痛；石斛、天冬养阴；蜂蜜养血和中；乳香活血通络。通观全方，既可强先天脏腑、经络、四肢之弱，又能补后天阴阳、气血、精津之损。

羊肾龙眼酒

【配料】羊肾1具，仙茅、仙灵脾、龙眼肉、玉米、沙苑子各15克，白酒1000克。

【制备】羊肾洗净，切碎；其余各药制为粗末。入纱布袋中，扎紧口，浸于酒中，密封，文火煮20分钟，离火，静置于阴凉处11～13天，开封后取出药袋，澄清即可。

【饮服】温服。每天2～3次，每次15～25毫升。

【功效】温肾补阳，调脾安神。凡精神低落、萎靡不振、腹部冷痛、腰酸腿软无力、行走不利、饮食无味、食量减少等不适均适宜。

羊肾龙眼酒

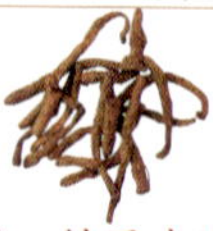
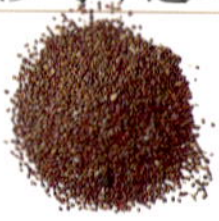
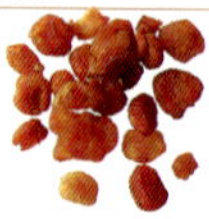

【简析】羊肾即羊腰子，性温味甘，主归肾经，具有补肾气、益精髓的功效，主要用来治疗肾虚之阳痿、遗精、腰软疼痛等；龙眼肉主攻心脾之虚，具有较好的养心安神的作用；仙茅、仙灵脾、沙苑子温补肾阳、收敛涩精；玉米清香可醒脾。各药综合，功效全面。

淫羊熟地温阳酒

【配料】淫羊藿170克，熟地黄100克，白酒1000克。

【制备】上药去杂，制为末，入纱布袋中，扎紧口，浸于酒中，密封8～10天（期间每天摇动1～2次），开封后取出药袋，澄清后饮用。

【饮服】温服。每天2～3次，每次15～30毫升。

【功效】温肾阳，滋肾阴，强筋骨。凡风湿腰酸、腿软无力、关节筋骨痹痛、活动不利、精冷、精少、阳痿、宫寒不孕、无月经等属阴阳两虚者均适宜。

【注意】阴虚火旺及感冒者忌用。

淫羊熟地温阳酒

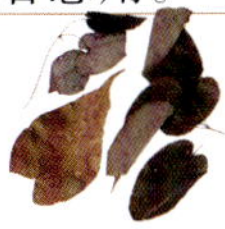

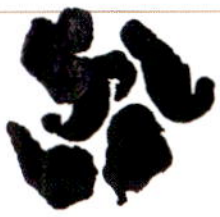

【简析】淫羊藿是常用的补肾壮阳的药材，可适用于肾阳不足之阳痿、精冷、女子宫冷不孕之症，同时还具有祛风燥湿、通络的功效，又能用于改善风湿腰痛、筋骨痹痛、关节活动不利等症；熟地黄的作用在于能有效填补肾阴，使阴足则阳生，令补阳之效得以巩固。

鹿茸附子酒

【配料】鹿茸、楮实子各75克，制附子、川牛膝、巴戟天、石斛、大枣各45克，肉桂、炮姜各23克，白酒1500克。

【制备】楮实子文火微炒；鹿茸涂上酥油，小火炙去边毛；肉桂去掉粗皮。所有药材制为细粉，入纱布袋中，扎紧口，浸于酒中，密封13天，开封取出药袋，澄清液装瓶备用。

【饮服】温服。每天2～3次，每次10～15毫升。

【功效】补肾助阳，温经散寒。主要适用于肾阳虚损而引起的阳痿、早泄、饮食减少、体倦乏力、四肢不温、面容憔悴等不适。

鹿茸附子酒

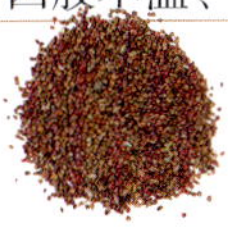

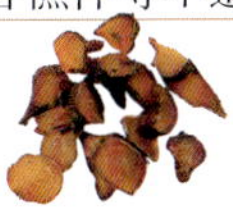

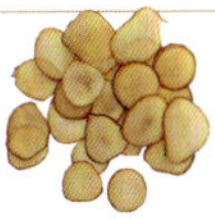

【简析】鹿茸是强补肾阳、力益精血的良药，主要适用于肾阳虚损而致的阳痿、早泄等症；附子具有较强的温阳救逆、散寒止痛的功效，二者为本方起效的主药。配楮实子、巴戟天增强补肾之力，配肉桂、炮姜加强温经散寒、止痛之功。此外，牛膝能活血，石斛能养阴清热，大枣既能补气益中，又能平缓药性，从而增强此酒温阳滋阴的保健效果。

第三章　美容养颜类药酒

乌黑亮泽的秀发、白皙润滑的肌肤、娇嫩美丽的容颜是人体外在美的重要表现。美丽持久、青春常在是广大爱美人士特别是女性的追求。

如身体肝肾等内脏功能失调、气血运行不畅、加上平时饮食失于调节，饮食过甜或辣的食物，影响了皮肤的代谢与分泌功能，使皮肤得不到足够的滋养，就会出现老化、粗糙、容颜早衰、毛发枯燥、面色萎黄、头发早白、脱发、面部有斑痕等，使健康标志大打折扣。

美容养颜类药酒通过综合调补脏腑功能与促进气血运行，改善情志等有效美容润肤、乌发止脱和排毒消斑去痕，使您增强或重新恢复生活的自信。

本章将此类药酒具体分为润肤、乌发、祛斑和生发药酒四个类别。

生发药酒

生活中常见的脱发现象绝大部分是由血虚肾亏导致的。

生发药酒主要通过充分补充机体营血供给，使生发有源，有效扼制脱发，使毛发得以顺利生长，从而恢复如常。

首乌枸杞药酒

【配料】黑豆30克，炙何首乌45克，熟地黄、生地黄、天门冬、麦门冬各25克，枸杞子、牛膝、当归、女贞子各15克，50度白酒1250克。

【制备】黑豆洗净去杂，稍干后炒香，与其他各药一起制为粗末或捣碎，入纱布袋中，扎紧口，浸于酒中，密封11～18天（期间每天摇晃2～3次），开封后取出药袋，澄清即可。

【饮服】温服。每天2次，每次15～20毫升。

【功效】乌发止脱，补肝益肾。主要适用于青年头发早白、易脱发等。

首乌枸杞药酒

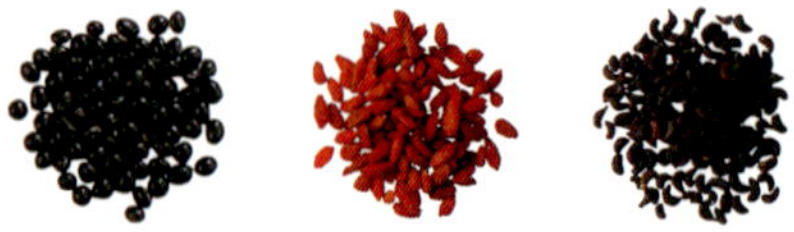

【简析】何首乌、枸杞子功善滋肝肾、益精血，特别是何首乌，向来就是乌须养颜的主药。黑豆具有较强的活血解毒、滋阴补血的功效，可有力配合何首乌功效的发挥；另外熟地、生地、天门冬、麦门冬、女贞子均是养阴的良品；牛膝、当归则加强活血功能；白酒载药行势，共达养阴滋血、调润脏腑之效。

润肤药酒

润肤药酒主要针对皮肤的粗糙、老化、不润滑与萎黄无华而设。只要科学合理并坚持饮服，均会使肌肤变得细腻白嫩而富有光泽，而且皮肤健康之人服用，亦能收到较好的保养效果。

白鸽血竭酒

【配料】白鸽1只，血竭30克，白酒1000克。

【制备】白鸽宰杀后去毛、肠杂，洗净；血竭装于鸽腹内，浸于酒中，文火煮20～30分钟，离火候凉，装瓶即可。

【饮服】温服。每天2～3次，每次10～15毫升。

【功效】祛瘀活血养颜。主要适用于面容憔悴、面色黯淡、皮肤粗糙、身体消瘦及潮热等。

白鸽血竭酒

【简析】白鸽性平味咸，具有较好的健脾益气、补血养颜的功效，主要用来改善身体虚弱、女性血虚等；血竭味甘咸性平，主入心肝经，功善行瘀止痛、止血生肌。二药配合，以白酒作溶媒，使全酒发挥出良好的活血化瘀、补血养颜的功效。

参桂浸酒

【配料】人参、肉桂各12克，白酒800克。

【制备】上药洗净，切碎或制为粗末，浸于酒中，密封5～7天，开封后滤取澄清酒液饮用。

【饮服】温服。每天2～3次，每次15～30毫升。

【功效】补气虚，温经络。主要适用于面部萎黄、无华、身体消瘦、精神不振、手足酸软、时有麻木、饮食无味等。

【注意】阴虚火旺者忌用。

参桂浸酒

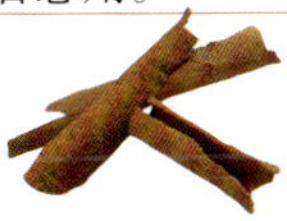

【简析】人参功善调补元气，益脾补肺、安神益智，对身体气虚所致之消瘦无力、精神不振、饮食无味、面黄无华等均适用；肉桂长于温中暖阳、通利血脉。二药配伍，加上白酒的温通经脉之力，故能有效温经络、补气虚。

鸡蛋美容酒

【配料】鸡蛋4个，白酒750克。

【制备】鸡蛋打破，搅拌均匀，倒入白酒中，密封30～33天即可。

【用法】此酒为外用酒方。每天2次，用时取酒适量于面部来回擦拭即可。

【功效】美容。主要适用于面色少华、面容憔悴等。

鸡蛋美容酒

【简析】鸡蛋具有滋阴润燥、养血安神的功效，既是滋补营养的佳品，又是美容养颜的圣品。蛋白中有90%的蛋白质，蛋黄中有30%脂类物质，其中多种氨基酸均为人体必需，其余如糖类及多种维生素等成分，对皮肤有丰富的营养作用，借酒行药势，其效明显。

抗衰美肤酒

【配料】枸杞子、何首乌、银耳各18克，人参、当归、熟地黄各12克，黄酒1000克。

【制备】上药洗净去杂，制为粗末，浸于黄酒中，密封8～10天，开封后取澄清酒液饮用。

【饮服】温服。每天2～3次，每次10～15毫升。

【功效】延年抗衰。皮肤粗糙、弹性减弱、无光泽者尤宜饮用。久服可令肌肤红润亮泽，富有美感，从而延缓皮肤老化。

抗衰美肤酒

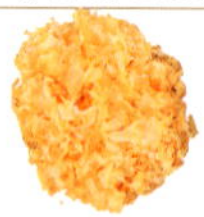

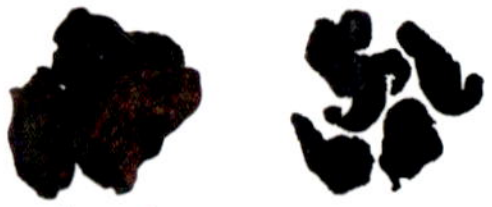

【简析】枸杞子功善滋肝肾、益精血，人参功善调元补气，当归既可活血调经，又能补血养血，熟地黄长于滋阴补血，银耳能养阴生津、润肺健脾；各药配合，能让诸脏得到充分的精血濡养，黄酒温经通脉，载药行势，故本酒常服可令气血充盈，既美容颜，又增年寿。

桃仁悦色酒

【配料】桃仁150克，50度白酒750克。

【制备】桃仁去杂，捣碎，入纱布袋中，扎紧口，浸于酒中，密封，隔水文火煮2个半小时，离火，静置12～17天，开封后取出药袋，澄清即可。

【饮服】温服。每天1～2次，每次15～20毫升。

【功效】润肤养颜。主要适用于皮肤粗糙及老化。

桃仁悦色酒

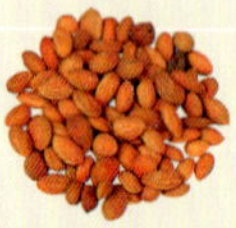

【简析】桃仁富含脂肪油、维生素B_1等成分，功善活血化瘀、润燥通便。药理研究表明，桃仁对老人便秘及局部血循环不利，有明显的改善作用。白酒温通血脉，活血行气并引药走势，令身体气血运行顺畅，皮肤得到足够的养分滋养，故能有效改善皮肤粗糙及老化现象。

蜂蜜猪油酒

【配料】蜂蜜25克，生猪板油75克，50度白酒750克。

【制备】生猪板油切碎，浸于酒中，加入蜂蜜，搅拌均匀，密封，隔水文火蒸煮2个半小时，离火，静置8～10天，开封后过滤除渣，滤取酒液装瓶即可。

【饮服】温服。每天1～2次，每次15～20毫升。

【功效】生津润肤，美发。适于皮肤粗糙、毛枯发黄及年老体弱而见的皮肤干燥、瘙痒、便秘者。

【注意】痰湿内滞者不宜。

蜂蜜猪油酒

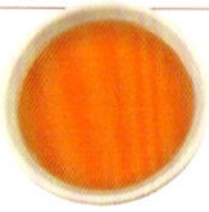

【简析】猪板油味甘性凉，具有较强的补虚、润燥、滑肠的功能；蜂蜜性平味甘质润，是居家饮食中常用的益气补中、润肺滑肠、生津养血、消肿解毒之物；配合猪板油能起到很好的养血生津润燥的作用，而且更能润泽肌肤，令容颜增色。白酒作引，行药走势，故此药酒为抗衰养颜的良方。

鸡蛋黄药酒

【配料】甘草18克，桂枝、干姜各20克，生鸡蛋2个，黄酒1000克。

【制备】前三药去杂，置锅内，加入黄酒，盖好盖，文火煮至半，离火，过滤除渣后装于酒瓶内；生鸡蛋打破，去掉蛋清，蛋黄入酒液中，充分搅拌，静置一段时间即可。

【饮服】温服。每天2次，每次50毫升。

【功效】养颜美容。主要适用于面容无华、萎黄、皮肤粗糙等。

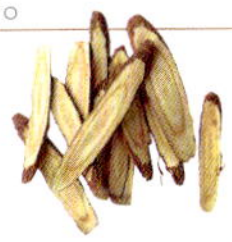

鸡蛋黄药酒

【简析】蛋黄的30%为脂类，又另含有蛋白质、糖类及多种维生素等，具有明显的滋阴润燥、养血安神的功效，结合甘草的平补心气以及桂枝、干姜的散寒解表、通经祛风，内调气血，外通肌肤，内外兼调，故有养颜美容之效。

黑雄鸡酒

【配料】小黑雄鸡1只，白酒1400克。

【制备】黑雄鸡宰杀后去毛与内脏，洗净，切成小块，调五味，炒熟，浸于酒中，密封2天即可。

【饮服】温服。每天2～3次，每次20～30毫升。饮酒食鸡肉。

【功效】补益增白。主要适用于新产妇，可令肌肤白亮。

黑雄鸡酒

【简析】乌鸡肉是膳食中的滋补佳品，被视为女性的圣药。小黑鸡肉质更嫩，味更鲜美，其温中益气、补精添髓、养血驻颜之效更强，特别适用于新产妇产后出现的面色灰黯，肢体麻木。以白酒为引，其药效能较快作用于肌体。

延老药酒

【配料】白茯苓20克，甘菊花、麦门冬、枸杞子、炒白术、石菖蒲、远志、熟地黄、何首乌各15克，人参、肉桂各8克，白酒1250克。

【制备】上药去杂，制为粗末，入纱布袋中，扎紧口，浸于酒中，密封11～18天（期间每天摇动2次），开封后取出药袋，澄清即可。

【饮服】温服。每天2次，每次15～20毫升。

【功效】润肤颜，益精血。主要适用于面容无华、皮肤粗糙、毛发干燥焦枯及身体虚弱者。

延老药酒

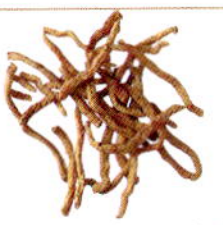

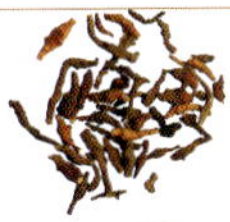

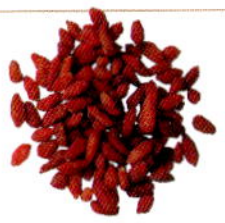

【简析】本方中枸杞子、何首乌长于滋肝肾、益精血，人参、白术、白茯苓善于补气利湿健脾，麦门冬、生地黄、熟地黄重在滋阴、清热、生津，甘菊花养肝明目，石菖蒲、远志专于宁心安神，肉桂作用在于散寒温阳；各药配合，通过增强肌体精血的供养，达到养颜悦色的效果，并且久服能轻身延寿。

美容药酒

【配料】人参、当归、玉竹、黄精、制首乌、枸杞子各15克，黄酒750克。

【制备】上药去杂，制为粗末或捣碎，入纱布袋，扎紧口，浸于酒中，密封，隔水文火煮1小时，离火,静置2～3天，开封后取出药袋，澄清即可。

【饮服】温服。每天2～3次，每次10～15毫升。

【功效】黑发润肤，健体。主要适用于面色憔悴、容颜无华、毛发干燥，甚至枯黄及身体消瘦等。

美容药酒

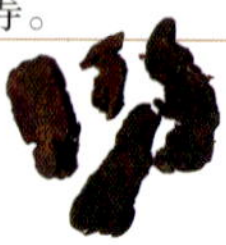

【简析】人参、黄精重在补气益精、健脾润肺、安神益智，玉竹重在养阴生津、润燥，何首乌、枸杞子重在滋肝肾、益精血、乌须发，当归重在补血养血；各药结合，气血同补，充足阴精，故常饮此酒既能强身健体，又有美容养颜的效果。

当归益颜酒

【配料】当归、桂圆肉各30克，50度白酒750克。

【制备】上药去杂，捣碎，浸于酒中，密封8～12天（期间每天摇晃1次），开封后过滤除渣，滤取澄清酒液饮用。

【饮服】温服。每天睡前1次，每次15～20毫升。

【功效】益颜补血。主要适用于皮肤黑色素沉着、皮肤老化。

当归益颜酒

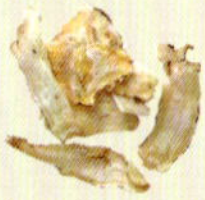

【简析】当归既可活血消瘀，又能补血养血；龙眼肉善补气血，同时还能养心安神。二药结合其补血之功较强；白酒载药行势，活血行气，可令肢体血液旺盛，气血顺畅，能使脏腑与肌肤皮毛得以充分滋养，故而起到了益颜的效果。

养颜药酒

【配料】白茯苓、白菊花、石菖蒲、天门冬、白术、生地黄、黄精各50克，人参、肉桂、牛膝各30克，50度白酒1000克。

【制备】上药去杂，制为粗末，入纱布袋中，扎紧口，浸于酒中，密封13～17天（期间每天摇晃2次），开封后取出药袋，澄清即可。

【饮服】温服。每天2次，每次15毫升。

【功效】补虚益气、滋润肌肤。主要适用于面容憔悴，体虚无力，精神不振。

养颜药酒

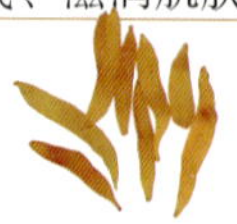

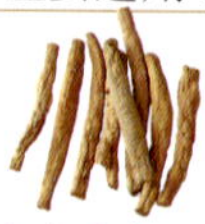

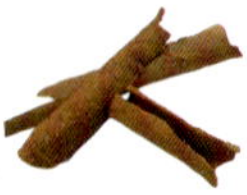

【简析】白术、黄精、人参三者均为补气之药，具有益气健脾、润肺养颜的功效，天门冬、生地黄能滋阴补肾、清热生津，茯苓可健脾利湿化痰饮，菊花能清热明目，肉桂可散寒、温中暖阳，牛膝善补益肝肾、活血通淋；各药配合，能综合调补诸脏的气虚与阴虚，令阴血与精气充分而濡养肌肤。

大豆地根酒

【配料】黑大豆200克，牛膝根、生地黄各120克，50度白酒800克。

【制备】大豆洗净去杂，炒香，与另两药一起制为粗末，入纱布袋，扎紧口，浸于酒中，密封8～13天（期间每天摇晃2～3次），开封后取出药袋，澄清即可。

【饮服】温服。每天2次，每次15～20毫升。

【功效】活血滋阴润颜。阴血充足而又行运顺畅，故能更好地滋养肌肤皮毛，收到润颜之效。主要适用于面容无华、皮肤粗糙。

【注意】服用本酒时忌食牛肉。

大豆地根酒

【简析】黑大豆具有活血解毒、滋阴补血的功效，是补益良多的药食之品；牛膝根可加强其活血化瘀之功；生地黄增强养阴生津的作用。三药合用，既活血养血，又滋阴补血；酒走药势。

柚子酒

【配料】鲜柚子1个（或者橘皮50克），白酒400克。

【制备】鲜柚子去外皮，肉捣碎（橘皮去杂，捣烂），浸于酒中，密封2～3天即可。

【用法】本酒为外用方，不可内服。每天2～3次，取酒适量，涂擦于患部。

【功效】除皱润肤。主要适用于皮肤粗糙（橘皮酒还可以用于消除皱纹）。

柚子酒

【简析】柚子又名雪柚、胡柑、文旦，味甘酸性寒，下气消食、化痰解酒，是芳香健胃的消化剂。其肉中富含蛋白质、膳食纤维、糖类、维生素B、维生素C及钙、钾、磷等成分，因而具有一定的美容润肤的功效。

青核桃蜂蜜酒

【配料】青核桃500克，蜂蜜75克，白酒900克。

【制备】青核桃洗净，研为细颗粒，浸于酒中，加入蜂蜜，充分搅拌，密封30～40天（期间每天摇动1～2次），开封后过滤除渣，滤取酒液装瓶即可。

【饮服】温服。每天2～3次，每次20～30毫升。

【功效】补血健脾，滋肌润肤。主要适用于面容憔悴、皮肤粗糙无华、身体虚弱消瘦等。

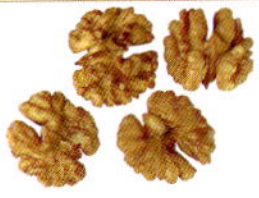

青核桃蜂蜜酒

【简析】核桃肉主益命门之火，具有较强的温肾阳、养精血、润肺燥的功效，蜂蜜质润，能补气调中、润肺健脾、润肠通便；二药同用，加之白酒温经通脉，充分滋养体内精血。血盈则充分润肤泽肌，坚持服用此酒，能起到较好的养颜效果。

地黄美容酒

【配料】干地黄（生地黄）60克，肉桂、干姜、商陆根、泽泻、川椒各40克，50度白酒1200克。

【制备】上药去杂，制为粗末或捣碎，入纱布袋，扎紧口，浸于酒中，密封25～30天（期间每天振摇2～3次），开封后取出药袋，澄清即可。

【饮服】温服。每天2次，每次15～20毫升。

【功效】美容消斑健体。主要适用于面色无华、面黄褐斑、皮肤粗糙等。

地黄美容酒

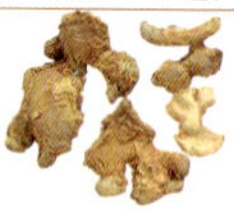

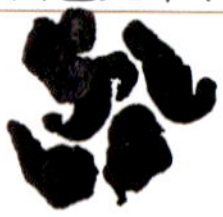

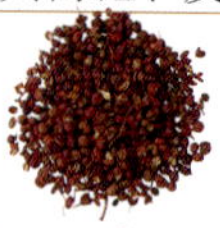

【简析】干地黄有较强的养阴填精固髓的功效，肉桂、干姜、川椒能温中散寒、暖阳止痛，泽泻、商陆根能渗湿利水清热。各药同浸于酒，能有效滋养皮肤。

核仁蜜枣酒

【配料】核桃仁、小红枣、白蜜各160克，酥油130克，杏仁40克，40度白酒2000克。

【制备】核桃仁、杏仁、小红枣去杂捣碎，浸于酒中，加入酥油与白蜜，充分搅拌，密封15～22天（期间每天摇动1～2次），开封后过滤除渣，滤取酒液装瓶即可。

【饮服】温服。每天2次，每次15～20毫升。

【功效】养颜润肤。主要适用于面色萎黄、皮肤粗糙及老化等。

核仁蜜枣酒

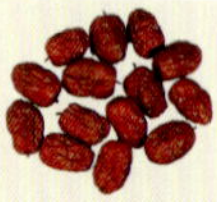

【简析】本方中核桃仁、杏仁重在润肠滋肺温肾，红枣长于补血益气调中，白蜜能滋养润燥、和中解毒，配合酥油与白酒，齐奏滋肺肾、健脾胃、驻颜延年、抗衰的作用。

润肤驻颜酒

【配料】龙眼肉45克，枸杞子30克，当归、甘菊花各15克，50度白酒1000克。

【制备】上药去杂、略水洗，稍干，浸于酒中，密封20～27天（期间每天摇动1～2次），开封后过滤除去药渣，滤取酒液装瓶即可。

【饮服】温服。每天2次，每次15～20毫升。

【功效】调气益血，滋养五脏，润肤驻颜。主要适用于皮肤粗糙、面色无华焦枯及身体体质素虚者。

润肤驻颜酒

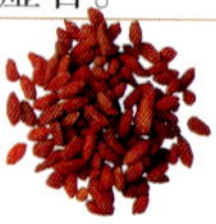

【简析】龙眼肉善于补心脾、益气血，枸杞子长于滋肝肾、益精血，当归身重在补血养血，甘菊花既可清热养肝，又能疏风止咳；通观各药，其功效已渗透五脏六腑，调补诸脏气血营运，着重于从源头上改善肌肤气血不足、失养所致的粗糙、焦枯等症，亦适合身体素虚者常服。

桃花药酒

【配料】鲜桃花（3月3日采取）40克，50度白酒500克。

【制备】桃花洗净去杂，浸于酒中，密封8～10天，开封过滤除渣，滤取酒液装瓶即可。

【饮服】温服。每天2次，每次15～20毫升。

【功效】益颜润肤，活血。主要适用于皮肤老化及肤色无华等。

桃花药酒

【简析】桃花其性平和，味甘而苦；药理分析表明桃花含有山柰酚、香豆素、三叶豆等成分，其花蕾还富含柚皮素，具有较好的活血、利水、通便的功效。白酒温通经脉、行药导势、活血养血，故常服此酒能润养肌肤，容颜增色。

李子酒

【配料】新鲜李子300克，米酒300克。

【制备】新鲜李子洗净，捣碎取汁，汁液倒入米酒中，充分搅拌，密封，静置4天即可。

【饮服】温服。每天2～3次，每次15～20毫升。

【功效】美容养颜。主要适用于皮肤粗糙、面色无华、老化等。

李子酒

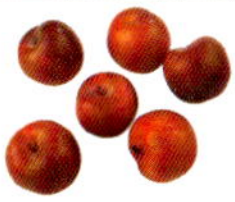

【简析】李子的果肉味甘而酸，性寒，含有多种人体所需的氨基酸、葡萄糖、维生素及微量元素等，具有健脾调经、清热止血的功效；核仁味苦，性平，功善活血利水、滑肠；米酒清香醇和，更助药效的发挥。长久服用可收到一定的养颜效果。

龙眼枸杞润肤酒

【配料】龙眼肉125克，枸杞子60克，当归、菊花各15克，50度白酒1750克。

【制备】上药捣碎，浸于酒中，密封20～25天（期间每天摇动1～2次），开封后过滤除去药渣，滤取酒液装瓶即可。

【饮服】温服。每天2次，每次15毫升。

【功效】补血润肤，滋肝益肾。适用于皮肤粗糙、老化及身体体质偏弱者。

【注意】身强体壮及内热者忌用。

龙眼枸杞润肤酒

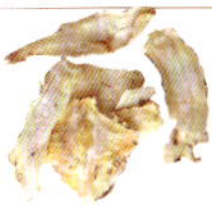

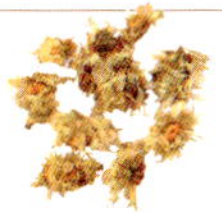

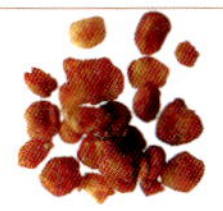

【简析】龙眼肉功效善于补心脾之虚，益气血双亏；枸杞子功效长于滋肝补肾、益精养血。二药相和可保身体脏腑营血充盈，此外当归的活血与养血、菊花的清热养肝，共同浸酒，可补血润肤、强壮身体。

乌须发药酒

乌发药酒主要针对须发早白、易脱及青少年斑秃等而设。通过调补肝肾精血，使血气营和，毛发得以充分濡养，从而起到一定的预防与改善的作用。

人参双地悦颜酒

【配料】人参、熟地黄、生地黄、麦门冬各40克，天门冬、云茯苓各27克，50度白酒2000克。

【制备】上药去杂，制为粗末或捣碎，入纱布袋中，扎紧口，浸于酒中，密封3～4天，隔水文火煮2～3小时至酒色变黑，埋于土中4天，取出后去药袋，澄清即可。

【饮服】温服。每天2～3次，每次15～20毫升。

【功效】滋阴补气，悦颜增色。主要适用于毛发枯白、面色憔悴、腰腿酸软、精神不振等。

人参双地悦颜酒

【简析】人参在方中起调补元气的作用，可改善身体元气虚弱的不适症状；生地黄、熟地黄、天门冬、麦门冬的功效在于滋阴补肾，此外，茯苓健脾利湿、宁心安神。此酒适合气阴虚而致的毛发枯白、面色憔悴者长久服用。

乌须生发酒

【配料】何首乌、黑枣各45克，熟地黄36克，麦门冬、枸杞子、当归、党参、龙眼肉各23克，龙胆草、白术、茯苓各18克，陈皮、五味子、黄柏各14克，50度白酒1500克。

【制备】上药去杂，制为粗末，入纱布袋，扎紧口，浸于酒中，密封18天（期间每天摇晃1～2次），开封后取出药袋，滤取澄清液饮用。

【饮服】温服。每天2次，每次15毫升。

【功效】滋肝补肾，益气养血，乌发生发。主要适用于青壮年气血虚弱而致的须发早白及脱发不止。

【注意】服用本酒时忌食鱼腥食品。

乌须生发酒

【简析】何首乌具有补肝肾、益精血、乌须止脱的功效，为本方首药；熟地、麦冬、枸杞能滋肝肾、益气血、养阴；党参、白术、陈皮、茯苓可补气健脾；龙眼、黑枣既可补气又能养血；五味子能润肺养心；黄柏能清热解毒。各药同浸，气血充盈、肝肾同补，令乌须生发有源。

生地黄枸杞酒

【配料】生地黄200克，大枸杞子130克，50度白酒1000克。

【制备】上药捣碎或制为细末，浸于酒中，密封30天（期间经常地摇动酒瓶），开封后过滤除渣，滤取酒液装瓶即可。

【饮服】温服。每天2～3次，每次10～15毫升。

【功效】滋肝补肾，乌须健身。主要适用于青年人须发早白。

生地黄枸杞酒

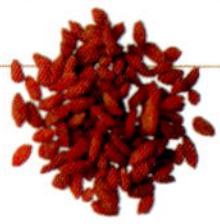

【简析】枸杞子与生地黄均主入肝肾经，既可补肾以益精，又能养肝以补血，尤其是生地黄还能清热凉血、养阴生津，可大为改善肌体阴液的过量损耗；二药同浸，利用酒的温经通脉、活血行气之功，载药效充分濡养肝肾脏腑，故此酒具有强身健体之效，适合常久服用。

熟地强身酒

【配料】五加皮、牛膝、熟地黄、酒曲各100克，糯米1000克。

【制备】前三药去杂，置锅内，加水3000克，文火煎至半，离火，提取药煎液，备用；糯米浸泡一天，蒸熟，候凉，置于容器内，加入药汁与酒曲末，充分搅拌，置于较温暖之处，密封发酵10～17天，开封后压榨去酒糟，滤取酒液装瓶即可。

【饮服】温服。每天2次，每次15～25毫升。

【功效】滋肝补肾，乌须黑发，强身健筋。主要适用于面容少华、须发早白及筋骨酸软无力等。

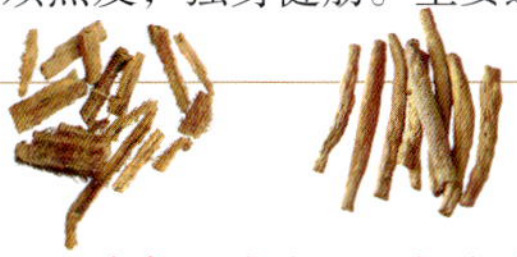

熟地强身酒

【简析】此酒为民间常用的美容保健佳品。熟地黄为主药，甘温味厚，质润多液，主入肝肾经，既能补肾精，又可养肝血；配伍牛膝、五加皮能加强祛风通络、活血之效，令熟地所补之阴血充分营运于脏腑之中；糯米酿酒，清香味缓，温通经脉，能助各药共奏奇效，故常人久服亦能强身健体。

四童酒

【配料】黄精240克，茯苓、天门冬、胡麻仁、白术各180克，桃仁120克，朱砂6克，糯米5000克，酒曲190克。

【制备】前六味药材去杂，置锅内，加水5000克，文火煎至半，离火取汁，再加水5000克，煎至半时离火，两次药煎液充分调匀，备用；糯米用水浸泡一天，蒸熟，候凉，置于一较大容器内，加入药煎液与酒曲末，充分搅拌，置于较温暖之处，密封发酵23天，开封后压榨去酒糟，滤取酒液装瓶，加入朱砂细末，搅拌均匀，静置即可。

【饮服】温服。每天2次，每次15～30毫升。

【功效】调养五脏，悦颜润肤，健体乌发。主要适用于形容憔悴、无华，须发易白、早白，头晕眼花，身体易倦无力，多梦等。

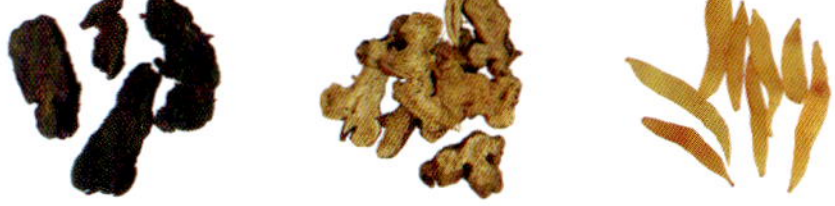

四童酒

【简析】此酒为延用至今的古代美容保健名方。四童即指黄精、茯苓、天门冬与胡麻仁四药：黄精能补气益精、健脾润肺；胡麻仁善益精养血、润燥滑肠，茯苓重于利湿健脾、安心宁神，天门冬养阴补肾、清热润肺。四药配合，善调五脏之阴血、精气，加上白术的补气，桃仁的活血，朱砂的安神，故能悦颜润肤、美容抗衰。

地桑芝麻酒

【配料】山药 100 克，万年青 75 克，熟地黄 50 克，桑椹子 60 克，黑芝麻 30 克，花椒 15 克，白果 8 克，50 度白酒 1000 克。

【制备】上药去杂，捣碎或制为粗末，入纱布袋中，扎紧口，浸于酒中，密封 11 ~ 18 天（期间每天摇动 2 次），开封后取出药袋，澄清即可。

【饮服】温服。每天 1 ~ 3 次，每次 15 ~ 20 毫升。

【功效】益精补血，滋肝补肾，黑须乌发，聪耳明目。主要适用于须发易白、早白、视力与听力减退、未老早衰等。

【注意】服用本酒时忌食萝卜。

地桑芝麻酒

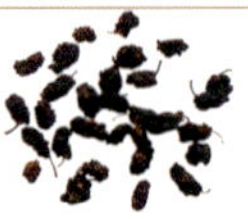

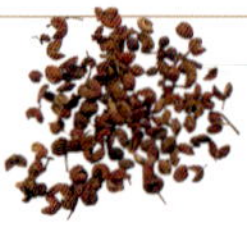

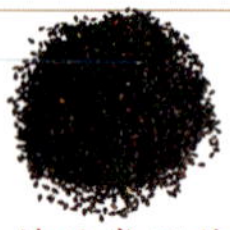

【简析】熟地黄、桑椹子、黑芝麻均为滋肝补肾、养血生精的常用药，特别是黑芝麻能濡养五脏，其 60% 为脂肪油，还含蛋白质及多量的钙质，能有效降糖美颜，适合女性用之；此外，山药、万年青能补气益阴，花椒能散寒，白果善敛肺。利用白酒行势，更添药力。

延龄抗衰酒

【配料】枸杞子、何首乌、蜂蜜各 60 克，牛膝 45 克，当归、生地黄、天门冬各 30 克，党参、菟丝子、补骨脂、山茱萸各 10 克，50 度白酒 1500 克。

【制备】上药（除蜂蜜外）制为粗末，入纱布袋中，扎紧口，浸于酒中，密封，隔水文火煮 40 分钟，离火，埋于土中 5 ~ 7 天，取出开封，去药袋，加入蜂蜜，搅拌均匀，静置即可。

【饮服】温服。每天 2 次，每次 15 ~ 20 毫升。

【功效】滋肝补肾，益精延龄。主要适用于须发早白、未老早衰、腰腿酸软、筋骨易倦无力、头晕眼花等。

延龄抗衰酒

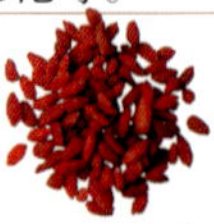

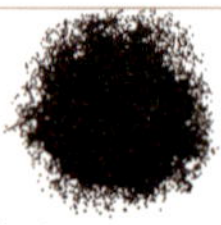

【简析】本方以枸杞子、何首乌二药为主，具有较强的滋肝补肾、益精养血的功效；此外牛膝、当归加强活血之力，生地、天门冬加强补肾养阴之效，菟丝子、补骨脂、山茱萸强化补肾益精助阳之功，党参补气健脾、益智宁神，蜂蜜则是很好的缓味调性之品；各药综合，使全方补肝肾、益精血的功效突出，故常饮本酒有延年的效用。

祛斑痕药酒

祛斑痕药酒主要针对青年女性中面部较为常见的黄褐色或淡黑色的斑块与斑痕。

此症大都是由于肾虚火旺、营血不足与肝郁气滞而致，其次与疮疡肿毒、跌打损伤、烧烫伤及手术遗留等也有关。只要合理选用，饮服得当，一定程度上能起到改善的效果。

冬瓜酒

【配料】冬瓜1个（中等大、含瓜子），白酒750克。

【制备】冬瓜洗净去杂，切小块，置锅内，加入酒与380克水，文火煮至半，离火，过滤除渣，滤汁文火烧沸，浓取酒汁，离火，装瓶，静置即可。

【用法】本酒为外用方。用时取酒适量涂擦于面部患处即可。每天1～2次。

【功效】消斑美颜。主要适用于面部雀斑。

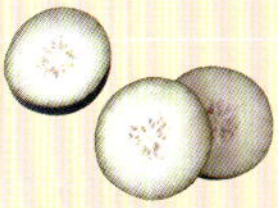

冬瓜酒

【简析】冬瓜又名东瓜、白瓜、地芝等，性凉味甘淡，归肺、大肠、小肠、膀胱经，具有清热生津、润肺消暑、解毒消肿等功效；冬瓜子无脂肪、低钠，有很好的美容养颜的效果。利用白酒较强的温经通脉、活血行气之功，可助冬瓜消斑美容之效更好地发挥。

杏仁药酒

【配料】杏仁65克，65度白酒250克。

【制备】杏仁捣烂，入纱布袋，扎紧口，浸于酒中，密封8～11天即可。

【用法】本酒为外用方，不可内服。每晚睡前取药袋于面部来回擦拭至皮肤发热。

【功效】祛斑消痕美肤。适于皮肤粗糙及面部黯黑等。

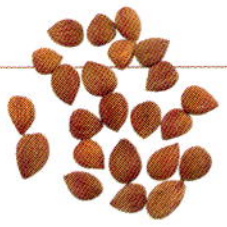

杏仁药酒

【简析】杏仁性微温、味苦，善于宣肺降气，润肠通便，适用于肺气壅滞之肌肤营血不充、阴液损耗过多导致的皮肤粗糙、面黯等，加上白酒较强的活血利气、温经通脉之功，更有助于药效的发挥。

归芍生地养颜酒

【配料】当归、白芍、生地黄各20克，蜂蜜25克，柚子2个，50度白酒1250克。

【制备】柚子去皮，肉切薄片；其他各药制为粗末。入纱布袋，扎紧口，浸于酒中，密封30～40天（期间每天振摇2～3次），开封后取出药袋，加入蜂蜜，充分搅拌，澄清即可。

【饮服】温服。每天2次，每次15～20毫升。

【功效】养血养颜。主要适用于面部有痤疮及身体皮肤黑色素沉着。

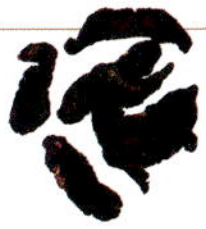

归芍生地养颜酒

【简析】当归、白芍具有较强的补血养肝的功效，生地黄清热生津、养阴凉血，能有效配合以上二药补血之需；此外蜂蜜既可缓和药性，又能益气补中、消肿解毒，柚子的健胃消食，使脾胃运化充足，从而补充阴血，滋养容颜。

桃花白芷药酒

【配料】鲜桃花（3月3日前后或清明节采摘为佳）375克，白芷45克，50度白酒1500克。

【制备】上药去杂，捣碎或制为粗末，入纱布袋中，扎紧口，浸于酒中，密封30~35天（期间每天振摇2~3次），开封后取出药袋，澄清即可。

【用法】本酒既可内服，亦可外用。内服时每天2次，每次15~20毫升；外用则取酒适量于手掌内来回搓热，然后涂擦于面部患处部位。

【功效】通络润肤祛斑。主要适用于面色黯淡、无华、黄褐斑及女性妊娠后面部黯黑等。

【注意】孕妇与乳腺炎患者只可外用，忌服。

桃花白芷药酒

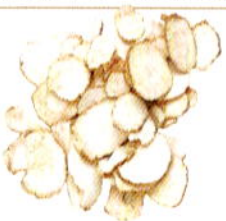

【简析】桃花平甘而又清香入鼻，具有活血利水的功效，其内含的脂肪油及维生素物质，可满足润养肌肤之需，单独药用即可用于美容；白芷具有较好的通达营卫、消肿解表、通鼻开窍的功效。二者配合，增强了祛斑之力，令养颜之效更优。

玫瑰露酒

【配料】槟榔、肉桂各15克，青皮、玫瑰花各7克，砂仁4克，冰糖20克，黄酒1000克。

【制备】前五药去杂，捣碎或制为粗末，入纱布袋，扎紧口，浸于酒中，密封，隔水文火煮20分钟，离火，埋于土中2~3天，取出过滤除渣，滤取酒液装瓶，加入冰糖，充分搅拌，澄清即可。

【饮服】温服。每天2次，每次15~30毫升。

【功效】疏郁理肝。主要适用于气滞而引起的面部黄褐斑。

【注意】孕妇忌用。

玫瑰露酒

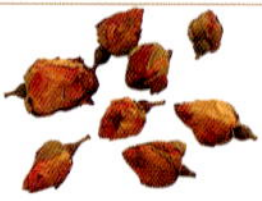

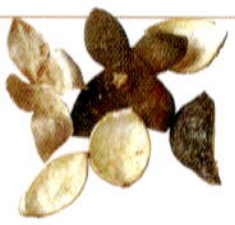

【简析】玫瑰花的主要功效为理气解郁，因主入肝经，故重在疏肝气、解肝郁；另外，槟榔、青皮行气利水、导滞通便，肉桂散寒温中，砂仁行气消滞；以冰糖黄酒作引，平缓药性，药效平稳渗透，有效改善气滞所致的黄褐斑。

第四章　常见保健类药酒

强筋壮骨药酒

筋骨是生命躯体的支撑，它连通着全身的肌肉与关节，一方面使生命更坚强，另一方面使肢体运动更灵活。筋骨强健有力乃是身体强壮的有力保障。

强筋壮骨药酒主要针对筋骨方面出现的病症（如关节炎、风湿性关节疼痛、腰颈椎病、筋骨肌肉麻木甚至中风而半身不遂等）及筋骨平素软弱无力、骨折、跌打损伤等筋骨受损情况。

此类药酒一般治疗与调理相结合，使身体筋骨更有力，肢体更强健。

熟地芪风酒

【配料】熟地黄200克，钟乳粉120克，黄芪、防风、石斛、牛膝各80克，50度白酒2000克。

【制备】上药去杂，捣碎或制为粗末，入纱布袋中，扎紧口，浸于酒中，密封33～37天（期间每天摇动2次），开封后取出药袋，澄清即可。

【饮服】温服。每天2次，每次15~20毫升。

【功效】滋养五脏，强筋壮骨，益精固髓。凡身体过度劳累而体质下降及筋骨疲软无力等均适宜。

【注意】服用本酒期间应节制房事。

熟地芪风酒

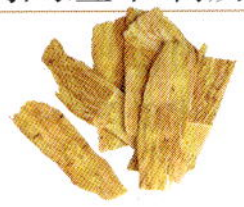

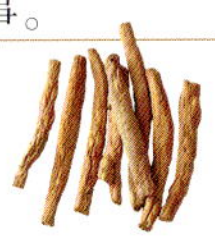

【简析】熟地黄功善补血滋阴，黄芪功善补气益血，防风主入肝脾经，长于祛风止痉、解表，钟乳粉可温肾气、壮元阳，石斛能清热养阴，牛膝可活血化瘀。各药在白酒温通血脉的行引下，令强筋效果突出。

加味益筋酒

【配料】龙眼肉96克，枸杞子、五加皮、桑寄生各48克，牛膝、山茱萸、生地黄、杜仲、菊花、白芍、木瓜、当归各24克，桂枝7克，50度白酒2000克。

【制备】上药去杂，制为粗末或粗颗粒，入纱布袋，扎紧口，浸于酒中，密封25～30天（期间每天摇晃1～2次），开封后取出药袋，澄清即可。

【饮服】温服。每天2次，每次15～20毫升。

【功效】养肝补肾，益精祛风，强筋壮骨。凡风湿腰腿酸软痉痛、四肢关节运动不利、时有麻木感、筋骨痹痛及头晕目眩等均适宜。

加味益筋酒

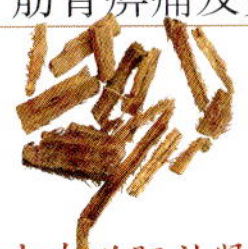

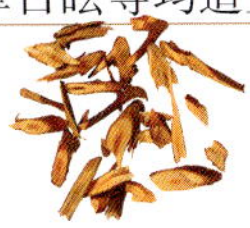

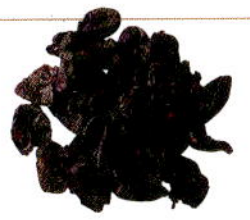

【简析】枸杞子在本方中有滋肝补肾益精之效，五加皮、桑寄生二药合用，其祛风、养血、强筋之力较强，三者为全酒的主要部分。龙眼肉善于调补心脾、补益气血，有力配合以上三药的发挥；牛膝、当归、白芍、木瓜加强活血通络，山茱萸、杜仲温肾助阳益精，生地黄、菊花能清热滋阴。诸药同浸，使强筋之效更全面，更优越。

杞龙五加强筋酒

【配料】枸杞子、龙眼肉、生地黄、当归各30克，大枣75克，牛膝、金银花、杜仲、五加皮各15克，红花、甘草各8克，蜂蜜、白蜜各125克，50度白酒1750克。

【制备】前十一味中药去杂，制为粗末，入纱布袋，扎紧口，浸于酒中，密封20～25天（期间每天摇晃2次），开封后取出药袋，加入白蜜与蜂蜜，充分搅拌，静置即可。

【饮服】温服。每天2～3次，每次15～20毫升。

【功效】补肝肾，养阴血，强筋骨。凡全身筋骨酸痛、关节不利、腰膝酸软无力、失眠、头晕、目暗等均适宜。

杞龙五加强筋酒

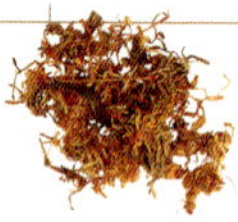
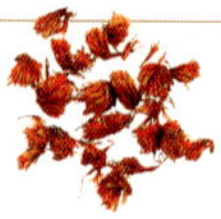
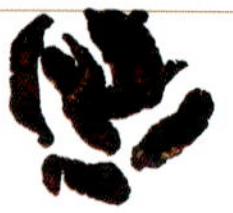

【简析】枸杞子滋肝肾、益精血，龙眼肉补气血、安心神，五加皮祛风除湿、强筋壮骨，三药为本方的主药。配金银花、生地加强清热、滋阴之力，配当归、红花、牛膝增强活血化瘀之功；而大枣、蜂蜜、白蜜、甘草的作用在于进一步增进补气益血之力，同时缓味、调和药性，令本酒强筋之效更充分发挥。

天雄药酒

【配料】制天雄15克，制附子、制乌头各10克，防风、川椒各8克，炮姜5克，50度白酒1750克。

【制备】上药制为粗末，入纱布袋中，扎紧口，浸于酒中，密封20～25天（期间每天摇动2次），开封后取出药袋，澄清即可。

【饮服】温服。每天2次，每次10～15毫升。

【功效】温肾阳，强筋骨。凡身体经脉拘急、腰膝酸软无力、两膝屈伸不利等均适宜。

天雄药酒

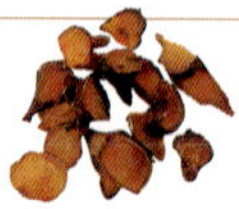

【简析】天雄主入肾经，可补肾助阳、益精强筋，配合附子、乌头可加强温阳散寒的作用；防风功善祛风、解表、止痛，川椒可散寒止痛，炮姜可温经止血；通观全酒，通过温补肾阳，起到壮骨强筋的目的。

木瓜牛膝活络酒

【配料】木瓜、牛膝各75克，50度白酒1500克。

【制备】上药制为粗末，入纱布袋，扎紧口，浸于酒中，密封30～35天（期间每天摇动1～2次），开封后取出药袋，澄清即可。

【饮服】温服。每天1~2次，每次15~20毫升。

【功效】通经活络祛湿。凡身体关节僵直、活动不利、下肢行走困难、筋骨酸软痉痛等均宜。

木瓜牛膝活络酒

【简析】木瓜性温味酸，主入肝经，可舒筋、活络、化湿，牛膝是活血的要药，功善活血消瘀，二药配合，其通经活络祛湿的作用更强；加上白酒本身具有较强的活血驱风、行气通经之力，更助药效。

鹿筋羊胫骨药酒

【配料】鹿筋、当归各50克，羊胫骨、枸杞子、龙眼肉、牛膝各60克，50度白酒1000克。

【制备】上药去杂，制为粗末，入纱布袋，扎紧口，浸于酒中，密封35～45天（期间每天摇动2～3次），开封后取出药袋，澄清即可。

【饮服】温服。每天2～3次，每次15～20毫升。

【功效】益气补血，滋肝养肾，祛风强筋。凡身体肝肾虚弱引起的腰腿酸软无力、筋骨疼痛、四肢关节活动不利、行走困难等均适宜。

鹿筋羊胫骨药酒

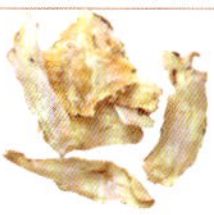
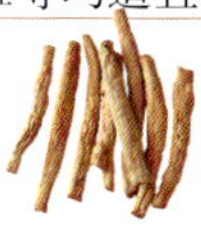
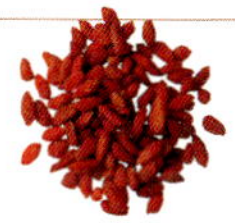

【简析】鹿筋与羊胫骨均为取自动物的筋、骨，最善以筋补筋、以骨强骨；配伍当归、牛膝，既加强活血化瘀之力，又添补血调经之功，配枸杞子增强滋肝补肾、益精养血的作用，配龙眼肉加强其补气益血的功能。药食同浸，酒行药势。

松叶根精酒

【配料】黄精、白术各75克，天门冬、枸杞根各60克，松叶100克，50度白酒1500克。

【制备】白术微炒，与其他各药一起去杂，制为粗末或捣碎，入纱布袋中，包好，浸于酒中，密封20～25天（期间每天摇动1～2次），开封后取出药袋，澄清即可。

【饮服】温服。每天2～3次，每次10～15毫升。

【功效】益精髓，强筋骨，延年寿。凡身体筋骨酸软无力、下肢行动不便、腰腿疲软疼痛等均适宜。

【注意】服用此酒时忌食桃子、李子。

松叶根精酒

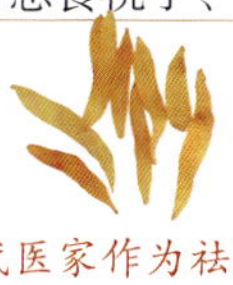

【简析】松叶被历代医家作为祛风化湿、强筋的要药；黄精功善补气益精；枸杞根即地骨皮，具有清热凉血、强筋止痛的功效。另外，白术加强补气燥湿之力，天门冬增强清热养阴之功。各药共浸，滋补寓于治疗中，久服能收到轻身延年的效果。

壮骨酒

【配料】淫羊藿、鸡血藤、巴戟天各50克，50度白酒1000克。

【制备】上药去杂，制为粗末，入纱布袋中，扎紧口，浸于酒中，密封20～25天（期间每天摇晃1次），开封后取出药袋，澄清即可。

【饮服】温服。每天2～3次，每次15～20毫升。

【功效】通络壮骨，活血强筋。凡风湿所致的筋骨痹痛、四肢麻木、半身不遂及跌打损伤等均适宜。

壮骨酒

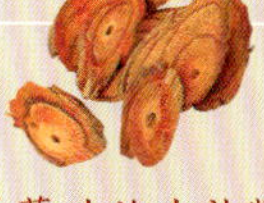

【简析】淫羊藿功效为补肾壮阳、祛风除湿，鸡血藤能活血补血、舒经活络，巴戟天亦有祛风除湿益精的作用；白酒也有较强的活血通经利脉的功能。合而用之，共奏补肾壮骨之效。

健脑益智药酒

大脑关乎智力，是记忆、想象、思维等意识活动的控制中枢。

大脑健康而发达的人，智力水平较高、思维敏捷、反应机灵、记忆力好、耳聪目明等。若平时不注意科学用脑（如用脑过度使大脑长时间处于兴奋或疲劳状态等），加上内脏功能失于调理就会使智力发展受到影响，出现思维迟缓、记忆力降低、健忘、早衰甚至神情痴呆等。

此类药酒补脑的同时，调理脏腑，既可以治疗上述症状，也可以预防类似疾患的发生，使大脑维持健康状态。

补脑酒

【配料】黄精、玉竹各50克，决明子15克，川芎8克，白砂糖75克，白酒1500克。

【制备】上药去杂，制为粗末，浸于酒中，密封10～15天（期间每天摇晃1次），开封后过滤除渣，加入白砂糖，充分搅拌，澄清即可。

【饮服】每天晚饭后1次，每次30～40毫升。

【功效】补脑安神，调理气血。凡神情低落、神经衰弱、失眠多梦、健忘、身体素虚、易疲无力等均适宜。

补脑酒 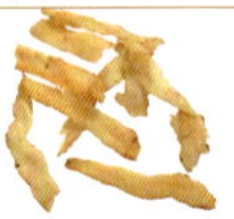 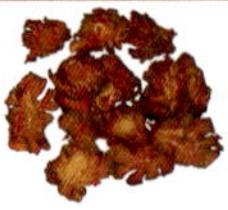

【简析】黄精是补益健身的要药，能补气益中、补肾益精、润肺滋阴、调养五脏；玉竹的功效重在养阴润燥生津；川芎活血化瘀；决明子平肝熄风、润肠通便。白砂糖可宁心，使全酒补气益血、调养五脏的作用甚是突出。此酒坚持服用，能收到补脑安神、益智的功效。

巨胜药酒

【配料】生地黄、黑芝麻各45克，薏苡仁30克，白酒1000克。

【制备】黑芝麻煮熟，晾干；薏苡仁炒至微黄；二药一起研为粗颗粒。生地黄制为细小块状，与前两药同入纱布袋中，扎紧口，浸于酒中，密封9～12天，开封后取出药袋，澄清后饮用。

【饮服】温服。每天2次，每次15～20毫升。

【功效】滋养五脏，填精固髓，健脑安神。凡记忆力减退、神经衰弱、健忘、皮肤干枯、身体体质素虚、腰酸腿软疼痛、头发早白等均适宜。

巨胜药酒 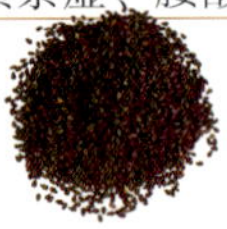 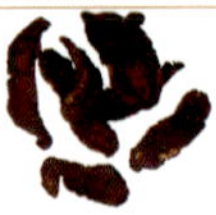 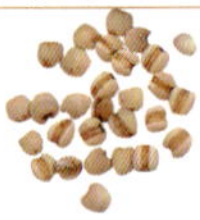

【简析】生地黄主归心肝肾经，具有清热凉血、养阴生津的功效；黑芝麻质润，能充分濡养五脏，尤善滋肝补肾、益精养血；薏苡仁主归肺脾经，具有健脾利湿、祛风舒筋的功效。三药合一，加上白酒温经通脉，使五脏得以滋养，精血充盈。

健脑药酒

【配料】枸杞子40克，沙苑蒺藜35克，熟地黄、淫羊藿、红参各20克，荔枝核16克，母丁香15克，沉香7克，炒远志4克，冰糖330克，50度白酒2000克。

【制备】上药去杂，制为粗末或切碎，入纱布袋，扎紧口，浸于酒中，密封35天（每天摇动2次），开封后取出药袋，加入冰糖，充分搅拌，澄清即可。

【饮服】温服。每天2～3次，每次15～20毫升。

【功效】补肾，健脑。凡用脑过度而头昏脑胀、精神困倦、神情低落、腰背酸痛、遗精、阳痿及月经不调等均适宜。

【注意】本酒少年及幼儿忌用。

健脑药酒

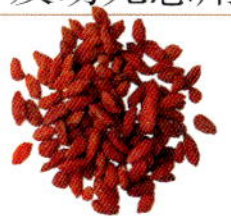

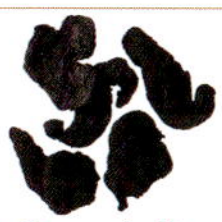

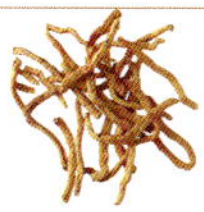

【简析】枸杞子是滋肝补肾、益精养血的常用药，沙苑蒺藜可滋阴涩精，熟地黄是滋阴补血的上品，红参能大补元气；阴生阳长，元气充足，收到安神益智之效。淫羊藿、丁香善温肾阳，荔枝核、沉香、远志三药行气通窍、交通心肾，加上冰糖的宁心，乘酒通脉，使全方共奏益智健脑之效。

石燕药酒

【配料】石燕10枚，五味子30克，50度白酒500克。

【制备】石燕和五味子拌匀，文火炒熟，去掉五味子，熟石燕浸于酒中，密封5～7天，开封后过滤除渣，滤取酒液装瓶即可。

【饮服】温服。每天1次，每次15~20毫升。

【功效】益智养精。凡思维反应迟纯、记忆力下降、精神易倦、身体体质偏虚者均适宜。

石燕药酒

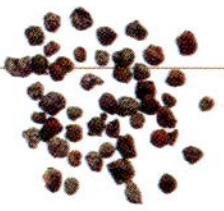

【简析】据《本草纲目》所记石燕有两种：一为石类，二为钟乳穴中石燕，即禽石燕。药理表明后者具有较强的药用功能，能温肾壮阳、益精，以酒行势，可载药上行，达于心脑，收到通窍利目、醒神强志的作用，适合年老之人及身体偏虚者常服。

合欢皮药酒

【配料】合欢皮250克，黄酒1250克。

【制备】合欢皮去杂，切碎，浸于酒中，密封11～14天（期间每天摇晃1次），开封后取澄清酒液饮用。

【饮服】温服。每天2～3次，每次10～20毫升。

【功效】健脑宁神，止痛。凡精神欠佳、神经衰弱、记忆力减退、失眠多梦、头痛等均适宜。

合欢皮药酒

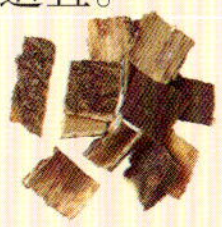

【简析】合欢皮为豆科落叶乔木植物合欢的干燥树皮，性平味甘，归心、肝、肺经，主要功效为解肝郁、安心神，对忧郁、恼怒、烦躁不安、失眠多梦等症有良好的改善效果。

益脑酒

【配料】人参、牛膝、石膏、柏子仁、酸枣仁、黄芪、茯苓、当归、熟地黄、白芍、陈皮各15克，川芎、鹿茸、竹菇、半夏、枳实、桃仁、红花、知母、远志、柴胡、甘草、菊花、薄荷各10克，冰片8克，50度白酒2000克。

【制备】上药（除冰片外）去杂，制为粗末，入纱布袋中，扎紧口，浸于酒中，密封25天（期间每天摇动2次），开封后取出药袋，加入冰片，充分搅拌，静置即可。

【饮服】温服。每天2～3次，每次15～20毫升。

【功效】安神醒脑益智。凡记忆力减弱、心神不安、神经衰弱、心烦不宁、头晕头痛、失眠多梦、耳鸣眼花及更年期综合征等均适宜。

【注意】孕妇忌用；阴虚火旺者慎用；青少年一般不宜，若确需可减量服用。

益脑酒

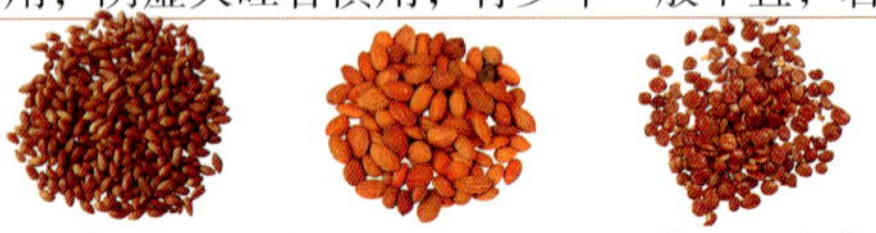

【简析】本方为沿用甚久的益脑专用酒。柏子仁、酸枣仁、茯苓、远志、甘草均具有一定的安神养心的作用，人参大补元气，黄芪、陈皮等可调元行气，牛膝、当归、白芍、川芎、桃仁善活血补血，鹿茸能补肾阳，熟地可滋阴补血，菊花、薄荷、石膏、知母能清热生津。诸药配伍，功效互补，阴阳同济，气血双益，故有益智健脑的效果。

龟板猪心健脑酒

【配料】龟板、龙骨各40克，远志、石草蒲各12克，猪心3个，白砂糖90克，60度白酒2000克。

【制备】猪心洗净，切薄片，焙干；其余各药制为粗末，与猪心片一起浸于酒中，密封17～21天（期间每天摇动2次），开封后过滤除渣，滤取酒液装瓶，加入白砂糖，充分搅拌，澄清即可。

【饮服】温服。每天1次，每次30～40毫升。

【功效】健脑宁神，滋补心肾。凡心肾两虚而致的记忆力下降、失眠、心烦、心悸等均适宜。

龟板猪心健脑酒

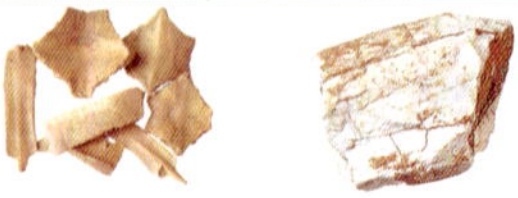

【简析】龟板又名龟甲，性寒味咸，具有滋阴补心、益肾养血、健骨等功效，凡心悸失眠、头痛眩晕、健忘、小儿发育迟缓等症均可改善；猪心固守心经，其养血补心、安神之效比较明显，龙骨、远志、石菖蒲亦具有镇惊养心、通窍安神的作用。各药共用，其养心安神的功效非常显著，心脑受益则神安。

读书丸浸酒

【配料】地骨皮48克，远志、熟地黄、菟丝子、五味子各36克，石菖蒲、川芎各24克，50度白酒1200克。

【制备】上药去杂，制为粗末，入纱布袋中，扎紧口，浸于酒中，密封30～35天（期间每天摇动2次），开封后取出药袋，澄清即可。

【饮服】温服。每天2次，每次15～20毫升。

【功效】滋心补肾，健脑益智。凡青壮年记忆力减弱、失眠头痛、耳鸣、心悸心慌、腰酸腿软无力等均适宜。

读书丸浸酒

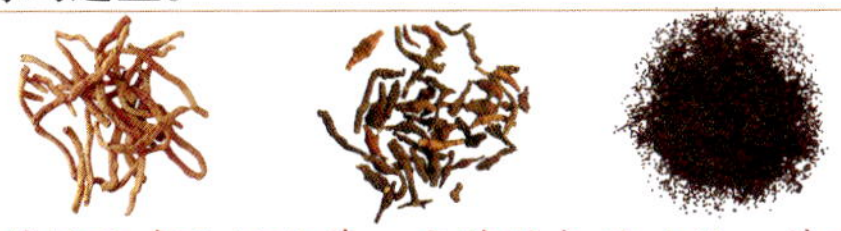

【简析】远志、石菖蒲均具有较好的养心安神益智的功效，特别是远志既能助心阳、促心气，又可使肾气上交于心，使心肾相通；五味子能温肾涩精、敛心安神，菟丝子、生地黄能增强益髓、养脑、滋阴之功。另外，川芎能活血，地骨皮可清热生津、解虚劳。各药共奏通窍益智之效。

绞股蓝枣酒

【配料】绞股蓝30克，红枣16颗，50度白酒800克。

【制备】上药去杂，浸于酒中，密封13～15天（期间每天摇动1次），开封后过滤除去药渣，滤取酒液装瓶即可。

【饮服】每天2～3次，每次30～40毫升。

【功效】健脑益智安神。凡健忘、精神不振、神情低落、易倦无力、失眠、记忆力减退、夜尿频多、饮食无欲等均适宜。

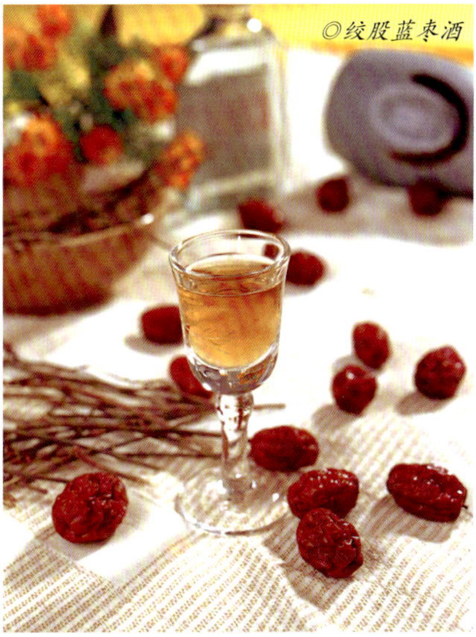

◎绞股蓝枣酒

绞股蓝枣酒

【简析】绞股蓝主入心经，具有补气血、安神智的功效；红枣主入心经，具有补气健脾、养血安神的功效。二药结合，安神益智之效更为显著，加上白酒活血通经，载药行势，令气血得以充分滋养心脑，从而收到健脑的效果，用来改善以上各症疗效较好。

人参益智酒

【配料】人参10克，生猪板油100克，醇酒1000克。

【制备】人参去杂，研为细粉末，备用；生猪板油置锅内，慢熬至熟，离火倒入酒中，加入人参末，充分搅拌，密封17～20天，开封后取澄清酒液饮用。

【饮服】温服。每天2次，每次15～20毫升。

【功效】益智聪耳，润肤明目。凡记忆力减弱、皮肤无华、耳鸣眼花、头昏等均适宜。

【注意】服用本酒时不可同食萝卜、大蒜、生葱。

人参益智酒

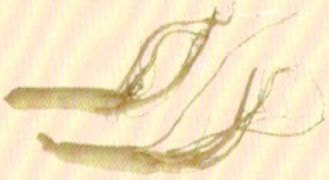

【简析】猪板油质润，味甘性凉，既是膳食中常用油料，又具有较好的药用价值，其补虚、润燥、解毒的功能较为明显；人参为大补元气的良药，适用于诸元气不足或虚损之症，又能安神益智，配合猪板油，加强润泽肌肤、利窍提神的作用。酒行药势，其效更明。

延年益寿药酒

衰老是生命生理规律必然出现的结果。

正常的衰老退化，人力不可抗拒，但通过药物的辅助治疗与改善，能延缓衰老的进程，从而延年益寿。

延年益寿药酒主要针对人体由于必然性（规律反映）与偶然性（疾病等损害）导致的气血不畅、脏腑不调、正气虚弱等证，通过把补益与治病结合起来调理，扶正祛邪，增强肌体的抵抗力，使生命更健康、持久。

此类药酒对体虚多病、易衰早衰者及中老年比较适宜，而脏腑功能健全的人不宜饮服。

延年酒

【配料】枸杞子145克，龙眼肉72克，当归36克，炒白术18克，大黑豆60克，50度白酒3000克。

【制备】前四药洗净，切薄片；黑豆去杂，炒香。共浸酒中，密封20～25天（期间每天摇动1～2次），开封后过滤除渣，滤取酒液装瓶即可。

【饮服】温服。每天2次，每次15～20毫升。

【功效】养脾和血，延衰抗老。凡身体体质素虚、面色无华、饮食无欲、眼花失眠、心悸头晕、筋骨活动不利，或精血不足而无明显症状者均适宜。常服可强身延年。

延年酒

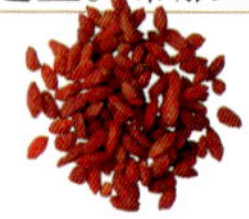

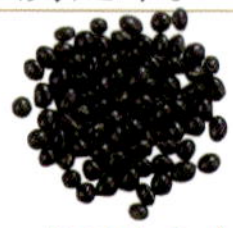

【简析】枸杞子重在益精养血，龙眼肉重在补心脾两虚，同时益气养血，当归既能活血又可补血，白术善于补气健脾，黑豆长于滋阴补血；本酒气血双补，阴精得益，阴生而阳长，阴阳平衡，故特别适用于体虚及精血不足者延年之用。

百病无忧酒

【配料】羌活、炒黑豆各30克，炒杜仲、紫荆皮各25克，白芍、补骨脂、威灵仙、海桐皮各15克，防风13克，当归、川芎、白芷、荆芥穗、地骨皮、牛膝、大茴香、木瓜、乌药、木香、乳香、没药、炙甘草各8克，灵芝、冬虫夏草各6克，50度白酒2500克。

【制备】上药去杂，制为粗末，入纱布袋，扎紧口，浸于酒中，密封20～25天（期间每天摇动1～2次），开封后取出药袋，澄清即可。

【饮服】温服。每天2次，每次15～20毫升。

【功效】补气血，益心神，延年。凡身体虚弱、风湿筋骨疼痛、关节不利、饮食无欲、须发早白、跌打损伤、头晕眼花等均适宜。久服可延年益寿。

百病无忧酒 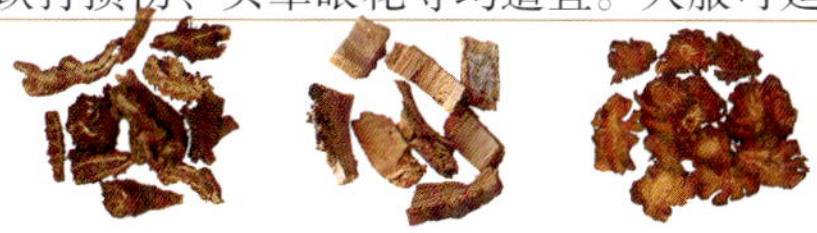

【简析】本酒为古时保健调养的名方，滋而不腻，温而不燥，具有乌须黑发、健脾和胃、强腰壮膝、开食助消、治损疗伤、补虚扶弱、滋血补气、明目清心、祛除百病的良好作用，故被誉为百病无忧酒。坚持服用，能轻身延年、益寿。

益精延寿酒

【配料】生地黄68克，龙眼肉、核桃肉各45克，覆盆子、山药、芡实、茯苓神、柏子仁、沙苑子、山萸肉、肉苁蓉、麦门冬、牛膝各25克，鹿茸20克，冬虫夏草15克，50度白酒3000克。

【制备】上药去杂，制为粗末，入纱布袋中,扎紧口,浸于酒中,密封45～60天（期间每天振动2～3次），开封后取出药袋，澄清即可。

【饮服】温服。每天2～3次，每次15～20毫升。

【功效】益精滋阴,聪耳乌须,延年益寿。凡身体素虚不耐寒劳、阴血损耗过多而肢体疲软无力、筋骨酸麻、半身不遂及宫冷不孕等均适宜。坚持服用可益寿增年。

【注意】服用本酒期间不可过性生活。

益精延寿酒 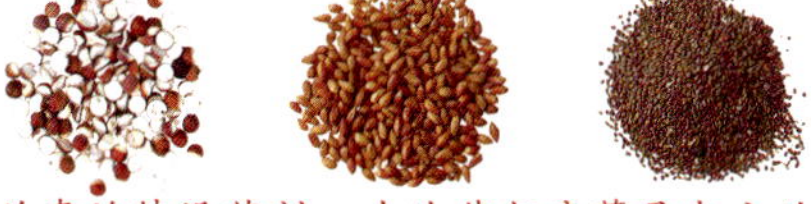

【简析】此酒为延年益寿的特设药剂。生地黄与鹿茸是本方的主药，前者功善滋阴生津、凉血退热，后者为补肾益精壮阳的血肉有情之药，二药相合，使阴阳互济；此外核桃肉、覆盆子、沙苑子、山萸肉、肉苁蓉可增进补阳益精之力，而龙眼肉、柏子仁、茯苓神可安神宁心，牛膝能活血，麦冬、山药等可养阴。以上各药均不同程度地确保了本酒功效的发挥。

麻子杞地酒

【配料】枸杞子、生地黄各120克，大麻子200克，50度白酒2000克。

【制备】大麻子去杂，置锅内，炒熟；其余二者制为粗末。浸于酒中，密封18～25天（每天摇动1～2次），开封后过滤除渣，取酒液装瓶即可。

【饮服】温服。每天2次，每次15～20毫升。亦可随时随量，但以勿醉为度。

【功效】强筋抗衰，明目、耐寒暑。凡身体虚弱、面黄肌瘦、饮食无味、筋骨关节活动不利、头晕眼花、未老先衰等均宜。

麻子杞地酒

【简析】大麻子即火麻仁，为大麻的种籽，可润肠通便、补虚润燥；枸杞子既能滋肾补精血，又能养肝阴明目；生地黄能清热养阴、凉血生津。三药合用，补血益精、提高身体的抵抗力，久服能益寿增年。

杞黄延年酒

【配料】枸杞子、生地黄各75克，菊花38克，50度白酒1000克。

【制备】上药去杂，制为粗末或捣碎，入纱布袋中，扎紧口，浸于酒中，密封10～17天（期间每天摇动2次），开封后取出药袋，澄清即可。

【饮服】温服。每天1~2次，每次15~20毫升。

【功效】益精血，延年寿。凡身体素虚、肾虚而未老早衰、筋骨酸软无力、视物昏花、肢体易倦等均适宜。

杞黄延年酒

【简析】此方中枸杞子重在补精益神、补血养营，生地黄能滋阴生津，此二药均主入肝肾经，有效填补肝肾精血不足。血液充足，营运顺畅则筋骨活动灵活、强健，菊花能清热养肝，使体内阴精不致过多耗损。本酒能益精壮筋，常服可延年。

延年益寿酒

【配料】红枣250克，当归15克，五加皮、陈皮、茯苓神、牛膝、麦门冬、石菖蒲、郁金各8克，红花5克，50度白酒1750克。

【制备】上药去杂，切薄片，入纱布袋中，扎紧口，浸于酒中，密封17～22天（期间每天摇动1～2次），开封后取出药袋，澄清即可。

【饮服】温服。每天2次，每次10～15毫升。

【功效】益气养血，益寿延年。凡身体体质素虚、精神不振、容颜早衰、心神不宁及气血不足等均适宜。

延年益寿酒

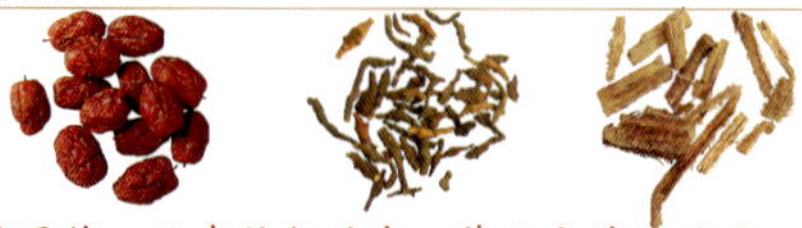

【简析】红枣为本方的君药，具有补气益中、养血安神的功效，当归为本酒的臣药，既可活血，又补血养血。二药之外，茯苓神、石菖蒲能宁心安神，五加皮能祛风强筋，牛膝、郁金、红花能活血消瘀，陈皮能行气调中、燥湿。通观各药，以养血益气为中心，气血充足则身体濡养有源，故常服此酒，可轻身抗衰。

龙眼两子酒

【配料】龙眼肉、女贞子、枸杞子各50克，仙灵脾、生地黄、生绿豆各40克，生猪板油110克，50度白酒1500克。

【制备】上药洗净去杂，晾干，制为细粉末，入纱布袋中，扎紧口，浸于酒中，密封18~23天（期间每天振摇2次），开封后取出药袋，澄清即可。

【饮服】温服。每天2次，每次15~25毫升。

【功效】养心补肾，轻身延年。凡身体体质素虚、容颜衰老等均适宜。长服可轻身延寿。

龙眼两子酒

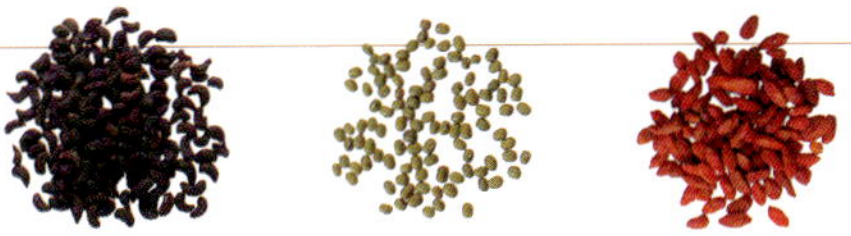

【简析】龙眼肉善益气血、补心脾，女贞子、枸杞子既能滋肝养血，又可补肾益精，三者为本方的主药。仙灵脾可增强温肾阳、祛风湿之力，地黄则可加强养阴生津之功，绿豆可清热解毒消暑，猪板油亦能润燥补虚。各药相和，能有效增补精血、阴液，使阴阳协调，从而收到补虚延年的作用。

强身益寿酒

【配料】地黄汁200克，甜杏仁80克，花生油、生姜汁各50克，大枣40克，蜂蜜80克，50度白酒2000克。

【制备】杏仁捣碎如泥状；大枣洗净，去核。与蜂蜜同置锅内，加热5分钟，离火，浸于酒中，加入生姜汁与花生油，充分搅拌，密封，隔水加热60分钟，离火候冷，加入地黄汁，静置8~10天，开封后过滤除渣，滤取酒液装瓶即可。

【饮服】温服。每天2~3次，每次20~30毫升。

【功效】补中健脾，滋阴强身，益寿。凡身体脾胃失和、饮食无味、体倦乏力、气短懒言、肺燥干咳、便秘等均适宜。本酒常服能延缓早衰。

强身益寿酒

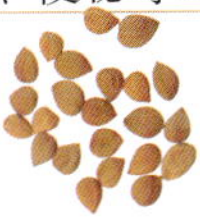

【简析】生地黄善清热凉血、养阴生津，杏仁能润肺滑肠，大枣主入脾胃经，能补气益中、养血安神，生姜能解表祛寒；各药配合，滋阴益中的功效十分明显，阴足阳生，气强则血盛，花生油、蜂蜜清香柔和，能醒脾和中。常服此酒，能收到较好的强身益寿的功效。

除病延龄酒

【配料】枸杞根、生地黄、丹参、松叶各180克，苍耳子、杏仁、甘菊花各45克，牛膝根、大麻子各135克，天门冬90克，糯米3000克，酒曲300克。

【制备】上药去杂，制为细粉末，入纱布袋包好，置锅中，加水6000克，文火煮至半，离火候凉，备用；糯米淘洗干净，蒸熟，候至常温装入一较大容器中，倒入上述药煎液与酒曲末，充分搅拌，密封发酵15～17天，开封后滤去酒糟，提取酒液装瓶即可。

【饮服】温服。每天2次，每次30～45毫升。亦可不拘时随量饮服，但勿醉。

【功效】防病延龄。主要适用于身体的日常保健。久服可益寿添年。

【注意】服酒期间忌食河豚、鲤鱼及芫荑。

除病延龄酒

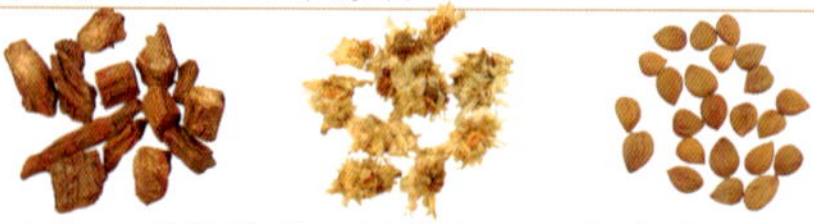

【简析】枸杞根善清热凉血、退热补虚、强筋坚阴，生地黄、天门冬长于滋阴生津、清热养肝，菊花重在养肝清热，丹参、牛膝根重在活血化瘀，大麻子润肠通便，松叶宁心安神，苍耳子专于祛风湿，通鼻窍，杏仁可润肺滑肠。诸药配伍，适用风湿疼痛、腰膝酸软无力、咳嗽及津液与阴精不足各症。此酒重在滋阴，不损正气，长服既可防病疗病，更可强身延龄。

延衰神仙酒

【配料】生地黄、菊花、当归各20克，牛膝10克，红糖200克，优质陈醋200克，50度白酒2000克。

【制备】前四药去杂，制为粗末或捣碎，入纱布袋中，扎紧口，浸于酒中，加入红糖与陈醋，搅拌均匀，密封20～25天（期间每天摇晃1次），开封后取出药袋，澄清即可。

【饮服】温服。每天2～3次，每次15～25毫升。亦可随量随时。

【功效】填精养血，返老还童。凡阴血不足之身体体质偏虚易病、面黄肌瘦、肢体易倦无力等均适宜。

延衰神仙酒

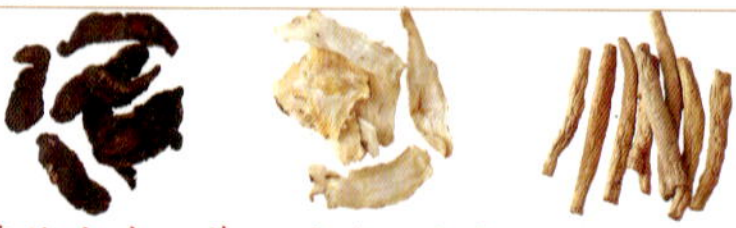

【简析】生地黄长于清热生津、养阴益髓；当归既可活血调经，又能补血养肝；牛膝善于活血化瘀、强壮腰膝；菊花功在清热养肝。四药共用，补血益精的作用甚是明显，另外红糖能滋养润燥、解毒，陈醋可致药性柔和、酒味平缓，白酒通血脉，走药势。

第五章　不同人群保健药酒

老人保健药酒

由于生理规律的影响，老年人的脏腑及组织功能都基本处于一个衰退的过程。

此时身体状况一般为气血损耗过多、阳元不足、阴精不旺、体质和免疫力不同程度降低等。体虚易病是这一阶段群体的主要特点。同时肢体还伴有腰膝酸软疼痛、筋骨关节活动不利、神疲力乏、心神不宁、思维迟钝、食量减少、记忆力减退、耳鸣头晕、失眠眼花、须发早白、夜尿频多及其他肾阳虚弱等生命机能下降的各种症状。

此类药酒一般以补虚扶正、滋补阴阳、延年益寿为主，还兼有一定的辅助治疗功能，以综合调养脾胃、改善饮食、延缓脏器的衰退，从而提高身体抵抗疾病的能力。

长生酒

【配料】生羊肾半具，龙眼肉、沙苑蒺藜、淫羊藿、仙茅、薏苡仁各60克，白酒5000克。

【制备】淫羊藿去除皮毛，用羊油微炒；仙茅用糯米汁浸泡数小时。二者与其他各药一起浸于酒中，密封5～8天（期间每天摇动1～2次），开封后取澄清酒液饮用。

【饮服】温服。每天2～3次，每次15～20毫升。

【功效】温肾阳，祛风湿。主要适用于中老年者肾阳不足而引起的阳痿、滑精、腰腿酸软及全身疲倦无力等。

【注意】阴虚内热或阳亢者忌用。

长生酒

【简析】羊肾功善以肾补肾、以阳补阳；龙眼肉健脾养心，沙苑蒺藜补肾壮阳、收敛涩精；薏苡仁的功效长于清热、祛风、利湿；仙茅、淫羊藿既补肾阳，还能有效祛风活络、除湿散寒。本方可全面满足补肾阳之用。

精杞酒

【配料】枸杞子、松针各60克，黄精、苍术各40克，天门冬30克，白酒1000克。

【制备】上药去杂，浸于酒中，密封10～15天（期间每天摇晃1次），开封后滤取澄清酒液饮用。

【饮服】温服。每天2～3次，每次15～20毫升。

【功效】补气益血，养阴生津。主要适用于中老年人阴血不旺、未老早衰及须发早白等。

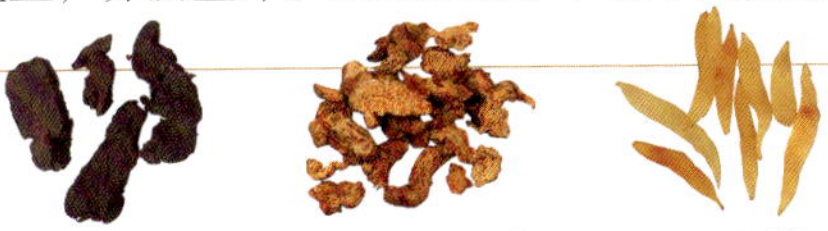

精杞酒

【简析】枸杞子功善滋肝肾、益精血，黄精长于补气益精、健脾润肺，二药为本方重点。松针养心安神、天门冬能加强滋阴润肺养液的功效，苍术有效调脾理胃、燥湿运脾。综合本方各药，可调补气血、扶助阴生。

山楂桂圆化瘀酒

【配料】山楂、桂圆肉各500克，大枣、红糖各60克，米酒2000克。

【制备】山楂去杂，切薄片；桂圆肉与大枣捣烂。各药浸于酒中，加入红糖，充分搅拌，密封11～15天，开封取澄清酒液饮用。

【饮服】温服。每晚睡前1次，每次40～55毫升。

【功效】活血行气，化瘀止痛；安神。主要适用于年老者因体质虚弱而致的腰腿疼痛、过度劳累而引起的全身酸软无力、肌肉筋骨酸麻、行走困难、头晕目眩等。

【注意】凡身体实热、便秘者忌服。

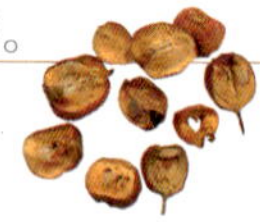

山楂桂圆化瘀酒

【简析】桂圆肉具有两大功效：一可益气血双亏，二能补心脾两虚，是不可多得的既补气血又安心神的良药；山楂能消食化积、散瘀止痛；大枣加强补心气、安心神之力，红糖宁心调中。全酒能滋补阴血与气弱，尤其适宜年老血虚及体弱者饮服。

首乌胡麻酒

【配料】何首乌96克，当归、胡麻仁各80克，生地黄72克，白酒2000克。

【制备】上药去杂，制为粗末或捣烂，入纱布袋中，扎紧口，浸于酒中，密封，文火煮40分钟，离火，静置6天，开封后取出药袋，澄清即可。

【饮服】温服。每天2～3次，每次10～20毫升。

【功效】补阴血，黑须发，延年寿。主要适用于年老者体质偏弱及精血虚损而致的身体消瘦、毛发枯燥、早白易脱、腰腿酸软无力、头晕目眩、耳鸣、精少、遗精、带下等。长期坚持服用，可延年益寿。

【注意】腹胀、便溏及感冒患者忌用。另外可加入冰糖适量，以矫偏苦之酒味。

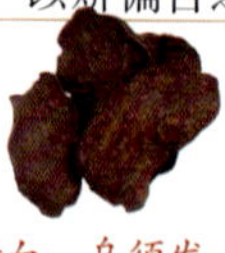

首乌胡麻酒

【简析】何首乌可益精血、乌须发，胡麻仁能润养五脏之燥，补益精血，当归能活血养血，生地黄能滋阴生津，各药一起使肌体营卫之精血充盈，故对老年体弱及精血虚少者尤为适宜。

熟杞补肝肾酒

【配料】熟地黄120克，沉香10克，枸杞子120克，白酒2000克。

【制备】上药去杂，浸泡于酒中，密封15～18天（期间每天摇动2～3次），开封后取澄清酒液饮用。

【饮服】温服。每天2～3次，每次15毫升。

【功效】滋补肝肾。适于中老年人肝肾精血虚损而致的视力下降、头晕眼花目胀、须发易脱易白、记忆力减弱、健忘、心悸以及女性经量少、久不怀孕等。

熟杞补肝肾酒

【简析】熟地黄补益肝肾、补血养阴，枸杞子养血益精；沉香有温肾纳气、调中止痛的功能，使该方补而不滞，加上白酒行引药势，更添药效。

养阴延年酒

【配料】黄精、白术各50克，松叶75克，枸杞根60克，糯米1500克，酒曲150克。

【制备】上药去杂，切薄片，入砂锅中，加水4500克，文火煮至1500克，离火备用；糯米淘洗干净，蒸熟，候凉，拌入酒曲末与药煎液（连渣一起），充分搅拌，置于较温暖之处，密封发酵5~7天，开封后榨去酒糟、药渣，滤取酒液装瓶即可。

【饮服】温服。每天2~3次，每次20~30毫升。

【功效】乌发养阴延年。主要适用于老年人身体体质虚弱、记忆力下降、健忘、失眠、发早白等。

【注意】服本酒期间忌食桃、李与雀肉。

养阴延年酒

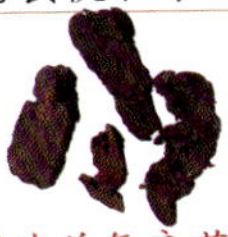

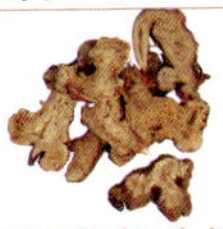

【简析】黄精、白术同为益气良药，有效补气益精、健脾润肺；松叶能宁心安神、养阴润燥；枸杞根善补虚退热、凉血养阴；糯米能补中益气，所酿之米酒清香味醇，能消食开胃、活血开窍，故此酒补气养阴效果较强。

菟丝地归酒

【配料】菟丝子240克，熟地黄、全当归、石斛各200克，杜仲100克，泽泻90克，川芎80克，淫羊藿60克，白酒3000克。

【制备】上药去除杂质，制为粗末或捣碎，浸于酒中，密封17~25天（期间每天摇动2~3次），开封后过滤除渣，澄清液饮用。

【饮服】温服。每天2~3次，每次15毫升。

【功效】补精益血，滋肝补肾。主要适用于中老年人肝肾精血虚损而致的面黄肌瘦、腰腿酸软以及其余人群精血不足之容颜早衰、精稀精冷、阳痿等。

【注意】此酒以味淡气薄效果更佳，边饮边加入新酒，以平淡其味，使药力更缓和。

菟丝地归酒

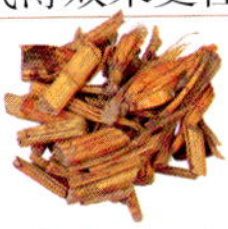

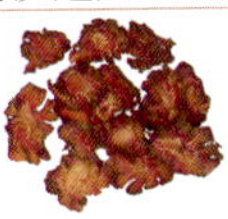

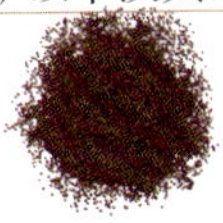

【简析】菟丝子与熟地黄均主入肝、肾经，长于补益肝肾，同时前药还能助阳益精，后药还可补血滋阴，全当归既可活血又能补血，三药配合，有效调补精血。另外，杜仲、淫羊藿可加强补肾助阳之力，石斛、泽泻、川芎可强化养阴、渗湿、活血之能，白酒作引，行药导势，故可有效调补年老而肝肾精血不足证。

山药养阴酒

【配料】蜂蜜30克，山药170克，甘草20克，黄酒1000克。

【制备】山药刮去外皮，甘草去杂备用；黄酒倒入砂锅中，文火加热慢煮至沸，加入山药、甘草继续加热20分钟，离火，滤去药渣，加入蜂蜜，静置即可。

【饮服】温服。每天1次，每次取山药10～15克，拌食盐、葱花和花椒适量服下，之后饮温酒15～20毫升。

【功效】补肺脾肾，养阴益气。主要适用老年者饮食消化力减弱、气虚气喘、咳嗽、糖尿病、腹泻、尿多、腰腿酸软泛痛等。

山药养阴酒

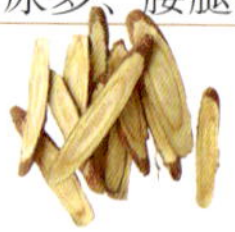

【简析】山药是方中主药，性平味甘，药性和缓，不寒不热，既能补气，又能养阴，为平补脾胃的良品，兼入肺、肾经，又兼固肾涩精、益肺的功效，是肾虚气弱、腰腿酸痛、尿多等的常用药材；蜂蜜、甘草能益气补中、润肺滑肠；黄酒温通经脉。全酒补而不滞，滋而不腻。

两黄聚宝酒

【配料】生地黄60克，熟地黄、制首乌、五加皮各30克，白茯苓、菊花、麦门冬、石菖蒲、枸杞子、白术、黄精、当归、杜仲各15克，苍术13克，肉苁蓉、牛膝、沙苑蒺藜各10克，莲子肉、槐角子、天门冬、苍耳子、人参、天麻、防风各8克，沉香5克，白酒3000克。

【制备】上药去杂，制为粗末，浸于酒中，密封17～23天（期间每天摇晃1～2次），开封后取澄清酒液饮用。

【饮服】温服。每天2～3次，每次10～20毫升。

【功效】益精养血，健脾和胃，祛风强筋。主要适用于中老年者脾胃、肝肾虚弱引起的身体消瘦易倦、神疲力乏、腰酸腿软、四肢筋骨酸痛、关节屈伸不利、饮食无欲、面色无华、须发早白、头晕目眩、耳鸣、遗精精少、早泄等。

【注意】酒液饮完后，药渣取出晒干，研为细粉末，和蜂蜜一起炼制为药丸，每天2次，每次15克，兑温开水或温酒送服。

两黄聚宝酒

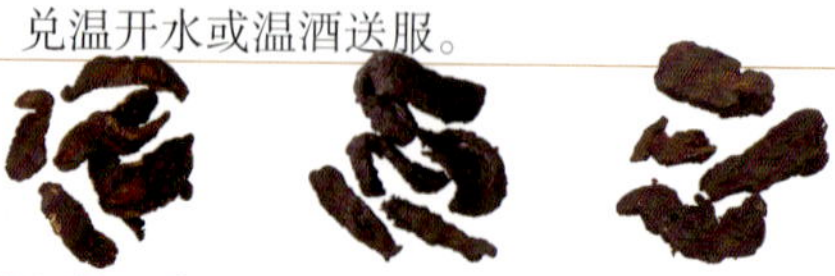

【简析】本方既有补益肝肾之药，如生熟地黄、杜仲、肉苁蓉、何首乌、麦门冬、枸杞子、天门冬等，有效滋补肝肾、填补精血，也有祛风类药材如五加皮，能祛风活络，还有安神宁心的石菖蒲、莲子肉等，另外就是益气药材如人参、白术、苍术等，调补元气之虚。本酒功能全面，既可调脾胃，又能补肝肾，对年老诸脏虚损者特别适用。

周公百岁酒

【配料】黄芪15克，当归、生地黄、熟地黄各10克，党参、黄精、白术、茯苓、陈皮、山茱萸、枸杞子、川芎、防风、龟板胶各8克，五味子、羌活各6克，肉桂5克，白酒2500克。

【制备】上药去杂，制为粗末或捣碎，入纱布袋中，扎紧口，浸于酒中，密封，隔水文火煮50分钟，离火，静置4～6天，开封后取出药袋，澄清后饮用。

【饮服】温服。每天2～3次，每次20～30毫升。

【功效】补气血，滋阴阳，健脾肾，养颜乌发。主要适用于年老而气血减弱或失血过多精血不足而肢体疲软无力、面色无华、肌体清瘦、饮食减少、发早白、头晕眼花及感受风湿而致的筋骨酸麻、关节活动不利等。

【注意】若需矫味可在酒方中加入冰糖250克、大枣适量。

周公百岁酒

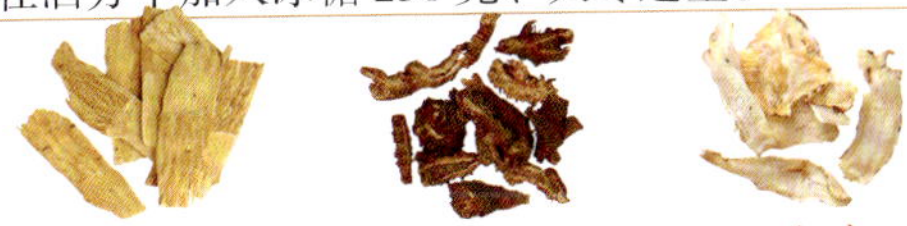

【简析】黄芪、党参、白术、黄精功善益气健脾，防风能祛风解表，结合黄芪、白术的健脾补肺，收到固表实卫的效果，生熟两地、当归、川芎、龟板胶、麦冬能滋养阴血、活血养营，山茱萸、枸杞子可补益肝肾、益精明目，茯神、五味子能养心安神，肉桂能温经通脉，羌活可疏风解表，红枣重在矫味和血。全方能使年老之人气血充盈、五脏健旺、阴阳调和、血脉通畅，营卫坚固，增强防病抗病能力。

补阳益血酒

【配料】党参、熟地黄、枸杞子各50克，沙苑子、淫羊藿、公丁香各40克，远志、荔枝肉各25克，沉香15克，白酒2500克。

【制备】上药去杂，制为末，入纱布袋中，扎紧口，浸于酒中，密封6～8天，文火煮沸60分钟，离火，浸于冷水中数小时，置于通风阴凉处，静置25天，开封后取出药袋，澄清后饮用。

【饮服】温服。每天2～3次，每次15～20毫升。

【功效】补肾阳，益肝血，健脾胃，延年寿。主要适用于老年阳虚及精血不足而导致的面色萎黄、身体消瘦、饮食无欲、干呕、便溏及气短气虚等。

【注意】阴虚火旺者忌用。服用本酒时忌服郁金。

补阳益血酒

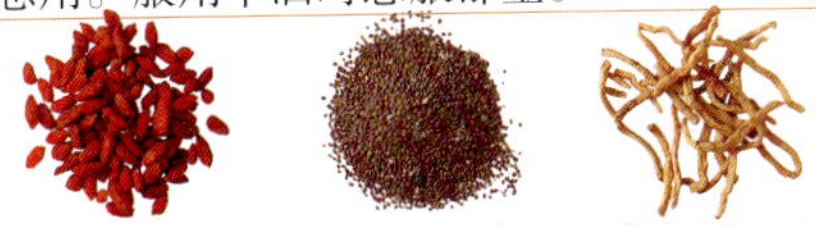

【简析】沙苑子、淫羊藿力补肾阳；熟地黄、枸杞子有效滋肝血；公丁香、沉香主入脾、胃两经，其温肾助阳、行气止痛之功较强；荔枝肉、党参既可补气血，又能健脾胃；远志重在通窍安神。本方可渗透五脏，补阳滋阴血，益气健脾胃，对肾阳虚弱及精血不足者比较适宜，而且长饮此酒可轻身延年。

茯苓补虚酒

【配料】茯苓96克，黄酒或米酒800克。

【制备】茯苓去杂，浸于酒中，密封8~10天，开封后滤取澄清酒液饮用。

【饮服】温服。每天睡前1次，每次15～20毫升。

【功效】补虚强筋，益寿。主要适用于年老者脾气虚弱、身体泛重、筋骨酸麻、身体肥胖、痰湿等。

茯苓补虚酒

【简析】《日华本草》记载茯苓具有“补五劳七伤、安胎、暖腰膝、开心益智、止健忘”等功效，是补虚强筋、养心健脾、利水渗湿的良药。用黄酒或米酒作药引，温经利脉，以促药效滋养肌体，同时又能平缓药性。

诃子酒

【配料】硫黄、花椒各48克，诃子60克，白酒800克。

【制备】上药去杂，入纱布袋中，扎紧口，浸于酒中，密封8～10天，开封后滤取澄清酒液饮用（本酒喝完后继续加入新酒，其中硫黄不换，诃子两个月换1次，花椒90天更换1次）。

【饮服】温服。每天晨起与晚睡前各1次，每次15～20毫升。

【功效】温肾阳，通血脉。主要适用于中老年人腰软酸痛、肢体不温畏寒、精神困倦、夜尿多、发易白、阳痿滑精、耳鸣眼花等。

诃子酒

【简析】诃子又名诃黎勒，为使君子科植物诃子的成熟果实，性温味苦、酸、涩，主入肾经，主要功效为补肾、收敛、固精，能有效缓解遗精、尿频、带下、崩漏等症；花椒性热，能散寒燥湿，可增加温肾阳之力；硫黄具有温肾助阳之功。白酒行势，活血通络，载药行运于肌体所需之处。

黄精杞冬酒

【配料】黄精、苍术各100克，枸杞子、侧柏叶各125克，天门冬75克，糯米酒2500克。

【制备】上药去杂，入锅中，加水2500克，文火煎2小时，离火，除渣取汁，浸于酒中，密封，文火煮20分钟，离火，静置即可。

【饮服】温服。每天2次，每次15～20毫升。

【功效】养精健脾，乌须黑发，补气除烦。主要适用于更年期综合征、年老而消化力减弱、心烦意躁、头发早白等。

黄精杞冬酒

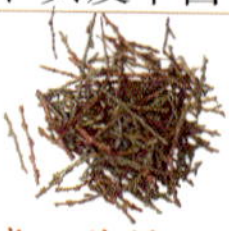
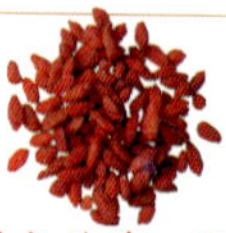
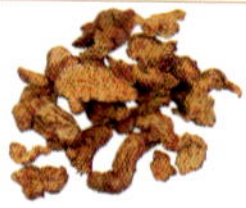

【简析】黄精是补气的常用药材，具有补气健脾、润肺益肾、滋阴填精的功效；《寿城神方》称此药有抗衰老的作用。枸杞子能滋肝肾，益精血；天门冬可清热滋阴、润肺补肾；苍术祛风燥湿；侧柏叶凉血止血。各药相辅相成，服用此酒使肌体阴精、元气充足。

熟地胡麻酒

【配料】熟地黄330克，胡麻仁135克，薏苡仁40克，白酒2000克。

【制备】胡麻仁蒸熟，捣烂；熟地黄与薏苡仁研为粗末。入纱布袋中，扎紧口，浸于酒中，密封8～10天（期间每天摇晃1次），开封后取出药袋，澄清即可。

【饮服】温服。每天2～3次，每次15～25毫升。

【功效】滋肝补肾，益气养血，强筋壮骨。主要适用于年老而致的精血虚弱及肝肾虚损而引起的腰酸腿软、筋骨麻木、关节活动不利等。

熟地胡麻酒

【简析】熟地黄既可滋补肝肾，又能补血养阴、生精益髓，为益肝肾、养心血的要药，适用于肾阴不足及心肝血虚诸证；胡麻仁质润甘平，能润养五脏，最适于病后体虚及年老之人服用；薏苡仁富含脂肪油、氨基酸、糖类，药性平和，是清补渗利之品，其祛风之功能有效强筋利骨。白酒浸药，增强养血通脉之能。

红参狗肾酒

【配料】红参1支（10克左右），海狗肾1具，高粱酒1000克。

【制备】海狗肾洗净，切成细小碎块；红参洗净，凉干，研为粗末。同入纱布袋中，扎紧口，浸于酒中，密封10～15天，开封后取出药袋，澄清后饮用。

【饮服】温服。每天1～2次，每次10～15毫升。

【功效】补气养神。主要适用于中老人体虚而元气不足及肾阳虚而神疲力短、嗜睡等。

红参狗肾酒

【简析】红参能健脾益肺、生津止渴、安神益智，海狗肾为补肾、壮阳、固精的常用药材；二药相和，明显增强肾脏纳气功能，肾气充足，能有效改善肾阳虚弱之证。高粱酒味醇香浓，活血通脉，故本酒对年老元气不足者比较适用。

熟地归杞酒

【配料】鸡血藤、当归、枸杞子各225克，熟地黄175克，白术150克，川芎115克，白酒2500克。

【制备】上药去杂，制为粗末，纱布袋装好，扎紧口，浸于酒中，密封20～25天（期间每天摇动2次），开封后取出药袋，澄清后饮用。

【饮服】温服。每天2～3次，每次15～20毫升。

【功效】滋肝补肾养血。适用于年老而阴血虚弱、性欲淡漠、身体易倦无力、腰腿酸软等。

熟地归杞酒

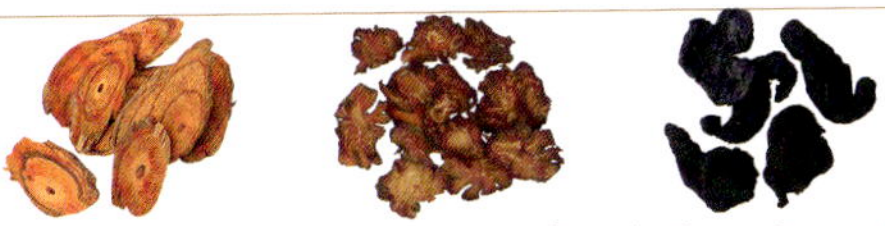

【简析】枸杞子、熟地黄补肝益肾之力较强，且二药还能益血滋阴；当归既可活血，又可养血；鸡血藤、川芎可活血通络，白术能补气健脾。此酒对年老血虚者非常适用。

延寿春酒

【配料】淫羊藿150克，羊脂、红花各100克，大附子（水煮）、缩砂仁、白豆蔻、木香、丁香各30克，当归、五加皮、地骨皮各24克，天门冬（去心）、补骨脂、肉苁蓉和杜仲（均用麸炒），牛膝（去苗）、川椒、甘草、冬虫夏草各6克，糯米2300克，酒曲400克，白酒4000克。

【制备】淫羊藿水浸后用羊脂炒至色黑，离火，备用；红花去杂捣碎，晾干；糯米淘洗干净，蒸熟，候冷，与以上各药（除砂仁、木香、白豆蔻、丁香外）及酒曲末，充分调匀，入纱布袋中，扎紧口，浸于酒中，密封20～23天，开封后取出药袋，加入另外四药，密封，文火煮7个小时，离火，埋于土中5天，取出，取澄清酒液饮用。

【饮服】温服。每天2～3次，每次15～20毫升。

【功效】温肾助阳，强筋利骨。主要适用于中老年肾阳虚弱而阳痿、身体疲倦无力、腰酸腿软、神情低落、筋骨痹痛及须发早白等。

【注意】凡阴虚火旺者忌用。

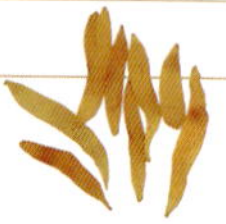
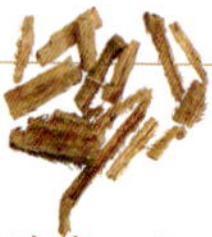
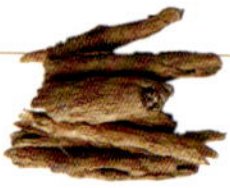

延寿春酒

【简析】本方是为年老肾阳虚弱者专设的酒剂。淫羊藿、冬虫夏草、附子、肉苁蓉、补骨脂等均为补肾壮阳益精的常用药材；红花、当归、牛膝能活血化瘀，适用于血虚血瘀证；五加皮、木香、砂仁、丁香祛风行气、健胃，羊脂、天门冬增加滋阴润燥之力；川椒可散寒止痛；甘草既可解毒还能调和药性；糯米酿酒，清香味缓。全酒能强效温阳补阴、扶正补虚。

填精酒

【配料】白芍、当归、熟地黄、党参、白术、川芎、茯苓、黄芪各100克，甘草、肉桂各50克，白酒2500克。

【制备】上药去杂，制为粗末或捣烂，浸于酒中，密封9～13天（期间每天摇动1～2次），开封后过滤除渣，滤取酒液装瓶即可。

【饮服】温服。每天2～3次，每次15～20毫升。

【功效】益气血，补肾精。主要适用于年老者血虚、阴精不足而引起的身体易倦无力、头晕耳鸣、腰腿酸软及阳痿等。

填精酒

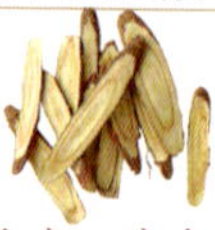
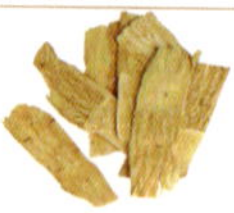
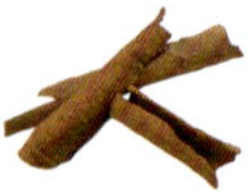

【简析】党参、白术、黄芪、甘草均属补气之药，具有较强的补气作用；当归、熟地黄、白芍、川芎既能活血补血，又可养血生精。以上各药配合，突出了本酒补气益血、养精的功效。此外茯苓能健脾利湿，肉桂能散寒温阳，综合诸药的作用，令气血更畅，精血更固，对血虚及阴血不足者特别适宜。

期颐药酒

【配料】红枣30克，仙茅、黑豆各15克，肉苁蓉、菟丝子、淫羊藿各12克，当归、陈皮、石斛、牛膝、枸杞子各8克，黄酒1000克，白酒2300克。

【制备】上药去杂，入纱布袋中，扎紧口，浸于白酒中，倒入黄酒，搅拌，密封，隔水文火煮50分钟，离火，埋于土中5～7天，取出，去药袋，澄清后饮用。

【饮服】温服。每天2～3次，每次15～20毫升。

【功效】补肾助阳，益精养血。主要适用于年老而肾阳虚弱、精血虚损而腰腿酸软无力、身体清瘦、视力减退、眼花耳鸣、尿频及体质偏于阳虚者。

期颐药酒

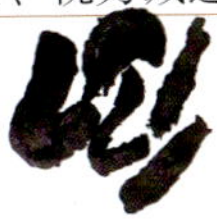
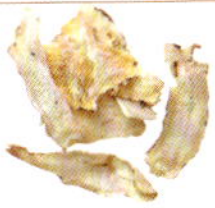
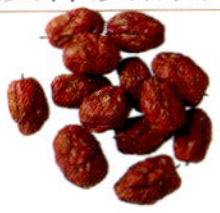

【简析】仙茅、淫羊藿、肉苁蓉、菟丝子重在补肾助阳益精；红枣、黑豆、当归、枸杞子长于滋阴养血。上药配伍，可使肾阳强盛，营血充盈。此外，石斛能清热养阴生津，牛膝可活血化瘀通淋，陈皮能行气导滞。诸药相伍，共奏补阳益精之效。

洋参桂圆酒

【配料】西洋参75克，桂圆肉150克，白砂糖300克，白酒1500克。

【制备】前两药去杂，捣碎，浸于酒中，加入白砂糖，充分搅拌，密封13～17天（期间每天摇动1次），开封后滤取澄清酒液饮用。

【饮服】温服。每天晚睡前1次，每次15～20毫升。

【功效】补气养阴。主要适用于年老而身体易疲易倦无力、气短、气虚、失眠多梦、易出虚汗、性欲低下、心慌等。

洋参桂圆酒

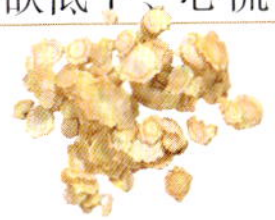

【简析】此酒为气阴双补的良方。西洋参为应用广泛的补气药，具有补气养阴、清热生津的功效，桂圆肉是滋补药材中的佳品，重在补血养心，又能益气健脾，加上白砂糖能宁心缓味，酒行药效，通达脏腑组织，适宜年老气阴两虚者常饮。

仙人掌酒

【配料】鲜仙人掌150克，35度白酒750克。

【制备】仙人掌去除外刺，洗净，切成细短条或薄片，浸于酒中，密封5～7天（期间每天摇晃1次），开封后滤取澄清酒液饮用。

【饮服】温服。每天2~3次，每次30~40毫升。

【功效】疏风散寒，固表祛邪。主要适用于年老体弱而容易感冒者，也可有效预防支气管炎。

仙人掌酒

【简析】仙人掌性凉味苦，主归胃经，具有清热解毒、化痰和胃的功效，用来治疗咳喘、胃痛、毒蛇咬伤、痢疾、乳痈、腮腺炎等症；白酒温辛，其活血行气、温经通脉之力较强，载药行运于体内脏腑经络间，有效祛走内寒，增强固表抗病能力。

却老药酒

【配料】白茯苓40克，炒白术、枸杞子、菊花、麦门冬（除去内心）、熟地黄各35克，远志、何首乌各30克，人参、石菖蒲各17克，肉桂15克，白酒2000克。

【制备】上药去杂，制为粗末或捣为颗粒，入纱布袋中，扎紧口，浸于酒中，密封8～13天（期间经常地摇动酒瓶），开封后取出药袋，澄清后饮用。

【饮服】温服。每天2～3次，每次10～15毫升。

【功效】补气养血，益精安神，乌发延老。主要适用于中老年者精血虚损及身体气血虚弱引起的面色无华、肌体瘦弱、皮肤粗糙、头晕眼花、心神不宁、失眠、记忆力降低、视力减弱、耳鸣等。久服可延缓衰老。

却老药酒

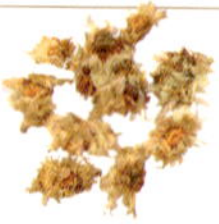

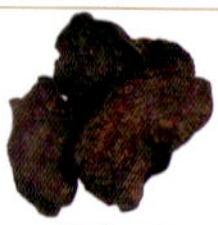

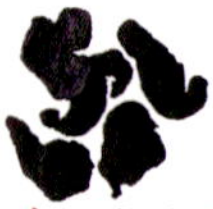

【简析】人参、白术功善调元补气，枸杞子、麦门冬、熟地黄、何首乌长于益精养血，远志、石菖蒲专于安心神，上述各药配伍，功效互补；白茯苓的利湿化饮，菊花的清热养肝，肉桂的温阳散寒又都不同程度地配合了上药功效的发挥。此酒补益效果非常明显，久服能收到抗衰延年的作用。

苁蓉朱砂酒

【配料】肉苁蓉80克，山茱萸、肉豆蔻各40克，朱砂10克，白酒2000克。

【制备】朱砂研为细粉末，备用；其他各药制为粗末，入纱布袋中，扎紧口，浸于酒中，加入朱砂细末，充分搅拌，密封8～10天（期间经常地摇晃酒瓶），开封后取出药袋，澄清后饮用。

【饮服】温服。每天2～3次，每次15毫升。

【功效】滋肝补肾，安神定惊。主要适用于老年肝肾虚弱而心神不宁之证。

【注意】急性腹泻或感冒者忌用。

苁蓉朱砂酒

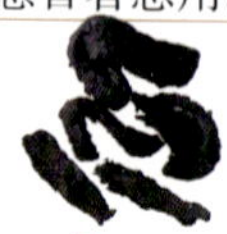

【简析】肉苁蓉主入肝、肾两经，可有效滋肝补肾、益精助阳，朱砂主入心、肝经，为定惊安神的药材，二药合用其补肝肾、安心神之效较强；山茱萸补肾助阳；肉豆蔻收敛行气、温中之能，有力配合了上药功效的发挥，故本酒对老年人肝肾不足之证颇为适用。

鸡子龙眼酒

【配料】雄鸡睾丸12具，龙眼肉300克，白酒1500克。

【制备】雄鸡睾丸洗净，入干净容器中，置锅内蒸熟，离火候冷，切成薄片或碎块，与龙眼肉一起浸于酒中，密封2~3个月（期间每天摇晃1次），开封后滤取澄清酒液饮用。

【饮服】温服。每天2~3次，每次15毫升。

【功效】温肾阳，安心神。主要适用于中老年人肾阳虚弱而身体泛冷不温、畏寒、腰腿酸软无力、饮食减少、失眠等。

【注意】凡感冒与发热者忌用。

鸡子龙眼酒

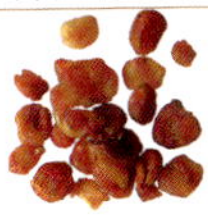

【简析】鸡睾丸俗称鸡子，性热味咸，主入肾经，为纯阳之品，功善以阳补阳，具有较强的补肾壮阳益精的功效；龙眼肉主补心脾两虚，是养心安神的常用药材。二药配合，功效互渗，既可强补肾阳，又能力安心神，尤为适用于中老年肾阳虚损者与心神不宁者饮服。

巴戟菊花熟地酒

【配料】巴戟天40克，菊花、熟地黄各25克，炒川椒、枸杞子各15克，制附片10克，白酒1300克。

【制备】上药洗净去杂，制为粗末，入纱布袋，扎紧口，浸于酒中，置阴凉干燥处，密封8~10天（期间每天摇动酒器1次），开封后取出药袋，滤取澄清酒液饮服。

【饮服】温服。每天早晚各1次，每次15毫升。

【饮服】补肾壮阳，强筋壮骨，益肝明目。主要适用于中老年肾阳亏虚、精血不足引起的阳痿不举、腰腿酸冷、小便频多甚至失禁、头晕、眼花及眩晕目暗等。

【注意】阴虚火旺者忌服。

巴戟菊花熟地酒

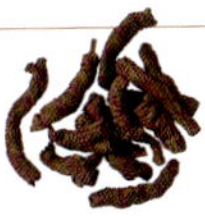

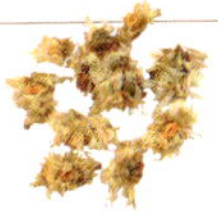

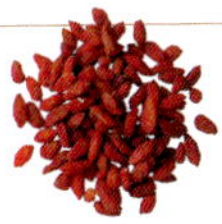

【简析】巴戟天主归肾经，功能补肾阳、强筋骨、祛风湿，多用于治疗肾阳虚损及精血不足之阳痿、腰膝酸软、头晕及尿频等，为本方主药；此外，菊花能平抑肝阳、解毒明目；枸杞子、熟地黄可补肝肾之阴，益精补血，充盈肌体精血；川椒、制附片能温里散寒，有效配合巴戟天药效发挥，增强了本酒治腰膝酸冷的疗效。

青壮年男性保健药酒

中青年时期是生命阶段中的黄金时期，也是生理与心理的稳固阶段。此时肌体的气血、脏腑及自身免疫系统功能等都处于顶峰。

男性不论是在家庭，还是在社会上都是重要支柱，而日趋紧张的生活与工作压力，对身体健康极易构成各种潜在的危害。有时可能已打破健康状态处于亚健康而不自知，因此平时的保健调养不可缺少。

肾是男性的根本，药酒调补应以补肾为中心（针对肾阴虚以滋阴为主；针对肾阳虚以壮阳为主）。同时兼调理其他各脏器功能，预防与治疗相结合，使肌体活力更持久，生命质量更高。

茸杞酒

【配料】枸杞80克，红参15克，鹿茸3克，海马4克，高粱酒2000克。

【制备】上药去杂，制为粗末或捣碎，浸于酒中，密封30～35天（期间每天摇动1～2次），开封后过滤除渣，滤取酒液装瓶即可。

【饮服】温服。每晚睡前1次，每次15～20毫升。

【功效】补肾阳，益精血，强筋骨。主要适用于肾阳虚损而腰酸腿软、身体易倦、神情低落、精神不振、阳痿、早泄、尿多、头晕耳鸣等。

茸杞酒

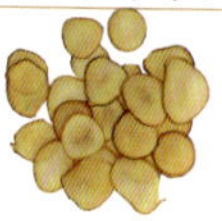

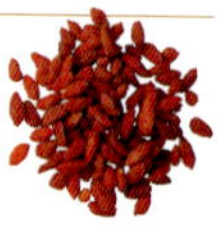

【简析】鹿茸是强补肾阳、益精养血、强筋利骨的良品，是本方最为重要的药材；枸杞子的滋肝肾、益精血之力较强。配红参加强补气之功，可使气机和顺，气充则血旺，配海马之意在于加强补肾助阳、活血之力，血旺则精足，阳生阴长。

鸡肝巴戟酒

【配料】肉苁蓉、雄鸡肝38克，巴戟天25克，白酒1500克。

【制备】雄鸡肝洗净去杂，切细块；其余两药制为粗末。同浸酒中，密封17～24天（期间每天摇动2次），开封后过滤除渣，取酒液装瓶即可。

【饮服】温服。每天2～3次，每次15～20毫升。

【功效】滋肝补肾温阳。主要适用于肾阳虚损而精神低落、萎靡不振、腰腿酸软泛痛、肢体易倦力乏、少言懒动、头晕眼花等。

鸡肝巴戟酒

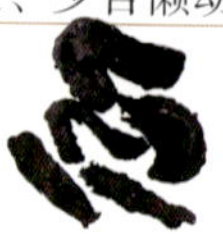

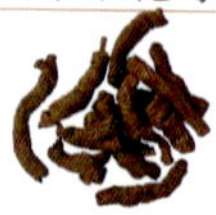

【简析】鸡肝性微温，味甘，归肝、肾经，以滋肝补肾为主，肉苁蓉、巴戟天均为补肾助阳益精的药材，三药配合，补肾阳之力更优，凡肾阳虚损者较为适宜饮服本酒；另外巴戟天还能祛风除湿。本酒可补肾固本，坚持饮服能强身健体。

山芝麻药酒

【配料】新鲜山芝麻50克，白酒900克。

【制备】山芝麻洗净去杂，置锅内，加入白酒与400克水，盖好盖，文火煮沸40～60分钟，离火，过滤除渣，滤取酒液装瓶即可。

【饮服】温服。每天2～3次，每次50毫升。

【功效】清热消肿解毒。适用于睾丸炎。

山芝麻药酒

【简析】山芝麻又叫假芝麻、牛釜尾，性寒味苦微甘，是解表类药村之一，具有解表清热、解毒消肿的功效；白酒温经通脉、活血行气、引药行势，故本酒能用来改善男性睾丸炎症。另外治疗毒蛇咬伤和腮腺炎时，用山芝麻适量研粉，拌入米酒，调匀外敷患处即可。

双皮药酒

【配料】石榴皮、桑白皮各96克，米酒1500克。

【制备】上药去杂，置锅内，加入米酒，文火煮至900克，离火，过滤除渣，滤取酒液装瓶即可。

【饮服】温服。每天3次，每次100毫升。

【功效】清热通经凉血。主要适用于身体过度劳累加上体质偏虚而出现尿精等症。

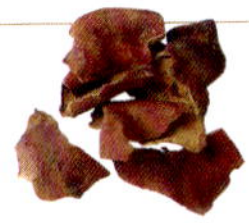

双皮药酒

【简析】石榴皮又名西榴皮、榭榴，具有收涩、止血的功效，对慢性腹泻腹痛、痢疾、便血、女性崩漏、带下等病症能有效改善；桑白皮具有清热利水消肿的功效。二药配合，清热凉血之效较为明显，加上米酒温经通脉，使药效通达于肌体所需处。

核桃肉酒

【配料】玫瑰花、蔷薇花、梅花、桃花、韭菜花、沉香各15克，核桃肉120克，米酒、烧酒各1250克。

【制备】核桃肉与沉香捣碎，与其余各药一起装入纱布袋中，扎紧口，浸于烧酒中，倒入米酒，搅拌均匀，密封20～25天（期间每天摇动1次），开封后取出药袋，澄清后饮用。

【饮服】温服。每天2～3次，每次20～25毫升。长服效果更佳。

【功效】强元阳，敛肝气。主要适用于肾阳虚亏兼肝郁之阳痿、尿频、不育胁痛、叹息等。

核桃肉酒

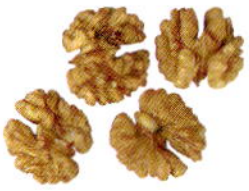

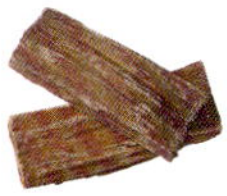

【简析】核桃肉主益命门之火，为此酒的主药，具有较强的益肾壮阳、养精固元的功效；韭菜花亦具有一定的补肾阳、益精暖腰的功能；玫瑰花、桃花、沉香等能活血行气、疏肝解郁；米酒与烧酒作引，平缓药味。合用使该酒既补肾阳又理肝气。

猪肾板栗酒

【配料】猪肾1具，板栗135克，白酒1500克。

【制备】猪肾洗净，用川椒盐水洗掉腥味，冲洗干净，切小块或薄片；板栗去外皮，捣碎，与猪肾一起浸于酒中，密封8～10天（期间每天摇晃1次），开封后过滤除渣，滤取澄清酒液饮用。

【饮服】温服。每天2～3次，每次15～20毫升。

【功效】壮肾阳，益脾胃。主要适用于肢体平素易倦无力、腰腿酸软、神情低落、饮食无味、食量减少、阳痿、遗精等。

猪肾板栗酒

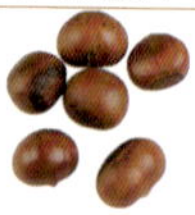

【简析】猪肾温甘，固守肾经，善以肾补肾，其滋补肾气、益精填髓之功较强，常用来改善肾虚劳损各症；板栗的主要功效为健脾养胃、补肾强筋，适用于脾胃虚弱、反胃恶心、腹泻；肾阴亏损引起的尿频、腰膝酸软无力、吐血、便血等。二药配合，既壮肾阳，又益脾胃。

雀卵药酒

【配料】雀卵30颗，白酒750克。

【制备】白酒倒入锅内，文火煮沸，雀卵打入锅内，煮沸15分钟，离火，静置即可。

【饮服】温服。每天2～3次，每次10～20毫升。

【功效】温补肾阳，填精养阴。适用于肾阳虚弱、精血不足而腰腿酸软、肢体易疲无力、精稀精冷、阳痿等。

雀卵药酒

【简析】雀卵即文鸟科动物麻雀的卵，性温，味甘咸，主归肾经，具有补肾壮阳、调经益血的功效，主要适用于肾阳虚损而致的阳痿、头晕目眩等；白酒温通经脉、活血利气，载药行势。适用于肾阳虚损者长久服用，有效保健强身。

肉桂鸡肝酒

【配料】肉桂60克，雄鸡肝120克，白酒1500克。

【制备】鸡肝洗净去杂，切成细小碎块；肉桂研为粗末。同浸酒中，密封10～15天，开封后过滤除渣，提取酒液装瓶即可。

【饮服】温服。每天晚睡前1次，每次15～30毫升。

【功效】益肾温阳。主要适用于遗尿、遗精等。

肉桂鸡肝酒

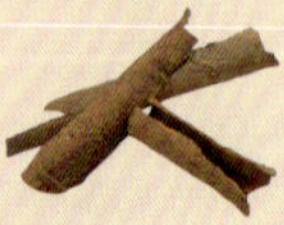

【简析】肉桂性大热，味甘辛，具有温中散寒、暖阳的作用；鸡肝温甘，入肾经，补肾之力较强。二药相合，能起到较强的益肾温阳的功效；加上白酒温经利脉，载药引势，使药效充分发挥。

鲜药酒

【配料】鲜枸杞根皮、鲜麦门冬、鲜地黄、鲜防风各50克，鲜巴戟天、鲜牛膝各5克，白酒3500克。

【制备】各鲜药材去杂，浸于酒中，密封一段时间，开封后滤取澄清酒液饮用（春夏两季为5～7天；秋冬两季为10～14天）。

【饮服】温服。每天2～3次，每次15～20毫升。

【功效】补肾益肝。主要适用于身体虚弱、劳累之性功能减退、阳痿不坚、五劳七伤等诸多不适症状。

【注意】服用本酒时忌食过冷食物；不可同食猪肉、鱼肉、大蒜等品。

鲜药酒

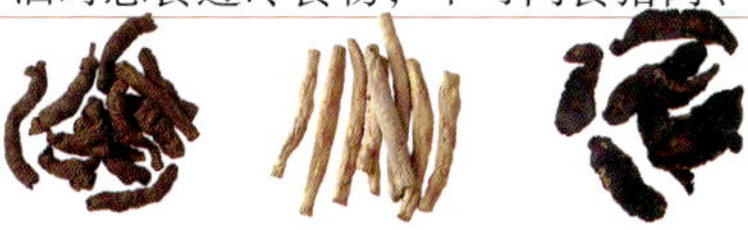

【简析】枸杞根皮能退虚热、补虚劳，麦门冬、生地黄能清热养阴、凉血生津，防风能祛风解表，巴戟天功善补肾益精、祛风除湿，牛膝重在活血化瘀、通淋；各药配合，既可养阴生精，又能祛风固表，对身体虚弱者比较适用。

鹌鹑药酒

【配料】小鹌鹑1只，补骨脂、菟丝子各10克，白酒1000克。

【制备】鹌鹑宰杀后去除外皮及内脏，洗净，切小块；另外两药去杂，制为粗末。同入纱布袋中，扎紧口，浸于酒中，密封15～18天（期间每天摇晃2～3次），开封后取出药袋，澄清后饮用。

【饮服】温服。每晚睡前1次，每次15～25毫升。亦可随量，但以勿醉为度。

【功效】补肾阳，强筋骨。主要适用于肾阳虚损而腰腿酸软易疲、下肢行走不利、神情低落、气短乏力等。

鹌鹑药酒

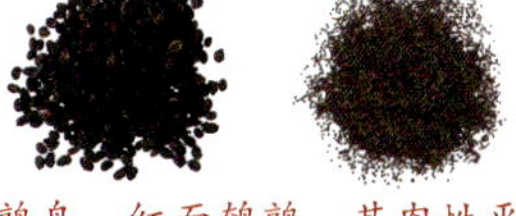

【简析】鹌鹑又名鹑鸟、红面鹌鹑，其肉性平味甘，归心、肝、肺、脾、肾经，是补益药膳的良品，具有平补气虚、滋养五脏等功效；补骨脂、菟丝子均具有较强的补肾助阳、益精养阴、强筋利骨的作用，配合鹌鹑的平补元气虚弱，使阳元充足，气机通畅，故凡身体肾阳虚弱或病后体虚者，宜用此酒进行调补。

刺猬皮浸酒

【配料】刺猬皮60克，白砂糖45克，白酒750克。

【制备】刺猬皮用碱水洗净，烘干，制成细粉末，浸于酒中，加入白砂糖，搅拌均匀，密封6~8天（期间每天摇动1次），开封后过滤除渣，滤取澄清酒液饮用。

【饮服】温服。每天2~3次，每次30~45毫升。

【功效】补肾壮阳，固本。适用于肾阳虚损之阳痿、早泄、滑精、遗精等。

刺猬皮浸酒

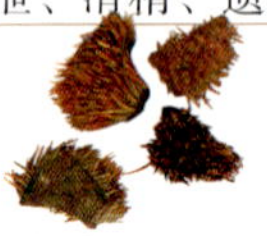

【简析】刺猬皮又叫猬皮，性平味苦，归胃、肾、大肠经，具有补肾固精、止血缩尿、祛瘀止痛的功效，主要用来治疗肾虚遗精、滑精、遗尿、尿频、痔血等症；白砂糖既能缓味调性，又可补心气；白酒活血行势，使补阳之力集中于肾脏，从而收到培元固本的功效。

淫羊藿药酒

【配料】淫羊藿120克，白酒1000克。

【制备】淫羊藿去杂，入纱布袋中，扎紧口，浸于酒中，密封5~6天（期间隔天摇晃1次），开封后取出药袋，澄清后饮用。

【饮服】温服。每晚睡前1次，每次15~20毫升。

【功效】温肾助阳培元。主要适用于阴阳两虚而引起的性功能减弱、性欲淡漠、肢体易倦无力、遗精滑精、阳痿、不育等。

淫羊藿药酒

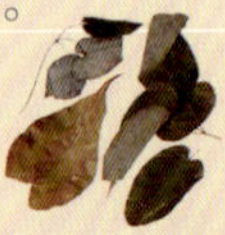

【简析】淫羊藿温甘而辛，甘温可温肾壮阳，辛温能祛风除湿，内壮肾阳以强筋利骨，外能散风湿而止痹痛。药理研究证实，淫羊藿还具有雄性激素样作用，能促使精液分泌旺盛，刺激感觉神经，增强性欲。白酒所具有活血通脉、祛风散湿之力，更助药效。

鸡睾丸酒

【配料】鸡睾丸160克，路路通、淫羊藿、夜交藤、仙茅、龙眼肉各80克，米酒2000克。

【制备】鸡睾丸洗净，切小碎块，与其余各药一起浸于酒中，密封25~30天（期间经常地摇晃酒瓶），开封后滤取澄清酒液饮用。

【饮服】温服。每天3次，早晨与中午，每次15~20毫升；睡前，每次30~40毫升。一般需坚持服用2个月。

【功效】补肾壮阳，固精。主要适用于肾阳不足而引起的阳痿、早泄、精液稀少及不育等。

鸡睾丸酒

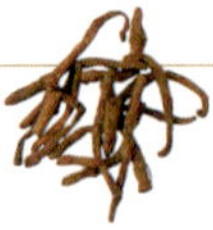

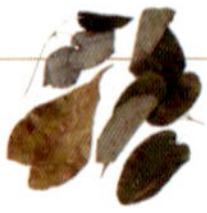

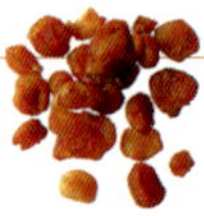

【简析】鸡睾丸主守肾经，功善以肾益肾，其补肾壮阳、填精固髓之力较强，为本酒的主药。淫羊藿、仙茅亦有较强的补肾助阳之功，可配合鸡睾丸的功效发挥，龙眼肉可补气血；路路通、夜交藤祛风通络；米酒温通经脉，行走药势。

灵脾鹿茸酒

【配料】仙灵脾 120 克，鹿茸 3 克，食盐适量，烧酒 1000 克。

【制备】前二药去杂，置锅内，倒入烧酒与食盐，充分搅拌，盖好盖，文火煮沸 5 分钟，离火，装瓶静置即可。

【饮服】温服。每天 3 次，每次 15～30 毫升。

【功效】补肾兴阳。主要适用于肾阳虚弱而导致的早泄、阳痿、遗精、滑精等。

灵脾鹿茸酒

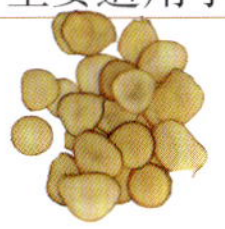

【简析】仙灵脾性温味甘辛，温肾壮阳的作用较强，同时还能祛风活络除湿；鹿茸性温，味甘咸，自古便是温肝肾的血肉有情之品，能峻补肾阳、力益精血、强筋利骨，并能补督脉而固冲任；食盐能调味，引药入肾，平缓药性，令此酒温而不燥，壮阳而不伤阴。

三鞭人参酒

【配料】鹿鞭、黄狗鞭、海狗鞭各 40 克，人参 20 克，鹿茸 12 克，白酒 2000 克。

【制备】上药去杂，制为粗末或捣碎，浸于酒中，密封 20～25 天（期间每天摇动 2 次），开封后滤取澄清酒液饮用。

【饮服】温服。每天 2～3 次，每次 15～25 毫升。

【功效】补肾益气助阳。主要适用于肾阳虚损而致的腰腿酸软无力、肢体畏冷怕寒、阳痿、遗精等。

【注意】本酒性温偏燥，阴虚火旺及性欲强盛者忌服。

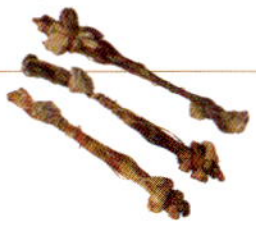

三鞭人参酒

【简析】三鞭均含有雄性激素，有兴奋性机能的作用，是补肾、强阳的良品，其补肾阳、益精血、固阳元的功效较为突出，常用来改善肾阳虚损诸证；鹿茸能使补肾阳之力更强；人参则大补元气，元气充足则阳元、精血的旺盛才有持久保障。

对虾药酒

【配料】鲜大对虾 2 对，60 度白酒 500 克。

【制备】大对虾洗净，浸于酒中，密封 8～13 天（期间隔天摇动 1 次），开封后滤取澄清酒液饮用。

【饮服】温服。每天 2 次，每次 15～20 毫升。酒饮完后宜将对虾煮熟食用。

【功效】滋补肾阳。适用于性功能减弱、性欲低下、阳痿等。

对虾药酒

【简析】对虾性温味甘、咸，归肝、脾、肾经，主要功效为补肾壮阳，常用来改善肾阳不足所致的性欲低下、阳痿、性功能减退等症。白酒具有较强的活血利脉的作用，载药引势，使本酒可强补肾阳，故常服此酒可有效改善与增强肾功能。

肾脾双补药酒

【配料】黑豆80克，白术、青皮、生地黄、厚朴、杜仲、补骨脂、陈皮、川椒、白茯苓、小茴香、肉苁蓉各40克，食盐30克，白酒2000克。

【制备】白术用土微炒，去净杂质；厚朴、杜仲分别用姜汁微炒；补骨脂和黑豆文火微炒；陈皮去掉茎白。一起制为粗末，其余药材去净杂质。所有药材及食盐入纱布袋中，扎紧口，浸于酒中，密封（春夏8～10天；秋冬10～14天），开封后取出药袋，澄清后饮用。

【饮服】温服。每天2～3次，每次20～30毫升。

【功效】填精补髓，健脾和胃。主要适用于脾胃两虚之身体消瘦、易倦无力、饮食无欲及阳痿等。

【注意】服用本酒时忌食牛肉、马肉；孕妇忌用。

肾脾双补药酒

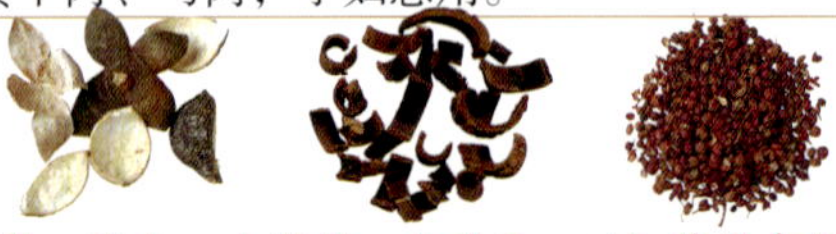

【简析】白术、青皮、厚朴、陈皮、白茯苓、小茴香、川椒等具有行气补气、健脾开胃、消食化积、散寒利湿的功效，其力落于脾、胃两脏；黑豆、生地黄、补骨脂、肉苁蓉可活血滋阴、补血养阴、益肾助阳，其力交于肾脏。各药配合，使肾、脾同补；食盐引药入肾并能平缓药性。

养精酒

【配料】白芍、核桃仁、山茱萸各45克，熟地黄、全当归、远志、紫河车各40克，枸杞子、菟丝子各25克，五味子、香附、炒麦芽各15克，丹参10克，酸石榴子、炙甘草、炒枣仁各8克，白蜜225克，米酒750克，高粱酒1500克。

【制备】白芍用酒炒香，当归用酒洗净，与其余各药一起制为细粉末，浸于高粱酒中，倒入米酒与白蜜，搅拌均匀，密封12～15天（期间每天摇动1次），开封后滤取澄清酒液饮用。

【饮服】温服。每天2～3次，每次15～30毫升。

【功效】养阴血，补肝肾。主要适用于血虚之心悸、眩晕、面色苍白及肝肾虚引起的腰腿酸软、易倦无力等。

养精酒

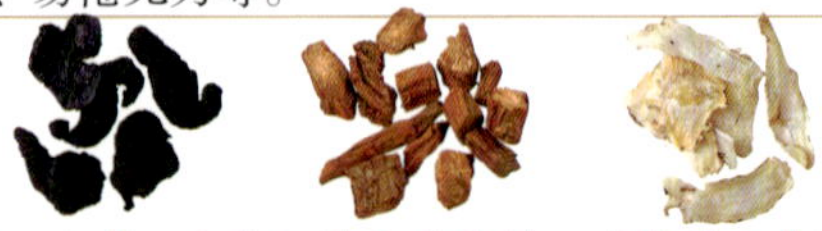

【简析】熟地黄、白芍、全当归补血类药材，功善补血养肝；枸杞子功善补肝肾、益精血；菟丝子、山茱萸、核桃仁是助阳类中的常用之品，功效以补肾助阳、益精为主；远志、炒枣仁能养心安神；香附、酸石榴子、甘草、麦芽等有行气解郁之力；白蜜、米酒与高粱酒相浸，清香柔和，药性平缓，滋而不燥，适合体虚及血虚者长久饮服。

狗肾苁蓉酒

【配料】蛤蚧尾2对，肉苁蓉80克，海狗肾4具，枸杞子、狗脊、菟丝子、山茱萸、人参各40克，当归30克，白酒2000克。

【制备】上药去杂，制为粗末，浸于酒中，密封8～12天（期间隔天摇动1次），开封后滤取澄清酒液饮用。

【饮服】温服。每天2～3次，每次5～10毫升。

【功效】滋补肾阳。主要适用于肾阳虚损而导致的精液稀少、肢冷不温、阳痿、早泄及不育等。

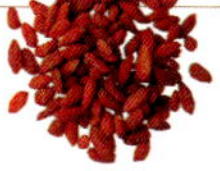
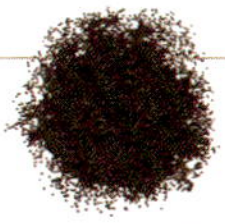
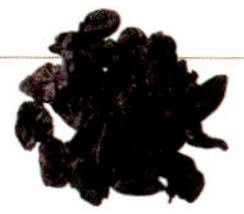

狗肾苁蓉酒

【简析】海狗肾与肉苁蓉均为补阳的常用药材，特别是海狗肾为补肾、壮阳、益精的纯阳之物；蛤蚧尾、狗脊、菟丝子、山茱萸亦能助阳益精、强壮腰膝，兼以固精；枸杞子能滋肾益精血；人参调补元气之7虚；当归养血补血。各药配合，有效调补精血、肾阳。

温阳固精酒

【配料】核桃仁90克，补骨脂、杜仲各45克，小茴香15克，白酒1500克。

【制备】上药去杂，制为粗末或捣碎，入纱布袋，扎紧口，浸于酒中，密封12～15天（期间每天摇动1次），开封后取出药袋，澄清即可。

【饮服】温服。每天2～3次，每次15～30毫升。

【功效】补肾温阳固精。主要适用于肾阳虚弱而引起的腰腿酸软、肢体不温、畏寒怕冷、尿多、阳痿、滑精等。

【注意】阴虚火旺者忌用。

温阳固精酒

【简析】核桃仁补肾养精润燥之力较强，补骨脂、杜仲功善助阳、强筋、收敛，三药配合，使肾阳更强、肾精更足，适用于肾阳虚损或肾精不足之阳痿、滑精、腰腿酸软等；配伍茴香用意在于利用其较强的理气温中之功，增加本酒的温阳之效。

板栗药酒

【配料】鲜板栗190克，白酒800克。

【制备】板栗去外皮，洗净，捣碎，浸于酒中，密封8～10天（期间每天摇晃1次），开封后过滤除渣，滤取澄清酒液饮用。

【饮服】温服。每天2～3次，每次10～15毫升。

【功效】滋肾壮阳，健脾养胃。主要适用于肾阳虚损而引起的身体易倦无力、饮食无欲、精神欠佳、神情低落、阳痿、滑精等。

板栗药酒

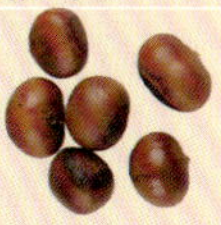

【简析】板栗性温味甘，归脾、胃、肾经，具有补肾强筋、健脾养胃、活血生血的功效，主要适用于脾胃虚弱导致的饮食无欲之症和肾阳亏损引起的阳痿、滑精、腰软体虚无力等症。白酒活血利筋，载药行势，通达于脏腑间，更助功效的发挥。

补肾益精酒

【配料】淫羊藿150克，锁阳、巴戟天、黄芪、熟地黄各75克，肉苁蓉60克，枸杞子、桑椹子、菟丝子各40克，甘草30克，枣皮、制附子、肉桂、当归各25克，韭菜子、车前子各20克，白酒3000克。

【制备】上药去杂，制为粗末，入纱布袋中，扎紧口，浸于酒中，密封9～18天（期间每天摇动1次），开封后取出药袋,澄清即可。

【饮服】温服。每天2～3次，每次30～50毫升。

【功效】补肾精，滋阴阳，抗衰老。主要适用于肾阳虚弱而引起的身体疲倦无力、腰酸腿软、耳鸣目眩、阳痿、精液稀少、不育等症。健康男性坚持服用，可强身壮体，益寿延年。

补肾益精酒

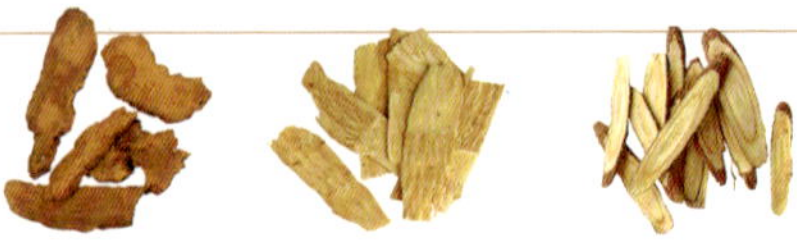

【简析】方中淫羊藿、锁阳、巴戟天、肉苁蓉、菟丝子、附子、韭菜子、车前子均可有效补肾，合在一起功效更宏而全面，可补肾助阳、润肠利便、祛风除湿等，然效力集中于益精；黄芪、甘草、桑椹子、枣皮等能补气养血、滋阴润燥，使本酒阴阳同益、气血共补，坚持服用，能延年寿。

菟丝子酒

【配料】菟丝子、蛇床子、五味子、肉苁蓉、远志、续断、杜仲各25克，白酒1000克。

【制备】上药去杂，制为粗末或捣碎，入纱布袋中，扎紧口，浸于酒中，密封7～10天（期间每天摇晃1次），开封后取出药袋，澄清后饮用。

【饮服】温服。每天2～3次，每次15～20毫升。

【功效】壮肾阳，补脾虚。主要适用于肾阳虚而致的性欲减退、性功能低下等。

【注意】性欲旺盛者忌用。

菟丝子酒

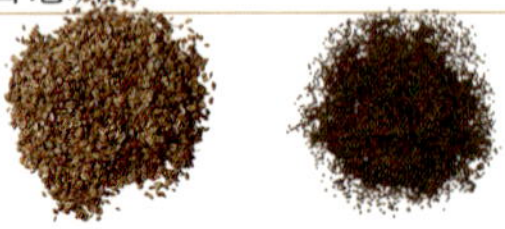

【简析】菟丝子是本酒的主药，性平而甘，主入脾、肾经，具有补阳益阴、益肾固精、补脾止泻的功效，常用来改善肾阳不固所致的阳痿、性欲降低及脾虚便溏等。蛇床子、肉苁蓉、杜仲、续断亦有温肾助阳之力，五味子、远志可涩精养心，由此观之，本方力在肾脾，而又兼及心肺，不失为全面调补之良方。

强身酒

【配料】枸杞子、菊花、熟地黄、神曲各36克，肉苁蓉18克，肉桂12克，白酒1500克。

【制备】上药去杂，制为粗末或捣碎，入纱布袋，扎紧口，浸于酒中，密封5～7天（期间每天摇晃1次），开封后取出药袋，澄清即可。

【饮服】温服。每天2～3次，每次15～20毫升。

【功效】滋补肝肾，益养精血。主要适用于肝肾不足而致的身体易倦无力、腰腿酸软、筋骨疲弱、须发早白等。

强身酒

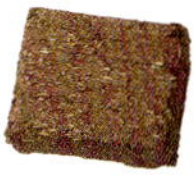
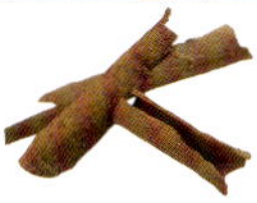
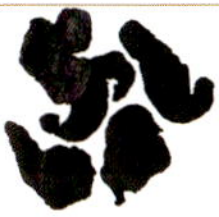

【简析】枸杞子的功效为滋肝肾、益精血，为本酒的主药；熟地黄亦可滋补肝肾，然力在滋阴养肝；肉苁蓉、肉桂能补肾温阳、散寒止痛；菊花能清热生津、养肝明目；神曲可健脾开胃、解表。通观各药，内固肾精，外疏寒固表，白酒行引药效，活血通脉，故肝肾不足者，坚持饮服能收到益精固肾的强身效果。

山药狗肾酒

【配料】山药45克，海狗肾2具，生晒参25克，白酒1500克。

【制备】上药去杂，制为粗末或捣碎，浸于酒中，密封8～10天（期间每天摇动1次），开封后过滤除渣，滤取酒液装瓶即可。

【饮服】温服。每天2~3次，每次15~20毫升。

【功效】补肾阳，益气强身。主要适用于肾虚而引起的腰腿酸软、肢体畏寒怕冷、精液稀少、阳痿遗精、不育等。

山药狗肾酒

【简析】海狗肾为补肾阳的血肉有情之物；山药重在益气养阴，兼补肺肾；生晒参能调元补气，配合山药能增强其益气作用的发挥；白酒和血通脉，祛风胜湿。故坚持服用，能收到强身健体的效果。

蛤蚧蜈蚣酒

【配料】枸杞子135克，蛤蚧3只，蜈蚣3条，白酒2000克。

【制备】蛤蚧与蜈蚣制为粗末；枸杞子捣碎。同浸酒中，密封18天（期间每天摇动1～2次），开封后滤取澄清酒液饮用。

【饮服】温服。每天2~3次，每次10毫升。

【功效】活血脉，温肾阳。主要适用于性欲低下、阳痿、早泄等。

【注意】阴虚火旺者忌用。

蛤蚧蜈蚣酒

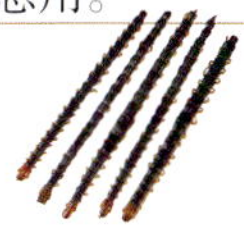

【简析】蛤蚧善于益精温肾助阳，蜈蚣善于祛风通络、活血止痉，二药配伍，补肾通络的效果更优；枸杞子能滋肝肾、益精血，三药温平，白酒辛温活血，使全酒药性偏温，也就达到了温肾阳的作用。

淫羊香虫戟天酒

【配料】淫羊藿、巴戟天各330克，九香虫40克，白酒2000克。

【制备】前两药制为粗末，与九香虫一起浸于酒中，密封8～10天（期间每天摇晃1次），开封后滤取澄清酒液饮用。

【饮服】温服。每天2次，每次15～20毫升。

【功效】祛风兴阳。主要适用于性欲淡漠、阳痿、早泄及神经衰弱等。

淫羊香虫戟天酒

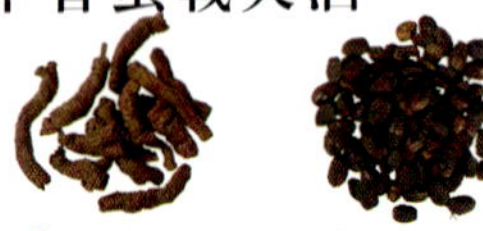

【简析】九香虫性温味咸，归肝、脾、肾经，可温肾壮阳、理气止痛，凡肾阳虚弱而致的阳痿、腰膝酸软酸痛、胸胁胀痛等均适用；淫羊藿、巴戟天两药既可补肾温阳，又能祛风除湿。三药配伍，祛风兴阳之力更优。白酒作引，行药引势。

参茸海马酒

【配料】人参、熟地黄各38克，鹿茸、海马各25克，肉苁蓉50克，白酒2500克。

【制备】人参、鹿茸、熟地黄切薄片；海马、肉苁蓉制为粗末。同浸酒中，密封30天（期间每天摇动1次），开封后滤取澄清酒液饮用。

【饮服】温服。每天2~3次，每次10~15毫升。

【功效】补气血，益肾阳。主要适用于身体气虚与肾阳虚而引起的肢体疲软无力、腰腿酸痛、性功能减弱、气短、耳鸣及不育等。

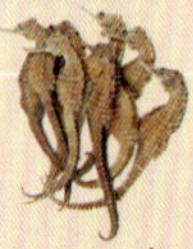

参茸海马酒

【简析】人参一直是补气的常用之药，凡元气虚弱之症均可用之加以调补；鹿茸、海马为补肾阳、益精血的良药，三药组成了本酒功效的主要部分。熟地黄能滋阴补血，肉苁蓉既可助阳补肾，又能润肠，后两药使益阳之力更持久，补气血之功更明显。

熟地枸杞药酒

【配料】熟地黄120克，枸杞子80克，当归40克，白酒2000克。

【制备】上药去杂，制为粗末，入纱布袋中，扎紧口，浸于酒中，密封15～18天（期间每天摇晃2～3次），开封后取出药袋，澄清后饮用。

【饮服】温服。每天2～3次，每次10～20毫升。

【功效】补肝养肾，滋阴益血。主要适用于肝肾精血虚损而引起的腰腿酸软无力、肢体易倦、头晕眼花及不育等。

熟地枸杞药酒

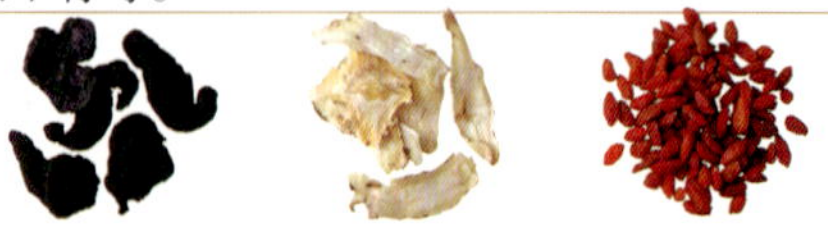

【简析】熟地黄为补血中的常用药材，功善补血滋阴，枸杞子是养阴的良品，功善滋肝肾、益精血，配伍当归的活血养血，使肝肾阴血与阴精更充盈，养肾的重点也就突显出来，白酒温经络、通血脉，引药行势。

女性保健药酒

女性生理上具有经、带、胎、产、乳的特点，这些特点很大程度上离不开肝脏的正常调节，如肝气郁滞、肝火偏旺、肝经受寒、肝脉瘀阻等都会使女性生理出现异常，表现出各种不适，甚至病态。

女性的药酒保健应以补气养血滋阴为主。补益药材常选用人参、当归、肉桂、桂枝、天麻、枸杞子、何首乌、鸡血藤、阿胶、石斛、菊花、川芎等及其他一些血肉有情的食物如鹿血、鸭血、猪皮等。

一般来说，行经期女性与孕妇不宜饮服活血功能较强的药酒，进入更年期后的女性着重于调节内分泌及补虚补阴亏。

鹿血药酒

【配料】新鲜鹿血300克，白酒1500克。

【制备】鹿血置容器中，倒入白酒，充分搅拌，密封1天，滤取澄清酒液饮用。

【饮服】热服。每天1～2次，每次15～25毫升。一般坚持服用两周为一个疗程。

【功效】助阳补虚，益精养血。主要适用于肾阳虚弱、身体畏寒怕冷、腹部泛痛、肺寒咳嗽、带下及崩漏等。

【注意】阴虚火旺及平素痰湿者忌用。

鹿血药酒

【简析】鹿血即鹿科动物马鹿或梅花鹿的血液，性热，归心、肺、肾经。鹿血是养血补虚的良品，能大补身体的虚弱及精血不足，对身体素虚或病后体虚者及女性肾阳虚弱非常适宜。

狗肾吴茱萸酒

【配料】海狗肾（干品）25克，黄芪、当归、续断各45克，人参、吴茱萸各15克，冰糖75克，白酒1500克。

【制备】上药去杂，制为粗末，浸于酒中，加入冰糖，充分搅拌，密封35天（期间每天摇动1次），开封后滤取澄清酒液饮用。

【饮服】温服。每天睡前1次，每次30～50毫升。

【功效】温阳散寒，滋精补髓。主要适用于肾阳虚寒而宫冷不孕。

【注意】正常行经期女性忌用。

狗肾吴茱萸酒

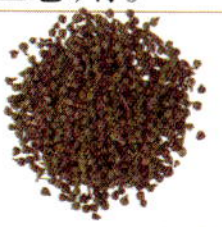

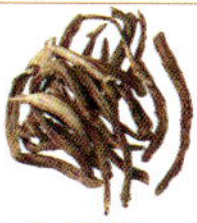

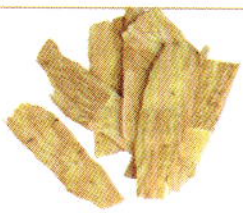

【简析】海狗肾的补肾壮阳、益精填髓之力较强；吴茱萸性热味辛，具有散寒止痛、温中降逆的功效，二者为本酒之君药。一般阳虚者皆有元气不足之表现，因此引进人参、黄芪用于调元补气，以兴阳火，当归、续断为女性常用之药，有活血调经、养血安胎之效，用冰糖加以宁心缓味，白酒助势。

枸杞药酒

【配料】全当归、茯苓神、枸杞子、牛膝、杜仲、桂圆肉、核桃仁、葡萄干各25克，低度白酒2000克。

【制备】上药去杂，制为粗末或捣碎，入纱布袋中，扎紧口，浸于酒中，密封，置锅内隔水文火煮20分钟，离火，埋于地中5～7天，开封取出药袋，澄清后饮用。

【饮服】温服。每天2～3次，每次15毫升。

【功效】滋肝补肾，益精补血。主要适用于肝肾虚损、精血亏虚而引起的月经不调、久婚不孕等。

枸杞药酒

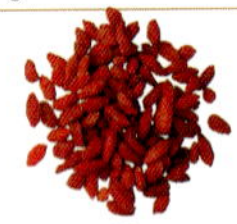

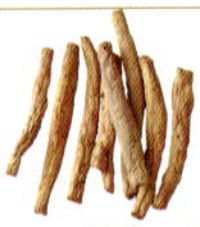

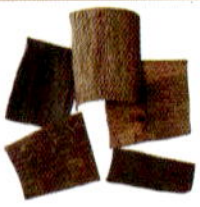

【简析】本方用药量均等，但功效以枸杞子为最，其具有较好的滋肝肾、益精血的作用。配伍杜仲、核桃仁加强补肾阳之力，配桂圆肉、茯苓神收安神宁心之功，配牛膝、全当归既可活血调经，又能养血滋阴，配葡萄干缓味平性之余，还能双补气血；各药相浸，其滋补性明显，特别适合女性血虚及肝肾虚损者饮服。

大黄药酒

【配料】大黄30克，白酒40克。

【制备】大黄去杂，制为细粉末，装瓶备用。

【饮服】温服。每天2次，每次取药末3克，兑白酒40克，搅拌均匀，加热至沸，候温后饮服。

【功效】行血化瘀。主要适用于血瘀滞而引起的月经延后、行经时腹痛、经结血块及月经不调等。

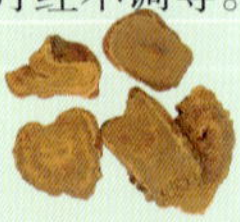

大黄药酒

【简析】大黄为常用的攻下类药材，性寒味苦，归脾、胃、肝、大肠、心包经，其清热通便、活血化瘀之功较强，凡血瘀血滞引起的女性月经失调、痛经之症可有效改善。白酒亦有活血化瘀之力、通经利脉之功，酒药配合，药效酒效相得益彰。

沙苑子酒

【配料】沙苑子150克，白酒1000克。

【制备】沙苑子去杂，用盐水拌匀，文火炒至略干，捣碎或制为粗末，浸于酒中，密封15～18天（期间每天摇动1次），开封后滤取澄清酒液饮用。

【饮服】温服。每天2~3次，每次15~20毫升。

【功效】固精明目，养肝补肾。主要适用于带下不止、腰腿酸软泛痛、视力下降、眼花易泪、尿多遗尿等。

沙苑子酒

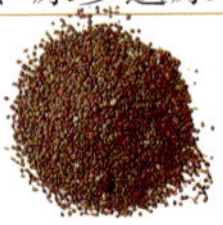

【简析】沙苑子即沙苑蒺藜，性温味甘，归肝、肾经，主要功效为补肾固精缩尿、养肝明目，常用来改善与治疗肾虚腰痛、尿频、遗尿、白带过多、目暗不明、视力下降、头晕眼花等症；白酒通经利脉，载药行势，更添效力。

兴阳药酒

【配料】五加皮、杜仲、人参、熟地黄、干姜各12克，钟乳石粉16克，地骨皮、天门冬各4克，白酒1000克。

【制备】上药去杂，入纱布袋，扎紧口，浸于酒中，密封8~10天（期间隔天摇晃1次），开封后取出药袋，澄清后饮用。

【饮服】温服。每天2~3次，每次10~20毫升。

【功效】兴阳起性。主要适用于性欲淡漠及性功能减弱等肾阳虚损者。

兴阳药酒

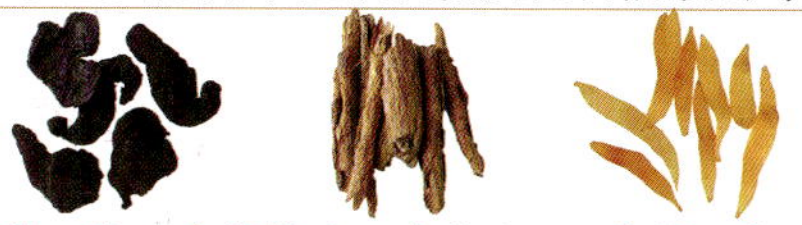

【简析】杜仲、钟乳石粉具有补肾助阳的功效；人参作用在于调补元气，能增加肾之纳气功能；熟地黄、天门冬其滋阴补肾、养血生津的功能较为突出，阴生则阳长；此外，五加皮祛风活络、除湿强筋；地骨皮消退虚热。白酒运势，故兴阳起性之效较好。

川芎止崩酒

【配料】川芎80克，米酒、白酒各500克。

【制备】川芎去杂洗净，捣碎或切细，置锅内，倒入白酒和米酒，盖好盖，文火煎至350克，离火，过滤除渣，滤取酒液装瓶即可。

【饮服】温服。每天2~3次，每次20~30毫升。

【功效】化瘀止崩。主要适用于女性血崩不止属血瘀者。

川芎止崩酒

【简析】川芎温辛能散，芳香行窜，上可达头巅，下可至血海，外可通皮肤毛发，旁可利四肢，故有血中之气药的美誉。能活血行气、祛风止痛，常用来改善血瘀、气滞等症；米酒清香味甘，有效缓和药性。

复方白术酒

【配料】白术12克，黄酒50克。

【制备】白术去杂，研为细粉末，装瓶备用。

【饮服】每天2次，每次取药末6克，加入酒中，文火煮沸数次，候凉后服下。

【功效】理气安胎。主要适用于女子怀孕期间脾虚体弱而引起的胎动不安等。

【注意】口干舌燥、阴液不足及内热火盛者忌服。

复方白术酒

【简析】白术性温，味甘苦，主入脾胃经，是补气类的良药，具有健脾益气、燥湿利水、安胎之功效。脾脏主运化水谷精微，与胃同为营血生化之源，齐称为后天之本，脾健则气血生化有源，津液输送才能正常进行，而脾气虚弱可使运化失常，引发女子怀孕期间的胎动不安。黄酒通行血脉，走药引势，更助健脾养胃之力。

甜橙药酒

【配料】鲜甜橙2个，黄酒40克。

【制备】鲜甜橙果肉榨汁，甜橙内核烘干后研为细粉，与橙汁一起倒入黄酒内，加温开水适量，拌匀，即可。

【饮服】每日1剂。

【功效】止渴行气。主要适用于乳腺炎而引起的乳房红肿结块、胀痛等。

甜橙药酒

【简析】甜橙即广柑，果肉性平味甘，具有滋润脾胃的功效；核性温，味苦，苦善降，能散结消肿止痛；黄酒活血行气、温通经脉、行引药势，故此酒可有效改善乳腺炎引起的肿胀疼痛。

双胶酒

【配料】鹿角胶、阿胶各80克，白酒800克。

【制备】上药制为细粉末，浸于酒中，密封，文火煮沸1～2次，离火，静置即可。

【饮服】温服。每天1～2次，每次15～20毫升。

【功效】温精补血。适用于精血不足而腰腿无力、酸软、子宫虚寒、咯血、带下及跌打损伤等。

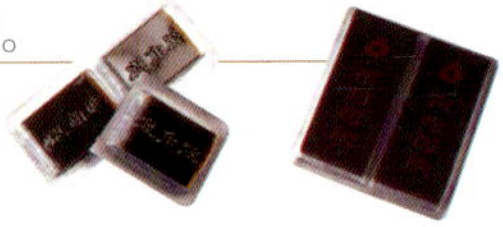

双胶酒

【简析】鹿角胶性温味甘咸，归肝、肾经，主要功效为益精补血，内含胶质、磷酸钙、碳酸钙等，具有很好的强壮身体的作用；阿胶是妇科常用的补血良药，功效为养血补血、益阴润肺。二药结合，其温精补血之功较强，有效改善肾虚带下、崩漏、腰膝酸软等。

香附当归调经酒

【配料】香附、熟地黄各16克，当归、川芎、吴茱萸各10克，炒白芍、白茯苓、陈皮、延胡索、丹皮各8克，小茴香、砂仁各5克，白酒2000克。

【制备】香附用醋微炒、小茴香用食盐略炒，与其余各药制为粗末，入纱布袋中包好，浸于酒中，密封，置锅内，隔水文火煮90分钟，离火，静置1天，开封后取出药袋，澄清后饮用。

【饮服】温服。每天2～3次，每次15～20毫升。

【功效】调经理郁，活血益气。主要适用于小腹有肿胀感、腹内疼痛、月经不调等。

香附当归调经酒

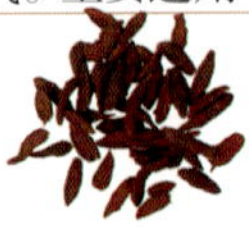

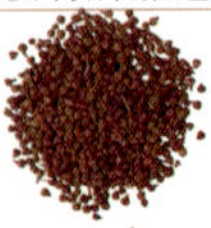

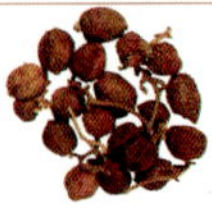

【简析】香附的功效为疏肝解郁、调经止痛，当归善理血调经，二者配合，活血调经的功效明显；川芎、白芍、延胡索、丹皮、陈皮、小茴香具有活血行气、温中止痛的功效，熟地黄可滋阴补血，而砂仁能安神，白茯苓能利湿，从不同方面配合着调经功效的发挥。

血藤肉桂酒

【配料】鸡血藤120克，肉桂20克，冰糖80克，白酒1000克。

【制备】鸡血藤切成薄片；肉桂研为粗末。同浸酒中，加入冰糖，充分搅拌，密封，文火煮沸，离火，静置7~10天（每天摇动1次），开封后滤取澄清酒液饮用。

【饮服】温服。每天2～3次，每次15～20毫升。

【功效】补血活络，强筋。主要适用于月经失调、经闭以及血滞而引起的四肢活动不利、时有麻木感、跌打损伤等。

血藤肉桂酒

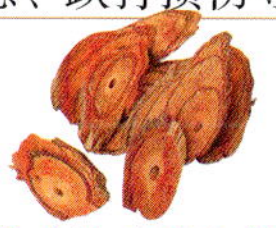

【简析】鸡血藤的主要功效为活血补血、舒经活络，是女性常用的祛风寒、活经络的药材，适用于血滞血虚引起的月经不调、经闭、风湿关节疼痛、肢体麻木等症，为本酒的主药；肉桂性大热，有效散寒止痛、温中暖阳，有利于鸡血藤祛风活络的发挥。

桂椒酒

【配料】肉桂、胡椒各5克，白酒50克。

【制备】胡椒与肉桂去杂，研为细粉，置于碗内，倒入加热后的白酒，充分搅拌调匀，趁热服下。

【饮服】热服。每日1剂。

【功效】温中除痛。主要适用于脾胃虚寒而引起的腹痛、口吐清水、痛经等。

【注意】阴虚火旺者忌服。

桂椒酒

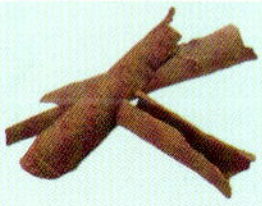

【简析】胡椒又名玉椒，性热味辛，归胃、大肠经，具有温中开胃、散寒止痛的功效，凡脾胃虚寒导致的胃痛、腹冷腹泻、痛经、消化不良等症均适用；肉桂性大热，具有较强的散寒止痛、温中暖阳的功能。

术姜酒

【配料】白术125克，生姜150克，水、黄酒各800克。

【制备】上药去杂，切薄片，置锅内，加水与黄酒，文火煮至600克，离火候凉，滤取澄清酒液饮用。

【饮服】温服。每天2～3次，每次100～150毫升。

【功效】健脾开胃。主要适用于产后饮食无味、食量减少。

术姜酒

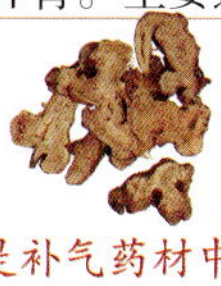

【简析】白术是补气药材中的常用之品，功善益气健脾；生姜是辛凉散寒药材中的常用药，长于散寒解表。二药配酒，黄酒温经通脉，故可有效开胃促消，增加食欲。

羊藿杜仲酒

【配料】淫羊藿、牛膝（去苗）、附子、杜仲各8克，石楠叶4克，白酒1000克。

【制备】附子炮制去掉皮脐；杜仲去粗皮，以火微炙。与余药共研粗末，入纱布袋中，包好，浸于酒中，密封8～10天（期间每天摇晃1次），开封后取出药袋，澄清后饮用。

【饮服】温服。每天1～2次，每次10毫升。

【功效】补肝肾，祛风湿。主要适用于妇人外感风寒而引起的肌肉筋骨疼痛、关节活动不利、手足屈伸不利等。

羊藿杜仲酒

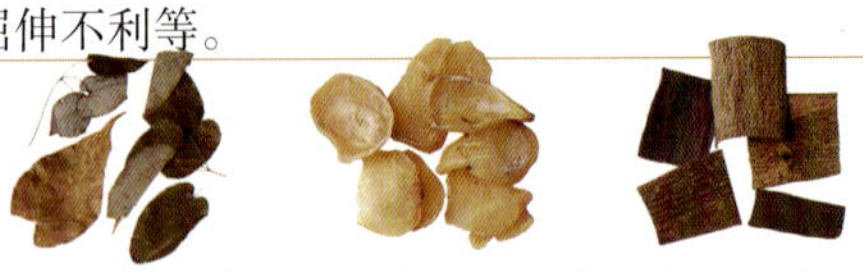

【简析】淫羊藿与杜仲均是补阳药材。此外，淫羊藿还能祛风除湿活络，杜仲还可强筋利骨，二药相合，既有效滋肝补肾，又能祛风除湿，为本酒的主药。牛膝、石楠叶能活血化瘀、通络，附子能散寒温中止痛；诸药浸酒，酒走药效。

羌活药酒

【配料】羌活100克，黄酒（白酒）800克。

【制备】羌活去杂，切薄片，置锅内，倒入黄酒或白酒，盖好盖，文火加热，煮至400克，离火，过滤除渣，滤取酒液装瓶即可。

【饮服】温服。每天2~3次，每次20~30毫升。

【功效】散寒祛湿，祛风止痛。主要适用于产后关节疼痛难忍。

羌活药酒

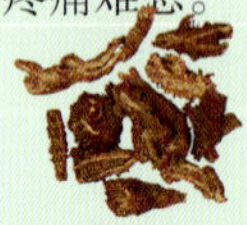

【简析】羌活是辛温散寒的常用药材，具有较强的解表散寒、除湿止痛的功效，作用偏于上身，主要适用于风寒感冒、头晕头痛、恶寒之症；黄酒或白酒能活血行气、通经利脉，故此酒改善女性产后关节疼痛比较有效。

归芪红枣酒

【配料】红枣200克，当归、黄芪各300克，白酒1000克。

【制备】当归、黄芪洗净，切薄片；红枣捣碎。入纱布袋中，扎紧口，浸于酒中，密封35天（期间每天摇动1次），开封后取出药袋，澄清后饮用。

【饮服】温服。每天2～3次，每次10～15毫升。一般经期到来前5天开始服用为佳，需坚持服7天左右。

【功效】补血活血止痛。主要适用于女性痛经。

归芪红枣酒

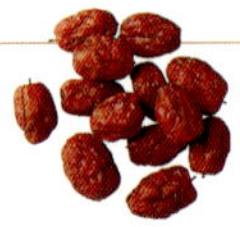

【简析】黄芪具有益气健脾的功效，当归具有活血补血的功效，红枣既可补气，又能养血，三药结合，功效互济，气血双补。气血充盈则经脉通畅，故本酒比较适宜于痛经者饮服。

牛膝药酒

【配料】生牛膝（干牛膝根）80克，黄酒1250克。

【制备】上药去杂，捣碎，置锅中，倒入黄酒，文火煎至500克，离火，过滤除渣，酒液装瓶即可。（或：干牛膝根，去杂，浸于酒中，密封1天，文火煮至半，离火，过滤除渣，滤取酒液装瓶。）

【饮服】温服。每天2次，每次10～20毫升。

【功效】活血化瘀，补虚强筋。主要适用于产后腹部有坠感、疼痛难止、小便不利等。

牛膝药酒

【简析】牛膝性平味苦酸，主入肝肾经，是活血中的常用之品，尤善活血祛瘀；味苦开泄，有效引血下行，又具通淋收涩的功效，主要适用于肝肾血瘀血滞引起的产后瘀痛、经闭、痛经、小便不利、尿血等症。黄酒亦能活血散瘀、通经利筋，酒助药势。

鸭血药酒

【配料】新鲜鸭血160克，白酒800克。

【制备】新鲜鸭血倒入白酒中，充分搅拌，密封1天，开封后过滤除渣，滤取酒液装瓶即可。

【饮服】温服。每天2～3次，每次10～25毫升。

【功效】解毒，补血，开胃。主要适用于过度劳累伤及脏腑而引起的吐血、胃口差、饮食无欲、来经时身体潮热等。

鸭血药酒

【简析】鸭血性平味咸，主入心、肝、胃经，具有活血止血、祛风解毒、开胃助食的功效，常用来改善过度劳累所致的吐血、跌打损伤性出血、饮食无味、女性经热之症。白酒活血行气，通经强脉，更添药势。

蜂房药酒

【配料】蜂房45克，黄酒450克。

【制备】蜂房用手撕烂，置文火上烧至焦黄，候冷，研为细粉，装瓶备用。

【饮服】热服。每天4～5次，每次40～50毫升。每次取药粉5克，兑热黄酒服下。

【功效】祛风解毒。主要适用于急性乳腺炎。

【注意】炎症已溃烂或肾功能不全、气血不足者忌服。

蜂房药酒

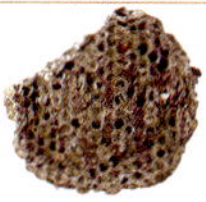

【简析】蜂房性温味辛，主入肝经，具有较强的祛风镇痉、解毒散结的功效；黄酒本身具有一定的活血行气、温经利脉、散寒止痛的作用，加上药材的祛风功能，可有效调和肝等脏腑气血行运。气血通畅则收散结镇痉之效，故可用来改善女性急性乳腺炎症。

当归杜仲酒

【配料】当归200克，杜仲50克，白酒800克。

【制备】上药去杂，切薄片或捣碎，浸于酒中，密封11～14天，开封后滤取澄清酒液饮用。（亦可将两药浸于酒中，文火煮沸，离火，过滤除渣，澄清即可。）

【饮服】温服。每天2～3次，每次10毫升。

【功效】调血止痛，强筋润肠。主要适用于血虚导致的腰腹酸痛、肠燥便秘、月经不调及头痛难忍等。

【注意】内热及脾胃虚寒、便溏者不宜；另外此酒不宜多服久饮。

当归杜仲酒

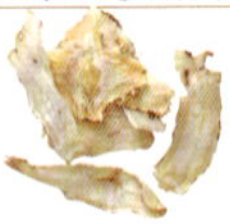
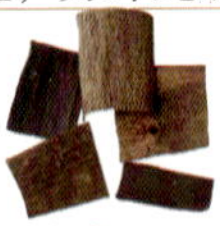

【简析】当归是妇科常用的理血调经药，其中当归头善于活血，当归身长于补血养血，当归尾专于破血止血，适用于血虚而致的月经不调及肠燥便秘等症；杜仲具有补肾助阳、强筋的功效；白酒本身亦能活血散寒、温经通脉、利筋骨关节等。酒药结合，药借酒引，酒助药效。

膝茸酒

【配料】生地黄30克，牛膝、鹿茸各17克，覆盆子、山药、芡实、茯苓神、柏子仁、沙苑子、山茱萸、肉苁蓉、麦门冬各10克，龙眼肉、核桃仁各7克，白酒2000克。

【制备】山药与芡实加热略炒，与其余各药一起研为粗末（或捣碎），入纱布袋，扎紧口，浸于酒中，密封，隔水文火煮4～5小时，离火，埋于土中2～3天，取出静置4～6天，开封后取出药袋，澄清即可。

【饮服】温服。每晚睡前1次，每次20～45毫升。一般坚持服用3个月，可改变身体虚弱症状，健体益身。

【功效】填精益髓，健身延寿。主要适用于身体素虚、易感风寒、不耐体劳，或气血两虚而引起的不孕、多次流产、肢体时有麻木、手足运动不利等。

膝茸酒

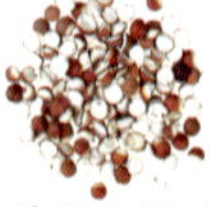
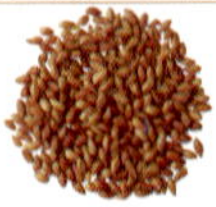
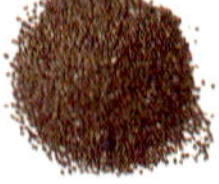

【简析】牛膝功善活血化瘀，鹿茸功善补肾益精强筋，二者配合，牛膝的活血对强筋利骨大有裨益；此外，生地黄、麦门冬可清热凉血、养阴生津，覆盆子、沙苑子、山茱萸、肉苁蓉、核桃仁具有较强的补肾助阳、养精润燥之力，而茯神、柏子仁、龙眼肉重在安心宁神，山药亦可补气益阴、滋肺肾，芡实的收涩可加强固精之效。诸药合浸，齐奏填精益髓之效，长饮此酒可延寿健体。

艾叶安胎酒

【配料】当归、川芎、人参、阿胶各40克，艾叶30克，大枣16颗，清水、黄酒各2000克。

【制备】上药去杂，制为粗末或捣碎，置锅内，倒入清水与黄酒，略搅拌，盖好盖，文火煎至2000克，离火，过滤除渣,滤取酒液装瓶；阿胶加热水适量,烊化后倒入酒液中,充分搅拌，澄清后饮用。

【饮服】温服。每天2~3次，每次50~100毫升。

【功效】补气血，安胎。主要适用于受孕5个月时身体感受惊吓或活动不慎而引起的胎动不安、小腹疼痛、尿痛、下血等。

艾叶安胎酒

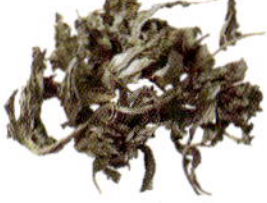
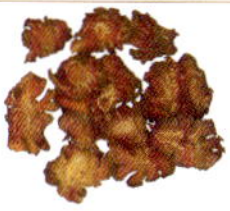
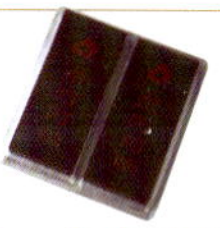

【简析】艾叶具有止血温经、散寒除湿、调经安胎的作用，为本方的主药；当归、阿胶、大枣等均为女性常用的补血、养血、滋阴的良药；阿胶兼能安胎止血；川芎力在活血化瘀，可有效改善腹痛之症。黄酒中加入适量清水，使酒味和缓，药性平和，不损肌体阴阳。

猪皮药酒

【配料】猪皮200克，红糖500克，黄酒500克。

【制备】猪皮洗净，切小块，置锅内，加水适量，文火炖至汤液黏稠，加入红糖与黄酒，搅拌均匀，离火，候凉后饮用。

【饮服】温服。每天2次，每次20~30毫升。

【功效】滋阴养血。主要适用于各种出血性疾病。

猪皮药酒

【简析】猪皮性微凉，味甘，主入心肺经，可养血滋阴，常用于治疗各种出血性疾病和贫血；红糖既可补血养血，又可调和猪皮之味，增强本酒的滋补之功；黄酒温经通脉，载药行势。

香附药酒

【配料】香附90克，白酒750克。

【制备】香附洗净，捣碎，入纱布袋中，扎紧口，浸于酒中，密封8~10天，开封后取出药袋，澄清后饮用。

【饮服】温服。每天2~3次，每次15~20毫升。

【功效】理气解郁，调经。主要适用于女性过于忧虑、神情低下、腹部时有胀满、心中虚烦发热、惊慌、精神恍惚等。

香附药酒

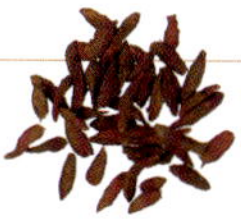

【简析】香附芳香性平，味甘辛微苦，主入肝经，辛能疏肝解郁，苦能降肝平逆，甘可缓肝之急痛，是理气疏肝解郁的要药。肝气调和，则血行通畅，气血行运正常又能消烦定惊；白酒作引，载药行势。

病后调养药酒

病后调养也就是病后的身体康复保健。

此时身体的病情已得到有效控制、缓解甚至治愈，但由于久病或大病使身体的元气、精血、脏腑等不同程度受到伤害，肌体阴阳还处于失调状态，正气还比较虚弱；同时还会表现出诸如面色无华、四肢无力、腰腿酸软易倦、饮食无味、精神欠佳、头晕眼花、时有咳嗽等虚弱症状。生命活力与抵抗力低，离真正的健康状态还有一定差距。

此类药酒大都由滋补性较强的药材或食物配伍而成，药力和缓，主要针对于病后的调理。久服常饮，能平补阴阳、扶正固本、改善与提高脏腑功能，增强身体自稳状态，从而使身体尽快获得康复，恢复到最佳状态。

黑大豆桂杞酒

【配料】黑大豆、枸杞子各96克，桂圆肉48克，当归24克，白术12克，白酒2000克。

【制备】黑大豆与白术去杂，文火微炒，与其余各药共制为粗末，入纱布袋中，包好，浸于酒中，密封17~20天（期间每天摇动1次），开封后取出药袋，澄清即可。

【饮服】温服。每天2~3次，每次15~20毫升。

【功效】补气行血，滋肾补阴。主要适用于久病后正气虚弱或年老体衰、面黄肌瘦、皮肤无华及失眠多梦等。

黑大豆桂杞酒

【简析】黑大豆可活血祛风、滋阴补血、安神明目，尤善益肝肾之阴；枸杞子可滋肝肾、益精血；桂圆肉既能调心脾两虚，又可双补气血；当归可养血补血；白术可补气健脾。诸药配合使用，使机体气血充盈，行运顺畅，阴盛阳生，从而达到调和阴阳、祛虚扶正之功。

山药绿豆麦冬酒

【配料】山药、绿豆各120克，蜂蜜100克，黄柏、牛膝、玄参、沙参、白芍、栀子、麦门冬、天花粉各80克，当归60克，甘草20克，白酒1000克。

【制备】上药（除蜂蜜外）制为粗末，入纱布袋中，扎紧口，浸于酒中，密封20~25天（每天摇动2次），开封后取出药袋，加入蜂蜜，搅拌，静置数小时即可。

【饮服】温服。每天2~3次，每次15~20毫升。

【功效】滋阴清热。主要适宜于病后的身体调理，以恢复肌体活力。

山药绿豆麦冬酒

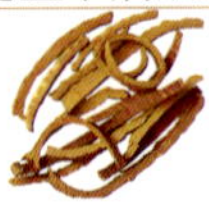
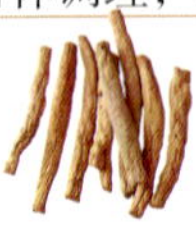
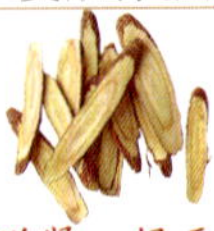

【简析】山药、沙参、蜂蜜、甘草功善益气养阴、润肺滋肾；绿豆、玄参、栀子、天花粉、黄柏具有清热凉血、泻火解毒、燥湿除烦的功效；当归、白芍、牛膝既活血开瘀，又养血补血；麦门冬重在养阴清热。各药综合，其滋阴清热之效较强，故对病者能起到较好改善与恢复的作用，从而增强肌体活力。

康复药酒

【配料】枸杞子、菊花、熟地黄、肉苁蓉、神曲各60克，肉桂35克，白酒2000克。

【制备】神曲文火微炒，与其余药材一起用纱布袋装好，扎紧口，浸于酒中，密封（春夏12~15天；秋冬为17~20天），期间隔天摇动1次，开封后取出药袋，澄清后饮用。

【饮服】温服。每天2~3次，每次20~30毫升。亦可随量随时，但勿醉。

【功效】滋阴阳，补肝肾，强身体。主要适用于久病体弱、年老身虚、肝肾虚损、阴阳失衡、身体易倦、神疲力乏、腰腿酸软、头晕、发早白等。

康复药酒

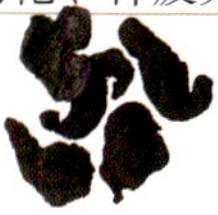
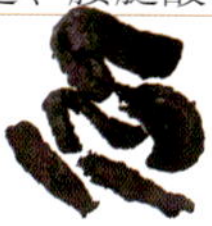
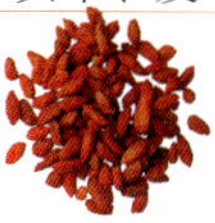

【简析】此酒为病者的康复而专设。枸杞子功善滋肝肾、益精血，肉苁蓉长于壮阳补肾、润肠利便，熟地黄专于补血滋阴养肝，神曲和肉桂可健脾和胃、温中暖阳，菊花的清热养肝，又配合了熟地黄养肝血的功效；各药同浸，有效调补阴阳，滋益肝肾，补血养阴，故对病者的康复十分有益。

虫草参杞酒

【配料】冬虫夏草35克，人参、仙灵脾、枸杞子、黄芪、何首乌、党参、天麻、麦门冬、甘草、大枣各66克，50度白酒2000克。

【制备】上药去杂洗净，制为粗末或捣碎，入纱布袋，扎紧口，浸于酒中，密封35天（期间隔天摇动1次），开封后取出药袋，澄清后饮用。

【饮服】温服。每天2~3次，每次15~25毫升。

【功效】扶元固精，补气补血。主要适用于久病后气血虚弱、精元不足、脾肾阳虚及年老体弱等。

虫草参杞酒

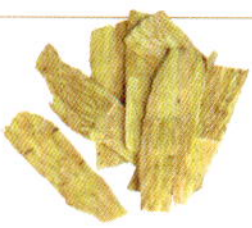
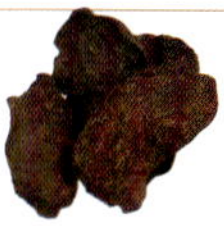
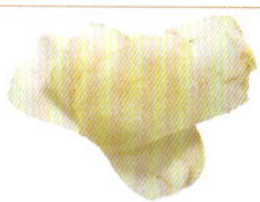

【简析】人参可大补元气、调补诸脏；冬虫夏草、仙灵脾为助阳的常用药，具有较强的补肾益阳、润肺养阴、祛风活络的功效；枸杞子、何首乌重在滋肝肾、益精血；麦门冬、甘草、大枣既能益气又可补血；天麻的熄风养肝又有力配合了仙灵脾祛风之效。本方气血同补，阴阳共益，自然可起到扶元固精、强本健体的目的。

鸡枣扶衰酒

【配料】生姜15克，大枣160克，肥母鸡1只，白酒2000克。

【制备】肥母鸡宰杀后去毛及肠杂，洗净，切小块；生姜去杂，切成薄片；大枣破皮去内核。共浸酒中，密封，置锅内，隔水先武火煮沸，再文火慢炖90分钟，离火，滤取酒液装瓶，埋于土中2天，取出，开封滤取酒液饮用。

【饮服】温服。每天2次，每次20～30毫升。饮酒，食枣和鸡肉。

【功效】扶衰补虚强身。主要适用于病后身体虚弱、肢体易倦无力、面黄肌瘦及女性赤白带下等。

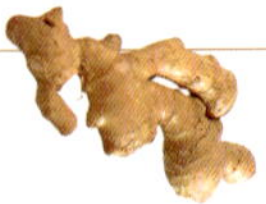

鸡枣扶衰酒

【简析】鸡肉味道鲜美，既是居家饮食中的滋补佳品，又是补益药膳的常用之品，功善温中益气、补虚养阴，特别适用于病后体虚、女性产后虚损者饮用。大枣是补气益中、养血安神的良药，可有效恢复机体的气血供应；生姜能解表散寒，也增强了固本祛虚的能力。三者共浸，酒载药通达于肌体脏腑所需处。

白参酒

【配料】白人参45克，白酒750克。

【制备】白参去杂，切片，浸于酒中，密封8～10天（期间每天摇动1次），开封后滤取澄清酒液饮用。

【饮服】温服。每天1～2次，每次10～15毫升。

【功效】补元气，滋肺脾，安神智。主要适用于久病后身体虚弱、元气不足、神经衰弱、肢体易倦无力、饮食无味、易汗、津液不足而口渴等。

【注意】内热湿盛而致的水肿及尿刺痛者忌用。

白参酒

【简析】人参功善大补元气、生津固脱，是补五脏、安精神、定魂魄、开心智的上品。据《神农本草经》所记，长服此药，具有轻身延年的功效，故在扶正固本、调和阴阳、补气活血、安神定惊的药剂中，本药经常配伍运用。

参蛤蔗汁酒

【配料】人参50克，蛤蚧3只，甘蔗汁170克，黄酒2500克。

【制备】蛤蚧去除头与足；人参切成薄片或捣碎。入纱布袋，扎紧口，浸于酒中，加入甘蔗汁搅拌，密封18天，开封取出药袋，澄清后饮用。

【饮服】温服。每天2~3次，每次15~20毫升。

【功效】壮元补阳，滋肺益肾，强身健体。主要适用于久病体虚、身体元气虚亏、神疲力倦、气短气喘、失眠、记忆力下降等。

参蛤蔗汁酒

【简析】人参具有补脾益肺、安神益智的功效；蛤蚧主入肺肾经，重在益精活血、定气平喘。二药组合，既补元气，又壮肾阳，而肾阳充足、气机和顺是强身健体的基础。甘蔗汁宁心养液，黄酒平缓药性，故能有效调和阴阳、扶虚固本，于病后的调养较为有益。

羊肉酒

【配料】嫩肥羊肉900克，杏仁120克，木香12克，糯米3000克，酒曲120克。

【制备】羊肉洗净，切成细碎片；杏仁与木香捣烂或研碎；糯米淘洗干净，蒸半熟，离火，候凉，装于一较大容器中；羊肉与杏仁放于锅内，加水适量，文火煮烂，离火，连渣倒入上述容器中，加入酒曲末与木香，搅拌均匀，置于较温暖之处，密封发酵10～12天，开封后榨去酒糟，滤取酒液装瓶即可。

【饮服】温服。每天2～3次，每次20～30毫升。

【功效】健胃肾，补元气。主要适用于久病或大病后身体虚弱、脾胃失和、饮食无欲、消化力低、腰腿酸软无力等。

【注意】本酒药性偏热，凡阴虚内热或湿热者忌用。

羊肉酒

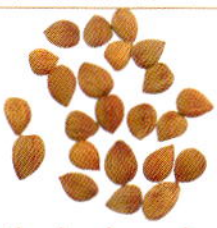

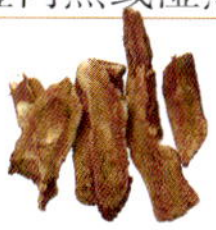

【简析】羊肉性热味甘，归心、脾、胃、肾经，既是一种肉鲜味美的滋补强健的食物，又是一味补虚开胃、温经补血的良药，凡病后体虚、妇人产后血虚、经寒引起的腹部冷痛、身体消瘦、肢体不温畏寒等均可有效缓解与改善；配杏仁可增强润肺滑肠之力，配木香可加强理气疏肝健脾之功，而糯米的香甘能宁心养液。

羊肉梨酒

【配料】嫩肥羊肉800克，大生梨2个，糯米2000克，酒曲40克，白酒600克。

【制备】生梨去掉内核，切成细片，备用；羊肉洗净，切薄片，置锅内，加水适量慢煮至烂；熟羊肉浸于酒中，密封1天，取出与梨片一起捣碎取汁，装瓶备用；糯米淘净，蒸半熟，离火候凉，拌入酒曲末与羊梨汁，充分搅拌，置于较温暖之处，密封发酵8～10天，开封后榨去酒糟，滤取酒液装瓶即可。

【饮服】温服。每天2～3次，每次20～30毫升。

【功效】补脾润肺，滋肾补气。主要适用于久病后体虚气弱、脾胃功能不全、饮食无欲、身倦力乏、腰腿酸软、肺虚咳嗽等。

羊肉梨酒

【简析】羊肉性热味甘，乃纯阳之物，既可温肾之阳，又能温脾肺阳，而且本身肉鲜味美是平常滋补强体的食物，最适于补虚开胃、温经补血之用；梨子甘酸而主入肺脾经，其生津润燥、健脾滋肺之力较为明显；糯米能宁心养脾胃。脾胃健康则气血生化有源，故本方特别适合久病气虚者长期服用。

双耳药酒

【配料】黑木耳、白木耳各27克，冰糖54克，米酒2000克。

【制备】黑木耳与白木耳温水洗净，稍干，切细丝，备用；米酒文火煮沸，加入木耳丝，继续慢煮40分钟，离火，密封6～8天，开封后过滤除渣，滤取酒液装瓶，加入冰糖汁（事先加水适量加热煮溶），搅拌均匀，澄清后饮用。

【饮服】温服。每天2～3次，每次15～20毫升。

【功效】滋阴益气，生津健脾，养脑安心。主要适用于病后体虚气弱或年老者身体虚弱、烦热口干、饮食无味、腰酸腿软及便秘者。

双耳药酒

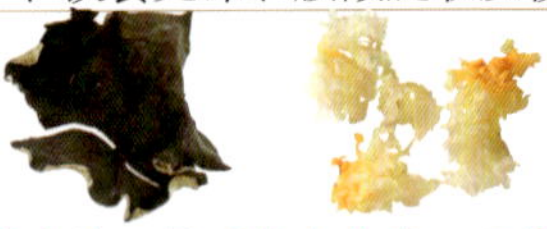

【简析】黑木耳性平味甘，既可活血化瘀，又能益气补血，是改善产后、病后体虚及治疗便血、痔血的良药。药理研究证实，常吃黑木耳可有效减少动脉粥样硬化形成，能很好地预防心血管疾病。白木耳性平味甘，主要功效为滋阴生津、润肺健脾，适用于阴虚津液亏损及便秘等症。二药均为食药良品，冰糖既可调缓药性，又可宁心养脾胃；米酒清香醇和。全酒平补气阴之效甚佳。

参荔回春酒

【配料】人参18克，荔枝肉480克，白酒1500克。

【制备】人参去杂，切成薄片；荔枝肉捣碎。同入纱布袋中，包好，浸于酒中，密封12～15天（期间每天摇晃1次），开封后取出药袋，澄清后饮用。

【饮服】温服。每天2～3次，每次15～20毫升。

【功效】补元气，养阴血，强身安神。主要适用于久病后体衰、年老体弱、未老先衰、精神萎靡、神经衰弱、失眠、记忆力下降、心悸及性功能减弱等。

【注意】阴虚火旺及阳亢者忌用。

参荔回春酒

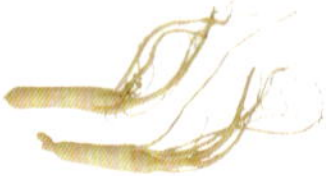

【简析】人参用于病后调补身体元气虚弱时，具有突出的功效，而且其效可渗透诸腑，使元气恢复正常，气机和顺，并能起到安神智的作用；荔枝肉温甘而酸，最善益气补血，配合人参补气的同时，又收到滋养阴血的功能。白酒行势，药效更强，故此酒常饮能有效强身健体。

复方白参酒

【配料】白人参45克，茅台酒750克。

【制备】白人参去杂，切薄片，浸于酒中，密封8～10天（期间每天摇动1～2次），开封后滤取澄清酒液饮用。

【饮服】温服。每天2次，每次10毫升。酒饮完之后继续添新酒，人参可食。

【功效】补脾肺，安神智，生津。主要适用于久病肢体气虚无力、食少无欲、面色无华、津虚口干、精神低落、神经衰弱、易汗、失眠、心悸等。

【注意】饮服本酒忌食萝卜、藜芦、茶。

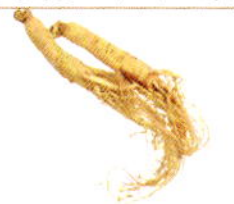

复方白参酒

【简析】人参具有较强的补气调元、健脾益肺、生津固脱、安神益智的功效，其效可渗透五脏六腑。药理表明此药用于病者的调养，可明显调节其神经系统、免疫系统、消化系统及心血管方面的功能，使之较快恢复正常；茅台酒乃酒中之精品，更助药势。

海松子药酒

【配料】海松子125克，冰糖375克，白酒1250克。

【制备】海松子洗净，晒干，研为粗末，入纱布袋，扎紧口，浸于酒中，加入冰糖，充分搅拌，密封35天（期间每天摇动1～2次），开封后取出药袋，澄清后饮用。

【饮服】温服。每天2～3次，每次10～20毫升。

【功效】健脾润肺，补血。主要适用于病后体虚血弱、肌体无力易倦、精神不振、咳嗽、头痛、便秘等。

【注意】便溏及痰湿内滞者忌用。

海松子药酒

【简析】海松子富含脂肪油、蛋白质及挥发油等，温甘而主入肺、大肠经，具有较好的养液、润肺、滑肠的功效；冰糖温甘亦能有效养心健脾养胃；白酒活血行气、温通经脉，载药行势。气机调和，则血行渐旺；脾肺得益，则生血有源，故本酒对病后体虚血弱者较为适宜。

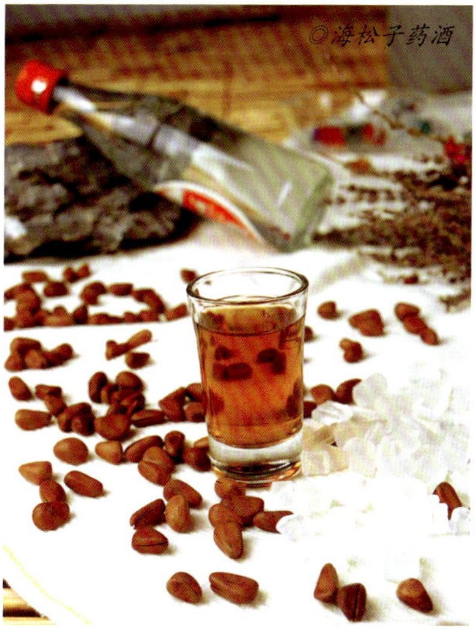

◎海松子药酒

人参酿酒

【配料】人参750克，糯米800克，酒曲80克。

【制备】人参研为细末，备用；糯米淘洗干净，蒸半熟，离火，候冷，与药末和酒曲末一起拌匀，置于容器内，密封，放于较温暖之处，发酵10~12天，开封后榨去酒糟，滤取酒液装瓶即可。

【饮服】温服。每天2~3次，每次15~20毫升。

【功效】补虚益气。主要适用于久病后气虚气弱、气短无力、面色无华、懒动无言或少言、饮食无欲、多汗、心慌、失眠多梦、健忘等。

人参酿酒

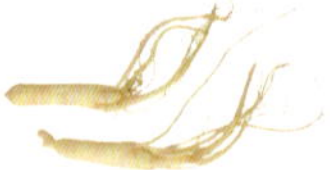

【简析】人参自古就是滋补强壮的良药，功善调补身体元气虚损。现代医学表明，人参能改善各脏器、组织的功能，尤以补心、肾、肝、脑神经组织为最，不仅能改善其功能，还能帮助机体祛除有害物质，增强防病抗病的活力。糯米温甘，能生津养液，所酿之酒更能养脾胃而安神，故本酒对久病元气大虚者尤为适宜。

鹿茸虫冬酒

【配料】鹿茸30克，冬虫夏草20克，天门冬12克，白酒1500克。

【制备】上药去杂，制为粗末，浸于酒中，密封30~35天（期间每天摇动2次），开封后取澄清酒液饮用。

【饮服】温服。每天2次，每次15毫升。

【功效】补肾益精，调养肺脾。主要适宜于病后体质虚弱、神疲力倦、腰酸腿软、咳嗽及阳痿等。

鹿茸虫冬酒

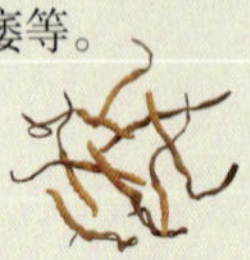

【简析】鹿茸、天门冬、冬虫夏草均是补益的上药。其中鹿茸善于补肾阳、益精血、强筋骨，是强补肾阳的血肉有情之品；天门冬长于润养五脏、益皮肤、悦颜色、补五劳七伤，故为治虚劳神伤、老年衰损羸瘦的良药；冬虫夏草重在益阳养阴、补肾润肺。三药浸酒，可奏补虚养元、益阳填阴之效。

童鳝酒

【配料】鲜童鳝400克，白酒800克。

【制备】活鳝鱼养于清水中，滴十滴香油，静养1天（以去尽体内泥杂污物），清水冲洗干净，浸于酒中，密封30天，开封滤取澄清酒液饮用。

【饮服】每天2~3次，每次15~20毫升。

【功效】补虚固本、活血祛风，强筋骨。主要适用于病后体弱血虚、年老体衰、风湿痹痛、肢体关节活动不利、时有麻木感、上肢酸痛、屈伸困难等。

童鳝酒

【简析】童鳝即没有长大的鳝鱼，亦叫小鳝，性温，味甘，是补气活血、祛风除湿、通络的良品。童鳝浸于酒后，利用白酒较强的活血行气、温经通脉、舒筋利节的功能，既增强全酒对风湿痹痛、四肢麻木等症的适用性，又起到补病后气血虚弱的作用，故能扶正固本。

附录

FU LU

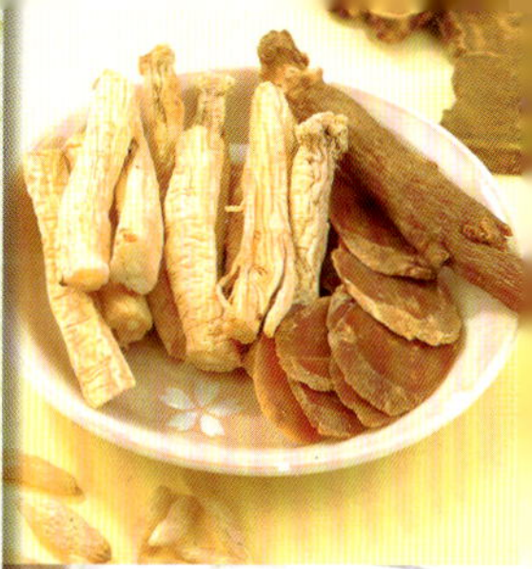

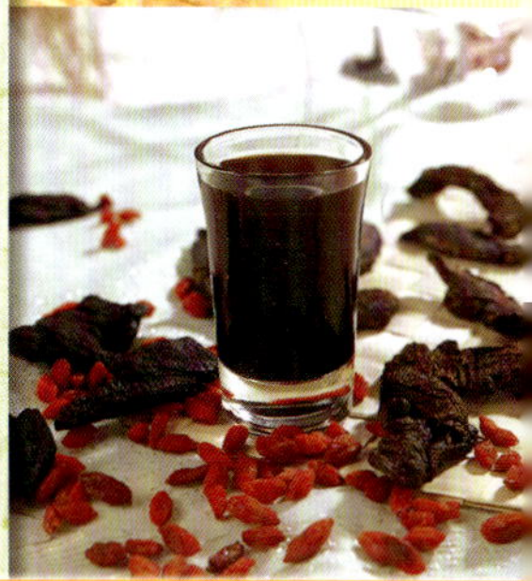

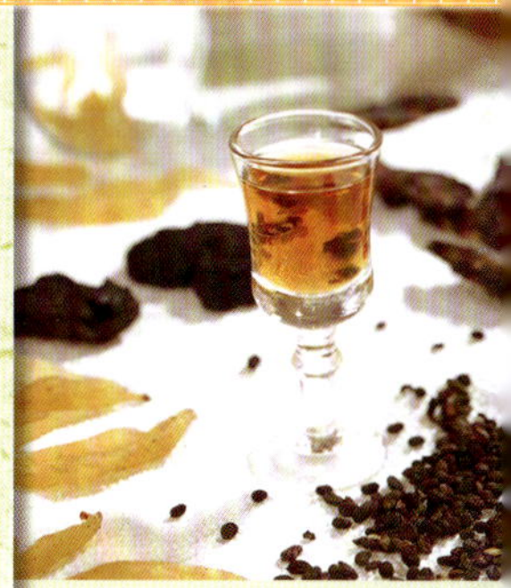

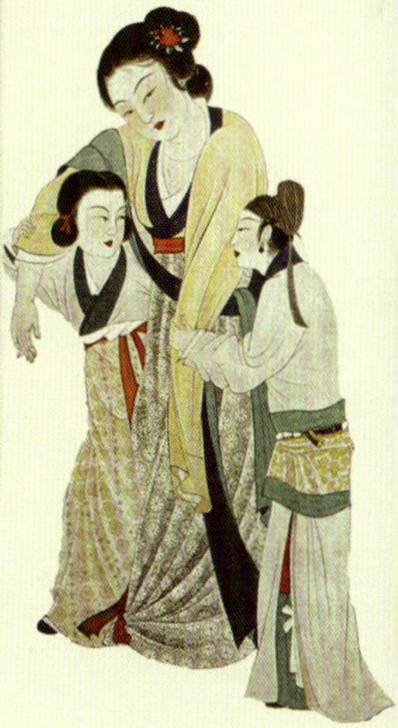

入酒保健中药材的拼音索引

续上表

拼音	药材名称	药材功能	性味	归经	页码
F	防风	祛风、止痉、解表	性微温；味甘、辛	肝、脾、膀胱经	73
	蜂蜜	益气补中、润肺滑肠、消肿解毒	性平； 味甘	脾、胃、肺、大肠经	82
	佛手	理气止痛、和中健脾	性温； 味苦、辛	肝、脾、胃、肺经	60
	茯苓	利湿健脾、宁心安神	性平； 味甘、淡	脾、心、肾经	79
	附子	温阳救逆、散寒止痛	性热； 味辛；有毒	肾、脾、心经	65
G	干姜	散寒温中、化饮回阳	性热； 味辛	脾、胃、肺经	65
	甘草	补心气、润肺咳、清热解毒	性平； 味甘	心、肺、脾、胃经	36
	葛根	解表清热、生津止渴、止泻	性凉； 味甘、辛	脾、胃经	77
	蛤蚧	定气平喘、益精活血	性平； 味咸	肺、肾经	43
	钩藤	平熄肝风、清热止痉	性微寒；味甘	肝经	93
	枸杞子	补阴益精、滋肝明目	性平； 味甘	肾、肝经	59
	桂枝	解表发汗、散寒止痹、通经祛风	性温； 味甘、辛	心、肺、膀胱经	74
H	海狗肾	壮阳、固精、补肾	性热； 味咸	肾、肝经	45
	海马	壮阳、补肾、活血	性温； 味甘、咸	肝、肾经	44
	海桐皮	祛风湿、通经络、消肿痛	性平； 味苦、辛	肝经	71
	海藻	清热、化痰、散结	性寒； 味咸	肝、胃、肾经	55
	何首乌	益血涩精、解毒通便	性微温；味苦、甘、涩	肝、肾经	39
	核桃仁	温肾阳、润肠燥、滋肺平喘	性温； 味甘微涩	肾、肝、肺经	46
	黑芝麻	润燥滑肠、益精血	性平； 味甘	肾、肝、大肠经	82
	红花	活血化瘀、通经止痛	性温； 味辛、微苦	肝、心经	62
	厚朴	化湿消滞、降逆平喘	性温； 味苦、辛	脾、胃、肺、大肠经	83
	花椒	散寒驱湿、杀虫止痛	性热； 味辛；有小毒	脾、胃、肾经	66
	黄精	补气益精、健脾润肺	性平； 味甘	肺、脾、肾经	36
	黄连	清热燥湿、解毒、止血	性寒； 味苦	心、肝、脾、胃、大肠经	55
	黄芪	益气健脾、消肿、止汗	性温； 味甘	脾、肺经	35
	火麻仁	滋阴润肠	性平； 味甘	脾、大肠经	81
J	鸡血藤	活血补血、舒经活络	性温； 味苦、微甘	肝经	42
	金银花	清热、解毒、透表	性寒； 味甘	肺、心、胃经	52
	桔梗	止咳化痰、宣肺利咽	性平； 味苦、辛	肺经	88
	菊花	清热明目、平肝熄风	性微寒；味甘、苦、微辛	肝、肺经	76
L	连翘	清热、解毒、消肿	性微寒；味苦	肺、心、胆经	53
	莲子	止泻、固精、益心脾	性平； 味甘、涩	心、脾、肾经	85
	灵芝	安神、益肺止咳、健脾助消	性微温；味甘	心、肺、肾经	86
	龙眼肉	补血、益气、安神	性温； 味甘	心、脾经	38
	鹿茸	补肾阳、益精血、强筋骨	性温； 味甘、咸	肾、肝经	43

续上表

拼音	药材名称	药材功能	性味	归经	页码
	绿豆	清热、解毒、消暑	性寒；味甘	心、胃经	54
M	麦门冬	养阴、清热、止咳	性微寒；味甘、微苦	心、肺、胃经	57
	麦芽	利食健脾、疏肝回乳	性平；味甘	脾、胃、肝经	80
	蔓荆子	清热、散风、利目	性微寒；味苦、辛	肝、胃、膀胱经	75
	玫瑰花	理气、解郁、化瘀	性温；味甘	肝、脾经	61
	木香	理气消滞止痛、疏肝健脾	性温；味苦、辛	肝、脾、胃、胆、大肠经	61
N	牛蒡子	清热解毒、散结、利咽	性寒；味苦、辛	肺、胃经	77
	女贞子	滋阴、清热、明目	性凉；味甘、苦	肝、肾经	56
P	枇杷叶	止咳、化痰、降逆	性凉；味苦	肺、胃经	88
	蒲公英	清热解毒、消痈散结	性寒；味甘、苦	肝、胃经	54
	蒲黄	止血收敛、活血化瘀	性平；味甘	肝经	50
Q	芡实	止泻涩精、健脾固肾	性平；味甘、涩	脾、肾经	84
	茜草	凉血止血、活血祛瘀	性寒；味苦	肝经	50
	羌活	解表散寒、除湿止痛	性温；味苦、辛	肾、膀胱经	74
R	人参	大补元气、生津止渴、安神益智	性微温；味甘、微苦	心、肺、脾经	37
	肉苁蓉	壮阳补肾、润肠利便	性温；味甘、咸	肾、大肠经	48
	肉桂	散寒止痛、温中暖阳	性大热；味甘、辛	肾、脾、心、肝经	67
S	三七	止血止痛、化瘀消肿	性微温；味甘、微苦	肝、脾经	49
	桑寄生	祛风强筋、养血安胎	性平；味甘、苦	肝、肾经	70
	桑椹子	补血养阴、生津润燥	性凉；味甘、微酸	肝、肾经	41
	桑叶	解表清热、止咳、明目	性寒；味甘、苦	肺、肝经	76
	桑枝	祛风通络	性平；味苦	肝经	69
	砂仁	行气、化湿、安胎	性温；味辛	脾、胃、肾经	83
	山药	益气养阴、滋肺肾	性平；味甘	脾、肺、肾经	38
	山楂	消食化滞、散瘀	性微温；味甘、酸	脾、胃、肝经	80
	山茱萸	助阳、益精、敛汗	性微温；味酸、微甘	肝、肾经	45
	射干	止咳化痰、解毒、利咽	性寒；味苦	肺经	52
	神曲	消食和中、解表	性温；味甘、辛	脾、胃经	81
	生地黄	清热凉血、养阴生津	性寒；味苦、甘	心、肝、肾经	92
	生姜	解表驱寒、平喘化痰	性微温；味辛	肺、脾、胃经	73
	石菖蒲	清心安神、豁痰和中	性温；味苦、辛	心、胃经	94
	石斛	养阴、清热、生津明目	性微寒；味甘	胃、肾经	58
	熟地黄	补血滋阴、养肝明目	性微温；味甘	心、肝、肾经	40
	酸枣仁	宁心安神、益阴、敛汗	性平；味甘、微酸	心、肝、胆经	87
T	桃仁	活血祛瘀、润肠、止咳	性平；味苦、微甘	心、肝、大肠经	63
	天麻	平肝熄风、止痛	性微温；味甘、微辛	肝经	93

续上表

拼音	药材名称	药材功能	性味	归经	页码
	天门冬	养阴、清热、润肺补肾	性寒；味甘、微苦	肺、肾经	57
	通草	利水通乳、清热	性微寒；味甘、淡	肺、胃经	78
	菟丝子	助阳益精、补阴收涩	性平；味甘、辛	肾、肝、脾经	47
W	威灵仙	祛风通络、止痒、软骨刺	性温；味辛、咸	膀胱经	70
	蜈蚣	祛风镇痉、散结疗毒	性温；味辛；有毒	肝经	94
	五加皮	祛风除湿、强筋、消肿	性温；味辛、微苦	肝、肾经	69
	五味子	收涩止咳、润肺养心	性温；味苦、甘、咸、酸、辛	肺、心、肾经	85
X	西洋参	补气、清热、养阴生津	性微寒；味甘、微苦	肺、心、肾经	35
	仙茅	壮阳助火、散寒、除湿	性热；味辛；有小毒	肾、肝、脾经	48
	香附	益气解郁、调经止痛	性平；味辛、微苦	肝经	62
	小茴香	理气、温中、止痛	性温；味辛	肝、脾、胃、肾经	67
	杏仁	止咳平喘、化痰、润肠	性微温；味苦；有小毒	肺、大肠经	89
Y	益母草	活血调经、消肿、化瘀	性微寒；味辛、微苦	心、肝、肾经	63
	薏苡仁	利湿健脾、清热、祛风	性微寒；味甘、淡	脾、胃、肺经	78
	淫羊藿	温阳除湿、祛风、活络	性温；味甘、辛	肾、肝经	47
	玉竹	养阴润燥、生津	性平；味甘	肺、胃经	58
	远志	安神通窍、解郁、消肿	性微温；味苦、辛	心、肾、肺经	87
Z	紫苏子	止咳、定喘、消痰	性温；味辛	肺、大肠经	89

常见药材所配药酒的笔画索引

二画

三画

白芍

白花蛇

半夏

冬虫夏草

甘草

龙眼肉

生地黄

石菖蒲

石斛

生姜

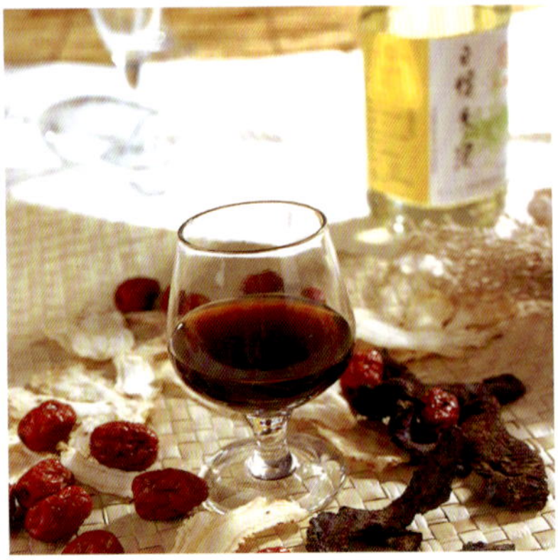

十二画

十三画

十四画

十五画

十六画

补肾保健成品药酒

【药酒方名】鹿鞭药酒

【配料组成】鹿鞭、淫羊藿、巴戟天、蚕蛾、当归、杜仲、附子、枸杞子、鹿茸、人参、肉桂、山药、山茱萸、熟地黄、天麻、菟丝子、蜈蚣。

【主要功效】补肾阳、益精血。

【适应病证】阳痿遗精、阳虚不育、腰膝酸痛、肢体畏寒怕冷、久病神疲、大便不利、遗尿等。

【服用方法】每天早晚各服1次，每次25~40毫升。

【药酒方名】人参药酒

【配料组成】鲜人参、白术、苍术、丁香、高良姜、红花、黄精、陈皮、黄芪、莱菔子、鹿角胶、肉桂、五味子、淫羊藿。

【主要功效】补气养血、温中散寒、助阳益精。

【适应病证】气血两亏、肢体易倦无力、神疲气短、胃寒泛痛、饮食无欲、消化减弱等。

【服用方法】每天饮服3次，每次15~20毫升。

【饮服宜忌】孕妇不宜。

【药酒方名】长春酒

【配料组成】淫羊藿、玉竹、白术、川牛膝、丹参、地骨皮、狗脊、枸杞子、红花、锁阳。

【主要功效】补气活血、益肾精、强筋骨。

【适应病证】腰膝酸软、肾不纳气、阳痿早泄、脾虚胃弱、风湿关节痛等。

【服用方法】每天饮服2~3次，每次20~45毫升。

【药酒方名】龙茸春酒

【配料组成】生龙骨、鹿茸、肉苁蓉、菟丝子、五味子、远志、熟地黄、山药、黄芪、怀牛膝、红参、附子、当归、茯苓、红曲。

【主要功效】补肾强身、壮元固精、益气活血。

【适应病证】肾精不固、气血两虚、腰腿酸痛、女性血虚血寒、带下淋沥、手足不温泛冷等。

【服用方法】每天饮服2~3次，每次20~30毫升。

【饮服宜忌】孕妇忌用。

【药酒方名】沙苑补肾酒

【配料组成】沙苑子、龙虱、淫羊藿、菟丝子、制首乌、熟地黄、肉苁蓉、芡实、牛膝、黄芪、莲须、黄精、葫芦巴、枸杞子、甘草、楮实子、大枣、党参、杜仲、覆盆子、白术。

【主要功效】滋肝补肾、益气养血、滋阴固精。

【适应病证】肾虚亏损、精血不足、身体虚乏、肢体无力、遗精、遗尿等。

【服用方法】每天饮服1~2次，每次40~50毫升。

【饮服宜忌】外感发热、咽喉肿痛、眼红等患者不宜。

【药酒方名】蚕蛾药酒

【配料组成】雄蚕蛾、淫羊藿、菟丝子、熟地黄、刺五加、补骨脂。

【主要功效】补肾壮阳、益精填髓。

【适应病证】肾虚阳痿、梦遗、腰酸背痛、膝腿无力、小便频多等。

【服用方法】每天饮服2~3次，每次25~40毫升。

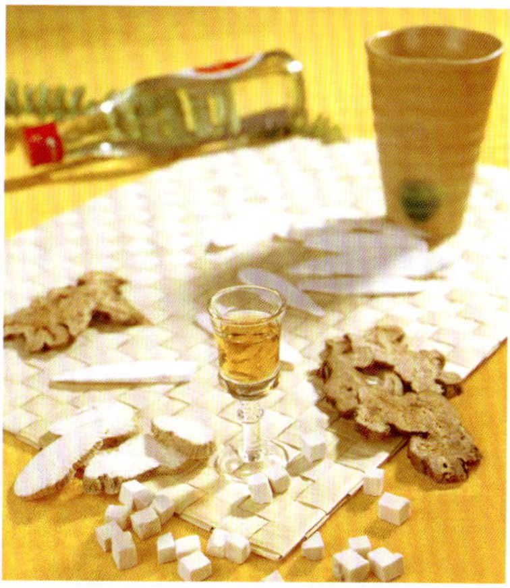

【药酒方名】龙燕起性酒
【配料组成】地龙、海燕、雄蚕蛾、甜菊花、花椒。
【主要功效】补肝肾、益精髓。
【适应病证】肾阳虚损、阳痿不举、性功能降低等。
【服用方法】每天饮服2~3次，每次10~15毫升。

【药酒方名】回春药酒
【配料组成】熟地黄、生地黄、天门冬、五加皮、淫羊藿、西红花、肉苁蓉、牛膝、木香、苍术、当归、地骨皮、丁香、杜仲、茯苓、附子、甘草、花椒。
【主要功效】滋阴兴阳、补肾培元、固本益精、调气养血。
【适应病证】肾阳虚损和气血虚弱导致的阳痿、精冷不育、腰膝酸软、精神不振、病后体虚、饮食欠佳等。
【服用方法】每天饮服2~3次，每次15~30毫升。

【药酒方名】壮元强身酒
【配料组成】菟丝子、山茱萸、续断、肉苁蓉、女贞子、枸杞子、狗肾、熟地黄、白芍。
【主要功效】益肾精、滋阴阳。
【适应病证】肾精不足、早泄、阳痿、遗精、女性白带异常、月经量偏少等。
【服用方法】每天饮服2次，每次35~50毫升。

【药酒方名】三鞭益肾酒
【配料组成】黄狗鞭、海狗鞭、鹿鞭、补骨脂、菟丝子、阳起石、远志、炙淫羊藿、蛇床子、桑螵蛸、肉桂、人参、牛膝、鹿茸、龙骨、花椒、海马、蛤蚧、覆盆子、沉香。
【主要功效】补气养血、健脑安神、益肾填精、壮阳固元。
【适应病证】肾虚阳痿遗精、未老先衰、腰酸背痛、神经衰弱、心悸失眠、记忆力降低、贫血头晕、易汗面白、肢体畏寒、身体素虚等。
【服用方法】每天饮服2~3次，每次40~80毫升。

【药酒方名】狗鞭鹿茸酒
【配料组成】狗鞭、鹿茸、松子仁、柏子仁、黄精、枸杞子、蛤蚧。
【主要功效】补肾填精、强筋益髓。
【适应病证】肾阳虚损而致的阳痿、遗精、早泄、腰腿酸软、肢体不温等。
【服用方法】每晚睡前服1次，每次30~50毫升。

【药酒方名】状元酒
【配料组成】海龙、海马、狗脊、鹿茸、羊腰子、玉竹、泽泻、小茴香、菟丝子、熟地黄、石斛、桑寄生、人参、牡丹皮、黄芪、甘草、豆蔻、丁香、当归、丹参、大枣、白芍。
【主要功效】补肾壮阳、益精固元、补气养血。宁心安神。
【适应病证】肾精虚损、腰膝酸软、阳痿、遗精、早泄、肢体易疲无力、失眠健忘、精神不佳等。
【服用方法】每天早晚各服1次，每次25~45毫升。

【药酒方名】益肾精酒
【配料组成】当归、狗鞭、狗脊、海马、韭菜子、鹿茸、干虾仁、人参、锁阳、仙茅、阳起石、淫羊藿、玉竹。
【主要功效】壮肾阳、益精髓、补气血。
【适应病证】肾虚阳痿早泄、精少不育、腰腿酸软以及气血虚亏所致之头晕眼花、心悸健忘、年老体弱等。
【服用方法】每天饮服2~3次，每次20~30毫升。
【饮服宜忌】孕妇及阴虚火旺者不宜。

【药酒方名】参茸四鞭酒
【配料组成】驴鞭、貂鞭、狗鞭、牛鞭、红参、鹿茸、巴戟天、补骨脂、川牛膝、刺猬皮、大青盐、地骨皮、丁香、杜仲、附子、甘草、枸杞子、海马、韭菜子、硫黄、麻雀、肉苁蓉、肉桂、砂仁、石燕、熟地黄、锁阳、天冬、菟丝子、淫羊藿、阳起石。
【主要功效】大补阴阳、滋血生精、补肾增髓、健脑宁神。
【适应病证】肾元不足、肾虚阳痿、早泄、腰膝酸软、腹背酸痛、神经衰弱、精神欠佳、贫血而致的头晕眼花、身体虚弱等。

【服用方法】每天饮服2~3次，每次30~45毫升。

【药酒方名】**金樱补肾酒**

【配料组成】金樱子汁、龙眼肉、牛膝、当归、白芍、熟地黄、枸杞子、何首乌、黄芪等。

【主要功效】补气血、益肾精、安心神。

【适应病证】气血不足及肝肾虚亏而致的遗精滑精、夜尿频多、失眠健忘、面色萎黄、心悸耳鸣、神疲无力、须发早白等。

【服用方法】每天饮服2~3次，每次15~25毫升。

【药酒方名】**益肾健身酒**

【配料组成】淫羊藿、菟丝子、远志、锁阳、熟地黄、肉苁蓉、女贞子、金樱子、鸡睾丸、黄芪、甘草、黄精、附子、当归、蚕蛾等。

【主要功效】通窍醒神、益气养精、固肾壮腰。

【适应病证】肾虚腰酸腿软、夜尿频多、头晕目眩、身体素虚、失眠健忘、贫血无力、面色萎黄等。

【服用方法】每天饮服1~2次，每次40~55毫升。

【药酒方名】**杜仲补酒**

【配料组成】杜仲、补骨脂、何首乌、牛膝、枸杞子、续断、茯苓、当归、菟丝子等。

【主要功效】滋肝肾、益精血、强筋骨。

【适应病证】肝肾虚损、精血不足、腰膝酸软、筋骨无力、全身痹痛等。

【服用方法】每天饮服2~3次，每次30~50毫升。

【药酒方名】**蛤蟆灵酒**

【配料组成】蛤蟆油、狗肾、灵芝等。

【主要功效】温肾阳、补心神。

【适应病证】阳痿遗精、精气不足、腰腿酸软、头晕失眠等。

【服用方法】每天饮服1~2次，每次20~30毫升。

【药酒方名】**双鹿壮阳酒**

【配料组成】鹿尾、鹿茸、驴肾、补骨脂、狗肾、当归、甘草、人参、肉苁蓉、熟地黄、锁阳、菟丝子、淫羊藿等。

【主要功效】补肾精、强阳元、益气血。

【适应病证】肾虚体弱、阳元不足、阳痿不举、早泄、腰膝酸软、肢体无力、病后气虚等。

【服用方法】每天饮服2次，每次20~30毫升。

【药酒方名】**鹿龟补酒**

【配料组成】鹿茸、龟板、党参、当归、枸杞子、甘草等。

【主要功效】壮肾阳、强精血、健筋骨。

【适应病证】肾虚腰痛、四肢酸软无力、夜尿频数清长、头晕目眩、气短等。

【服用方法】每天早晚各服1次，每次30~45毫升。

【药酒方名】**双鞭鹿茸酒**

【配料组成】鹿鞭、广狗鞭、鹿茸、人参、巴戟天、白芍、白术、陈皮、当归、茯苓、枸杞子、桂皮、黄芪、牛膝、肉苁蓉、山药、熟地黄、菟丝子、小茴香等。

【主要功效】补肾益精、补气养血、强阳固本、温中健脾。

【适应病证】肾虚阳痿、早泄、女子宫冷不孕、四肢酸软、身体不温畏寒、精神不

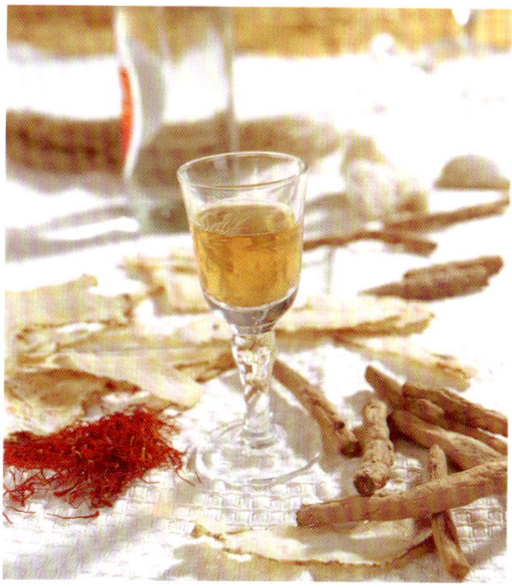

振、饮食无欲、心悸失眠、腰酸背软、耳鸣等。

【服用方法】每天饮服2~3次，每次25~30毫升。

【药酒方名】**鹿骨雪莲酒**

【配料组成】鹿骨、雪莲花、白芍、川牛膝、当归、甘草、锁阳、菟丝子、五加皮、菝葜等。

【主要功效】益肾生精、温阳养血、祛风强筋。

【适应病证】肾阳虚损、腰膝酸软、小便不利、月经不调、腹痛、筋骨挛痛、四肢麻木等。

【服用方法】每天饮服3次，每次40~50毫升。

【饮服宜忌】孕妇及阴虚内热者忌用。

【药酒方名】**鹿鞭益精酒**

【配料组成】鹿鞭、驴肾、补骨脂、狗肾、车前子、刺五加、熟地黄、覆盆子、枸杞子、海龙、海马、何首乌、红花、黄芪、沙苑子、菟丝子、五味子、淫羊藿等。

【主要功效】补肾壮阳、益气填精、固髓补虚、轻身延年。

【适应病证】肾阳虚损、阳痿、早泄、遗精、滑精、腰膝冷痛、肢体易倦无力、神情低下、气短气虚、身体素虚、病后体虚等。

【服用方法】每天饮服2~3次，每次30~40毫升。

【药酒方名】**温肾壮阳酒**

【配料组成】补骨脂、巴戟天、蜂蜜、茯苓、蛤蚧、枸杞子、韭菜子、牡丹皮、葱子、肉苁蓉、山药、山茱萸、熟地黄、菟丝子、阳起石、淫羊藿、泽泻、制何首乌等。

【主要功效】温肝肾、固阳元、益精血、安心神。

【适应病证】肾虚阳痿不举、小腹冷痛、腰腿酸软、肢体不温畏寒、精神萎靡低下、小便清长、舌质淡白、脉弦细数等。

【服用方法】每天饮服2~3次，每次15~25毫升。一般一月为一疗程。

【饮服宜忌】酒精过敏者不宜。

【药酒方名】**补肾康健酒**

【配料组成】补骨脂、沙苑子、菟丝子、韭菜子、枸杞子、巴戟天、楮实子、当归、地骨皮、杜仲、熟地黄、山药、牛膝、龙眼肉等。

【主要功效】补肾健脾、强腰固膝、助阳益精。

【适应病证】脾肾两虚、腰膝酸软、体弱无力、年老体虚、精神易倦等。

【服用方法】每天饮服2~3次，每次15~30毫升。

【饮服宜忌】风寒感冒者不宜。

【药酒方名】**壮腰药酒**

【配料组成】龙眼肉、牛膝、山药、续断、制何首乌、黄芪、红花、甘草、杜仲、茯苓、熟地黄、党参、当归、大枣。

【主要功效】补气血、益脾肾、通经络。

【适应病证】气血不足、脾肾两虚而致的腰腿酸软泛痛、神疲乏力、失眠健忘、食少无欲等。

【服用方法】每天早晚各服1次，每次15~30毫升。

【药酒方名】**炮天红药酒**

【配料组成】鹿茸、肉苁蓉、肉桂、山药、熟地黄、锁阳、枸杞子、狗肾、蛤蚧、附子、杜仲、生地黄、党参、当归、大枣、川牛膝、续断、仙茅等。

【主要功效】补肾强腰、养血生精、健脾活络。

【适应病证】肾虚腰痛、膝腿酸软、失眠、耳鸣、头晕头痛、须发易白、精神低落、食欲欠佳等。

【服用方法】每天饮服2~3次，每次25~35毫升。

【药酒方名】**龟蛇药酒**

【配料组成】龟板、蛇干、枸杞子、桂圆肉、砂仁等20味中药。

【主要功效】补肾强阳、滋阴固精。

【适应病证】肾虚阳痿、遗精、腰腿疼痛、骨痛等。

【服用方法】每天饮服2~3次，每次50~80毫升。

骨伤、风湿病痛成品药酒

【药酒方名】三七祛风酒

【配料组成】三七、补骨脂、全蝎、川芎、鸡血藤、当归、莪术、红花、没药、牛膝、乳香、四块瓦、苏木、土鳖虫、五加皮、香附、血竭、延胡索、叶下花、淫羊藿、制川乌。

【主要功效】祛风除湿、舒筋活络、散瘀止痛、强筋壮骨。

【适应病证】跌打损伤、风湿骨痛、风湿性关节炎、四肢麻木、关节活动不利、下肢行走困难等。

【服用方法】每天饮服2~3次，每次15毫升。

【饮服宜忌】孕妇不宜。

【药酒方名】三蛇活络酒

【配料组成】乌梢蛇、眼镜蛇、银环蛇、白芷、草乌、陈皮、川木香、川乌、川芎、大血藤、大枣、当归、独活、杜仲、甘草、桂枝、黄精、南沙藤、牛膝、桑寄生、山木通、伸筋草、石菖蒲、锁阳、威灵仙、香加皮、寻骨风等。

【主要功效】祛风除湿、消肿止痛、通经活络、化瘀止痉、舒筋续骨。

【适应病证】跌打损伤、风湿性关节炎、风寒痹痛、筋骨酸麻、疼痛、关节活动不利、腰肢等伸展不便、筋伤骨折、腰腿痛、腰膝易倦无力等。

【服用方法】每天睡前饮服1次，每次30~80毫升。亦可随量，但勿醉。

【饮服宜忌】孕妇慎服。

【药酒方名】大力酒

【配料组成】白芷、赤芍、脆蛇、大黄、当归尾、生地黄、莪术、骨碎补、红花、没药、牛膝、茜草、三七、续断、紫丹参、自然铜等。

【主要功效】舒经络、活气血、祛风湿、止痹痛。

【适应病证】跌打损伤、风寒痹痛、关节筋骨酸麻、腿脚活动不利、风湿性关节肿痛等。

【服用方法】每天服2~3次，新伤轻伤每次5毫升，重伤旧伤每次15毫升。

【饮服宜忌】孕妇不宜，身体虚弱者慎服。

【药酒方名】筋骨痛灵酒

【配料组成】骨碎补、桂枝、葫芦巴、黄精、黄芪、鸡血藤、金樱子、没药、牡丹皮、木瓜、女贞子、炮象皮、白术、白芷、赤芍、川芎、穿山甲、当归、地龙、杜仲、覆盆子、人参、肉苁蓉、肉桂、桑寄生、三棱、血竭、丝瓜络等。

【主要功效】滋肝补肾、补气益血、祛风燥湿、消肿疗痛、强筋健骨。

【适应病证】急、慢性扭挫伤、跌打损伤、风湿性关节炎、骨质增生、痛风、肩背腰痛、腰腿酸软泛痛、筋伤骨折、年老体弱、筋骨痿软等。

【服用方法】每天饮服2~3次，每次15~25毫升。一般在早餐前与晚睡前饮服为佳。

【饮服宜忌】孕妇忌服。

【药酒方名】千年健酒

【配料组成】千年健、陈皮、川牛膝、川芎、当归、独活、红花、木瓜、羌活、桑寄生、五加皮等。

【主要功效】祛风活血、舒筋通络。

【适应病证】风湿痹痛、筋脉拘挛、四肢麻木、关节活动不利等。

【服用方法】每天饮服2~3次，每次15~30毫升。

【饮服宜忌】孕妇慎服。

【药酒方名】毛鸡酒

【配料组成】干毛鸡、白芷、茯苓、红花、桃仁、赤芍、千年健、川芎、当归。

【主要功效】祛风活血、温经化瘀。

【适应病证】产后眩晕、四肢酸楚泛痛、痛经、筋骨无力等。

【服用方法】每天饮服3次，每次20~30毫升。

【饮服宜忌】喉痛、眼赤者忌服。

【药酒方名】风湿药酒
【配料组成】牛膝、侧柏叶、地枫皮、独活、防风、干姜、狗脊、细辛、续断、枳壳、桂枝、木瓜等。
【主要功效】祛风胜湿、通经利脉。
【适应病证】四肢麻木、关节不利、腰膝酸软、风湿性关节疼痛等。
【服用方法】每天饮服2~3次，每次10~15毫升。

【药酒方名】风湿跌打酒
【配料组成】补骨脂、蚕砂、苍术、川芎、当归、丁公藤、厚朴、菟丝子、香附、猪牙皂、泽泻、桂枝、羌活、乳香、山药、木香、五灵脂、没药等。
【主要功效】祛风止痛、活血除湿、消肿通经。
【适应病证】手足麻木、腰腿酸软泛痛、风寒湿痹、跌打损伤、筋骨疼痛、关节屈伸不便等。
【服用方法】外用与内服均可。内服每天饮服2次，1次15毫升。
【饮服宜忌】孕妇不宜，外用时忌擦于腹部。

【药酒方名】跌打损伤酒
【配料组成】当归尾、豆蔻、杜仲、威灵仙、刘寄奴、三七、桃仁、续断、延胡索、郁金、琥珀等。
【主要功效】活血散瘀、舒筋止痛。
【适应病证】跌打损伤、筋骨扭伤致痛、血瘀肿痛、腰肌劳损等。
【服用方法】每天饮服2次，每次15~20毫升。

【药酒方名】史国公酒
【配料组成】白术、鳖甲、蚕砂、当归、川芎、独活、防风、甘草、红花、鹿角胶、羌活、续断等。
【主要功效】祛风除湿、活血通络。
【适应病证】风湿寒痹、骨关节疼痛、四肢麻木、关节肿痛等。
【服用方法】每天饮服2~3次，每次20~30毫升。
【饮服宜忌】孕妇慎服。

【药酒方名】散湿药酒
【配料组成】大米、麻雀干、桂圆肉、黄芪、山萸肉、山药、杜仲、巴戟天、何首乌、肉苁蓉等。
【主要功效】滋阴补肾、祛风活络、散湿。
【适应病证】风湿性关节痹痛、筋骨麻木、先天性免疫力低下等。
【服用方法】每天饮服2~3次，每次10~15毫升。

【药酒方名】田七药酒
【配料组成】田七、党参、黄芪、黄精、桂圆肉、枸杞子、丁香等。
【主要功效】舒筋活络、活血调经。
【适应病证】腰冷泛痛、四肢麻木、痛经、月经不调、产后血晕、贫血等。
【服用方法】每天早中晚各1次，每次20~30毫升。

【药酒方名】壮骨药酒
【配料组成】川牛膝、川芎、当归、独活、红花、桑寄生、木瓜、千年健、羌活、秦艽、香加皮等。
【主要功效】祛风燥湿、通经活络、止痛。
【适应病证】四肢麻木、筋伤骨痛、关节活动不利、肌肉拘急等。
【服用方法】每天饮服2~3次，每次15毫升。
【饮服宜忌】孕妇不宜。

【药酒方名】强筋健骨酒
【配料组成】豹骨、当归、没药、血竭、天南星、天麻、熟地黄、乳香、肉桂、牛膝。
【主要功效】散风寒、舒筋络。
【适应病证】风寒痹痛、半身不遂、腰腿疼痛、肌肉拘挛、跌打损伤等。
【服用方法】每天饮服1~2次，每次10~15毫升。
【饮服宜忌】孕妇不宜。

【药酒方名】追风透骨酒
【配料组成】豹骨、苍术、当归、独活、茜草、茯苓、茄根、威灵仙、续断、五加皮、鹿角、麻黄等。

【主要功效】祛风活血除湿、通经活络止痹。
【适应病证】风寒湿痹、跌打损伤、四肢麻木、筋骨关节疼痛、腰腿无力等。
【服用方法】每天饮服2~3次，每次10~15毫升。
【饮服宜忌】孕妇忌服。

【药酒方名】**健骨酒**
【配料组成】豹骨汁、豆蔻、活络丸粉、精制壮骨酒清膏、肉桂、砂仁、松节、檀香、透骨搜风丸粉等。
【主要功效】祛风活血止痛、强筋健骨散寒。
【适应病证】筋骨疼痛、全身麻木、腰腿酸软、风湿性关节炎等。
【服用方法】每天饮服2~3次，每次15毫升。
【饮服宜忌】孕妇忌用。

【药酒方名】**壮腰祛风酒**
【配料组成】枸杞子、淫羊藿、威灵仙、穿山龙、川牛膝、海龙、鹿角胶等。
【主要功效】益肾壮腰祛风、活络除湿疗痛。
【适应病证】肾虚而致的腰痛、风湿骨痛、骨质增生导致的筋骨疼痛等。
【服用方法】每天饮服2~3次，每次15~30毫升。
【饮服宜忌】孕妇不宜。

【药酒方名】**妇科止痛酒**
【配料组成】千毛鸡、半枫荷、大枣、当归、党参、红花、厚朴、黄芪、炮姜、鸡脚、山药、猪脚筋等。
【主要功效】补气养血、活血散风。
【适应病证】妇女产后体弱、手足麻痹、腰腿疼痛、风寒湿痹等。
【服用方法】每天饮服2次，每次25~40毫升。
【饮服宜忌】孕妇忌用。

【药酒方名】**蛇肉驱风酒**
【配料组成】蛇肉、桂圆肉、菊花、宽筋藤、熟地黄、酸枣仁、菟丝子、续断、走马胎、远志、杜仲、枸杞子、黄芪、干姜、独活、秦艽、牛膝等。
【主要功效】祛风除湿、强筋活络。

【适应病证】风湿性关节疼痛、手足麻木、关节伸展不利、跌打损伤等。
【服用方法】内服与外用均可。内服每天2次，每次40~50毫升；外用每天1~2次。

【药酒方名】**三蛇龟酒**
【配料组成】乌梢蛇、眼镜蛇、银环蛇、乌龟、川芎、黄芪、肉桂、党参、锁阳、桑寄生、牛膝、枸杞子、杜仲、当归、大枣。
【主要功效】补肾养阴、益气补血、祛风舒筋散湿。
【适应病证】腰膝酸软无力、关节酸痛、肢体麻木、老年体弱、肾虚阳痿、尿频、头晕眼花等。
【服用方法】每天饮服2~3次，每次20~30毫升。

【药酒方名】**参茸乌蛇酒**
【配料组成】人参、鹿茸、乌梢蛇、青风藤、海风藤、老鹳草、槲寄生、狗脊、桂枝、防风、地龙等。
【主要功效】益气活血散寒、祛风舒筋活络。
【适应病证】肢体时有麻木、风湿性关节炎、筋骨疼痛、腰腿酸痛等。
【服用方法】每天饮服3次，每次15毫升。
【饮服宜忌】孕妇不宜。

【药酒方名】**参茸壮骨酒**
【配料组成】鹿茸、人参、钩藤、马钱子、黄芪、乳香、虎骨胶、紫草、枳壳、续断、砂仁、白糖等。
【主要功效】祛风湿、散瘀寒、益气血。
【适应病证】腰膝酸软泛痛、胃脘疼痛、四肢麻木、气血虚弱等。
【服用方法】每天饮服3次，每次10~20毫升。
【饮服宜忌】孕妇不宜。

【药酒方名】**双乌追风酒**
【配料组成】制草乌、制川乌、炮姜、红花、甘草、当归、淡竹叶、陈皮、薄荷、鹿茸、生晒参。
【主要功效】祛风散寒、通筋活络、定痛。

【适应病证】关节屈伸不利、筋骨疼痛、风寒湿痹、肢体时有麻木等。

【服用方法】每天饮服2次，每次10～15毫升。

【饮服宜忌】孕妇忌服。

【药酒方名】国公药酒

【配料组成】五加皮、厚朴、红花、天南星、枸杞子、白芷、紫草、补骨脂、青皮、栀子、陈皮、独活、佛手、玉竹、羌活、牡丹皮、槟榔等。

【主要功效】祛风化湿、舒筋利骨、通经活络。

【适应病证】风寒湿痹及身体经络失调而致的手足麻木、腰膝酸痛、半身不遂、下肢行走无力等。

【服用方法】每天饮服2～3次，每次10～15毫升。

【饮服宜忌】孕妇忌服。

【药酒方名】虎骨酒

【配料组成】虎骨、黄精、防己、桑寄生、宽筋藤、半枫荷、续断、巴戟天、大力王、四方木皮等。

【主要功效】祛风湿、活筋络、滋补强身。

【适应病证】风湿性骨痛、肢体麻木、筋伤骨软、腰膝疼痛等。

【服用方法】每天饮服2～3次，每次15～25毫升。

【药酒方名】养血祛风酒

【配料组成】鳖甲、蚕砂、苍耳子、羌活、茄根、防风、杜仲、川牛膝、当归、红花、白术等。

【主要功效】益气养血、祛风除湿、止痛。

【适应病证】外感风湿而致的血脉不畅、肢体酸麻、筋骨酸痛等。

【服用方法】每天饮服2次，每次10～25毫升。

【药酒方名】神龙酒

【配料组成】八角枫、八角莲、八棱麻、路路通、虎杖、三七、山姜、伸筋草、雄黄连、徐长卿、寻骨风、蜘蛛抱蛋、射干、鸡血藤、络石藤等。

【主要功效】除风散寒、活血消瘀、舒筋通络。

【适应病证】风寒湿痹、关节肿痛、风湿性关节炎、腰颈椎疼痛、腰腿痛、肌肉拉伤、骨伤筋麻等。

【服用方法】每天饮服2～3次，每次15～30毫升。

【药酒方名】定风活络酒

【配料组成】北刘寄奴、补骨脂、防风、红花、当归、独活、杜仲、天麻、土鳖虫、续断、血竭、制草乌、紫草、牛膝、羌活、麻黄、秦艽等。

【主要功效】追风活络、散寒除湿、舒筋利骨。

【适应病证】外感风寒而致的关节疼痛、风湿性关节炎、腰膝酸痛、风湿痹痛、肢体麻木、伤筋断骨等。

【服用方法】每天饮服2～3次，每次15毫升。

【饮服宜忌】孕妇不宜。

【药酒方名】骨痛消酒

【配料组成】接骨木、续断、油松节、伸筋草、七叶莲、络石藤、虎杖、红藤、干姜、苍术、菝葜等。

【主要功效】通经活络舒筋、祛风化湿止痛。

【适应病证】筋骨酸痛、跌打损伤、骨折、关节屈伸不利、肢体酸麻等。

【服用方法】每天饮服2～3次，每次15～20毫升。

【药酒方名】桂龙酒

【配料组成】当归藤、高山龙、过岗龙、黑老虎根、红药、九牛力、老鸦嘴、千斤拔、四方藤、狮子尾、宽筋藤、湿姜、五爪龙、玉郎伞、生地黄等。

【主要功效】祛风胜湿、舒筋通络、温肾养血。

【适应病证】风湿骨痛、慢性腰腿痛、肾阳不足及气血虚损而致的贫血、失眠、尿频、气短、心悸等。

【服用方法】每天饮服2～3次，每次30～45毫升。

【饮服宜忌】感冒发热患者不宜。

【药酒方名】海蛇酒

【配料组成】海蛇、巴戟天、半枫荷、丁公藤、豆豉姜、独活、汉桃叶、过岗龙、菊花、两面针、鸡血藤、红花、桂枝、枸杞子、黑老虎根等。

【主要功效】祛风化湿、通经活络、强筋壮骨。

【适应病证】腰腿酸痛、膝腿无力、风湿痹痛、风湿性关节肿痛、肢体麻木、筋伤骨痛等。

【服用方法】每天饮服3次，每次15~20毫升。

【饮服宜忌】孕妇忌用。

【药酒方名】**雪莲花酒**

【配料组成】雪莲花、制川乌、新疆藁本、熟地黄、肉苁蓉、秦艽、羌活、红花、枸杞子、甘草、独活、当归等。

【主要功效】祛风除寒、舒筋通络、益肾活血。

【适应病证】筋骨疼痛、风寒湿痹、肢体麻木、风湿性关节炎、腰腿酸痛以及肌肉拉、扭伤等。

【服用方法】每天饮服2~3次，每次25~40毫升

【饮服宜忌】孕妇、高血压、心脏病、胃病患者不宜。

【药酒方名】**除颈痛酒**

【配料组成】骨碎补、何首乌、黑芝麻、黄芪、鹿茸、麝香、蛇蜕、人参、地枫皮、千年健、葛根等。

【主要功效】滋补肝肾、益气血、活络止痛。

【适应病证】外感风寒及肝肾不足引起的各种颈椎疼痛、腰腿痛等。

【服用方法】每天饮服1~2次，每次15毫升。

【饮服宜忌】孕妇、高血压者不宜。

【药酒方名】**双鹿壮骨酒**

【配料组成】鹿筋、鹿骨、当归、党参、桂枝、虎杖、黄芪、木瓜、肉桂、续断、重楼、玉竹等。

【主要功效】祛风除湿通络、益气活血舒筋。

【适应病证】风湿性关节炎、跌打损伤、骨关节拉伤、肢体麻木等。

【服用方法】每天饮服1~2次，每次10~15毫升。

【饮服宜忌】孕妇、高血压者不宜。

【药酒方名】**强筋壮骨酒**

【配料组成】白茄根、豹骨、陈皮、白术、桑枝、熟地黄、天麻、五加皮、菟丝子、秦艽、党参、当归、川芎、甘松、防风、杜仲、怀牛膝、红花等。

【主要功效】强筋骨、祛风湿、舒筋络、止痹痛、健身体。

【适应病证】风寒痹痛、风湿性关节炎、关节肿痛、手足麻木、筋骨疼痛、腰膝酸软无力等。

【服用方法】每天饮服3次，每次20~45毫升。

【药酒方名】**筋骨痛消酒**

【配料组成】当归、党参、木香、续断、玉竹、制草乌、肉桂、重楼、黄芪、虎杖、枸杞子、桂枝等。

【主要功效】祛风除湿活络、活血舒筋利脉。

【适应病证】风湿性关节炎、筋骨酸麻泛痛、肢体麻木、腰腿痛等。

【服用方法】每天饮服2~3次，每次15毫升。

【饮服宜忌】孕妇、高血压者忌服。

【药酒方名】**补骨跌打酒**

【配料组成】巴戟天、白鲜皮、半夏、补骨脂、赤芍、没药、骨碎补、莪术、独活、木瓜、三棱、五灵脂、续断、薏苡仁、皂角刺、威灵仙、川芎、当归、杜仲、防风、桂枝、牡丹皮等。

【主要功效】益气活血、祛风散寒、除湿化瘀、除痹止痛。

【适应病证】跌打损伤（撞、扭、挫、拉等）、血瘀肿痛、手脚麻痹、风湿关节疼痛、腰膝酸软泛痛以及急、慢性腰腿痛等。

【服用方法】内服与外用均可。内服时每天于饮前服1次，每次15毫升。外用时取酒外擦患部即可。

【饮服宜忌】孕妇忌服；外用时勿涂擦于腹部。

【药酒方名】**加味五加酒**

【配料组成】五加皮、玉竹、檀香、砂仁、肉豆蔻、牛膝、木香、木瓜、麦冬、菊花、姜黄、红花、茯苓、丁香、生

地黄、党参、陈皮、白术等。
【主要功效】活血化瘀、祛风通络、强筋壮骨、健脾除湿。
【适应病证】风湿痹痛、筋骨拘挛、筋酸骨软、腰腿疼痛无力、肢体麻木、胸膈闷痛、肝肾不足等。
【服用方法】每天饮服2~3次，每次10~15毫升。
【饮服宜忌】孕妇忌用。

【药酒方名】**蕲蛇定风酒**
【配料组成】蕲蛇、穿山甲、地枫皮、独活、杜仲、附片、甘松、狗脊、龟甲、桂枝、羌活、五加皮、细辛、仙茅、续断、何首乌、当归、党参、白芍、白术、豹骨、鳖甲、草乌、秤钩风、川牛膝、川乌、川芎、甘草、枸杞子、黄芪、木瓜、秦艽、熟地、松节、天麻、威灵仙。
【主要功效】祛风除湿、通经活络、补气益血、散寒止痹、强筋利骨、滋阴健身。
【适应病证】风寒痹痛、风湿性关节炎、关节肿痛、手足麻木、腰腿酸痛、腰膝酸软无力、筋伤骨软、半身不遂、瘫痪、跌打损伤以及急、慢性腰颈椎痛等。
【服用方法】每天饮服2~3次，每次10~15毫升。

【药酒方名】**白花蛇药酒**
【配料组成】白花蛇、白芍、侧柏叶、秤钩风、川牛膝、大血藤、当归、杜仲、甘草、狗脊、桂枝、麻口皮子药、马尾松根、木瓜、桑枝、石南藤、熟地黄、续断、淫羊藿。
【主要功效】祛风燥湿、通经活络、益气养血、散寒舒筋。
【适应病证】风湿痹痛、风湿性关节炎、骨关节疼痛、四肢关节屈伸不利、手脚麻木、腰肌劳损、跌打损伤、腰腿酸痛等。
【服用方法】每天饮服2~3次，每次20~30毫升。

【药酒方名】**赛隆药酒**
【配料组成】赛隆骨
【主要功效】祛风散寒、除湿通络、止痛。
【适应病证】外感寒湿引起的肢体关节疼痛、肿胀、屈伸不利、腰腿酸软等。
【服用方法】每天饮服2~3次，每次20~30毫升。
【饮服宜忌】孕妇慎用。

【药酒方名】**痹痛灵酒**
【配料组成】千年健、茜草、生草乌、生川乌、威灵仙、香加皮、牛膝、木瓜、老鹳草、红花、桂枝、杜仲、地枫皮、当归、川芎。
【主要功效】补肾强腰、祛风除寒、舒筋活络。
【适应病证】腰腿疼痛、腰肩背酸痛、手足麻木、风寒痹痛、风湿关节肿痛、筋伤骨痛等。
【服用方法】每天温服1~2次，每次10~15毫升。
【饮服宜忌】孕妇、心脏病者不宜。服酒同时忌食柿子。

【药酒方名】**杞蓉补骨酒**
【配料组成】枸杞子、肉苁蓉、补骨脂、何首乌、麦门冬、当归、茯苓、栀子、怀牛膝、红花、神曲、冰糖。
【主要功效】补肾养血、祛风强腰、通经活络。
【适应病证】肝肾精血不足而致的腰膝酸软、关节活动不利、腰肌劳损、骨质增生以及颈椎病、美尼埃病等。
【服用方法】每天饮服2~3次，每次10~15毫升。

【药酒方名】**祛风回春酒**
【配料组成】五加皮、牛膝、木香、藏红花、地骨皮、生地、甘草、茯苓、苍术、花椒、丁香、附子、熟地、当归、天门冬，肉苁蓉、仙灵脾、杜仲。
【主要功效】滋阴壮阳、补气养血、祛风除湿、舒筋活络。
【适应病证】风湿性关节炎、类风湿性关节炎、筋骨麻木、关节活动不得、病后体虚、性功能低下等。
【服用方法】每天温服2~3次，每次15~25毫升。